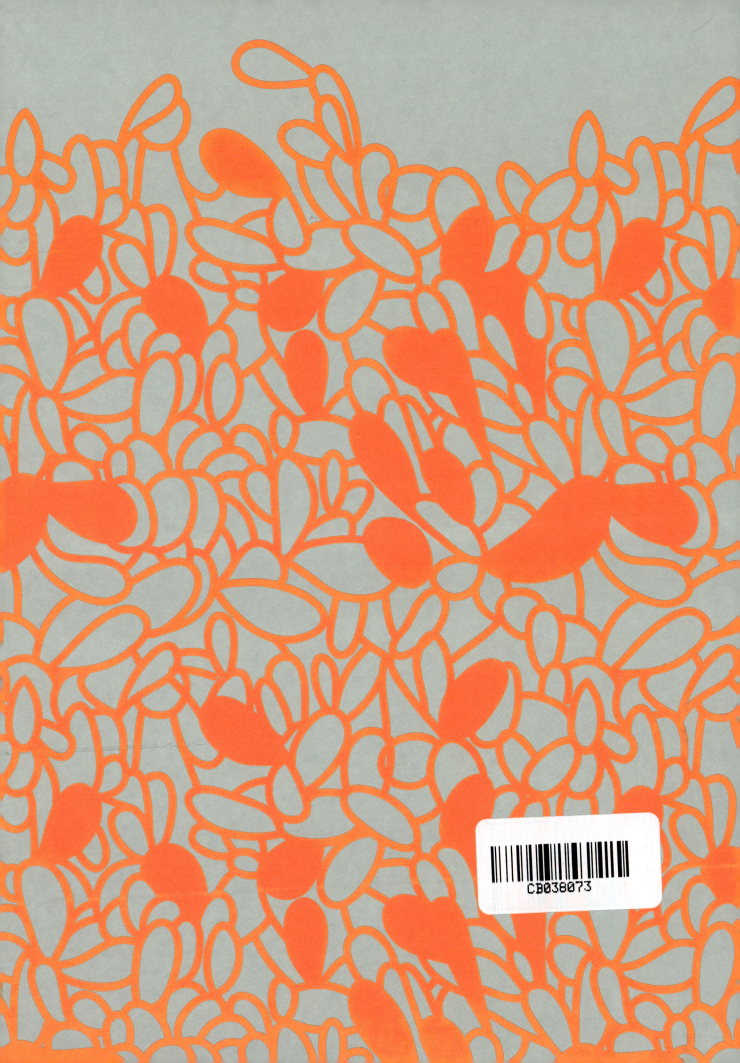

MANUAL SOGIMIG

GINECOLOGIA ONCOLÓGICA

MANUAL SOGIMIG

GINECOLOGIA ONCOLÓGICA

Carlos Henrique Mascarenhas Silva

Especialista em Ginecologia e Obstetrícia com áreas de atuação em Medicina Fetal e Ultrassonografia em Ginecologia e Obstetrícia pela FEBRASGO. Research Fellow em Medicina Fetal no King's College Hospital – London-UK. Coordenador dos Serviços de Medicina Fetal/Ultrassom e Ginecologia e Obstetrícia do Hospital Mater Dei – Belo Horizonte/Brasil. Membro da Câmara Técnica em Ginecologia e Obstetrícia do Conselho Federal de Medicina/CFM. Presidente da SOGIMIG – Associação de Ginecologistas e Obstetras de Minas Gerais.

Agnaldo Lopes da Silva Filho

Professor Titular do Departamento de Ginecologia e Obstetrícia da UFMG. Chefe do Departamento de Ginecologia e Obstetrícia da UFMG. Vice-Presidente da Região Sudeste da FEBRASGO.

Délzio Salgado Bicalho

Diretor da SOGIMIG. Diretor da SOBRACIL-MG – Sociedade Brasileira de Cirurgia Minimamente Invasiva e Robótica – Capítulo Minas Gerais. Membro do Corpo Clínico do Serviço de Ginecologia Oncológica do Instituto Mário Penna.

Eduardo Batista Cândido

Professor Adjunto do Departamento de Ginecologia e Obstetrícia da Faculdade de Medicina de Minas Gerais – UFMG. Diretor de Marketing e Comunicação da SOGIMIG. Médico da Equipe de Ginecologia Oncológica do Hospital Mater Dei.

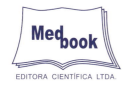
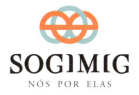

Manual Sogimig de Ginecologia Oncológica
Direitos exclusivos para a língua portuguesa
Copyright © 2019 by MEDBOOK – Editora Científica Ltda.

Nota da editora: Os autores desta obra verificaram cuidadosamente os nomes genéricos e comerciais dos medicamentos mencionados, assim como conferiram os dados referentes à posologia, objetivando fornecer informações acuradas e de acordo com os padrões atualmente aceitos. Entretanto, em virtude do dinamismo da área da saúde, os leitores devem prestar atenção às informações fornecidas pelos fabricantes para que possam se certificar de que as doses preconizadas ou as contraindicações não sofreram modificações, principalmente em relação a substâncias novas ou prescritas com pouca frequência.

Os autores e a editora não podem ser responsabilizados pelo uso impróprio nem pela aplicação incorreta de produto apresentado nesta obra. Apesar de terem envidado esforço máximo para localizar os detentores dos direitos autorais de qualquer material utilizado, os autores e a editora estão dispostos a acertos posteriores caso, inadvertidamente, a identificação de algum deles tenha sido omitida.

Editoração Eletrônica: ASA Editoração e Produção Gráfica
Capa: Tom Comunicação

Reservados todos os direitos. É proibida a duplicação ou reprodução deste volume, no todo ou em parte, sob quaisquer formas ou por quaisquer meios (eletrônico, mecânico, gravação, fotocópia, distribuição na Web ou outros), sem permissão expressa da Editora.

CIP-BRASIL. CATALOGAÇÃO NA PUBLICAÇÃO
SINDICATO NACIONAL DOS EDITORES DE LIVROS, RJ

M251
    Manual SOGIMIG de ginecologia oncológica / Carlos Henrique Mascarenhas Silva, Agnaldo Lopes da Silva Filho, Délzio Salgado Bicalho, Eduardo Batista Cândido
– 1. ed. – Rio de Janeiro: Medbook, 2019.
    256 p. : il. ; 28 cm.

    ISBN 978-85-8369-042-9

    1. Ginecologia - Manuais, guias, etc. 2. Aparelho genital feminino – Câncer. I. Silva, Carlos Henrique Mascarenhas. II. Título.

18-52831   CDD: 618.1
                                 CDU: 618.1

Leandra Felix da Cruz – Bibliotecária – CRB-7/6135

27/09/2018   03/10/2018

Avenida Treze de Maio 41/salas 803 e 804 – Cep 20.031-007 – Rio de Janeiro – RJ
Telefones: (21) 2502-4438 e 2569-2524 – **www.medbookeditora.com.br**
contato@medbookeditora.com.br – vendasrj@medbookeditora.com.br

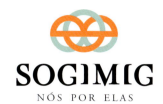

Diretoria 2017–2019

PRESIDENTE: Carlos Henrique Mascarenhas Silva

VICE-PRESIDENTE: Alberto Borges Peixoto

DIRETORA ADMINISTRATIVA: Cláudia Lourdes Soares Laranjeira

DIRETORA ADJUNTA: Liv Braga de Paula

DIRETOR COMERCIAL E FINANCEIRO: Délzio Salgado Bicalho

DIRETORA SOCIOCULTURAL: Thelma de Figueiredo e Silva

DIRETOR CIENTÍFICO: Sandro Magnavita Sabino

DIRETORA DE VALORIZAÇÃO E DEFESA PROFISSIONAL: Inessa Beraldo de Andrade Bonomi

DIRETOR DE AÇÕES SOCIAIS: Márcio Alexandre Hipólito Rodrigues

DIRETORA DE RELAÇÕES INSTITUCIONAIS: Cláudia Lúcia Barbosa Salomão

DIRETOR DE ENSINO E RESIDÊNCIA MÉDICA: Gabriel Costa Osanan

DIRETOR DE MARKETING E COMUNICAÇÃO: Eduardo Batista Cândido

DIRETORA DE TECNOLOGIA DA INFORMAÇÃO E MÍDIAS SOCIAIS: Ana Lúcia Ribeiro Valadares

DIRETORA DAS VICE-PRESIDÊNCIAS E DIRETORIAS REGIONAIS: Ines Katerina Damasceno Cavallo Cruzeiro

CONSELHO CONSULTIVO

Ataíde Lucindo Ribeiro Jr.
Benito Pio Vitório Ceccato Júnior
Cláudia Navarro Carvalho Duarte Lemos
Frederico José Amedée Péret
Gerson Pereira Lopes
Márcia Salvador Géo
Marco Túlio Vaintraub
Mário Dias Corrêa Júnior
Ricardo Mello Marinho
Silvan Márcio de Oliveira

CONSELHO CONSULTIVO NATO

Agnaldo Lopes da Silva Filho
Maria Inês de Miranda Lima
Marcelo Lopes Cançado
Victor Hugo de Melo
João Pedro Junqueira Caetano

Colaboradores

Agnaldo Lopes da Silva Filho
Professor Titular do Departamento de Ginecologia e Obstetrícia da UFMG. Chefe do Departamento de Ginecologia e Obstetrícia da UFMG. Vice-Presidente da Região Sudeste da FEBRASGO.

Agnaldo Soares Lima
Professor do Departamento de Cirurgia da Faculdade de Medicina da UFMG. Cirurgião do Aparelho Digestivo. Mestre em Cirurgia Abdominal, Doutor em Gastroenterologia pela UFMG. Coordenador do Serviço de Transplante de Fígado da Santa Casa de Belo Horizonte.

Alejandro Aragona
Ginecólogo Oncólogo Do. Adscripto de Ginecología. UBA.

Alejandro Soderini
Profesor Adjunto de Ginecologia. UBA. Director de La Carrera de Medico Especialista en Ginecología Oncológica. UBA.

Alexandre Vasconcellos Alvim Ambrósio
Graduado em Medicina pela UFMG. Residência em Rádio-Oncologia pelo AC Camargo Cancer Center-SP. Mestrando da Universidade Estadual Paulista (UNESP) – Botucatu-SP.

Ana Paula Campos Rocha
Especialista em Clínica Médica pelo Hospital Semper. Residente de Radiologia e Diagnóstico por Imagem do Hospital das Clínicas da UFMG.

Angélica Nogueira-Rodrigues
Mestre em Saúde da Mulher. Doutora em Oncologia pelo INCA e Pós-Doutora em Oncologia pela Harvard University. Professora e Pesquisadora da UFMG. Presidente do Grupo Brasileiro de Tumores Ginecológicos. Oncologista e Diretora Técnica da DOM Oncologia.

Anisse Marques Chami Ferraz
Médica Geneticista da Rede Mater Dei de Saúde-MG. Mestre em Medicina pela UFMG. Doutoranda pela UNESP.

Antonio Braga
Professor de Obstetrícia da Universidade Federal do Rio de Janeiro (UFRJ) e da Universidade Federal Fluminense (UFF). Diretor do Centro de Doença Trofoblástica Gestacional do Rio de Janeiro (Maternidade-Escola da UFRJ e Hospital Universitário Antônio Pedro da UFF). Mestre, Doutor, Pós-Doutor e Livre-Docente em Obstetrícia pela Universidade Estadual Paulista. Pós-Doutor pela Harvard Medical School e pelo Imperial College of London. Presidente da Comissão Nacional Especializada em Doença Trofoblástica Gestacional da FEBRASGO. Diretor da Associação Brasileira de Doença Trofoblástica Gestacional. Fellow of the International Society for the Study of Trophoblastic Disease.

Carolina Martins Vieira
Mestranda em Saúde do Adulto. Preceptora da Residência Médica de Cancerologia Clínica no Hospital das Clínicas da UFMG e Pesquisadora da UFMG.

Délzio Salgado Bicalho
Diretor da SOGIMIG. Diretor da Sociedade Brasileira de Cirurgia Minimamente Invasiva e Robótica (SOBRACIL) – Capítulo Minas Gerais. Membro do Corpo Clínico do Serviço de Ginecologia Oncológica do Instituto Mário Penna.

Diocésio Alves Pinto de Andrade
Oncologista Clínico do InORP Grupo Oncoclínicas. Fellowship em Pesquisa Clínica na Universidade Católica de Louvain – Bruxelas. Diretor Financeiro e Membro fundador do EVA – Grupo Brasileiro de Tumores Ginecológicos.

Donato Callegaro Filho
Doutorando em Medicina pela Disciplina de Ginecologia Oncológica do Departamento de Ginecologia da Escola Paulista de Medicina/Universidade Federal de São Paulo (EPM-UNIFESP). Médico Oncologista Titular do Centro de Oncologia do Hospital Israelita Albert Einstein (HIAE).

Eduardo Batista Cândido
Professor Adjunto do Departamento de Ginecologia e Obstetrícia da Faculdade de Medicina da UFMG. Diretor de Marketing e Comunicação da SOGIMIG. Médico da Equipe de Ginecologia Oncológica do Hospital Mater Dei.

Elizabeth Sanchez de Ayub
Especialista em Ultrassonografia Geral pelo Colégio Brasileiro de Radiologia. Especialista em Cirurgia do Tubo Digestivo pelo Círculo Paraguaio de Médicos. Coordenadora da Pós-Graduação em Ultrassonografia Geral do Hospital Mater Dei. Coordenadora Médica da Unidade Cetrus-BH.

Enaldo Melo de Lima
Coordenador Médico do Hospital Integrado do Câncer da Rede Mater Dei de Saúde-MG.

Felipe Ribeiro da Silva Camargos
Título Superior em Anestesiologia – Sociedade Brasileira de Anestesiologia. Coordenador do Serviço de Anestesiologia da Rede Mater Dei de Saúde.

Fernanda Brasil
Oncologista Clínica da DOM Oncologia com Foco de Atuação em Cuidado Paliativo.

Flávia Amaral Duarte
Oncologista Clínica da Oncoclínicas do Brasil.

Gabriel Costa Osanan
Professor de Obstetrícia da UFMG. Diretor do Centro de Doenças Trofoblásticas do Hospital das Clínicas da UFMG. Mestre e Doutor em Obstetrícia pela UFMG. Diretor da SOGIMIG. Membro da Associação Brasileira de Doença Trofoblástica Gestacional.

Giselle Barandier Teixeira Esmeraldo
Graduada em Medicina pela Faculdade de Medicina da Universidade Federal de Juiz de Fora. Pós-Graduada em Ginecologia e Obstetrícia pelo Programa de Residência Médica do Hospital e Maternidade Therezinha de Jesus – Juiz de Fora-MG. Fellow do Serviço de Reprodução Humana – Laboratório de Reprodução Humana Aroldo Camargos – do Hospital das Clínicas da UFMG.

Guilherme Bicudo Barbosa
Residência Médica pela Disciplina de Ginecologia Oncológica do Departamento de Ginecologia da EPM-UNIFESP. Cirurgião Ginecológico do Departamento de Oncologia Pélvica do Hospital Pérola Byington – São Paulo-SP.

Horacio Moschen
Fellow de Ginecología Oncológica. UBA. Hospital Oncológico "Marie Curie" C.A.B.A. Argentina.

Ines Katerina Damasceno Cavallo Cruzeiro
Título de Especialista em Reprodução Assistida pela FEBRASGO. Mestre e Doutora em Saúde da Mulher pela Faculdade de Medicina da UFMG. Responsável Técnica da Clínica Lifesearch-Serviço de Reprodução Humana e do Laboratório de Reprodução Humana Aroldo Fernando Camargos do Hospital das Clínicas da UFMG. Diretora da SOGIMIG.

Inês Vilela Costa Pinto
Graduada em Medicina pela Faculdade de Medicina de Barbacena-MG. Residência em Clínica Médica pelo Hospital Luxemburgo – Belo Horizonte-MG. Residência em Rádio-Oncologia pelo Instituto Arnaldo Vieira de Carvalho – São Paulo-SP.

Iracema Maria Ribeiro da Fonseca
Especialista em Ginecologia e Obstetrícia. Título de Qualificação em Colposcopia pela Sociedade Brasileira de Patologia do Trato Genital Inferior e Colposcopia. Médica do Serviço de Ginecologia Oncológica do Instituto Mário Penna.

Júlio Cesar Teixeira
Médico Ginecologista. Professor do Departamento de Tocoginecologia da Faculdade de Ciências Médicas da UNICAMP.

Larissa Bastos Eloy da Costa
Médica Patologista do Laboratório de Citopatologia do Centro de Atenção Integrada à Saúde da Mulher (CAISM/UNICAMP) e do Departamento de Anatomia Patológica-Hospital de Clínicas/Faculdade de Ciências Médicas – UNICAMP.

Leandro Santos de Araújo Resende
Médico Ginecologista, Mestre em Tocoginecologia pela Universidade Estadual de Campinas. Médico da Unidade de Ginecologia Oncológica do Hospital de Base do Distrito Federal (HBDF) – Brasília-DF.

Leonardo Martins Campbell
Mestre em Ciências da Saúde pela Faculdade de Ensino e Pesquisa em Ciências da Saúde do Distrito Federal. Cirurgião Ginecológico do Centro de Oncologia da Rede D'Or do Distrito Federal-DF.

Luciana Costa Silva
Radiologista do Instituto Hermes Pardini. Mestre em Cirurgia. Doutora em Gastroenterologia pela UFMG.

Luiza de Miranda Lima
Mestre em Ginecologia pela UFMG. Ginecologista e Obstetra do Hospital Mater Dei. Assistente da Clínica Ginecológica da Santa Casa de Belo Horizonte.

Marcelo Antônio Pascoal Xavier
Professor Adjunto do Departamento de Anatomia Patológica e Coordenador do Laboratório de Patologia Molecular da Faculdade de Medicina da Universidade de Minas Gerais e Pesquisador do Instituto René Rachou da Fundação Oswaldo Cruz.

Marcelo de Andrade Vieira
Cirurgião Oncológico. Mestre em Oncologia pelo Hospital de Câncer de Barretos. Doutorando em Oncologia. Coordenador do Departamento de Oncologia Ginecológica do Hospital de Câncer de Barretos.

Maria Inês de Miranda Lima
Doutora em Ginecologia pela UFMG. Chefe da Clínica Ginecológica e da Santa Casa de Belo Horizonte.

Mileide Maria de Assunção Sousa
Médica Coordenadora do Departamento de Ginecologia Oncológica no Hospital Municipal Dr. Odelmo Leão Carneiro – Uberlândia-MG. Oncologista Ginecológica no Hospital de Câncer de Barretos. Ginecologia e Obstetrícia pela Universidade Federal de Uberlândia. Graduação em Medicina pela Universidade Federal de Uberlândia.

Raphael Guedes Andrade
Membro Titular do Colégio Brasileiro de Radiologia. Professor Auxiliar da Faculdade de Ciências Médicas de Minas Gerais – FCMMG. Radiologista da Rede Mater Dei de Saúde – Belo Horizonte-MG.

Renato Moretti Marques
Doutor em Medicina pela Disciplina de Ginecologia Oncológica do Departamento de Ginecologia da EPM-UNIFESP. Pós-Doutorando pela Disciplina de Ginecologia Oncológica do Departamento de Ginecologia da EPM-UNIFESP. Cirurgião Ginecológico do Centro de Oncologia do Hospital Israelita Albert Einstein (HIAE).

Ricardo dos Reis
Departamento de Ginecologia Oncológica – Hospital de Câncer de Barretos-SP.

Rívia Mara Lamaita
Ginecologista e Obstetra. Especialista em Reprodução Humana. Mestrado em Saúde da Mulher pela UFMG. Doutorado em Ginecologia, Obstetrícia e Mastologia pela UNESP – Botucatu. Professora Adjunta do Departamento de Ginecologia e Obstetrícia da Faculdade de Medicina da UFMG. Coordenadora do Serviço de Residência Médica em Ginecologia e Obstetrícia e do Serviço de Reprodução Humana da Rede Mater Dei de Saúde.

Sálua Oliveira Calil de Paula
Médica da Equipe de Ginecologia Oncológica do Hospital Mater Dei. Médica da Equipe de Ginecologia Oncológica do Hospital Mário Penna. Mestre e Doutora pela UNESP – Botucatu-SP.

Sara de Pinho Cunha Paiva
Médica Ginecologista e Obstetra pela UFMG e FHEMIG. Mestre e Doutora pela Georgetown University. Pós-Doutora pela UFMG.

Sérgio Flávio Munhoz de Camargo
Especialista em Ginecologia e Obstetrícia com formação em Cirurgia Geral. Ex-Preceptor do Programa de Residência Médica em Ginecologia e Obstetrícia, Equipe de Cirurgia Vaginal e Uroginecologia, do Hospital Materno-Infantil Presidente Vargas – Porto Alegre-RS. Professor Convidado do Curso de Pós-Graduação em Cirurgia Ginecológica Minimamente Invasiva, Módulo Cirurgia Vaginal e Uroginecologia, da Faculdade de Ciências Médicas de Minas Gerais – Belo Horizonte-MG.

Sophie Françoise Mauricette Derchain
Médica Ginecologista. Professora Titular de Ginecologia do Departamento de Tocoginecologia da Faculdade de Ciências Médicas da UNICAMP.

Suelen Peixoto Marinho de Deus
Ginecologista e Obstetra. Mestranda em Saúde da Mulher pela UFMG. Membro do Corpo Clínico do Serviço de Ginecologia Oncológica do Instituto Mário Penna.

Apresentação

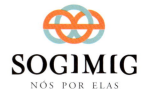

A busca constante pelo aperfeiçoamento científico e pela qualificação de excelência dos médicos ginecologistas e obstetras de Minas Gerais permeia todas as ações promovidas pela Associação de Ginecologistas e Obstetras de Minas Gerais (SOGIMIG) em seu dia a dia. Na verdade, esses pilares motivaram a fundação da entidade – que tem como missão principal o cuidado com a saúde da mulher – há quase 75 anos.

Nesses anos, muitas transformações ocorreram tanto na prática como na formação médica. Transitamos de um período em que o conhecimento científico estava restrito a poucos médicos e sua obtenção era demorada, difícil e dispendiosa, exigindo, muitas vezes, visitas e contatos com os melhores Centros de Ciência do mundo, e chegamos a uma época em que as informações estão ao alcance de nossas mãos nas telas dos modernos dispositivos eletrônicos. Vale ressaltar, no entanto, que a dificuldade para escolher os melhores livros, revistas e artigos científicos tem sido um problema.

Oferecer conteúdos técnicos de excelência: este é um dos objetivos do pilar científico da SOGIMIG. Nossa intenção é auxiliar os ginecologistas, obstetras e demais médicos interessados na especialidade a prestarem assistência de qualidade às mulheres. Nesta "filosofia existencial", a Associação publicou diversos livros, que vão desde as seis edições do *Manual Sogimig de Ginecologia e Obstetrícia* até os *Manuais de Emergências em Ginecologia* e *Emergências em Obstetrícia*.

Nosso intuito agora é oferecer conteúdos ainda mais aprofundados em cada área de atuação e em cada subespecialidade. Para isso recebemos contribuições de especialistas dos mais variados serviços de Ginecologia e Obstetrícia do Brasil e do exterior. Entendemos que existe um grande valor no atendimento que prestamos às nossas pacientes por sermos dignos de suas confidências, seus medos e receios, mas também porque compartilhamos de suas alegrias e conquistas. Temos, entretanto, de oferecer em contrapartida um atendimento de qualidade, e a qualidade tem estreita relação com o conhecimento técnico que cada um de nós conquistamos ao longo dos anos. Somos Nós trabalhando por Elas!

Nossa certeza é que com essa série de manuais SOGIMIG estaremos, sem dúvida, oferecendo uma boa opção de leitura, estudo e qualificação científica. Ajudar as mulheres que nos procuram nos consultórios e hospitais Brasil afora também é a nossa missão.

Agradecemos a cada um dos autores que, com brilhantismo e altruísmo, contribuem para assegurar a qualidade desses manuais com sua maneira singular de apresentar os temas aqui expostos. Recebam todo o nosso reconhecimento. A contribuição de vocês é inestimável!

E muito obrigado, mais uma vez, pela confiança depositada na SOGIMIG. Boa leitura!

Carlos Henrique Mascarenhas Silva
Presidente – SOGIMIG

Prefácio

A SOGIMIG muito me honra ao me escolher para prefaciar o *Manual SOGIMIG de Ginecologia Oncológica*.

Na definição do léxico, prefácio é "o texto preliminar de apresentação de um livro com explicações sobre seu conteúdo, objetivos, ou sobre o autor". Restrito à definição, entendo que a autora – a SOGIMIG –, os colaboradores que elaboraram os conteúdos e a qualidade da publicação dispensariam a apresentação. A autora pela respeitabilidade adquirida, advinda das várias publicações que realiza há várias décadas, respeitadas e acatadas pelos médicos, especialmente aqueles que exercem a ginecologia e a obstetrícia no país. Os colaboradores pela competência construída na história de vida de cada um e pela referência em que se tornaram. O livro porque se impõe pelo próprio e evidente valor.

Minha formação médica foi em Belo Horizonte. Esse fato foi um achado imenso que posso qualificar como felicidade. A aprendizagem foi muito além da aquisição de conhecimentos e habilidades. Os tempos de faculdade me formaram médico no sentido abrangente do valor e da arte, o que muito me gratifica. Na trajetória da especialização escolhi a ginecologia e a obstetrícia; depois, a ginecologia oncológica. O destino me levou a sair de Belo Horizonte e exerço a profissão fora de Minas Gerais. Essa impertinência biográfica tem a finalidade de situar minha afinidade com Minas Gerais, Belo Horizonte, a SOGIMIG e os colegas da especialidade e da área de concentração de conhecimento.

O *Manual SOGIMIG de Ginecologia Oncológica* tem destinação quase intuitiva por sua origem na SOGIMIG; tem objetivos: para médicos em formação (residentes), os já especializados e também para os que praticam a ginecologia oncológica. Para os residentes porque traz o embasamento de conhecimentos específicos. Para os que exercem a ginecologia e a obstetrícia no auxílio à reciclagem das melhores práticas. Para os que atuam em câncer ginecológico, o acesso facilitado às consultas rápidas e eventuais.

Como em toda área de conhecimento em evolução, há aspectos não totalmente claros sobre condutas, e nesses casos os autores expõem suas próprias opiniões com base em seus conhecimentos e experiências. Os aspectos práticos referentes às condutas têm a ênfase adequada.

Em vista dos aspectos peculiares das pacientes com neoplasia maligna, o livro foi elaborado com a intenção de transmitir, além do entendimento da doença e de seu tratamento, a compreensão da pessoa doente em qualquer fase da doença. Naqueles casos rotulados como "terminais" houve a preocupação com o holístico e foram incluídos os cuidados ainda possíveis e úteis, direcionados ao bem-estar da paciente.

Atualmente, muitos cânceres ginecológicos têm altas taxas de cura. O sucesso do tratamento tem a ver com o desenvolvimento de técnicas diagnósticas que identificam lesões précancerosas, a aplicação de terapêuticas efetivas e o aumento do conhecimento acerca da história natural das doenças. Todos os aspectos mais atuais disponíveis para a melhor assistência são abordados, descritos e analisados nos capítulos.

O que se almeja na elaboração de um livro é tornar e transmitir o conhecimento existente sobre situações complexas, como é o câncer, de uma forma compreensível, dentro dos limites do que é conhecido e do que ainda não é. A continuidade das pesquisas, implícito básico do questionamento e do avanço científico, mostra um paradoxo. As informações vão se acumulando em quantidades avassaladoras, às vezes chegando a intimidar; fatos demonstrados parecem desconectados e misteriosos, em determinado momento, abrem o caminho para explicações racionais, e a simplicidade emerge do caos.

No momento do caos, os livros nos permitem acesso ao resultado da reflexão dos que têm a experiência, da análise dos estudos e das pesquisas, dando forma e racionalidade aos questionamentos até então desconectados ou misteriosos.

Etelvino de Souza Trindade
Ex-Presidente da FEBRASGO

Sumário

Capítulo 1
Anatomia Cirúrgica da Pelve, 1
Sérgio Flávio Munhoz de Camargo

Capítulo 2
Cuidados Perioperatórios com a Paciente Cirúrgica, 23
Felipe Ribeiro da Silva Camargos

Capítulo 3
Princípios de Técnica Cirúrgica, 29
Eduardo Batista Cândido
Sálua Oliveira Calil de Paula
Agnaldo Lopes da Silva Filho

Capítulo 4
Imagem em Ginecologia Oncológica, 39

Parte A – Ultrassonografia em Ginecologia Oncológica, 39
Elizabeth Sanchez de Ayub

Parte B – Tomografia Computadorizada, Ressonância Magnética, PET/TC e PET/RM em Ginecologia Oncológica, 45
Raphael Guedes Andrade

Capítulo 5
Princípios e Aplicações da Biologia Molecular no Câncer Ginecológico, 59
Marcelo Antônio Pascoal Xavier

Capítulo 6
Aconselhamento Genético nos Tumores Ginecológicos, 65
Anisse Marques Chami Ferraz

Capítulo 7
Lesões Precursoras Cervicais e Vulvares, 69
Maria Inês de Miranda Lima
Iracema Maria Ribeiro da Fonseca
Luiza de Miranda Lima

Capítulo 8
Carcinoma de Vulva, 79
Alejandro Soderini
Alejandro Aragona
Horacio Moschen

Capítulo 9
Lesões Pré-Invasoras do Colo do Útero, 89
Sophie Françoise Mauricette Derchain
Larissa Bastos Eloy da Costa
Júlio Cesar Teixeira
Leandro Santos de Araújo Resende

Capítulo 10
Câncer do Colo do Útero, 105
Renato Moretti Marques
Guilherme Bicudo Barbosa
Donato Callegaro Filho
Leonardo Martins Campbell

Capítulo 11
Câncer de Ovário e Tubas, 117
Agnaldo Lopes da Silva Filho
Délzio Salgado Bicalho
Eduardo Batista Cândido

Capítulo 12
Hiperplasia e Câncer do Endométrio, 125
Délzio Salgado Bicalho
Suelen Peixoto Marinho de Deus

Capítulo 13
Sarcomas Uterinos, 135
Diocésio Alves Pinto de Andrade
Ricardo dos Reis

Capítulo 14
Neoplasia Trofoblástica Gestacional, 143
Antonio Braga
Gabriel Costa Osanan

Capítulo 15
Princípios de Radioterapia no Câncer Ginecológico, 157
Alexandre Vasconcellos Alvim Ambrósio
Inês Vilela Costa Pinto

Capítulo 16
Princípios e Avanços no Tratamento Sistêmico dos Tumores Ginecológicos, 167
Enaldo Melo de Lima

Capítulo 17
Cuidado Paliativo no Câncer Ginecológico, 173
Angélica Nogueira-Rodrigues
Carolina Martins Vieira
Fernanda Brasil
Flávia Amaral Duarte

Capítulo 18
***Mindfulness* e Medicina Antiestresse no Manejo do Câncer Ginecológico, 183**
Sara de Pinho Cunha Paiva

Capítulo 19
Criopreservação da Fertilidade Feminina – Oncofertilidade, 187
Ines Katerina Damasceno Cavallo Cruzeiro
Rívia Mara Lamaita
Giselle Barandier Teixeira Esmeraldo

Capítulo 20
Linfonodo Sentinela em Câncer Ginecológico, 191
Marcelo de Andrade Vieira
Mileide Maria de Assunção Sousa

Capítulo 21
Procedimentos Invasivos, 203
Ana Paula Campos Rocha
Agnaldo Soares Lima
Luciana Costa Silva

APÊNDICE

Capítulo 8
Carcinoma de la Vulva, 215
Alejandro Soderini
Alejandro Aragona
Horacio Moschen

Índice Remissivo, 223

GINECOLOGIA ONCOLÓGICA

MANUAL SOGIMIG

Anatomia Cirúrgica da Pelve

CAPÍTULO 1

Sérgio Flávio Munhoz de Camargo

*Nenhum vento é favorável para
quem não sabe aonde ir.*
(Sêneca)

*Embora os fatores básicos da anatomia e sua
relevância para a prática ginecológica sejam
imutáveis, o nosso entendimento das relações
anatômicas específicas e o desenvolvimento das novas
correlações clínicas e cirúrgicas continuam a evoluir.*
(Berek & Novak)

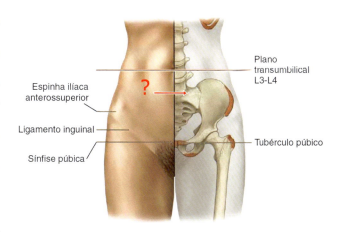

Figura 1.1 Anatomia pélvica – conhecer para não temer.

INTRODUÇÃO

Se para exercer qualquer (sub)especialidade médica que necessite diagnosticar e tratar doenças que se originem ou se estendam à pelve feminina o conhecimento anatômico da pelve é de fundamental importância, para o(a) ginecologista ou outro(a) cirurgião(ã) pélvico(a) que irá se defrontar com prolapsos, endometriose ou neoplasias esse conhecimento é imprescindível (Figura 1.1).

Na oncologia ginecológica, tema deste livro, a qualificação na anatomia pélvica possibilitará, além de técnica cirúrgica segura, estadiamentos adequados e, a partir daí, propostas terapêuticas com maior probabilidade de desfechos favoráveis. Igualmente, indicará ao cirurgião os espaços e planos de clivagem a serem explorados nas ressecções, o quão adequadas devem ou podem ser, bem como "rotas" alternativas em caso de impossibilidades ou invasões.

ANATOMIA CIRÚRGICA

As complexidades da cirurgia radical extirpativa para o câncer localmente avançado ou recorrente na pelve, bem como os procedimentos associados necessários para uma reconstrução bem-sucedida tanto funcional como cosmética, exigem um amplo entendimento da anatomia pélvica. Sem pretender esgotar o assunto, este capítulo discutirá os aspectos anatomofuncionais da pelve dentre os limites supracitados.

Pelve óssea, músculos, ligamentos e forames (Figura 1.2)

Pelve óssea

O esqueleto ósseo da pelve é formado pelo sacro e o cóccix e pelos dois ossos do quadril, os quais se fundem anteriormente para formar a sínfise púbica.

O sacro e o cóccix são uma extensão vertebral da coluna, resultando da fusão das cinco vértebras sacrais e das quatro coccígeas, as quais estão juntas através de uma articulação sinfiseal (sacrococcígea) que possibilita algum movimento. As ca-

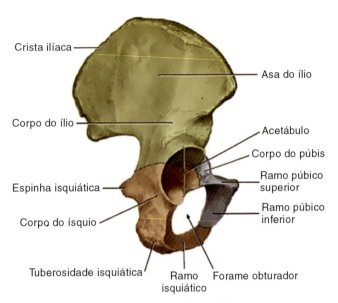

Figura 1.2 Ossos do quadril.

- **Ossos do quadril:** estruturas pares, apresentam três componentes: o ílio, o ísquio e o púbis. Esses componentes se encontram para formar o acetábulo, uma cavidade em forma de taça que acomoda a cabeça do fêmur.

Ílio

- **Crista ilíaca:** fornece inserções à fáscia ilíaca, aos músculos abdominais e à fáscia *lata*.
- **Espinha ilíaca anterossuperior:** funciona como ponto de fixação do ligamento inguinal.
- **Espinha ilíaca posterossuperior:** ponto de fixação para os ligamentos sacrotuberoso e ilíaco posterior.
- **Linha arcuada:** demarca a entrada da pelve e se situa entre os dois segmentos do sacro.
- **Iminência iliopectínea (linha terminal):** é a linha de junção do ílio e do púbis.
- **Fossa ilíaca:** é a concavidade anterior lisa do ílio, coberta pelo músculo ilíaco.

Ísquio

racterísticas essenciais do sacro e do cóccix são descritas a seguir (Figura 1.3):

- **Promontório sacral:** a mais proeminente e anterior projeção do sacro, constitui um marco importante para inserção do laparoscópio. Localiza-se no nível da bifurcação das artérias ilíacas comuns. Os quatro pares anteriores e posteriores dos forames sacrais constituem locais de saída para os ramos anteriores e posteriores dos nervos sacrais; os forames anteriores são também atravessados pelos vasos sacrais laterais.
- **Hiato sacral:** resulta da fusão incompleta da lâmina posterior da quinta vértebra sacral, oferecendo acesso ao canal sacral, importante para a anestesia caudal.
- **Asas do sacro:** lateralmente, oferecem superfícies para a articulação com os ossos do quadril, para formar as articulações sinoviais sacroilíacas.

- **Espinha isquiática:** delineia as incisuras ciáticas maior, acima, e menor, abaixo dela. É um dos pontos de inserção do ligamento sacroespinhoso e do músculo (ísquio) coccígeo, bem como importante ponto de referência para detecção da progressão da apresentação fetal durante o trabalho de parto. Orienta também a realização do bloqueio anestésico pudendo, pois esse feixe corre em sua proximidade. A suspensão dos prolapsos pélvicos (tanto vaginal como uterino – menos comum) até o ligamento sacroespinhoso é um procedimento antigo e de uso consagrado nas distopias pélvicas.
- **Ramos isquiáticos:** juntam-se aos ramos do púbis para formar a moldura circular dos forames obturadores; fornecem a inserção para a fáscia do diafragma urogenital e para as inserções musculofasciais do períneo.

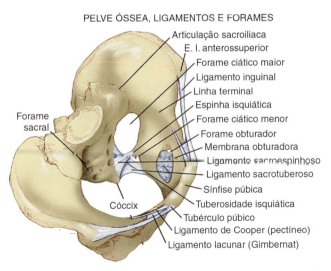

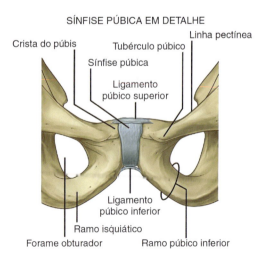

Figura 1.3 Pelve óssea – articulações-ligamentos-forames.

- **Tuberosidade isquiática:** proeminência óssea arredondada sobre a qual o corpo se apoia na posição sentada. Ponto de inserção do ligamento sacrotuberoso, que é o limite inferior do triângulo anal do períneo.

Púbis

- **Corpo do púbis:** formado na linha média pela fusão dos ramos pubianos superiores e inferior.
- **Sínfise púbica:** articulação tipo sinfiseal, fibrocartilaginosa, constituída pelo encontro na linha média dos corpos do púbis. Permitem certa resiliência e flexibilidade, as quais são críticas durante a parturição.
- **Ramos pubianos superior e inferior:** juntam-se aos ramos isquiáticos para formar a moldura circular dos forames obturadores; fornecem a inserção de origem dos músculos da coxa e das pernas, bem como para a camada inferior do diafragma urogenital.
- **Tubérculo púbico:** projeção lateral do ramo pubiano superior, no qual se inserem o ligamento inguinal e os músculos reto abdominal e piramidal.

Articulações dos ossos pélvicos

Os ossos pélvicos se mantêm unidos por quatro articulações:

- **Duas articulações sinfiseais cartilaginosas:** a sacrococcígea e a sínfise púbica – ambas cercadas por fortes ligamentos, anterior e posteriormente, os quais são responsáveis pelos efeitos de relaxamento e facilitação do parto.
- **Duas articulações sinoviais:** as articulações sacroilíacas, estabilizadas pelos ligamentos sacroilíacos, iliolombares, lombossacral lateral, sacrotuberoso e sacroespinhoso.

Músculos da pelve

A pelve óssea tem seus forames e paredes revestidos por músculos e suas fáscias, que também delineiam seus hiatos, por onde circulam vasos e nervos e onde se situam as aberturas para o exterior dos sistemas digestório e geniturinário. Agem ainda como esfíncteres e para auxiliar o suporte aos órgãos pélvicos em sinergismo com as fáscias endopélvicas. Uma divisão topográfica seria (Figura 1.4):

- Diafragma (assoalho) pélvico: constituído pelo elevador do ânus (90%) e pelo músculo (ísquio)coccígeo (10%).
- Músculo obturador interno.
- Músculo piriforme.

O elevador do ânus se insere no retropúbis, em um espessamento da fáscia do músculo obturador interno (arco tendíneo ou "linha branca") e na espinha isquiática. Suas fibras assumem um trajeto posterior e em direção à linha média, onde vão se inserir na parede vaginal, corpo perineal, esfíncter anal, rafe anococcígea (formando a placa dos elevadores) e o cóccix. Sua inervação vem do nervo do elevador do ânus e do pudendo (S4). O (ísquio)coccígeo é um músculo triangular que está superposto e divide as mesmas inserções na espinha isquiática com o ligamento sacrococcígeo e se abre em leque em direção aos lados do sacro e do cóccix. Sua inervação vem de S4 e do nervo anococcígeo (S5).

O obturador interno surge da parede anterolateral da pelve (e da membrana obturadora) e se dirige posteriormente através do forame ciático menor para se inserir no trocanter do fêmur (L5, S1 e S2).

O piriforme se situa na frente do sacro e passa através do forame ciático maior para também se inserir no trocanter do fêmur.

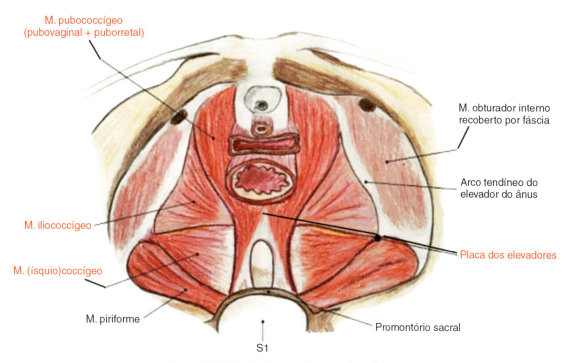

Figura 1.4 Músculos do assoalho e paredes pélvicas.

Esses músculos estão na pelve, mas sua função é primariamente a rotação externa da coxa, também atuando na postura.

Funções do diafragma pélvico

Além de auxiliar a estabilização do corpo perineal e a função de esfíncter do hiato vaginal (através de seu ramo pubovaginal) e anal (puborretal), esse grupo muscular, que nos animais quadrúpedes está ligado à função de balançar a cauda, nos humanos bípedes auxilia o suporte aos órgãos pélvicos e a prevenção dos prolapsos. Esta última função ocorre principalmente pela fusão na linha média dos fascículos direito e esquerdo do iliococcígeo, à frente da rafe anococcígea, constituindo a "placa dos elevadores". É para essa estrutura que na posição de pé na mulher os órgãos pélvicos apontam, e não para o hiato genital, o que se acentua durante os esforços físicos, constituindo o "mecanismo valvular" de prevenção dos prolapsos.

Ligamentos de importância para o cirurgião ginecológico

Ligamento inguinal (Figura 1.5)

Importante para o reparo das hérnias inguinais, a partir do ligamento inguinal o feixe vasculonervoso ilíaco externo oriundo da pelve passa a se denominar femoral. É formado pela borda inferior da aponeurose do músculo oblíquo externo, dobrada para trás sobre ela própria e fundida lateralmente à fáscia do ilíaco e inferiormente à fáscia *lata*.

Aplaina-se medialmente para se tornar o ligamento lacunar (ou de Gimbernat), o qual forma a margem medial do anel femoral. As estruturas que circulam por baixo dele, em direção ao membro inferior, o fazem em compartimentos separados de fora para dentro: a lacuna *musculorum*, por onde circulam os músculos psoas e ilíaco e o nervo femoral; a lacuna *vasculorum*, onde a artéria e a veia ilíacas externas passam a se denominar artéria e veia femorais e, finalmente, o anel inguinal externo, por onde passa o ligamento redondo em direção ao grande lábio.

Ligamento de Cooper (pectíneo)

Usado frequentemente em técnicas tradicionais (McVay) de herniorrafia inguinal e suspensões uretrovesicais retropúbicas para o tratamento da incontinência urinária aos esforços, esse ligamento consiste em uma banda fibrosa rígida que se estende ao longo da linha pectínea. Funde-se lateralmente com o ligamento iliopectíneo e medialmente com o lacunar.

Ligamento sacroespinhoso (Figura 1.6)

Esse ligamento e o ligamento sacrotuberoso previnem a rotação para cima do sacro inferior e do cóccix no nível das articulações sacroilíacas e dividem a incisura ciática nos forames ciáticos maior e menor, por onde passam estruturas vasculonervosas importantes.

Nas cirurgias de prolapso genital, oferece a opção terapêutica da via vaginal. Ele se estende da espinha isquiática à face lateral do sacro e é separado do espaço retovaginal pelos pilares retais. Próximo a sua inserção na espinha isquiática se situa anterior ao pedículo vasculonervoso pudendo. Já a artéria glútea inferior, com sua extensa circulação colateral, é encontrada entre os ligamentos sacroespinhoso e sacrotuberoso, podendo ser lesionada durante a suspensão sacroespinhosa.

Ligamento sacrotuberoso

Cronologicamente usado antes do sacroespinhoso (por Amreich) para suspensão da cúpula vaginal, o ligamento sacrotuberoso se estende da tuberosidade isquiática até os aspectos laterais do sacro. Funde-se medialmente com o ligamento sacroespinhoso. Situa-se posterior ao nervo e aos vasos pudendos e é perfurado pelos ramos coccígeos da artéria glútea inferior, que também podem ser lesionados durante a suspensão sacroespinhosa.

Forames

A pelve óssea e seus ligamentos delineiam três importantes forames que permitem a passagem de vários músculos, nervos e vasos às extremidades inferiores (Figura 1.7).

Forame ciático maior

Pelo forame ciático maior transitam as seguintes estruturas: o músculo piriforme, que vai se inserir no colo do fêmur e nas estruturas que saem da pelve *por cima dele* (suprapiriformes), os vasos e nervos glúteos superiores. Todas as outras estruturas passam *por baixo* (infrapiriforme): o nervo ciático juntamente com os nervos do quadrado femoral, os vasos e nervos glúteos inferiores, o nervo cutâneo posterior da coxa, os nervos do obturador interno e, finalmente, os nervos e os vasos pudendos internos.

Forame ciático menor

Por aqui transita o tendão do músculo obturador interno em direção a sua inserção no grande trocanter do fêmur, onde exercerá a função de rotação externa da coxa. O nervo obturador interno e o feixe vasculonervoso pudendo reentram na pelve através dele em direção ao músculo obturador interno, onde, dentro de um canal (Alcock) na fáscia do referido músculo, transitam via fossas isquioanais até o períneo para, através de suas diversas ramificações, exercer suas funções sensitivas e motoras.

Forame obturador

Pelo forame obturador transita o feixe vasculonervoso obturador, que por isso pode ser potencialmente traumatizado durante a passagem do *sling* transobturador, procedimento usado para tratar a incontinência urinária. As lesões podem ser prevenidas mediante a identificação cuidadosa dos referenciais anatômico-técnicos para o acesso do forame obturador distante das estruturas nobres.

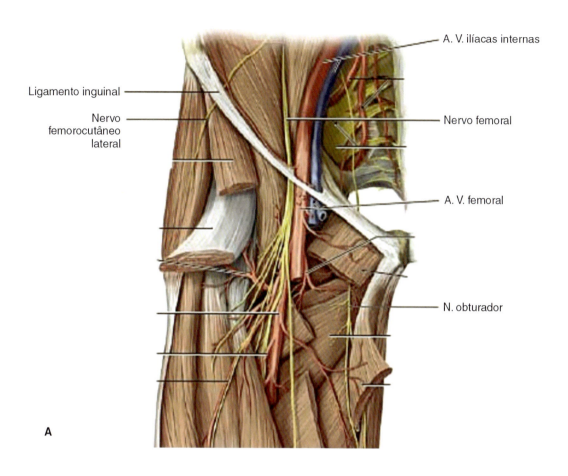

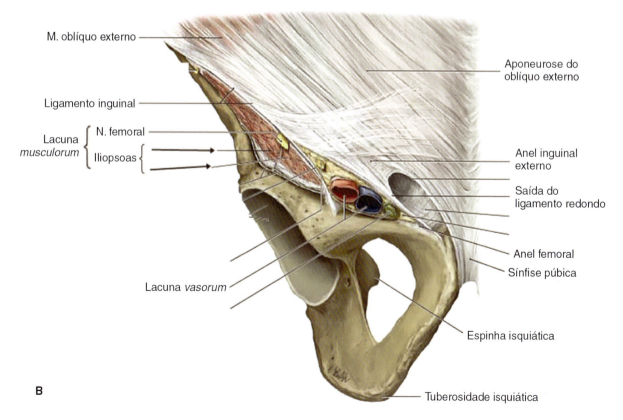

Figura 1.5A e B Estruturas sob o ligamento inguinal.

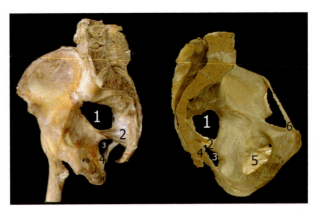

Figura 1.6 Ligamentos e forames da parede lateral. (1: Forame ciático maior; 2: ligamento sacroespinhoso; 3: forame ciático menor; 4: ligamento sacrotuberoso; 5: forame obturador; 6: ligamento inguinal.)

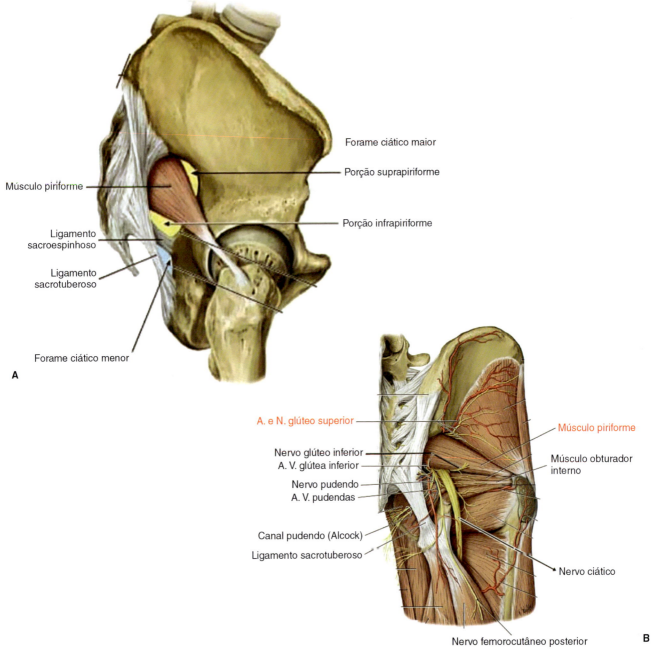

Figura 1.7A e B Forames ciáticos e suas estruturas.

Vísceras pélvicas (Figura 1.8)

A pelve verdadeira é limitada pelo assoalho pélvico inferiormente e a borda pélvica superiormente, a qual é definida por uma linha imaginária que conecta o promontório sacral, a margem superior da sínfise púbica e as linhas arcuada e pectínea. A pelve contém a bexiga urinária, o cólon retossigmoide, o útero, os anexos e a porção superior da vagina, bem como uma extensa e importante malha vascular e as redes nervosa e linfática.

O útero é um órgão localizado centralmente entre a bexiga anteriormente e o cólon retossigmoide por trás. O fundo uterino é a porção muscular superior, enquanto o componente fibroso mais afunilado inferior é o colo, o qual se comunica diretamente com a vagina. As trompas (tubas) de Falópio se originam da porção laterossuperior do corpo uterino, anterior aos ligamentos útero-ováricos. Estes últimos suspendem os ovários e contêm anastomoses entre os vasos uterinos e ováricos. Já os anexos se encontram lateralmente

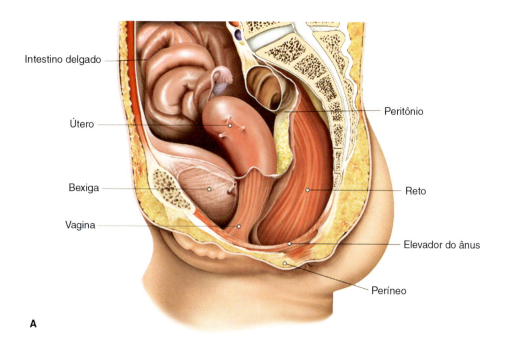

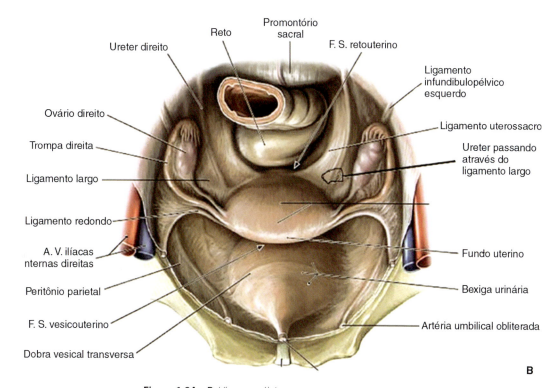

Figura 1.8A e B Vísceras pélvicas.

ao útero; entretanto, podem estar localizados, se foram sede de processos inflamatórios e/ou endometrióticos, entre o útero e o cólon sigmoide ou ao longo da parede pélvica lateral.

A única porção do útero não recoberta pela serosa peritoneal é a cérvice anterior, que é recoberta pela bexiga. Portanto, a porção posterior da bexiga não apenas recobre a cérvice anterior, como também se sobrepõe à vagina proximal (superior). Já a porção anterior da bexiga confronta a sínfise púbica e a parede abdominal, enquanto suas faces lateral e inferior contatam os músculos obturador interno e elevador do ânus, respectivamente.

O cólon sigmoide tem formato de um S curto, curvando-se a partir do cólon descendente, antes do reto. Seu comprimento é de aproximadamente 40cm e se diferencia do cólon descendente e do reto por apresentar um mesentério tradicional e por não ser retroperitoneal. O mesocólon do sigmoide, mesmo fixando-o na junção cólon-reto, possibilita uma considerável amplitude de movimentos. O cólon sigmoide apresenta uma transição gradual ao reto, logo acima do nível do fundo de saco posterior da pelve, também conhecida como reflexão peritoneal, definida tanto pela perda dos apêndices epiploicos como pela atenuação das tênias *coli*. O fundo de saco posterior ou de Douglas é formado pelo peritônio cervical posterior, retal e vaginal proximal.

O reto tem aproximadamente 12cm de comprimento e termina no anel anorretal e nas transições até o canal anal, as quais representam o término do trato gastrointestinal. Seu terço proximal é recoberto por peritônio tanto em sua porção anterior como lateral, enquanto seu terço médio é peritonizado apenas anteriormente e o distal é inteiramente retroperitoneal (Figura 1.9).

Os ureteres são estruturas retroperitoneais constituídas por músculo liso com a função de drenar a urina a partir dos rins. Seu comprimento abdominal é de 15cm, e o pélvico também tem 15cm. Os ureteres entram na pelve no nível da bifurcação da artéria ilíaca comum, medial ao ligamento infundibulopélvico, sendo em parte ocultados pelo sigmoide do lado esquerdo na transição para a pelve verdadeira. Atravessam pela frente dos vasos ilíacos comuns e seguem seu curso lateralmente, sob o ligamento infundibulopélvico, em trajeto descendente na pelve, situando-se posteriormente ao ovário e profundamente no ligamento largo, antes de passarem através do ligamento cardinal e por debaixo da artéria uterina, mantendo uma distância de 2cm lateral à cérvice. Finalmente, curvam-se anteromedialmente ("joelho do ureter") para penetrar posteriormente na bexiga, na junção vesicoureteral (Figura 1.10).

A irrigação do ureter é fornecida por múltiplos pequenos ramos ao longo de seu trajeto desde o abdome até a profundidade da pelve, apresentando múltiplas anastomoses na camada

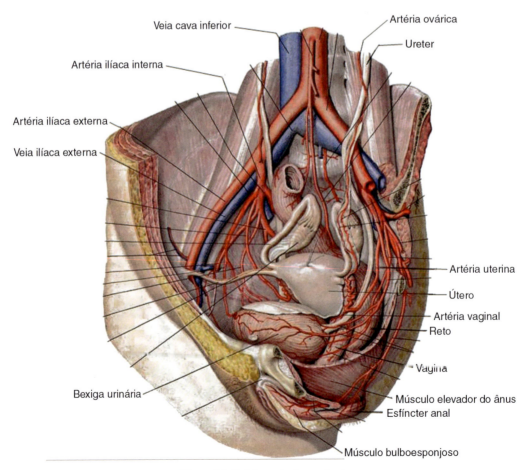

Figura 1.9 Trajeto e relações ureterais.

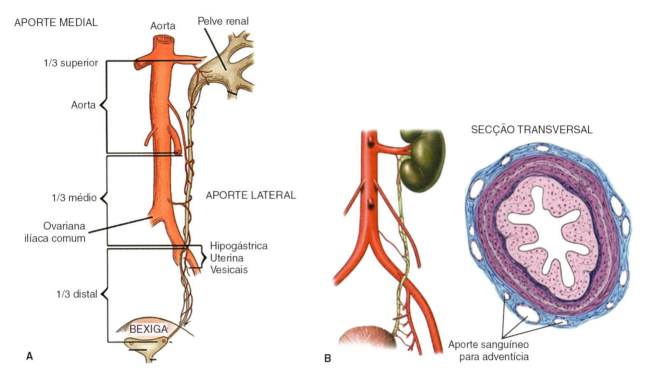

Figura 1.10A e **B** Circulação ureteral.

adventícia. Cuidados com o manuseio cirúrgico grosseiro ou o uso do eletrocautério sem critérios podem provocar desvascularizações e fístulas. Para o ureter abdominal, os vasos que aportam em seu aspecto medial se originam da aorta, da ilíaca comum e das artérias ovarianas, enquanto o ureter pélvico recebe seu suprimento sanguíneo ao longo de sua face lateral via ramos da ilíaca interna, uterina e vesicais.

O termo *ligamento*, quando associado à pelve, refere-se a qualquer uma das diversas dobras peritoneais membranosas que sustentam as vísceras e que podem conter vasos, nervos e músculo liso. Cinco pares de ligamentos conectam o útero às paredes pélvicas (Figura 1.11):

- **Ligamentos redondos:** extensão do músculo uterino, estendendo-se da porção anterior do fundo até o retroperitônio pélvico lateral e aos vasos epigástricos, passando por dentro do canal inguinal bilateralmente, de onde continuam até os grandes lábios, misturando-se com os tecidos cutâneos do púbis. Circula por eles a artéria de Sampson.

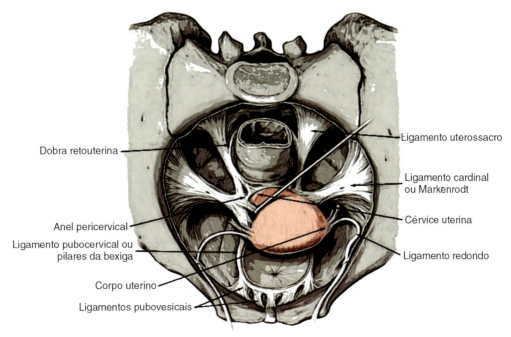

Figura 1.11 Ligamentos do útero.

- **Ligamentos largos:** constituídos por grandes dobras de peritônio que conectam as faces laterais do útero às paredes e ao assoalho pélvico.
- **Ligamentos cardinais ou de Mackenrodt:** localizados bilateralmente na base dos ligamentos largos, fixando a cérvice às paredes pélvicas laterais. Cada cardinal contém as artérias uterinas, a vesical inferior, as artéria e veia retais médias e os linfáticos associados. A porção posterior do ligamento cardinal também contém a maioria dos componentes do aporte nervoso autônomo à bexiga e ao reto. Ao identificar a veia uterina profunda, que é o marco divisório das duas porções, o cirurgião pode preservar a posterior, diminuindo as disfunções urinárias e digestivas pós-operatórias (veja no final do capítulo).
- **Ligamentos uterossacros:** originam-se da porção inferior da face posterior do útero, indo se inserir na frente do sacro, cercando o reto em seus pilares.
- **Pilares da bexiga ou ligamento vesicocervical:** muito importantes por representarem a localização do "joelho" do ureter em seu trajeto ascendente para penetrar na bexiga. Na histerectomia vaginal radical à Schauta, depois de seccionado o septo supravaginal, coloca-se válvula no tecido areolar frouxo vesicocervical, evidenciando os referidos pilares, onde o ureter será dissecado para ser colocado em segurança durante o procedimento.

Esses "ligamentos", à exceção dos redondos, são responsáveis pela parte fascial da estática pélvica e constituem em seu conjunto o chamado retináculo de Martin, que deverá ser de algum modo restaurado ou substituído nas cirurgias do prolapso genital.

Os ovários estão ligados ao útero pelos ligamentos útero-ováricos e às paredes pélvicas pelos infundibulopélvicos, estes últimos contendo suas respectivas artéria e veia gonadais.

Espaços pélvicos

Existem oito espaços potenciais na pelve (dois laterais pares e quatro ímpares na linha média), preenchidos por gordura ou tecido areolar frouxo, que são importantes na cirurgia pélvica radical por proporcionarem planos de clivagem relativamente exangues durante as dissecções (Figura 1.12).

Espaços paravesicais

Os espaços paravesicais estão localizados em cada lado da bexiga, entre o ligamento vesicouterino e o ligamento cardinal. Seus limites são:

- **Anterior:** sínfise púbica.
- **Posterior:** ligamento cardinal.
- **Lateral:** músculo obturador interno.
- **Medial:** artéria umbilical obliterada.
- **Inferior:** fixações vaginais ao arco tendíneo.

Para acesso aos espaços paravesicais, o peritônio pélvico é aberto a partir do ligamento redondo, lateral à bexiga e em direção posterior, até o ligamento infundibulopélvico. Essa manobra é adotada na histerectomia radical abdominal.

Espaços pararretais

Os espaços pararretais estão localizados entre a artéria hipogástrica e o ligamento uterossacro. Seus limites são:

- **Anterior:** ligamento cardinal.
- **Posterior:** sacro.
- **Lateral:** artéria ilíaca interna (hipogástrica).
- **Medial:** ligamento uterossacro e reto.
- **Inferior:** músculo elevador do ânus.

Para acessar esses espaços, o peritônio pélvico é aberto sobre a artéria ilíaca externa logo abaixo da bifurcação. O espaço pode ser aberto por dissecção romba medial à artéria ilíaca interna, seguindo a curvatura do sacro. Antes dessa manobra, o ureter deve ser identificado e retraído medialmente.

Espaço pré-sacro

Localizado entre o reto e o sacro, o espaço pré-sacro tem como limites:

- **Anterior:** reto.
- **Posterior:** sacro, recoberto pela fáscia de Waldeyer.
- **Lateral:** ligamentos uterossacros esquerdo e direito.

O espaço pré-sacro pode ser aberto pela mobilização do reto de maneira romba ou cortante, iniciando pelo espaço pararretal direito. Especial atenção deve ser dada às veias pré-sacrais, que podem originar hemorragias graves quando lesionadas.

Espaço de Retzius (ou retropúbico)

O espaço de Retzius está localizado entre a sínfise púbica e a bexiga. Seus limites são:

- **Anterior:** sínfise púbica.
- **Posterior:** bexiga.
- **Lateral (esquerda e direita):** inserções da bexiga na parede pélvica lateral.
- **Inferior:** colo vesical, uretra e vagina.

O espaço de Retzius pode ser aberto por dissecção romba do peritônio vesical a partir da sínfise púbica. Apresenta rica circulação venosa (Santorini) e é abordado em cirurgias para incontinência urinária.

Espaço retovaginal (fundo de saco de Douglas)

O espaço retovaginal é limitado pela vagina anteriormente, os ligamentos uterossacros lateralmente e o reto posteriormente.

Espaço vesicouterino

O espaço vesicouterino continua inferiormente como espaço vesicovaginal e é limitado anteriormente pela porção posterior da bexiga, lateralmente pelos ligamentos vesicouterinos (pilares da bexiga) e pela cérvice (proximal) e a vagina (distal) posteriormente.

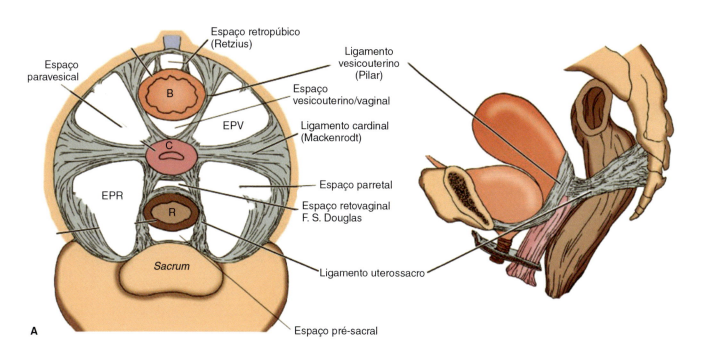

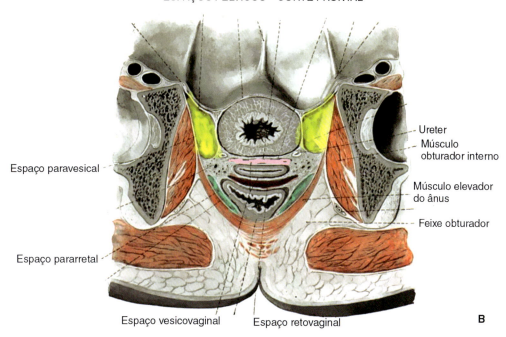

Figura 1.12A e **B** Espaços pélvicos.

Os espaços retovaginal e vesicouterino são as vias de entrada na cavidade peritoneal para as abordagens cirúrgicas por via vaginal, como na histerectomia vaginal.

Anatomia vascular e rede linfática

Suprimento sanguíneo

O suprimento sanguíneo primário da pelve e das extremidades inferiores se origina das artérias ilíacas comuns, as quais nascem da bifurcação da aorta no nível de L4 e L5 e se estendem lateralmente, onde se dividem através das articulações sacroilíacas para formar as ilíacas externa e interna (hipogástrica) (Figura 1.13).

Cada artéria ilíaca externa (a única artéria da pelve que não pode ser ligada) origina a epigástrica inferior imediatamente antes de atravessar por baixo o ligamento inguinal e se transformar na artéria femoral e irrigar os membros inferiores. A epigástrica inferior ocasionalmente se origina da femoral e irriga a porção inferior do músculo reto abdominal e se anastomosa com a artéria epigástrica superior, ramo da

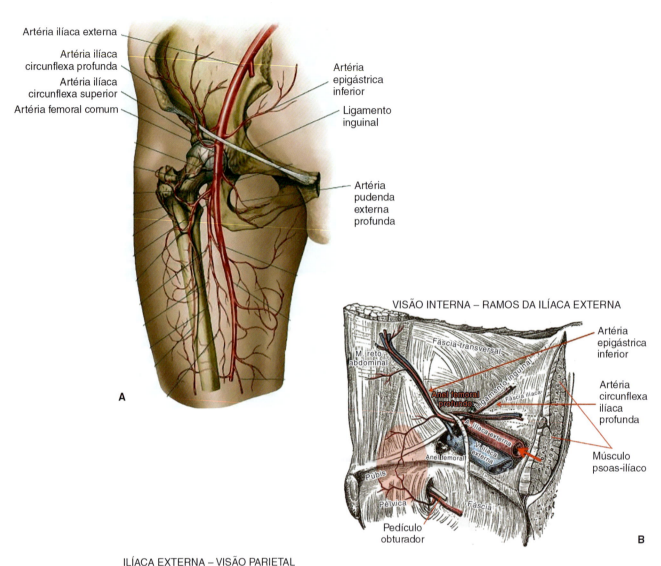
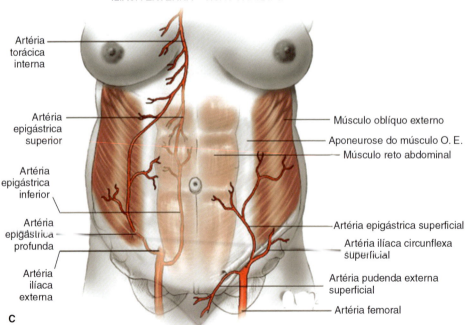

Figura 1.13 Aspectos da ilíaca externa. **A** Visão sob o ligamento inguinal, emitindo ramos e se transformando na artéria femoral. **B** Visão interna dos ramos no nível dos anéis inguinal profundo e femoral. **C** Visão dos ramos e anastomoses na parede abdominal anterior.

artéria torácica interna. A preservação da artéria epigástrica inferior é necessária para o uso do músculo reto abdominal na construção do retalho miocutâneo.

A artéria ilíaca externa também origina a artéria circunflexa profunda no nível da epigástrica inferior. Esta ascende obliquamente atrás do ligamento inguinal, em direção à espinha ilíaca anterossuperior, onde se anastomosa com o ramo da artéria circunflexa femoral lateral.

As veias ilíacas externas entram na pelve inferiormente às suas artérias correspondentes; entretanto, a veia ilíaca comum direita está situada lateralmente à artéria homônima, enquanto do lado esquerdo essa relação é reversa. Em uma pequena porcentagem dos casos (22%), uma veia obturadora acessória penetra a veia ilíaca externa, próximo a sua porção média, e está sujeita a ser rompida, por exemplo, durante a dissecção dos gânglios linfáticos obturadores (essa veia é conhecida por *corona mortis* em razão do potencial de gravidade de suas lesões).

Cada artéria ilíaca interna (hipogástrica) se bifurca na divisão anterior e posterior aproximadamente 4 a 5cm distais à bifurcação das ilíacas comuns. A divisão posterior tipicamente origina três ramos parietais: artérias iliolombar, sacra lateral (ramos superior e inferior) e glútea superior. Já a divisão anterior origina três ramos parietais e três a quatro viscerais. Os ramos viscerais são as artérias umbilical, uterina e retais médias; uma artéria vaginal isolada também pode estar presente. A umbilical vai originar as vesicais superior e inferior antes de atravessar em direção ao umbigo e se tornar obliterada. Os ramos parietais da divisão anterior são as artérias obturadora, pudenda interna e glútea inferior. A drenagem venosa do sistema ilíaco interno é variável e forma tipicamente um grande plexo profundo no interior da pelve lateral.

O principal aporte sanguíneo para o útero ocorre através da artéria uterina, a qual emite um ramo vaginal inferior e um ramo ascendente que se anastomosa superiormente com o ramo descendente da artéria ovariana. Esta última tem como característica se originar bilateralmente da superfície anterior da aorta, 2 a 3cm acima das artérias renais. O sistema venoso não espelha seu parceiro arterial; a veia ovariana esquerda entra na veia renal esquerda lateralmente à aorta, enquanto a direita entra na superfície anterolateral da veia cava logo abaixo da veia renal.

A irrigação sanguínea para a bexiga se origina da artéria umbilical, que irá originar as artérias vesicais superior e inferior. A drenagem venosa não imita a árvore arterial; em vez disso, drena o colo vesical através de grande plexo venoso, o qual também forma anastomoses com a veia dorsal do clítoris e as veias do plexo vaginal. O trajeto da drenagem venosa continua desde o colo vesical através dos pilares da bexiga e para o interior do ligamento cardinal.

A possibilidade de acidente arterial transoperatório na pelve é particularmente grave, às vezes tornando ineficaz até mesmo a ligadura hipogástrica, em virtude de duas

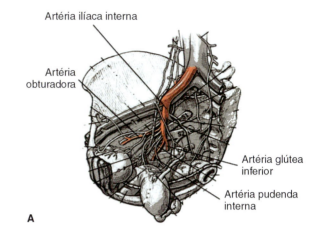

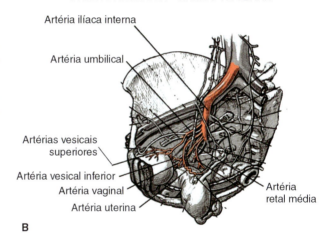

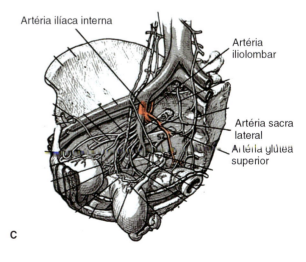

Figura 1.14A a **C** Ramos anteriores e posteriores da artéria ilíaca interna.

características apresentadas pela circulação arterial da pelve (Figura 1.15):

- Além das ilíacas, contém três ramos diretos da aorta: as artérias ovariana (que penetra na pelve no ligamento infundibulopélvico bilateralmente), sacral média e retal.
- A existência de anastomoses aortoilíacas entre as artérias lombar e iliolombar, ovariana e uterina, sacral média e sacral lateral e retal superior e retal média (Figura 1.16).

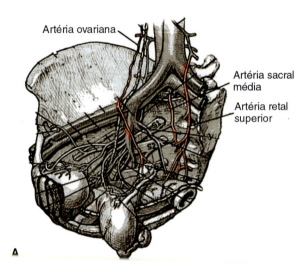

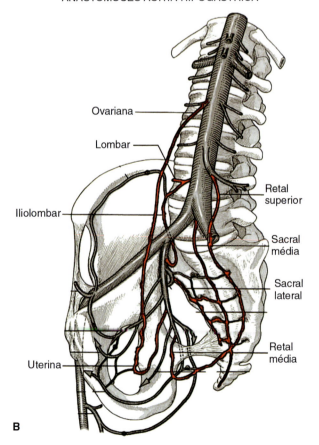

Figura 1.15A e B Irrigação arterial da pelve via aorta e anastomoses.

O suprimento sanguíneo para a vagina superior se origina dos ramos descendentes das artérias uterinas. Uma artéria vaginal isolada pode ser originada diretamente ou da divisão anterior da artéria ilíaca interna ou da pudenda. Já a porção inferior da vagina é irrigada pela artéria retal inferior ou pudenda.

A vulva apresenta duas principais fontes de suporte vascular, uma das quais é a artéria pudenda, ramo da ilíaca interna (hipogástrica), que atinge a vulva via canal pudendo (de Alcock) – espessamento da fáscia do músculo obturador interno – que termina no períneo próximo às tuberosidades isquiáticas e emite a artéria retal inferior (dentro da fossa isquioanal) e a artéria perineal. Ao atravessar a vulva em trajeto ascendente, a artéria pudenda interna se torna a artéria do clitóris.

A segunda fonte de aporte sanguíneo à vulva se origina das artérias femorais comuns, de onde nascem as artérias pudendas superficiais externas (que nutrem a vulva anterior e medial) e as artérias pudendas externas profundas (que irrigam os grandes lábios e os coxins gordurosos labiais). A drenagem venosa da vulva geralmente segue o sistema arterial, à exceção das veias pudendas externas superficiais e profundas, as quais drenam na veia safena maior em vez de na femoral.

O reto recebe vascularização de múltiplas fontes, incluindo a artéria retal inferior (ramo da pudenda interna), a retal média, a sacral média e a retal superior, a qual é ramo da mesentérica inferior. A artéria sacral média se origina no aspecto posterior da aorta, logo acima de sua bifurcação, e emite as artérias sacrais laterais.

O suprimento sanguíneo do reto configura diversas anastomoses entre os sistemas da artéria mesentérica inferior e da ilíaca interna em conjunto com a artéria sacral média.

Gânglios e cadeias linfáticas da pelve (Figura 1.17)

A drenagem linfática das vísceras pélvicas pode seguir múltiplas vias, dependendo do sítio primário de origem. A dos ovários, tubas de Falópio e fundo uterino usualmente segue as veias dos ovários diretamente para os linfáticos da aorta abdominal (nódulos linfáticos paraórtico, paracaval e aortocaval).

A vagina proximal, a cérvice, o segmento uterino inferior e ocasionalmente o fundo uterino drenam tipicamente através dos linfáticos do ligamento largo para o grupo dos nódulos linfáticos pélvicos, o qual é constituído pelas cadeias nodais obturadora, ilíaca interna e ilíaca externa. Essas, por sua vez, drenam para os ilíacos comuns e daí para as cadeias linfáticas aórtica e da cava.

A principal via de drenagem linfática da vulva ocorre para os gânglios linfáticos inguinofemorais, limitados pelo triângulo femoral, cursando de posterior para anterior, através do monte do púbis, para os gânglios linfáticos inguinais superficiais. Estes últimos drenam para os gânglios inguinais profundos (femorais), que são tributários dos nódulos linfáticos pélvicos.

As vias linfáticas que drenam as estruturas vulvares da linha média (clitóris, anterior do pequeno lábio e corpo perineal) deságuam nos agrupamentos de nódulos linfáticos na

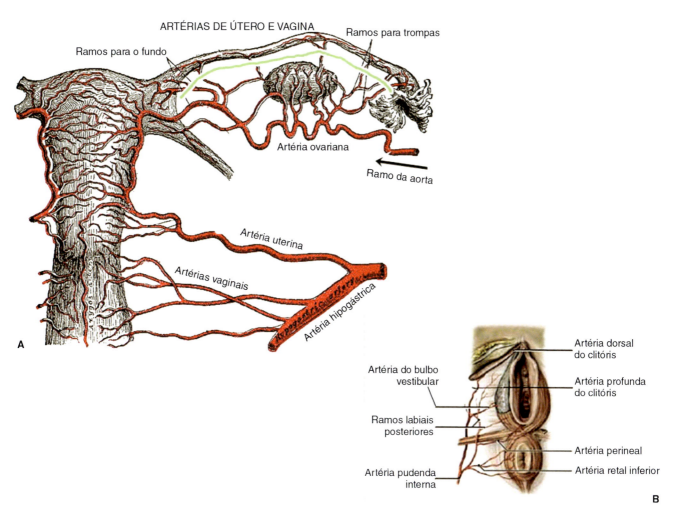
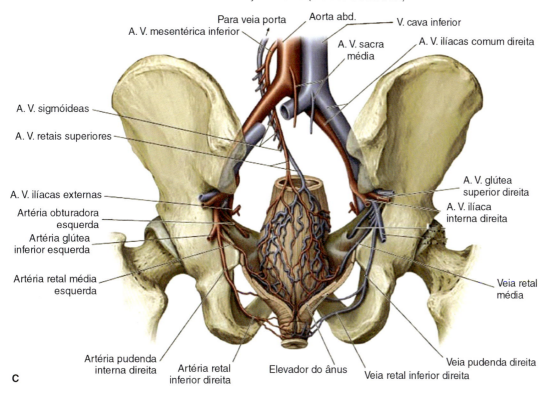

Figura 1.16A a **C** Suprimento arterial e drenagem venosa para vagina, vulva, períneo e reto.

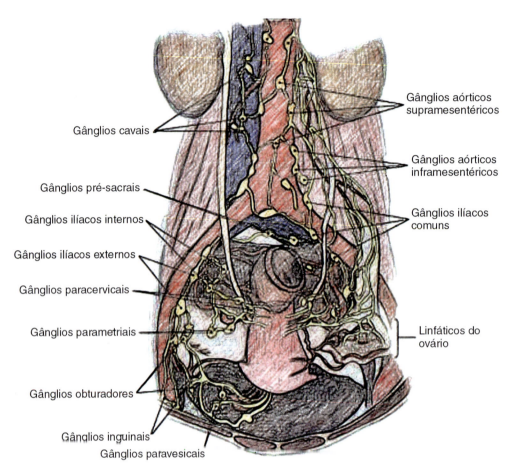

Figura 1.17 Gânglios linfáticos da pelve.

região da virilha (região inguinal) direita e esquerda. Como consequência, lesões vulvares laterais (> 2cm da linha média) são usualmente tratadas com excisão unilateral de gânglios linfáticos, enquanto lesões da linha média necessitam de avaliação bilateral cirúrgica das virilhas.

Os gânglios linfáticos inguinais superficiais (oito a 10) são quase sempre a estação primária linfática para o câncer de vulva; já os femorais profundos (três a cinco) estão localizados abaixo da fáscia cribriforme e são geralmente considerados a estação secundária antes da drenagem nos gânglios pélvicos profundos. O gânglio femoral profundo mais proximal, o gânglio de Cloquet, está localizado no canal femoral, logo abaixo do ligamento inguinal.

Inervação da pelve

Inervação somática da pelve (Figura 1.18)

A inervação somática principal da pelve inclui o plexo sacral e os nervos ciático, femoral, pudendo, obturador, genitofemoral e cutâneo femoral lateral. O plexo sacral está situado na parede pélvica posterior, junto à face anterior do músculo piriforme, e é formado pelo ramo anterior do quarto e quinto nervos lombares e do primeiro ao quarto nervos sacrais.

O nervo ciático e os outros ramos para o membro inferior deixam a pelve através do forame ciático maior. O nervo pudendo se origina do segundo, terceiro e quarto nervos sacrais e sai da pelve através do forame ciático maior, abaixo do músculo coccígeo e do ligamento sacroespinhoso, próximo à espinha isquiática. A seguir, reentra na pelve através do forame ciático menor e penetra no canal pudendo, dentro da fáscia do obturador interno, em direção ao diafragma urogenital.

O femoral é o maior nervo do plexo lombar, emergindo da borda lateral do músculo psoas, dentro do abdome e se colocando entre os músculos psoas e ilíaco na pelve falsa, antes de sair desta por detrás do ligamento inguinal para penetrar na coxa lateral à bainha e vasos femorais.

O nervo obturador se origina do plexo lombar ao longo da borda medial do músculo psoas no abdome e cruza em frente à junção sacroilíaca para penetrar na pelve. Continua adiante ao longo da parede pélvica, no ângulo entre os vasos ilíacos interno e externo, até atingir o canal obturador e deixar a pelve para entrar no compartimento adutor da coxa. O nervo femoral-cutâneo lateral cruza a fossa ilíaca anterior ao músculo ilíaco, saindo da pelve atrás da terminação lateral do ligamento inguinal.

Os sinais e sintomas decorrentes de lesões cirúrgicas dos nervos somáticos da pelve são mostrados no Quadro 1.1.

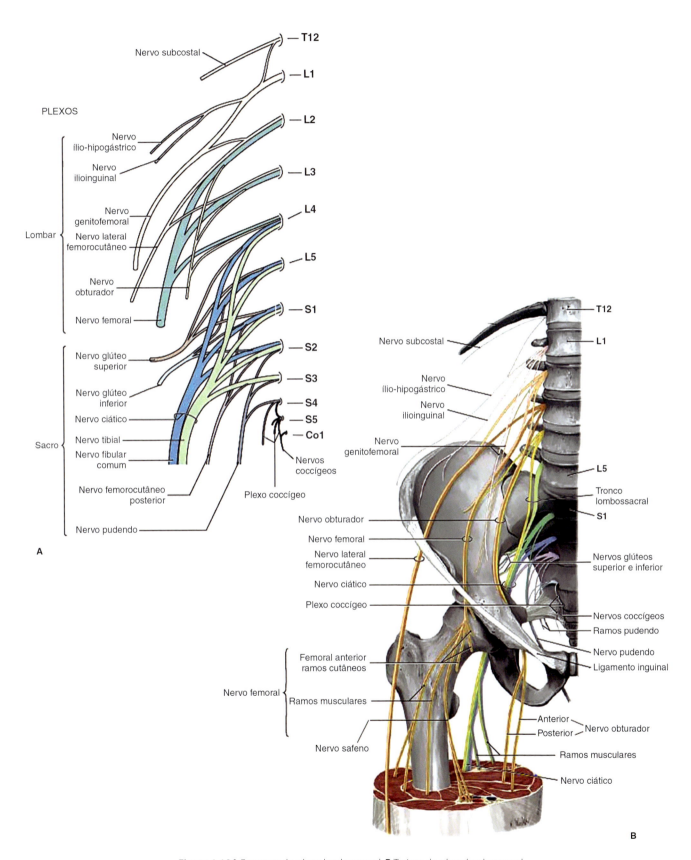

Figura 1.18A Estrutura do plexo lombossacral. **B** Trajeto do plexo lombossacral.

Quadro 1.1 Disfunção somática por lesão nervosa na pelve

Nervos	Sintomas	Sinais
Ílio-hipogástrico	Dor aguda imediata ou tardia nas regiões suprapúbica ou inguinal com mínima perda sensorial	Dor à palpação da cicatriz cirúrgica Região com hipo/hiperestesia
Ilioinguinal	Dor/perda sensorial na região inguinal/monte de Vênus/lábios Incapaz de ficar de pé	Dor à palpação medial à espinha ilíaca anterossuperior (EIAS); diminuição sensorial; piora à extensão do quadril
Genitofemoral	Dor/dormência na virilha	Dor/diminuição da sensação inferior ao ligamento inguinal, se o ramo femoral for afetado
Cutâneo femoral lateral	Dor/parestesia externa na coxa que piora com a deambulação	Reprodução dos sintomas com palpação da EIAS; diminuição sensorial anterolateral na coxa Pode exacerbar com extensão/adução do quadril
Obturador	Dificuldade à marcha	Afasta as pernas em razão da marcha instável; fraqueza do adutor Diminuição sensorial ao longo da coxa medial
Femoral	Dor na região inguinal Dormência/parestesias em coxa, perna, quadril, dor no joelho Encurvamento do joelho	Sensibilidade inguinal; prefere flexionar o quadril Sensação diminuída na coxa e na parte medial da perna; redução do reflexo patelar; enfraquecimento da extensão do joelho e da flexão do quadril
Plexo lombar	Dor na coxa; fraqueza nas extremidades inferiores	Desconforto no abdome inferior à palpação; sinais de neuropatia femoral Pode se estender a outros nervos

A lesão nervosa do sistema autônomo (SNA) da pelve durante as cirurgias radicais é responsável por disfunção vesical e sexual e por desordens da motilidade retal. Em virtude da proximidade anatômica entre o SNA e o tecido a ser removido, principalmente nas cirurgias oncológicas e na endometriose avançada, acreditava-se que as lesões do SNA seriam inevitáveis. Entretanto, o maior conhecimento acerca da biologia do câncer da cérvice, por exemplo, possibilitou uma abordagem individualizada mais conservadora, principalmente em mulheres com pequenos tumores, nas quais é possível preservar os nervos autônomos sem comprometer a sobrevida.

As divisões do SNA que dizem respeito às cirurgias radicais na pelve são o plexo hipogástrico superior, o nervo hipogástrico, o plexo hipogástrico inferior e os nervos esplâncnicos.

O plexo hipogástrico superior é uma rede fenestrada de fibras localizadas anteriormente à aorta abdominal inferior e recebe suas fibras aferentes da medula espinhal, entre os níveis de T10 e L2. Dele se originam os nervos hipogástricos bilateralmente, logo abaixo do nível do promontório, os quais circulam paralelamente ao ureter, a 2cm mediodorsal, em direção aos plexos hipogástricos inferiores esquerdo e direito.

O plexo hipogástrico inferior tem conexões com as raízes sacrais de S2-S4 via nervos esplâncnicos, bem como mantém relação com a cadeia simpática sacral. Juntos, esses nervos formam o plexo hipogástrico inferior, orientado no plano sagital e que mede em torno de 3 × 4 × 0,5cm. O plexo hipogástrico inferior se estende do reto anterolateral à lateral da cérvice e do fórnice vaginal até a parede vaginal lateral e à base da bexiga. Assim, está intimamente relacionado com os planos teciduais conectivos da pelve: os ligamentos uterossacros, cardinais e vesicouterinos. De acordo com Maas e cols., a ressecção ampla e profunda dessas estruturas resultará em interrupção do plexo hipogástrico inferior. O conceito de preservação dos nervos autônomos pélvicos já era desenvolvido nos anos 1960 por ginecologistas japoneses; entretanto, apenas recentemente essa técnica recebeu ampla atenção em oncologia ginecológica.

Em resumo, o plexo autônomo é formado por nervos autônomos que entram na cavidade pélvica por quatro vias:

- **Inervação simpática:** suas vias são:
  - **Troncos simpáticos vagais:** são a continuação inferior dos troncos simpáticos lombares e proporcionam, principalmente, inervação simpática para os membros inferiores.
  - **Plexos periarteriais retais superiores, das ováricas e das ilíacas internas:** fibras vasomotoras simpáticas pós-sinápticas para a artéria envolvida e os ramos derivados.
  - **Plexos hipogástricos:** via mais importante pela qual as fibras simpáticas são conduzidas para as vísceras pélvicas. Dividem-se em plexo hipogástrico superior (prolongamento do plexo intermesentérico) e plexo hipogástrico inferior.
- **Inervação parassimpática:** sua via é:
  - **Nervos esplâncnicos pélvicos:** inervam as vísceras pélvicas e o colo descendente até o sigmoide. Originam-se na pelve a partir dos ramos anteriores dos nervos espinhais S2-S4 do plexo sacral.

Os plexos hipogástricos e os nervos esplâncnicos pélvicos se fundem na pelve e formam os componentes principais do plexo autônomo pélvico.

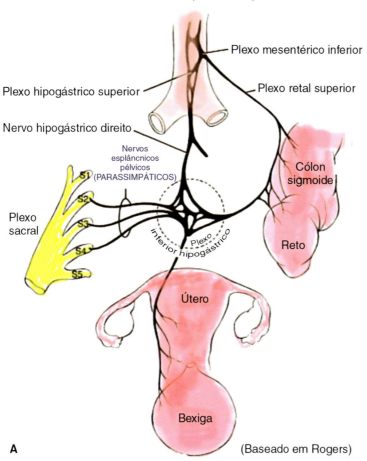
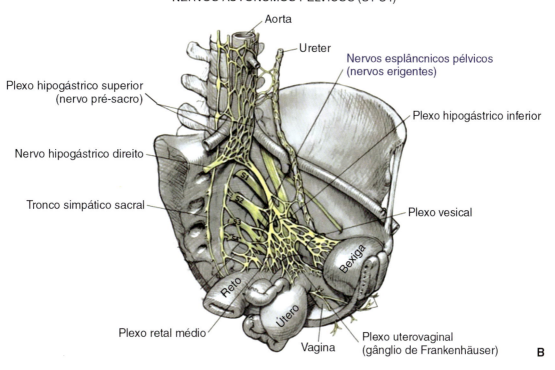

Figura 1.19A e B Sistema autônomo da pelve.

CONSIDERAÇÕES FINAIS

Um exemplo da interação entre a evolução do conhecimento anatômico e o auxílio da magnificação da imagem para a diminuição das complicações do tratamento cirúrgico da neoplasia do colo do útero é retratado a seguir.

No Japão, a técnica mais usada para histerectomia radical é a de Okabayashi, de 1921. O fato, entretanto, de estar associada a disfunção vesical grave e desordens da motilidade colorretal levou o próprio Okabayashi a afirmar em 1944 que "a preservação da função nervosa deve ser um dos desafios para a futura otimização da histerectomia radical".

Como visto previamente, o útero, a vagina, a bexiga urinária e o reto são inervados por nervos autônomos motores e sensórios tanto de origem simpática como parassimpática usualmente lesionados nas cirurgias oncológicas pélvicas. Consequentemente, os ginecologistas japoneses iniciaram a pesquisa com o objetivo de superar esses desfechos negativos.

Em 1961, Kobayashi descreveu uma modificação técnica básica para melhorar a função vesical pós-operatória fundamentada na preservação dos nervos esplâncnicos pélvicos (parassimpáticos) mediante a separação dos tecidos parametriais em *porção vascular/superior* (que contém a veia uterina profunda) e *porção nervosa/inferior* (contendo o nervo esplâncnico) durante a divisão dos tecidos do ligamento cardinal.

Em 1983, Fujiwara salientou a importância da preservação tanto do ramo vesical do plexo hipogástrico como do nervo esplâncnico pélvico para definir o ponto de transecção do ramo uterino dos nervos pélvicos.

Em 1992, o método de Tóquio referendou esse conceito, e a necessidade do estudo de anatomia em cadáveres para elucidar e confirmar esses conceitos suscitou diversas publicações de autores japoneses, como Yabuky e cols. (2005), Kato e cols. (2003), Sakuragi e cols. (2005) e Kitahara e cols. (2005) (Figura 1.20).

Em 2007, Fuji e cols. descreveram um método preciso para identificação e preservação do folheto posterior do ligamento vesicouterino, iniciando pela separação e ligadura de duas veias: a veia vesical média e a veia vesical inferior. Em seguida identificam, dissecam e ligam a veia uterina profunda, liberando e poupando o plexo hipogástrico. Os tempos posteriores consistem em separação e secção do ramo uterino do plexo hipogástrico e finalmente, com segurança, na ligadura do paracolpos junto à vagina superior, podendo o útero ser removido com segurança e preservando o nervo hipogástrico, os nervos esplâncnicos pélvicos e o ramo vesical do nervo hipogástrico inferior com a minimização das complicações funcionais já citadas e sem comprometer a radicalidade da ressecção parametrial. Essas cirurgias tornam necessários o conhecimento amplo da anatomia e a magnificação para correta identificação das estruturas.

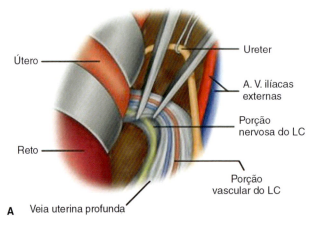

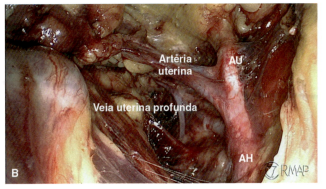

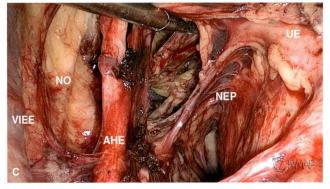

Figura 1.20A a **C** Veia uterina profunda (*). (AU: artéria umbilical; AH: artéria hipogástrica; UE: ureter esquerdo; NO: nervo obturatório; NEP: nervos esplâncnicos pélvicos; VIEE: veia ilíaca externa esquerda; AHE: artéria hipogástrica esquerda.) (Fotos de Ricardo M. A. Pereira.)

Os resultados a longo prazo dessas técnicas poupadoras de nervos ainda estão sendo coletados, e parece que sua maior indicação seria para os casos no estádio Ib1. Entretanto, como certamente acontece com outros aspectos do tratamento cirúrgico das neoplasias ginecológicas, o conhecimento anatômico será sempre imprescindível para a melhora dos desfechos terapêuticos.

Leitura complementar

Anderson JR, Genadry R. Anatomy and embriology. In: Berek JS. Berek & Novak's Gynecology. 14. ed. Lippincott Williams & Wilkins, 2007.

Bleich AT, Rahn DD, Wieslander CK et al. Posterior division of the internal iliac artery: Anatomic variations and clinical applications. Am J Obstet Gynecol 2007; 197:658.e1-658.e5.

Corton MM. Anatomy. In: Williams Gynecology. 3. ed. New York: McGraw-Hill Education, 2016: 796-824.

Costacurta L. Anatomia médico-cirúrgica da pelve humana. Universidade de São Paulo: Atheneu, 1982.

Dubil EA, Rose GS, Elkas JC. Surgical anatomy and instrumentation. In: Bristow RE, Chi DS. Reconstructive gynecologic cancer surgery. New York: McGraw-Hill Education, 2015.

Fujii S et al. Anatomic identification and functional outcomes of the nerve sparing Okabayashi radical hysterectomy. Gynecologic Oncology 2007; 107: 4-13.

Horowitz I. Female genital system. In: Wood WC, Skandalakis JE, Staley CA (eds.): Anatomic basis of tumor surgery. 2. ed. Berlin Heidelberg: Springer-Verlag 2010: 638-45.

Lichtenegger W, Sehouli J, Del Priore G. Anatomy. In: Smith JR (ed.) An atlas of gynecologic oncology: investigation and surgery. 3. ed. London: Informa Healthcare, Telephone House, 2011: 21-8.

Messina ML, Zlotnik E (eds.). Anatomia vascular da pelve. In: FEBRASGO – Manual de orientação de cirurgia endovascular em ginecologia e obstetrícia. FEBRASGO 2011: 31-7.

Ripperda CM, Jackson LA, Phelan JN et al. Anatomic relationships of the pelvic autonomic nervous system in female cadavers: clinical applications to pelvic surgery. Am J Obstet Gynecol 2017; 216:388.e1-7.

Rogers Jr. RM. Basic neuroanatomy for understanding pelvic pain. J Am Ass Gynecol Laparosc 1999; 6(1):17-25.

Cuidados Perioperatórios com a Paciente Cirúrgica

CAPÍTULO 2

Felipe Ribeiro da Silva Camargos

INTRODUÇÃO

Nas últimas décadas de desenvolvimento científico dos cuidados perioperatórios foi possível observar um interesse crescente pela adoção de protocolos fundamentados em evidências que visam à redução do tempo de internação e da incidência das complicações cirúrgicas. Esses protocolos são embasados na reavaliação de condutas e costumes tradicionais, em alguns casos seculares, sem evidência científica e que são transmitidos através dos anos. Os benefícios da aplicação desses protocolos são alcançados mediante a redução do estresse cirúrgico, a manutenção das funções fisiológicas normais e a mobilização precoce do paciente cirúrgico.

Os principais fatores responsáveis pelo atraso na alta hospitalar de pacientes submetidas a cirurgias de grande porte são a necessidade de analgesia venosa e a necessidade de hidratação venosa em razão da impossibilidade de ingestão oral decorrente das disfunções do trato intestinal e da imobilidade prolongada. A criação de uma linha de cuidados multidisciplinar à paciente cirúrgica, envolvendo todo o período perioperatório, tem sido capaz de reduzir em 50% o número de complicações cirúrgicas no pós-operatório em grupos específicos de procedimentos cirúrgicos. A aplicação desses protocolos à ginecologia oncológica tem recebido atenção nos últimos anos, e o objetivo deste capítulo é abordar os conceitos científicos envolvidos em cada etapa do período perioperatório, assim como sugerir condutas objetivas que facilitem a adoção dessas medidas, visando ao melhor resultado clínico possível.

Criada em 2001, a Sociedade ERAS (Early Recovery After Surgery, ERAS Society – http://erassociety.org) se tornou a principal propagadora de evidências científicas e protocolos envolvendo a criação de linhas de cuidado perioperatórias com o objetivo de melhorar a recuperação de pacientes cirúrgicas. Em seu *site* na internet estão disponíveis gratuitamente os protocolos existentes, de acordo com a especialidade cirúrgica, assim como vasta informação científica em língua inglesa.

PERÍODO PRÉ-OPERATÓRIO

Os protocolos de recuperação rápida têm denominado esse período de *otimização pré-operatória*, almejando que a paciente se apresente no momento do procedimento cirúrgico com o melhor quadro clínico possível. A otimização pré-operatória é alcançada por meio de amplo aconselhamento pré-operatório multidisciplinar, envolvendo todos os profissionais voltados para o atendimento à paciente, como cirurgião, anestesiologista, enfermeiros, nutricionistas e fisioterapeutas. Serão abordadas alterações de hábitos de vida, como tabagismo e etilismo, além da identificação da presença de anemia ou do risco elevado de eventos tromboembólicos.

Aconselhamento pré-operatório

O aconselhamento pré-operatório é ferramenta essencial para o bom resultado clínico. As informações relativas aos aspectos cirúrgicos e anestesiológicos do procedimento devem ser fornecidas à paciente de maneira clara e objetiva por todos os profissionais envolvidos no procedimento, diminuindo assim o medo, a ansiedade e até mesmo a dor pós-operatória. Envolver a paciente no cuidado perioperatório é indispensável para um bom resultado cirúrgico. A cooperação da paciente depende do entendimento da necessidade de sua participação em busca de melhor resultado clínico, seja, por exemplo, por meio de deambulação precoce, retorno da alimentação ou utilização de meias de compressão.

Tabagismo e etilismo

Alguns aspectos comportamentais devem receber atenção especial antes da cirurgia. O consumo de álcool e o tabagismo devem ser idealmente suspensos 4 semanas antes do procedimento proposto. Esse intervalo pode não ser possível em virtude das características da paciente oncológica. O intervalo ideal entre a interrupção do consumo dessas substâncias e a cirurgia ainda não foi determinado; entretanto, deve ser indicado o mais precocemente possível. Apesar das evidências científicas de redução da morbidade pós-operatória com a cessação desses hábitos, ainda são necessários mais estudos para confirmar se existe relação com o menor tempo de internação hospitalar ou com a redução da mortalidade das pacientes cirúrgicas.

Anemia

A anemia constitui fator de risco independente para o aumento da morbimortalidade no período pós-operatório, sendo a anemia por deficiência de ferro a modalidade mais comumente diagnosticada durante a avaliação pré-operatória. Quando diagnosticada antes do procedimento, deve ser tratada para que seja evitado o aumento da morbimortalidade relacionada com a anemia pré-operatória e a transfusão sanguínea. A resposta à reposição de ferro é muito variável na população geral, e o diagnóstico e o início precoce do tratamento são necessários para adequação dos níveis hematimétricos antes da realização do procedimento cirúrgico. A transfusão de sangue perioperatória tem sido associada à recorrência de alguns tipos específicos de câncer, sendo desejável uma estratégia de prevenção de transfusões potencialmente evitáveis. Não existe evidência científica adequada para indicar a transfusão sanguínea pré-operatória em pacientes com anemia.

Preparo do cólon

O preparo intestinal mediante o uso de laxantes ou enema retal antes de procedimentos cirúrgicos tem evidência científica controversa. Os possíveis benefícios na redução de deiscência de anastomoses intestinais ou das taxas de infecção de sítio cirúrgico parecem inferiores às complicações relacionadas com a desidratação e os distúrbios eletrolíticos causados por esses procedimentos. Especificamente para a cirurgia minimamente invasiva ginecológica, a literatura aponta que esse tipo de preparo pode ser omitido sem qualquer prejuízo à técnica operatória ou ao resultado clínico.

Jejum

O jejum pré-operatório integra a rotina da paciente cirúrgica há mais de um século. Embora inicialmente utilizado para reduzir a ocorrência de vômitos no período pós-operatório, atualmente faz parte da estratégia de diminuição do conteúdo gástrico para reduzir o risco de aspiração relacionada com a anestesia geral. A Sociedade Americana de Anestesia (ASA)

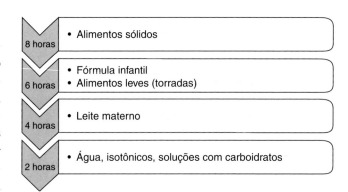

Figura 2.1 Jejum pré-operatório na ausência de doenças que afetam o tempo de esvaziamento gástrico.

publicou em 2017 sua última atualização de orientações relativas ao tempo de jejum pré-operatório (Figura 2.1).

Procedimentos cirúrgicos eletivos estão associados a aumento da resistência tecidual à insulina, que pode persistir por 2 ou 3 semanas após o procedimento. A resistência à insulina reduz a capacidade da célula de metabolizar glicose, diminuindo assim a formação de glicogênio e reduzindo o estoque de glicogênio muscular e hepático. Além disso, a produção de glicose endógena permanece aumentada, e a hiperglicemia resultante está associada a risco elevado de complicações pós-operatórias. A redução da duração da resistência à insulina está relacionada com a escolha de técnica cirúrgica minimamente invasiva, adequado controle da dor, redução da inatividade muscular após o procedimento e com a redução na duração do jejum pré-operatório.

A utilização de soluções contendo carboidratos até 2 horas antes do procedimento tem demonstrado ser capaz de atenuar a resistência à insulina em pacientes submetidas a cirurgias abdominais, reduzindo também o tempo de internação hospitalar. A ingestão de líquidos no período recomendado está associada a aumento da sensação de bem-estar das pacientes, assim como à redução da ocorrência de náuseas e vômitos no período pós-operatório. Existem evidências insuficientes para recomendar essa conduta em pacientes diabéticas, as quais devem ser tratadas individualmente ou lançando mão de estratégias conservadoras em caso de sinais de comprometimento do esvaziamento gástrico.

Profilaxia do tromboembolismo venoso

As pacientes portadoras de neoplasias ginecológicas estão expostas a grande risco de fenômenos tromboembólicos, com taxas que variam de 8% em pacientes com câncer de endométrio e 38% em pacientes com neoplasias ovarianas. Todas as pacientes de ginecologia oncológica que serão submetidas a procedimentos cirúrgicos com duração estimada > 30 minutos devem receber profilaxia medicamentosa (heparina de baixo peso molecular ou heparina não fracionada), para prevenção de eventos tromboembólicos.

A profilaxia rotineira com heparina de baixo peso molecular está associada a número muito reduzido de hematomas subdurais após a realização de bloqueios do neuroeixo (raquianestesia ou peridural). Entretanto, levando em consideração a gravidade dessa complicação, deve ser respeitado o intervalo entre a última dose de heparina e o procedimento anestésico, sendo de 12 horas para anticoagulação profilática e de 24 horas para anticoagulação terapêutica.

A profilaxia mecânica do tromboembolismo mediante a utilização de dispositivos de compressão pneumática intermitente está associada à redução dos eventos trombóticos quando realizada com ou sem a utilização de heparina. Os melhores resultados são obtidos com a estratégia que combina profilaxia mecânica e medicamentosa, e essa conduta não está associada ao aumento do risco de sangramento. As pacientes que utilizam contraceptivo oral combinado devem ser orientadas a modificar o método de contracepção; se for identificada utilização por longo período, a profilaxia medicamentosa estará indicada.

Em pacientes submetidas a laparotomia para tratamento de doenças malignas pélvicas ou abdominais, a terapia anticoagulante deverá ser mantida por 28 dias durante o período pós-operatório.

Antibióticos e preparo da pele

A infecção do sítio cirúrgico consiste na infecção da ferida operatória após a realização de procedimentos invasivos. Os procedimentos ginecológicos envolvem a flora bacteriana presente na pele, na vagina e no intestino, quando este está envolvido no procedimento cirúrgico, estando indicada a profilaxia com antibióticos. O antibiótico deverá ser de largo espectro, variando de acordo com a prevalência de bactérias resistentes em cada instituição. As cefalosporinas são escolhas comuns e, na presença de reações alérgicas à penicilina e a seus derivados, são bastante prevalentes as associações que envolvem a clindamicina. O antibiótico deve ser administrado no máximo 1 hora antes da incisão cirúrgica, e doses subsequentes devem ser administradas de acordo com a duração do procedimento e a meia-vida do agente utilizado.

Não existe evidência científica que corrobore o banho pré-operatório com soluções que contenham clorexidina em detrimento de outras soluções de banho. O corte de pelos, quando realizado, deve ser feito imediatamente antes do início do procedimento. O preparo da pele com soluções à base de clorexidina e álcool está indicado por promover maior redução da flora bacteriana cutânea (Figura 2.2).

PERÍODO INTRAOPERATÓRIO

Técnica anestésica

A escolha da técnica anestésica irá variar entre cada instituição; entretanto, devem ser estabelecidos protocolos direcionados à recuperação rápida das pacientes. A técnica anestésica escolhida para o procedimento deve permitir um despertar rápido, assim como a recuperação completa das funções vitais. A opção por agentes de curta duração e a utilização de dose-alvo

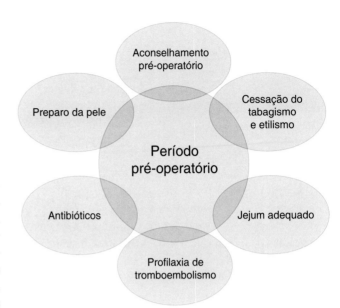

Figura 2.2 Estratégias para otimização do preparo pré-operatório.

controlada apontam para o benefício da utilização de anestesia venosa total. Com o advento da cirurgia minimamente invasiva e mais recentemente da cirurgia robótica, o uso de anestesia geral se tornou bastante comum para o tratamento de doenças oncológicas ginecológicas. A utilização de monitores de profundidade anestésica (BIS) torna possível a adequação individual da dose de anestésicos, reduzindo assim a dose total do anestésico utilizado e promovendo um despertar mais rápido sem o aumento do risco de despertar durante o procedimento.

Os bloqueios do neuroeixo podem ser indicados para procedimentos realizados por meio de laparotomia, uma vez que promovem melhor controle da dor após a cirurgia. Tradicionalmente, a analgesia epidural torácica tem sido utilizada por possibilitar controle adequado da dor, reduzir a resposta endocrinometabólica associada à cirurgia, promover o retorno da função intestinal precocemente, além de reduzir o risco de complicações cardíacas e respiratórias em pacientes de alto risco cardiovascular. O papel da analgesia por meio de bloqueios do neuroeixo nos procedimentos minimamente invasivos ainda não está claro. A associação da simpatectomia do bloqueio do neuroeixo à diminuição do retorno venoso proveniente do pneumoperitônio cursa com hipotensão que costuma necessitar de tratamento com vasopressores. Nas pacientes que receberão anestesia geral e bloqueio do neuroeixo, as doses de anestésicos locais devem ser reduzidas, assim como o alvo dos fármacos utilizados durante a anestesia geral.

Analgesia preemptiva multimodal

A dor após cirurgias ginecológicas oncológicas pode ser intensa. A dor incapacitante associada ao uso de medicamentos analgésicos, como opioides, cujo uso está comumente associado a náuseas, vômitos, sedação e íleo pós-operatório, pode impedir o sucesso de estratégias de recuperação rápida de pacientes cirúrgicas.

Quadro 2.1 Medicamentos utilizados durante a estratégia de analgesia preemptiva

Pregabalina 75mg ou gabapentina 300 a 600mg
Contraindicados se houver história de hipersensibilidade à pregabalina ou à gabapentina
Efeitos colaterais mais intensos em pacientes > 65 anos (sedação)
Paracetamol 1g ou dipirona 1g
Celecoxibe 400mg (oral) ou parecoxibe 40mg (EV)
Contraindicados se houver história de hipersensibilidade aos componentes
Não utilizar ou utilizar com cautela em pacientes portadoras de insuficiência renal ou hepática
Contraindicados em pacientes com história de sangramento gastrointestinal
Dexametasona 4 a 5mg (EV)
Lidocaína venosa 1,5mg/kg/h (EV infusão contínua)

Devem ser adotadas estratégias direcionadas para redução da dor pós-operatória, assim como em caso de necessidade de utilização de medicamentos opioides em razão de seus inúmeros efeitos colaterais. A expressão *analgesia preemptiva* implica uma forma de analgesia iniciada antes de ser gerado o estímulo doloroso, reduzindo assim a dor pós-operatória por meio de alterações fisiológicas nas vias de condução e interpretação da dor. A avaliação da dor pós-operatória deve ser iniciada ainda na sala de recuperação pós-anestésica e o tratamento instituído assim que seja diagnosticada a dor. O opioide mais extensivamente estudado para tratamento da dor aguda é a morfina, que deve ser utilizada nas doses de 50 a 100µg/kg. No Quadro 2.1 são encontradas algumas sugestões de medicações utilizadas antes do início do procedimento cirúrgico e que estão associadas à redução da dor pós-operatória.

Prevenção de náuseas e vômitos pós-operatórios (NVPO)

A incidência de náuseas e vômitos em pacientes cirúrgicas pode ser tão alta quanto 30%, atingindo valores de 80% em pacientes de alto risco para esses eventos. Náuseas e vômitos são comumente responsáveis pelo atraso no retorno da alimentação por via oral ou mesmo pelo retardo na alta hospitalar. Alguns fatores de risco para NVPO já foram identificados, como idade < 50 anos, gênero feminino, não tabagismo, cirurgia ginecológica, cirurgia laparoscópica, obesidade, uso de anestésicos inalatórios e uso de opioides no pós-operatório. Assim, as estratégias que visam reduzir o risco basal das pacientes cirúrgicas incluem: utilizar anestesia regional em vez de anestesia geral, quando possível, evitar o uso de anestésicos inalatórios, assim como óxido nitroso, redução do uso de analgésicos opioides e hidratação adequada.

Atualmente, a abordagem ideal para profilaxia medicamentosa de NVPO é designada multimodal, sendo sempre utilizados ao menos dois medicamentos de classes farmacológicas distintas. A anestesia venosa total deve ser a técnica de escolha em pacientes com história pregressa de NVPO (Quadro 2.2).

Prevenção de hipotermia intraoperatória

As pacientes cirúrgicas estão expostas ao risco de desenvolver hipotermia intraoperatória em razão da exposição do corpo ao ambiente climatizado do centro cirúrgico associada à alteração da regulação da temperatura corporal provocada pela anestesia. A hipotermia interfere no funcionamento adequado de vários sistemas fisiológicos, causando distúrbios de coagulação e sangramento, alteração do metabolismo de fármacos e aumento da incidência de infecção do sítio cirúrgico. A hipotermia pode influenciar o tempo necessário para o metabolismo dos medicamentos utilizados durante a anestesia. As pacientes nos extremos de idade são mais vulneráveis ao aparecimento de hipotermia. Com o ritmo de perda de calor pelo organismo é mais intenso no início do procedimento e durante a indução da anestesia, é premente o início do aquecimento ativo o mais precocemente possível.

Estratégias para prevenção e tratamento da hipotermia devem envolver a utilização de sistemas de aquecimento ativo, seja por meio de sistemas de ar aquecido forçado, seja por meio de circulação de água aquecida. Sistemas de aquecimento de soluções utilizadas para reposição volêmica são úteis para evitar o resfriamento durante o procedimento. Usualmente, tendo em vista a facilidade de acesso, o melhor local para o posicionamento do termômetro para controle da temperatura é a orofaringe.

Reposição volêmica

A reposição volêmica adequada em pacientes cirúrgicas tem relação importante com os objetivos dos protocolos de recuperação rápida, reduzindo as complicações cardiopulmonares associadas à sobrecarga de volume e sal e promovendo o retorno precoce da função gastrointestinal. Soluções cristaloides balanceadas devem ser utilizadas em razão de suas características físico-químicas mais próximas do plasma, quando comparadas à solução salina a 0,9%. Não existem evidências científicas suficientes para recomendar uma estratégia específica de reposição levando em consideração o tipo de solução utilizada e o volume infundido. Entretanto, devem ser evitadas estratégias muito restritivas ou excessivamente liberais. Alguns estudos que não envolvem especificamente a população ginecológica

Quadro 2.2 Medicamentos comumente utilizados para profilaxia de náuseas e vômitos durante o período pós-operatório

Indução da anestesia
Dexametasona 4 a 5mg EV
Metilprednisolona 40mg EV
Término do procedimento
Ondansetrona 4mg EV
Droperidol 0,625 a 1,25mg EV
Momento ideal indefinido
Prometazina 6,25 a 12,5mg EV
Haloperidol 0,5 a 2mg EV
Escopolamina (adesivo transdérmico 2 horas antes do procedimento ou na noite anterior ao procedimento)

têm demonstrado benefícios com infusão de volumes próximo a 5mL/kg/h. Soluções com quantidade de cloro similar à encontrada no plasma em seres humanos são capazes de evitar o surgimento de acidose hiperclorêmica e prevenir seus efeitos deletérios sobre a função renal em pacientes que necessitarão de reposição volêmica para procedimentos de grande porte.

Em cirurgias de grande porte com grande perda volêmica estimada ou em pacientes criticamente enfermas será necessária a utilização de monitorização hemodinâmica avançada (pressão intra-arterial, monitorização do débito cardíaco ou variação do volume sistólico), que servirá de auxílio para guiar e individualizar a estratégia de reposição volêmica.

PERÍODO PÓS-OPERATÓRIO

O desenvolvimento de uma linha de cuidados voltada para recuperação rápida de pacientes cirúrgicas necessita que as estratégias utilizadas durante os períodos pré-operatório e intraoperatório sejam continuadas durante o período pós-operatório. As diretrizes de cuidado pós-operatório devem ser embasadas em evidências científicas e, assim sendo, condutas fundamentadas em costumes ou tradições que perpetuam o uso de drenos e sondas, assim como a restrição à alimentação por via oral e à mobilização precoce da paciente, devem ser abandonadas.

A imobilidade da paciente cirúrgica aumenta a incidência de eventos tromboembólicos, provoca alterações na função pulmonar e na oxigenação tecidual e promove a redução da massa muscular. Para que a mobilização precoce seja possível é necessário que vários aspectos da linha de cuidados sejam bem estabelecidos, como analgesia eficaz, ausência de drenos e sondas e a suspensão de hidratação venosa precocemente.

A hidratação venosa no período pós-operatório é raramente necessária quando a paciente retorna à alimentação e à hidratação por via oral. Idealmente, a ingestão de líquidos deve ser realizada ainda no dia do procedimento cirúrgico e, em caso de boa tolerância, deve ser tentada a progressão para alimentos sólidos. A alimentação precoce está associada à maior incidência de náuseas, mas não de vômitos ou de outras complicações, e possibilita o retorno da função intestinal e a redução do tempo de internação. Caso seja necessária a manutenção da hidratação venosa após o procedimento, a taxa de infusão não deve ultrapassar 1,2mg/kg/h, e as soluções cristaloides balanceadas são preferíveis à solução salina a 0,9%. A redução do volume urinário é uma consequência natural do estresse cirúrgico envolvendo a resposta endocrinometabólica ao trauma e a anestesia; portanto, não deve ser utilizada como indicador da necessidade de aumento do aporte da hidratação venosa.

A hiperglicemia no período pós-operatório está associada a aumento da mortalidade, do tempo de internação hospitalar e da incidência de infecção do sítio cirúrgico. A resistência à insulina causada pelas alterações endocrinometabólicas inerentes ao procedimento cirúrgico pode ser reduzida por meio de estratégias previamente descritas, como omissão do preparo de cólon, redução do tempo de jejum pré-operatório e retorno precoce à alimentação por via oral. Não existem evidências científicas suficientes para definição da meta ideal de valor de glicemia, mas estratégias que envolvam terapia intensiva com insulina e valores < 140mg/dL devem ser evitadas em razão do risco elevado de hipoglicemia. Atualmente os valores desejados de glicemia estão entre 180 e 200mg/dL, e os valores acima desses devem ser corrigidos mediante o uso de insulina regular e a subsequente monitorização dos níveis glicêmicos.

A analgesia adequada no período pós-operatório é uma das bases de uma estratégia de recuperação rápida em pacientes cirúrgicas. Uma estratégia de analgesia ineficaz impossibilita a mobilização e deambulação precoces, expondo a paciente a risco maior de eventos tromboembólicos e distúrbios ventilatórios. Os protocolos de analgesia preemptiva iniciados no período pré-operatório devem ser mantidos após a realização do procedimento cirúrgico. A associação de um anti-inflamatório não esteroide a um analgésico (dipirona ou paracetamol), por seu efeito sinérgico (o efeito é maior quando as medicações são utilizadas em conjunto), deve ser sempre adotada na ausência de contraindicações. Corticoides como a dexametasona têm demonstrado benefícios no controle da dor, mas devem ser usados com cautela nas pacientes diabéticas. O uso preemptivo de gabapentina tem apresentado bons resultados no controle da dor pós-operatória e na redução de consumo de opioides, mas ainda são necessários estudos específicos para avaliar a dose ideal e o momento de início do medicamento (Quadro 2.3).

Quadro 2.3 Estratégia de cuidado pós-operatório

Deambulação precoce
Até 24 horas após o procedimento
Idealmente 2 horas após alta da sala de recuperação anestésica
Profilaxia de tromboembolismo
Dispositivos de compressão pneumática intermitente
Meias de compressão
Profilaxia medicamentosa quando indicada
Terapia com fluidos adequada
Soluções cristaloides balanceadas
Suspender 24 horas após o procedimento
Controle glicêmico
Manter valores de glicemia < 200mg/dL
Estratégia para redução de resistência à insulina
Analgesia
Analgesia preemptiva multimodal
Associação de analgésico e anti-inflamatório na ausência de contraindicações
Gabapentina ou pregabalina iniciadas antes do procedimento cirúrgico devem ser mantidas
Nutrição
Retorno precoce de alimentação via oral
Tratamento adequado de náuseas e vômitos pós-operatórios
Drenos e sondas
Evitar a utilização de drenos cirúrgicos
Retirar sonda vesical em até 24 horas após o procedimento.

CONSIDERAÇÕES FINAIS

O desenvolvimento de linhas de cuidado perioperatório direcionadas a estratégias de recuperação rápida das pacientes só é possível mediante o envolvimento multidisciplinar estruturado. A implantação de rotinas cientificamente embasadas torna possível oferecer às pacientes benefícios clínicos reais. A implantação dessas rotinas demanda, além da criação de protocolos institucionais, a criação de um sistema de auditoria que assegurará o cumprimento das estratégias e garantirá os benefícios clínicos desejados. Convém ressaltar que ainda existe na literatura científica escassez de publicações envolvendo especificamente as pacientes de ginecologia oncológica, e as recomendações algumas vezes são baseadas em evidências científicas de outras especialidades cirúrgicas, devendo ser seguidas com cautela.

Leitura complementar

Alayed N, Alghanaim N, Tan X, Tulandi T. Preemptive use of gabapentin in abdominal hysterectomy: A systematic review and meta-analysis. Obstet Gynecol 2014; 123:1221-9. doi:10.1097/AOG.0000000000000289.

Amato A, Pescatori M, Amato A, Pescatori M. Perioperative blood transfusions and recurrence of colorectal cancer (Review). Cochrane Rev Database 2011: 1-3. doi:10.1002/14651858.CD005033.pub2.Copyright.

American Society of Anesthesiologists. Practice Guidelines for Preoperative Fasting and the Use of Pharmacologic Agents to Reduce the Risk of Pulmonary Aspiration Application to Healthy Patients Undergoing Elective Procedures. J Am Soc Anesthesiol 2017; 126:376-93.

Arnold A, Aitchison LP, Abbott J. Preoperative mechanical bowel preparation for abdominal, laparoscopic, and vaginal surgery: A systematic review. J Minim Invasive Gynecol 2015; 22:737-52. doi:10.1016/j.jmig.2015.04.003.

Awad S, Varadhan KK, Ljungqvist O, Lobo DN. A meta-analysis of randomised controlled trials on preoperative oral carbohydrate treatment in elective surgery. Clin Nutr 2013; 32:34-44. doi:10.1016/j.clnu.2012.10.011.

Egbert LD, Battit GE, Welch CE, Bartlett MK. Reduction of postoperative pain by encouragement and instruction of patients – A study of doctor-patient rapport. N Engl J Med 2010; 270:825-7.

Einstein MH, Kushner DM, Connor JP, Bohl AA, Best TJ, Evans MD, et al. A protocol of dual prophylaxis for venous thromboembolism prevention in gynecologic cancer patients. Obstet Gynecol 2008; 112:1091-7. doi:10.1097/AOG.0b013e31818b1486.

Gan TJ, Diemunsch P, Habib AS et al. Consensus guidelines for the management of postoperative nausea and vomiting. Anesth Analg 2014; 118:85-113. doi:10.1213/ANE.0000000000000002.

Garcia JBS, Issy AM, Sakata RK. Analgesia preemptiva. Rev Bras Anestesiol 2001; 51:448-63. doi:10.1590/S0034-70942001000500011.

Griesdale DEG, de Souza RJ, van Dam RM, Heyland DK, Cook DJ, Malhotra A, et al. Intensive insulin therapy and mortality among critically ill patients: a meta-analysis including NICE-SUGAR study data. CMAJ 2009;180:821–7. doi:10.1503/cmaj.090206.

Gustafsson UO, Scott MJ, Schwenk W et al. Guidelines for perioperative care in elective colonic surgery: Enhanced recovery after surgery (ERAS®) society recommendations. World J Surg 2013; 37:259-84. doi:10.1007/s00268-012-1772-0.

Hughes MJ, Ventham NT, McNally S, Harrison E, Wigmore S. Analgesia after open abdominal surgery in the setting of enhanced recovery surgery: A systematic review and meta-analysis. JAMA Surg 2014; 149:1224-30. doi:10.1001/jamasurg.2014.210.

Kantartzis KL, Shepherd JP. The use of mechanical bowel preparation in laparoscopic gynecologic surgery: A decision analysis. Am J Obstet Gynecol 2015; 213:721e1-721e5. doi:10.1016/j.ajog.2015.05.017.

Kehlet H, Wilmore DW. Multimodal strategies to improve surgical outcome. Am J Surg 2002; 183:630-41. doi:10.1016/S0002-9610(02)00866-8.

Kiran RP, Turina M, Hammel J, Fazio V. The clinical significance of an elevated postoperative glucose value in nondiabetic patients after colorectal surgery evidence for the need for tight glucose control? Ann Surg 2013; 258:599-604. doi:10.1097/SLA.0b013e3182a501e3.

Levitan N, Dowlati A, Remick SC et al. Rates of initial and recurrent thromboembolic disease among patients with malignancy versus those without malignancy: Risk analysis using medicare claims data. Medicine (Baltimore) 1999; 78:285-91. doi:10.1097/00005792-199909000-00001.

Lobo DN, Bostock KA, Neal KR, Perkins AC, Rowlands BJ, Allison SP. Effect of salt and water balance on recovery of gastrointestinal function after elective colonic resection: A randomised controlled trial. Lancet 2002; 359:1812-8. doi:10.1016/S0140-6736(02)08711-1.

Lunn TH, Kristensen BB, Andersen L et al. Effect of high-dose preoperative methylprednisolone on pain and recovery after total knee arthroplasty: A randomized, placebo-controlled trial. Br J Anaesth 2011; 106:230-8. doi:10.1093/bja/aeq333.

Nelson G, Altman AD, Nick A et al. Guidelines for postoperative care in gynecologic/oncology surgery: Enhanced Recovery after Surgery (ERAS®) Society recommendations – Part II. Gynecol Oncol 2016; 140: 323-32. doi:10.1016/j.ygyno.2015.12.019.

Nelson G, Altman AD, Nick A et al. Guidelines for pre- and intra-operative care in gynecologic/oncology surgery: Enhanced Recovery after Surgery (ERAS®) Society recommendations – Part I. Gynecol Oncol 2016; 140:313-22. doi:10.1016/j.ygyno.2015.11.015.

Nelson G, Dowdy SC, Lasala J et al. Enhanced recovery after surgery (ERAS®) in gynecologic oncology – Practical considerations for program development. Gynecol Oncol 2017; 147:617-20. doi:10.1016/j.ygyno.2017.09.023.

Punjasawadwong Y, Phongchiewboon A, Bunchungmongkol N. Bispectral index for improving anaesthetic delivery and postoperative recovery (Review). Cochrane Database Syst Rev 2014: 10-2. doi:10.1002/14651858.CD003843.pub2.Copyright.

Sarin A, Chen LL, Wick EC. Enhanced recovery after surgery – Preoperative fasting and glucose loading – A review. J Surg Oncol 2017; 116:578-82. doi:10.1002/jso.24810.

Warttig S, Alderson P, Campbell G, Smith AF. Interventions for treating inadvertent postoperative hypothermia. Cochrane Database Syst Rev 2014; 11. doi:10.1002/14651858.CD009892.pub2.

Webster J, Osborne S. Preoperative bathing or showering with skin antiseptics to prevent surgical site infection. Cochrane Database Syst Rev 2007. doi:10.1002/14651858.CD004985.pub3.

Princípios de Técnica Cirúrgica

CAPÍTULO 3

Eduardo Batista Cândido
Sálua Oliveira Calil de Paula
Agnaldo Lopes da Silva Filho

INTRODUÇÃO

A atuação em ginecologia e obstetrícia envolve o conhecimento clínico e o desenvolvimento de habilidades e técnicas, além do amadurecimento de atitudes pessoais, éticas e profissionais. O desenvolvimento da cirurgia ginecológica mudou a face da especialidade, possibilitando o cuidado e a intervenção em muitos problemas que afetam a saúde da mulher. O treinamento em técnicas cirúrgicas envolve o aprendizado de procedimentos e de seus tempos operatórios, com conhecimentos sobre eletrocirurgia, tipos de sutura, os diversos tipos de nós, além do conhecimento do instrumental cirúrgico, como as várias opções de fios de sutura e os diversos tipos de agulhas, entre outros.

FIOS DE SUTURA

A seleção adequada do fio de sutura e a técnica cirúrgica apropriada são essenciais para prevenção de deiscências da ferida operatória. Uma baixa resistência à tração ou uma rápida absorção do fio podem ocasionar a rotura da ferida antes que ela obtenha força suficiente para resistir aos esforços. Além disso, o número de nós, aplicados com técnica adequada, é outro fator importante para que não ocorra a falha da linha de sutura. As características que deverão ser consideradas na escolha de um fio de sutura são absorção, origem, configuração (mono ou multifilamentar), força tênsil, segurança dos nós, reação tecidual, elasticidade, memória, crescimento bacteriano, adesividade de células tumorais, capilaridade, visibilidade em campo cirúrgico e custo. Algumas dessas características estão sintetizadas no Quadro 3.1.

A United States Pharmacopeia (USP), um compêndio oficial que define as várias classes de fio de sutura, as classifica, com base em sua taxa de absorção pelos tecidos do corpo, em absorvíveis e inabsorvíveis. Os absorvíveis perdem a maior parte de sua resistência à tração antes de 60 dias e são subdivididos em naturais e sintéticos. A Figura 3.1 ilustra as porcentagens de resistência à tração remanescentes de fios de sutura absorvíveis comuns. Os inabsorvíveis são definidos como suturas que mantêm a maior parte de sua resistência à tração por mais de 60 dias no tecido corporal e são subdivididos em três classes: a classe I é composta de seda ou fibras sintéticas, a classe II é constituída de fibras de algodão ou linho ou fibras naturais ou sintéticas revestidas e a classe III consiste no fio metálico monofilamentar ou multifilamentar.

Os fios de sutura absorvíveis têm maior resistência inicial à tração do que os inabsorvíveis de tamanho comparável. No entanto, os inabsorvíveis têm a vantagem de manter a resistência à tração por longos períodos. As desvantagens dos fios inabsorvíveis incluem o potencial de dor relacionado com a sutura, suturas palpáveis e a possível formação de fístulas de suturas.

DRENOS

A drenagem da cavidade abdominal é considerada apropriada sempre que há produção de líquido acima da capacidade de reabsorção do organismo ou quando o produto secretado possa atrapalhar o processo de cura da lesão estabelecida, como após drenagem de abscessos pélvicos ou para evitar a formação de hematomas em caso de sangramento persistente. A drenagem é usualmente indicada após cirurgias por abscessos bem localizados na pelve, quando há intenção diagnóstica de extravasamento de secreções intestinais, sangue ou urina no pós-operatório, em caso de necessidade de orientação de fístulas quando o risco de formação dessas lesões é elevado (p. ex., pacientes oncológicas e desnutridas) e nos grandes

Quadro 3.1 Tipos de fios de sutura, suas características e indicações de uso

Tipo de fio	Nome comercial	Configuração e origem	Absorção e força tênsil	Recomendações de uso
Suturas absorvíveis naturais				
Categute simples	Catgut®	Multifilamentar. Filamentos altamente purificados de colágeno obtidos da submucosa de animais	Rapidamente degradado por enzimas proteolíticas liberadas por leucócitos em razão da acentuada resposta inflamatória no tecido. Perde mais de 70% de sua resistência em 7 dias. Completamente absorvido em 2 semanas	Em tecidos em que a resistência é necessária por curtos períodos
Categute cromado	Catgut cromado®	Multifilamentar. Tratado com sais de ácido crômico que se ligam aos locais antigênicos no colágeno	Provoca menor resposta inflamatória, logo é mais resistente à degradação. Mantém alguma resistência mensurável até o 21º dia. Totalmente absorvido em 70 dias	Adequado para tecidos em que não é necessária resistência a longo prazo, como tecidos serosos, viscerais e vaginais
Suturas absorvíveis sintéticas				
Ácido poliglicólico	Dexon S® Dexon II® Policryl®	Multifilamentar	Degradação por hidrólise, logo reação inflamatória mínima e taxa constante de absorção. Absorvido em 60 a 90 dias. Tem boa resistência, mantendo 50% de sua força tênsil no 25º dia	Aceitável para fechamento aponeurótico em pacientes de baixo risco para deiscência, podendo ser usado na maioria das situações em que o categute cromado seria utilizado
Poligalactina 910	Vicryl®	Multifilamentar trançado	Absorvido por processo de hidrólise não enzimático, mais regular e previsível. Totalmente aborvido após o 70º ao 80º dia pós-implante. Mantém aproximadamente 50% de sua força tênsil entre o 25º e o 30º dia	Aceitável para fechamento aponeurótico em pacientes de baixo risco para deiscência, podendo ser usado na maioria das situações em que o categute cromado seria utilizado
Poligliconato	Maxon®	Monofilamentar flexível	Absorção mais lenta por hidrólise com absorção completa entre o 180º e o 210º dia. Mantém 81% de sua força tênsil com 14 dias, caindo para 59% na quarta semana	Excelente para fechamento de aponeuroses
Polidioxanona	PDS®	Poliéster monofilamentar	Absorção mais lenta por hidrólise, sendo totalmente absorvido entre o 160º e o 180º dia. Guarda 74% de sua resistência após 2 semanas, caindo para 50% em 4 semanas	Excelente para fechamento de aponeuroses
Poliglecaprona 25	Monocryl®	Monofilamentar	Absorção por hidrólise, sendo completamente absorvido entre o 90º e o 120º dia. Guarda 50% a 60% de sua força tênsil ao final da primeira semana, caindo para 30% ao final da segunda	Não é recomendado para fechamento aponeurótico ou em qualquer tecido em que seja necessária aproximação sob esforço
Suturas inabsorvíveis naturais				
Seda	Seda® Silk point®	Multifilamentar trançado e revestido, constituído de proteína animal	Perde mais da metade de sua resistência à tração após 1 ano. Pode, em alguns casos, sofrer absorção completa em período tardio	Inadequada em tecido contaminado ou em tecidos em que o potencial de infecção é alto em virtude de sua natureza multifilamentar e ação capilar

(continua)

Quadro 3.1 Tipos de fios de sutura, suas características e indicações de uso (*continuação*)

Tipo de fio	Nome comercial	Configuração e origem	Absorção e força tênsil	Recomendações de uso
Suturas inabsorvíveis naturais (*continuação*)				
Algodão com poliéster	Polycot® Cott point®	Multifilamentar com fibras de algodão (produzido a partir de fibras vegetais) trançadas a fibras de poliéster	A mais fraca das suturas inabsorvíveis Perde 50% de sua resistência à tração em 6 meses Pode ser absorvido anos após sua implantação	Deve ser umedecido antes do uso (algodão molhado é 10% mais forte) Raramente utilizado
Suturas inabsorvíveis sintéticas				
Náilon	1. Mononylon®, Ethinon® 2. Nurolon® 3. Surgilon®	Polímero poliamida sintético derivado de carvão, ar e água Pode ser monofilamentar (1), multifilamentar (2) ou multifilamentar siliconizado (3)	Sofre hidrólise lenta e perde 15% a 20% da resistência à tração a cada ano Inabsorvível	O náilon monofilamentar é o fio mais empregado em suturas de pele
Poliéster	1. Mersilene® 2. Tevdek II® 3. Ticron®, Policron® 4. Ethibond®	1. Poliéster – dácron 2. Poliéster multifilamentar impregnado por teflon 3. Poliéster multifilamentar siliconizado 4. Poliéster multifilamentar revestido com polibutileno	Grande força tênsil Inabsorvível	Excelente para suturas de aponeuroses, tendões e vasos Indicado para oftalmologia, cirurgia cardiovascular, gastrointestinal e ligaduras
Polipropileno	Prolene® Propilene®	Sutura monofilamentar composta de um polímero hidrocarboneto linear	Inabsorvível	Fio de escolha nas suturas vasculares, sendo também indicado para suturas sob algum grau de tensão, como as hernioplastias
Politetrafluoroetileno (ePTFE)	Gore-tex®	Monofilamentar sintético a partir de politetrafluoroetileno expandido, sendo 50% de seu volume contituído de ar	Boa resistência Inabsorvível	Por desencadear mínima reação inflamatória e não sofrer degradação enzimática, pode ser utilizado em feridas contaminadas e potencialmente contaminadas, não aumentando o risco de infecção
Aço	Aciflex®	Aço inoxidável	A mais alta resistência à tração de todo o material de sutura	Raramente utilizado em cirurgia ginecológica Usado em locais infectados ou para reparo de deiscência de ferida e evisceração

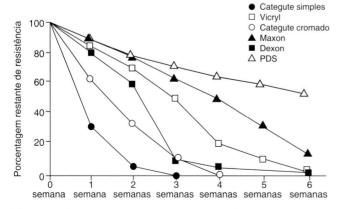

Figura 3.1 Porcentagem de resistência à tração de suturas absorvíveis em períodos de tempo pós-operatórios. (Reproduzida de Rock JA, Jones HW, Te Linde RW, 2008.)

desnudamentos peritoneais (p. ex., exenterações pélvicas e peritonectomias para câncer de ovário).

Os drenos podem ser classificados em duas categorias básicas: passivos e ativos. Os primeiros funcionam principalmente por transbordamento, às vezes sendo assistidos pela gravidade, e os últimos são conectados a algum tipo de aparelho de aspiração. Eles têm basicamente três mecanismos de ação: por escoamento (se utilizam da força gravitacional para o esvaziamento do local), por capilaridade (devem ser maleáveis e de formato laminar, além de ocupar grande área de superfície) ou por sucção (se utilizam de sistemas que produzem pressão negativa). Atualmente, existem sistemas fechados sanfonados que permitem a drenagem por sucção sem a utilização de bombas de vácuo ou peras de borracha, sendo divididos em drenos de alto vácuo (720mmHg) ou de baixo vácuo (115mmHg). A escolha do poder de vácuo dependerá da delicadeza das estruturas presentes nos locais que serão drenados.

A drenagem passiva está indicada na presença de coleção localizada – hematoma, seroma ou abscesso – ou com o intuito de orientar uma fístula. Convém tentar aliar a gravidade ao mecanismo de drenagem – o local do dreno deve ser o mais posterior possível. Além disso, o trajeto do dreno do local a ser drenado até a pele deve ser curto e/ou retilíneo. Já a drenagem ativa, por sua característica de manter uma pressão negativa no local drenado, deve ser empregada quando há grandes descolamentos/retalhos cutâneos, no espaço subfrênico, em procedimentos com a utilização de próteses e na pelve, em razão da impossibilidade de contar com a força da gravidade para auxiliar a drenagem passiva. As especificações de cada dreno e suas indicações encontram-se no Quadro 3.2.

O uso de drenos profiláticos no espaço subcutâneo ou no espaço subaponeurótico é controverso. Em casos de descolamento extenso do subcutâneo (p. ex., tratamento de hérnias incisionais, colocação de tela sintética, mastectomias subcutâneas sem reconstrução imediata da mama) e em pacientes submetidas a procedimento limpo-contaminado sem antibióticos profiláticos, a drenagem por aspiração fechada da ferida pode ser benéfica. Para evitar a formação de coágulos com obstrução subsequente e a infecção e deiscência da sutura, o dreno é colocado preferencialmente exteriorizado por contraincisão, e não pela ferida operatória, e sob aspiração precocemente, em geral durante o fechamento da incisão. Drenos no espaço subaponeurótico ou subcutâneo devem ser removidos quando a drenagem for < 50mL em 24 horas, geralmente por volta do segundo ou terceiro dia de pós-operatório.

NÓS CIRÚRGICOS

O nó cirúrgico é um conhecimento essencial para todos os cirurgiões. A simples colocação do nó reduz a resistência à tração da sutura em cerca de 30%. Se amarrado inadequadamente, falhará antes que a resistência à tração da sutura seja alcançada. Os nós podem ser classificados em planos (quadrado, de cirurgião e da vovó) e deslizantes (idênticos e não idênticos), como ilustrado na Figura 3.2. Nós planos com apenas duas laçadas também tendem a deslizar em vez de romper-se. Nós deslizantes de duas ou três laçadas deslizam

Quadro 3.2 Tipo de drenos, suas características e indicações de uso

Drenos	Especificações	Indicações
Drenagem passiva		
Penrose	Tubo chato de borracha de látex macia e flexível, com diâmetro entre 1 e 3cm	Utilizado para drenar material purulento, sangue ou serosidade de uma cavidade corporal
Tubular e tubular "encamisado"	Drenos de tórax, equipos de soro, sondas de Foley isoladamente ou dentro de drenos de Penrose (tubular encamisado – para evitar traumatismo do dreno com os órgãos abdominais)	Utilizados para drenar material purulento, sangue ou serosidade de uma cavidade corporal
Dreno em selo d'água (fechada)	Geralmente de polivinil clorido de estrutura rígida, de vários calibres, que torna a drenagem unidirecional, impedindo o retorno do conteúdo drenado	Para drenagem da cavidade torácica e do espaço subfrênico
Drenagem ativa		
Sump drain	Dreno aberto, que na verdade é um dreno dentro do outro, com comunicação com o meio externo, onde o dreno interno é conectado a um sistema de aspiração contínua	Utilizado especialmente em fístulas digestivas de alto débito
Drenos porto-VAC	Drenos multifenestrados de estrutura não colabável, feitos geralmente de polivinil clorido com uma "sanfona" que mantém alta pressão negativa	Muito úteis sob grandes retalhos cutâneos, como em cirurgias de mama, dermolipectomias e hérnias incisionais Deve ser evitado contato direto com alças intestinais em virtude do risco de fístulas digestivas causadas pela alta pressão negativa
Dreno de Jackson-Pratt	A porção que fica no interior do organismo é chata como um dreno de Penrose, porém feita de silicone, sendo multifenestrada com um mecanismo que impede o colabamento total, apresentando uma zona de transição para tubular que se conecta a um "bulbo" (ou pera) que mantém um ambiente de baixa pressão negativa	Sistema ideal de drenagem por aliar a capilaridade dos drenos laminares à pressão negativa dos drenos de sucção
Dreno de Blake	Um aperfeiçoamento do dreno de Jackson-Pratt com um perfil que possibilita drenagem adequada em toda sua extensão intracorpórea Possui as formas achatada e cilíndrica, ambas com quatro fenestras longitudinais em toda sua extensão intracorpórea	Dreno que oferece maior segurança para utilização em várias situações

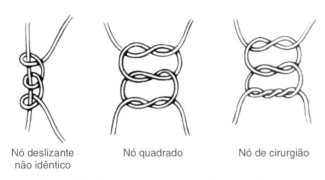

Figura 3.2 Figura ilustrativa dos nós planos e deslizante.

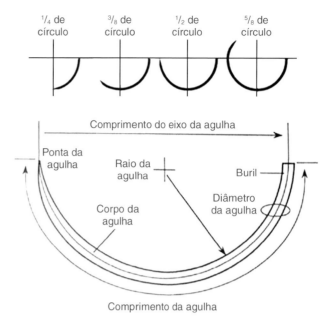

Figura 3.3 Características das agulhas cirúrgicas curvas. (Reproduzida de Hoffman BL, Williams JW, 2012).

frequentemente e não devem ser usados como nós cirúrgicos. O nó quadrado plano é o mais seguro de todos os nós cirúrgicos e por isso é o mais desejável para amarrar a sutura.

O número de laçadas necessárias para dar firmeza ao nó depende do tipo de fio e se é realizado um nó plano ou deslizante. Estudos sugerem que quatro a seis laçadas são adequadas para a maioria das suturas. Sabe-se que pouquíssimas laçadas tornam o nó mais frouxo e laçadas acima do necessário acrescentam sutura desnecessária à ferida e podem aumentar a taxa de infecção. A adição de revestimento ao fio para melhorar as características de manipulação também diminui a firmeza do nó, exigindo laçadas adicionais.

A firmeza do nó é importante ao ser feita uma linha de sutura contínua. Constitui prática comum de muitos cirurgiões formar o nó terminal amarrando o fio isolado terminal à última alça de sutura, o chamado nó "da alça ao fio", potencialmente fraco. Se múltiplos nós quadrados não forem usados, o fio isolado poderá deslizar quando colocado sob tensão, promovendo a rotura da linha de sutura. Um método mais seguro para amarrar sutura contínua consiste em correr dois fios até o ponto médio da incisão e amarrar um fio ao outro, evitando o nó "de alça com fio".

AGULHAS CIRÚRGICAS

A agulha necessária para um procedimento cirúrgico depende do tipo de tecido e de sua localização e acessibilidade, além da preferência do cirurgião. Todas as agulhas cirúrgicas são compostas por três partes: o olho, o corpo e a ponta (Figura 3.3). O olho é o ponto de fixação do fio, podendo ser fechado, francês e Sertix ou *swaged*. O olho fechado é semelhante àquele das agulhas de costura doméstica, enquanto as agulhas com olho francês possuem uma fenda com cristas internas que prendem e retêm o fio. As agulhas Sertix ou *swaged* têm o fio fixo à extremidade da agulha para formar uma unidade contínua.

A forma longitudinal do corpo ou haste da agulha pode ser reta, meio-curva, curva ou composta. As agulhas retas, raramente utilizadas por ginecologistas, são usadas quando o tecido é facilmente acessível. As meio-curvas ou em esqui podem ser usadas para fechar a pele ou para facilitar sutura laparoscópica. Como exigem menos espaço de manobra, as agulhas curvas são adequadas para a maioria dos procedimentos cirúrgicos. São comumente denominadas com base na porcentagem de um círculo que elas completam e se encontram disponíveis em várias curvaturas, com a de 3/8 de círculo sendo a mais comumente utilizada. Quanto menos de um círculo a agulha complete, mais superficial a prega que ela apanha. As agulhas compostas foram desenvolvidas para cirurgia oftalmológica e não são usadas em ginecologia.

A ponta da agulha se inicia na parte mais larga do corpo e se estende até o extremo da ponta. Os dois tipos de pontas de agulha são a ponta cortante (agulhas traumáticas) e a ponta afilada ou cilíndrica (agulhas atraumáticas). As pontas cilíndricas são usadas em tecido facilmente penetrável, como intestino ou peritônio. A ponta romba é uma variação da ponta afilada com uma extremidade de ponta arredondada no extremo de uma haste afilada desenhada para uso em tecido friável. As agulhas cortantes são usadas em tecido resistente, como a pele. Podem ser cortantes inversas ou convencionais. As inversas têm o lado cortante no lado externo da curvatura da agulha e as convencionais apresentam a borda afiada no lado interno da curvatura. As últimas apresentam como inconveniente a possibilidade de a lesão causada por sua passagem no tecido progredir em direção à incisão, cortando a borda da ferida e desfazendo a sutura, principalmente quando aplicada em tecidos inflamados ou sob tensão. Já as com corte reverso não causam trauma da borda voltada para a incisão. Duas variações da ponta cortante são as pontas em espátula e em lanceta, aplicadas em oftalmologia (Figura 3.4).

INCISÕES ABDOMINAIS

Em geral, as incisões abdominais usadas para a maioria dos procedimentos ginecológicos podem ser divididas em incisões transversas ou verticais. As transversas seguem as linhas

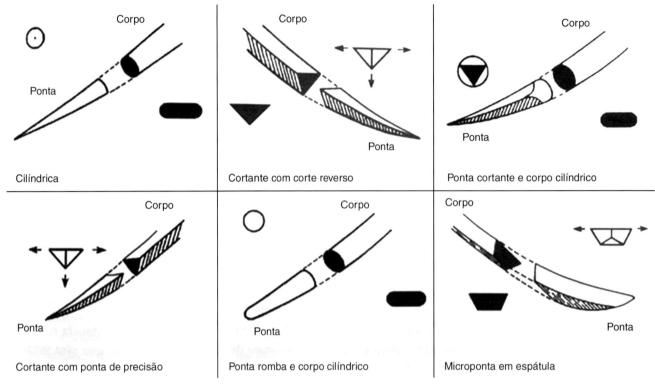

Figura 3.4 Características das agulhas cirúrgicas disponíveis.

cutâneas de Langer e por isso são atraentes para cirurgia pélvica, já que produzem melhores efeitos estéticos. As incisões transversas baixas são até 30 vezes mais fortes do que as incisões medianas, são menos dolorosas e interferem menos na respiração pós-operatória. Entretanto, são mais demoradas e mais hemorrágicas. Além disso, ocasionalmente nervos são divididos e a divisão de múltiplas camadas de fáscia e músculo pode resultar na formação de espaços potenciais com subsequente formação de hematoma ou seroma. Outra desvantagem da incisão transversa baixa é o comprometimento da capacidade de exploração adequada da cavidade abdominal. Várias incisões transversas foram desenvolvidas, como as de Kustner, Pfannenstiel, Maylard e Cherney.

Com a incisão de Pfannenstiel – uma incisão transversa ligeiramente curva com a concavidade para cima – o resultado estético é excelente, porém a exposição é limitada, não sendo, por isso, indicada para pacientes com malignidade ginecológica conhecida ou situações em que é necessária a exposição pélvica, como em casos de endometriose grave, leiomiomas grandes com deformação do segmento inferior do útero ou de reabordagem cirúrgica em razão de hemorragia. Se a incisão de Pfannenstiel for prolongada lateralmente além da margem dos músculos retos abdominais e invadindo a substância dos músculos oblíquos externo e interno, pode ocorrer a formação de neuroma em virtude da possível lesão dos nervos ílio-hipogástrico ou ilioinguinal.

A incisão de Kustner, incorretamente chamada de Pfannenstiel modificada, é uma incisão curva que começa abaixo do nível das espinhas ilíacas anterossuperiores e se estende imediatamente abaixo da linha dos pelos pubianos. Mais demorada do que a incisão de Pfannenstiel, oferece pouca ou nenhuma vantagem e sua extensibilidade é limitada.

As incisões de Cherney e de Maylard diferem entre si pelo local de transecção dos músculos retos abdominais. Em ambas, a pele e a fáscia são divididas transversalmente como em uma Pfannenstiel, mas na de Cherney os músculos retos abdominais são liberados em sua inserção tendinosa na sínfise púbica e então afastados cefalicamente para melhorar a exposição (Figura 3.5). Esta proporciona excelente acesso ao espaço de Retzius para procedimentos em incontinência urinária e fornece excelente visão da parede lateral pélvica em

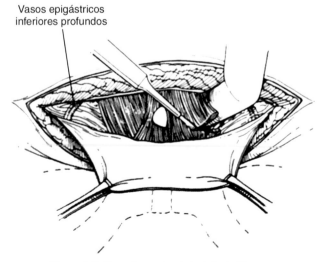

Figura 3.5 Figura ilustrativa da incisão de Cherney.

pacientes que necessitam de ligadura da artéria hipogástrica. As incisões de Pfannenstiel podem ser transformadas em de Cherney em caso da necessidade inesperada de maior espaço operatório.

A incisão de Maylard é uma incisão transversa em que o músculo reto abdominal tem seu ventre seccionado (Figura 3.6). Tem excelente exposição pélvica e é utilizada por muitos cirurgiões para cirurgia pélvica radical, incluindo histerectomia radical com dissecção linfonodal pélvica e exenteração pélvica, e em pacientes jovens com massas anexiais duvidosas quanto à malignidade. Os vasos epigástricos inferiores são ligados antes da incisão dos músculos retos abdominais para evitar a laceração ou retração dos vasos e a formação de hematomas. Em pacientes ginecológicas com comprometimento da circulação em membros inferiores, a incisão de Maylard não deve ser utilizada, já que o fluxo sanguíneo a partir da artéria espigástrica inferior pode fornecer a única circulação colateral para as extremidades inferiores. Também deve ser evitada em siuações em que os vasos epigástricos superiores tenham sido ligados, em razão do risco de suprimento sanguíneo inadequado para os músculos retos abdominais.

Quanto às incisões verticais, podem ser medianas (realizadas na linha média) ou paramedianas. As incisões medianas podem ser facilmente prolongadas e oferecem entrada rápida na cavidade abdominal devido à anatomia simples da linha média. Além disso, proporcionam excelente exposição e baixas taxas de lesão neurovascular, sendo, portanto, menos hemorrágicas. Em razão da vascularização reduzida na linha média, alguns autores recomendam essa incisão para pacientes com coagulopatias, pacientes que recusam hemotransfusão ou em uso de anticoagulantes sistêmicos. Entretanto, deiscências e hérnias são descritas como mais comuns, particularmente na área inferior à linha arqueada. Isso se deve à maior tensão na incisão quando os músculos retos abdominais são contraídos. A evisceração ocorre com uma frequência de 0,3% a 0,7% em pacientes ginecológicas e está associada à mortalidade de 10% a 35%.

A incisão paramediana, assim como a mediana, tem excelentes extensibilidade e exposição, particularmente no lado onde a incisão é realizada. Alguns estudos sugerem que a incidência de hérnias incisionais é menor do que nas incisões medianas, porém as incisões paramedianas apresentam problemas potenciais, como taxas de infecção maiores, sangramento intracirúrgico aumentado, maior tempo cirúrgico e possibilidade de lesão nervosa com atrofia do músculo reto abdominal.

ELETROCIRURGIA

A eletrocirurgia é uma ferramenta muito utilizada para o corte de tecidos e a coagulação de vasos, direcionando o fluxo da corrente elétrica para os próprios tecidos e produzindo aquecimento tecidual e destruição localizada. Com o eletrocautério, a corrente elétrica passa por um objeto de metal, como uma alça de arame com resistência interna, provocando aquecimento da alça, que então pode ser usada cirurgicamente.

O circuito eletrocirúrgico contém quatro partes principais: gerador, eletrodo ativo, paciente e eletrodo de retorno (Figura 3.7). Por segurança, os geradores cirúrgicos modernos operam com frequência > 200Hz.

Para o entendimento de eletrocirurgia, alguns conceitos são necessários:

1. **Corrente elétrica:** fluxo de elétrons por um circuito.
2. **Voltagem:** força que dirige o fluxo que passa pelo circuito.
3. **Impedância:** combinação de resistência, indutância e capacitância que a corrente alternada encontra ao longo do trajeto. Converte a corrente elétrica em energia térmica, o que faz as temperaturas teciduais aumentarem, criando os efeitos da eletrocirurgia nos tecidos.

Eletrocirurgia monopolar

Na eletrocirurgia monopolar, o eletrodo de retorno é a placa de aterramento. A corrente flui do gerador (fonte de voltagem), passando pela ponta eletrocirúrgica para a paciente (fonte de impedância), e então para a placa de aterramento, onde é dispersada. A corrente deixa a placa para retornar ao gerador, completando o circuito.

O efeitos cirúrgicos diferentes são criados mediante a alteração da maneira pela qual a corrente é produzida e liberada. A alteração do padrão da onda de corrente pode afetar as temperaturas nos tecidos. Por exemplo, a forma de onda sinusal contínua de alta frequência produzida com corrente de corte cria temperaturas teciduais mais altas do que as obtidas com a corrente de coagulação (Figura 3.8). Além disso, a extensão com que a corrente é disseminada sobre uma área, também chamada densidade de corrente, altera a taxa

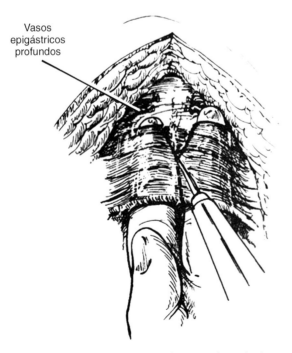

Figura 3.6 Figura ilustrativa da incisão de Maylard.

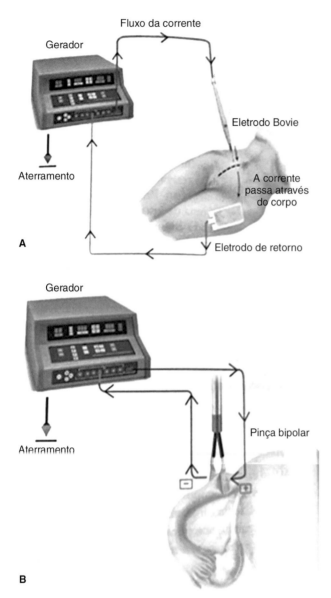

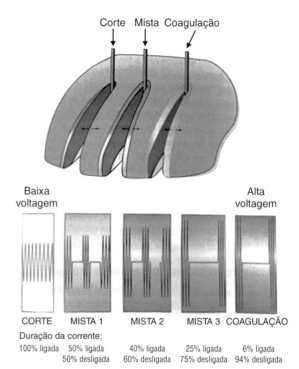

Figura 3.8 Figura ilustrativa dos tipos de correntes e seus efeitos nos tecidos.

Figura 3.7 Figura representativa dos circuitos eletrocirúrgicos monopolar (**A**) e bipolar (**B**).

de geração de calor. Assim, se a corrente é concentrada em uma pequena área, como um eletrodo de ponta de agulha, são geradas temperaturas teciduais mais altas do que seriam liberadas por uma área maior, como uma lâmina eletrocirúrgica. Outro determinante dos efeitos produzidos no tecido é a voltagem. À medida que a voltagem aumenta, o grau de lesão tecidual térmica aumenta de maneira similar e, finalmente, as qualidades e a impedância dos tecidos afetam a transferência de energia e a dissipação do calor. Por exemplo, a água tem baixa impedância elétrica e libera pouco calor, enquanto a pele, com sua maior impedância, gera temperaturas significativamente mais altas.

O aterramento da paciente é realizado através de uma placa de aterramento com grande área, alta condutividade e baixa resistência (Figura 3.9). A dissipação da corrente ao longo dessa grande área permite que ela deixe o corpo sem gerar temperaturas teciduais significativas no local de

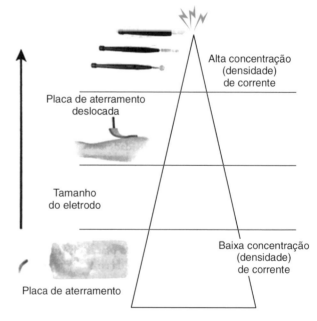

Figura 3.9 Figura ilustrativa da concentração da corrente e seus efeitos. Quanto maior a densidade e menor a área dos eletrodos, maiores a energia térmica e o risco de lesão tecidual.

saída. Se a placa de aterramento estiver parcialmente desalojada, podem ocorrer queimaduras na paciente. Isso se deve à redução da área de superfície com a consequente concentração da corrente de saída e o aumento da temperatura tecidual no local de saída. Assim, a placa de aterramento deve estar firmemente aderida a uma superfície corporal relativamente plana, próxima ao campo operatório.

Joias, objetos metálicos ou qualquer outra superfície com alta condutividade e baixa resistência podem servir de eletrodo de retorno, podendo também causar queimaduras na paciente devido à concentração de corrente nesses pequenos locais de contato.

Em pacientes com marca-passo ou cardioversor/desfibrilador implantável, uma corrente eletrocirúrgica pode ser interpretada como sinal cardíaco e levar a alterações nesses dispositivos, além de possíveis queimaduras elétricas no miocárdio. Isso se deve à condução da corrente através do eletrodo desses dispositivos e não através da placa de aterramento. Assim, medidas preventivas, como consulta cardiológica pré e pós-operatória, monitoramento cardíaco contínuo e plano de contingência para arritmias, são recomendadas nesses casos. Deve-se optar por energia bipolar ou ultrassônica, mas, caso seja usada a monopolar, os eletrodos ativo e de retorno devem ser colocados próximos um do outro.

Corrente de corte

Com o corte eletrocirúrgico é produzida uma onda sinusal contínua. Formam-se faíscas entre o tecido e o eletrodo com produção de calor intensa, evaporação da água celular e explosão da células na área imediata. Os tecidos são cortados de forma limpa e com produção mínima de coágulos. Assim, poucos vasos são ocluídos e a necessidade de hemostasia é mínima.

Corrente de coagulação

Com a corrente de coagulação a forma de onda produzida não é constante. Menos calor é produzido quando comparada à de corte, porém a temperatura produzida é alta o suficiente para desnaturar proteínas e destruir a arquitetura normal da célula. Os coágulos produzidos selam os vasos sanguíneos menores, controlando o sangramento local.

Corrente mista

Efeitos eletrocirúrgicos com características de corte e de coagulação são produzidos através de variações no percentual de tempo em que a corrente flui. O tecido vascular mais delicado é o mais adequado para uma combinação com tempo de corrente menos ativo, enquanto tecidos avasculares mais densos exigem maior porcentagem de corrente ativa.

Eletrocirurgia bipolar

Na eletrocirurgia bipolar, a ponta do eletrodo contém o eletrodo ativo e o de retorno (Figura 3.7), não sendo necessária placa de aterramento nesse tipo de energia. É necessário que o tecido fique entre os eletrodos, pois é entre eles que se concentra a corrente de coagulação. Se isso não acontecer, os eletrodos ficam em contato e criam um curto-circuito, não ocorrendo a coagulação. Esse tipo de energia não tem capacidade de corte, usando somente corrente de coagulação, e é muito útil para a coagulação de vasos.

Quadro 3.3 Eletrocirurgia

Energia monopolar	Energia bipolar
A placa de aterramento é colocada junto ao corpo da paciente e a terra atua como eletrodo de retorno	O eletrodo de retorno não está ligado à terra, ficando próximo ao eletrodo ativo
Menor potência máxima	Tem potência máxima superior e é mais segura em algumas situações
Tem poder de corte, coagulação e fulguração	Somente poder de coagulação
Maior risco de queimaduras por risco de contato inadequado entre a placa de aterramento e a paciente	Não usa placa de aterramento

Energia ultrassônica

A energia ultrassônica consiste em ondas sonoras acima da variação audível. Como se trata de ondas sonoras com potências maiores, têm a capacidade de transferir energia mecânica aos tecidos impactados, produzindo corte, coagulação ou cavitação nos tecidos. Esse tipo de energia é utilizado em cirurgia videolaparoscópica.

CONSIDERAÇÕES FINAIS

- A eletrocirurgia resulta na distorção histológica das margens cirúrgicas. Assim, é recomendado o uso de bisturi para amostras em que seja necessário estudo anatomopatológico.
- Para hemostasia de uma superfície sangrante, a coagulação é o modo preferido. A fulguração (corrente mista) geralmente é menos eficiente, pois promove a fragmentação da camada coagulada.
- Os efeitos nos tecidos variam de acordo com o tipo de corrente. Com a corrente de coagulação pura a lesão térmica lateral é maior do que com as correntes de corte pura ou a mista (Figura 3.8).

Leitura complementar

Advincula AP, Wang K. The evolutionary state of electrosurgery: where are we now? Curr Opin Obstet Gynecol 2008; 20(4):353-8.
Baggish MS, Karram MM. Atlas of pelvic anatomy and gynecologic surgery. 3rd ed. St. Louis, Mo: Elsevier/Saunders, 2011. 1408p.
Benson JT. Atlas of female pelvic medicine and reconstructive surgery. 2nd ed. Philadelphia, PA: Springer, 2009. 271p.
Cundiff GW, Te Linde RW. Te Linde's atlas of gynecologic surgery. Philadelphia, PA: Wolters Kluwer Health/Lippincott Williams & Wilkins, 2014. 362p.
DiZerega GS. Pelvic surgery: adhesion, formation and prevention. New York: Springer 1997. 269p.
Drutz HP, Herschorn S, Diamant NE. Female pelvic medicine and reconstructive pelvic surgery. London – New York: Springer, 2003. 535p.
Fonseca FP. Cirurgia ambulatorial. 2. ed. Rio de Janeiro: Editora Guanabara, 1987. 536p.
Goffi FbS. Técnica cirúrgica: bases anatômicas, fisiopatológicas, e técnicas da cirurgia. 3. ed. Rio de Janeiro: Livraria Atheneu Editora, 1990.
Hoffman BL, Williams JW. Williams gynecology. 2. ed. New York: McGraw-Hill Medical, 2012. 1401p.

Isaacs JH, Byrne MP. Pelvic surgery: a multidisciplinary approach. Mount Kisco, NY: Futura Pub. Co, 1987. 229p.

Mattingly RF. Historical development of pelvic surgery. Philadelphia: Lippincott, 1977:3-12.

Petroianu A. Cirurgia geriátrica. Rio de Janeiro: Medsi, 1998. 780p.

Pohl FP, A. Tubos, sondas e drenos. Rio de Janeiro, 2000.

Rock JA, Jones HW, Te Linde RW. Te Linde's operative gynecology. 10. ed. Philadelphia: Wolters Kluwer/Lippincott Williams & Wilkins, 2008. 1449p.

Sabiston DC, Townsend CM. Sabiston textbook of surgery: the biological basis of modern surgical practice. 18th ed. Philadelphia, PA: Saunders/Elsevier, 2008. 2353p.

Sugarbaker PH. Pelvic surgery and treatment for cancer. St. Louis: Mosby, 1994. 331p.

Taheri A, Mansoori P, Sandoval LF, Feldman SR, Pearce D, Williford PM. Electrosurgery: part II. Technology, applications, and safety of electrosurgical devices. J Am Acad Dermatol 2014; 70(4):607.e1-12; quiz 19-20.

Taheri A, Mansoori P, Sandoval LF, Feldman SR, Pearce D, Williford PM. Electrosurgery: part I. Basics and principles. J Am Acad Dermatol 2014; 70(4):591.e1-14; quiz 605-6.

Taheri A, Mansoori P, Sandoval LF, Feldman SR, Williford PM, Pearce D. Entrance and propagation pattern of high-frequency electrical currents in biological tissues as applied to fractional skin rejuvenation using penetrating electrodes. Skin Res Technol 2014; 20(3):270-3.

Webb MJ, Mayo Clinic. Mayo Clinic manual of pelvic surgery. 2. ed. Philadelphia: Lippincott Williams & Wilkins, 2000. 210p.

Imagem em Ginecologia Oncológica

CAPÍTULO 4

PARTE A
ULTRASSONOGRAFIA EM GINECOLOGIA ONCOLÓGICA

Elizabeth Sanchez de Ayub

INTRODUÇÃO

A ultrassonografia pélvica é considerada a primeira escolha para pesquisa das patologias ginecológicas. As vantagens já conhecidas do método ultrassonográfico (baixo custo, ausência de radiação ionizante, tolerabilidade e a ótima definição de imagem) fazem dessa avaliação uma escolha mais do que adequada.

Além do papel importante na avaliação ginecológica da pelve, a ultrassonografia pode ser utilizada também para estudo de outras estruturas pélvicas, como intestino, assoalho pélvico e sistema urinário baixo, que podem ocasionalmente mimetizar patologias ginecológicas.

A ultrassonografia apresenta alta resolução de imagem para avaliação de órgãos pélvicos, principalmente pela via endovaginal, providenciando estudo detalhado de útero, endométrio, ovários e anexos, sendo muito menos utilizada para exame da vulva e da vagina. Nessas últimas, outros métodos de imagens, como tomografia computadorizada (TC) e ressonância magnética (RM), podem ser utilizados para avaliação adequada.

CÂNCER DE COLO UTERINO

O câncer de colo uterino representa o quarto tipo mais diagnosticado, com aproximadamente 527.600 novos casos no mundo. Praticamente todos os casos de câncer de colo uterino podem ser atribuídos à infecção pelo papilomavírus.

No Brasil, é o terceiro tumor mais frequente na população feminina, atrás do câncer de mama e do colorretal, e a quarta causa de morte de mulheres por câncer. Na década de 1990, 70% dos casos diagnosticados eram da doença invasiva e atualmente 44% dos casos são de lesão *in situ* (dados do Instituto Nacional de Câncer [INCA]).

O rastreio, a principal medida de detecção do câncer em estádios iniciais, é realizado por meio do esfregaço de colo uterino para estudo da citologia (Papanicolau) de modo a promover a ressecção antes do estádio invasor.

O uso do teste de Papanicolau em programas de rastreamento populacional ajudou a reduzir a incidência e a mortalidade do câncer cervical em até 80% a 90% em vários países desenvolvidos nas últimas cinco décadas.

A colposcopia e a biópsia dirigida são fundamentais na propedêutica do carcinoma invasor inicial para determinar a extensão da lesão no colo e na vagina e para confirmação diagnóstica.

Os métodos de imagem têm um papel importante no estadiamento da doença, sendo os principais achados da extensão da doença o comprometimento ureteral com hidronefrose, as linfonodomegalias retroperitoneais e a infiltração do paramétrio (Figura 4.1). A ultrassonografia é solicitada principalmente em caso de suspeita de doença inicial (IB1) e quando outros métodos de imagem não estão disponíveis, podendo identificar o acometimento ureteral e a hidronefrose associada. Não apresenta sensibilidade adequada para avaliar a presença de linfonodos retroperitoneais comprometidos ou para identificação do paramétrio infiltrado. Nesses casos, a TC e a RM representam os métodos de escolha.

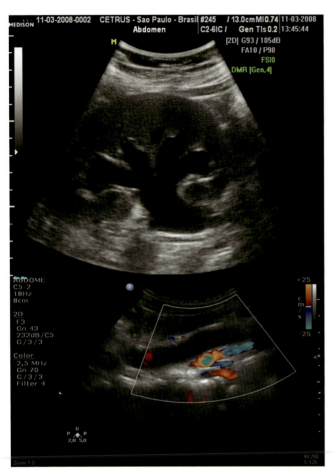

Figura 4.1 Hidronefrose e dilatação ureteral até os vasos ilíacos no câncer do colo uterino.

CÂNCER DE ENDOMÉTRIO

A incidência do câncer de endométrio aumenta de acordo com a idade, com média ao diagnóstico de 62 anos. Nos EUA são reportados 5,6% de novos casos em mulheres entre 35 e 44 anos, 18,4% entre 45 e 54 anos, 33,9% entre 55 e 64 anos, 23,4% entre 65 e 74 anos e 12,6% entre as de 75 e 84 anos.

Todo sangramento vaginal em mulheres menopausadas sem reposição hormonal deve ser considerado secundário a câncer endometrial até que se demonstre o contrário, mesmo que a incidência dessa patologia se encontre apenas entre 2% e 10%, dependendo dos fatores de risco. A maioria dos sangramentos nessa população será disfuncional.

Atualmente, a ultrassonografia endovaginal, em virtude da resolução de imagem, apresenta alta acurácia diagnóstica nas anormalidades intrauterinas. Nas mulheres na pós-menopausa, a simples mensuração da espessura endometrial pode discriminar baixo ou alto risco de neoplasia endometrial. Assim, em endométrios com espessura de 4mm ou menos, o risco de neoplasia é muito baixo (Figura 4.2).

Nos endométrios com 5mm ou mais, uma avaliação da morfologia e da vascularização, utilizando escala de cinzas e Doppler colorido, pode ser realizada para definição do alto risco de câncer endometrial.

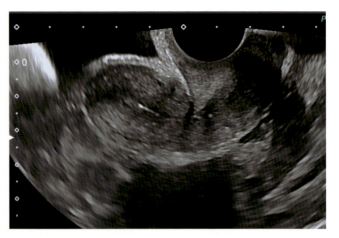

Figura 4.2 Endométrio fino.

Nas mulheres na menacme, o uso da ultrassonografia para avaliação do risco de neoplasia é menos evidente. A melhor fase para estudo é a proliferativa, que facilita a caracterização morfológica do endométrio (Figura 4.3).

Já nas mulheres na menopausa, o endométrio pode ser avaliado em qualquer momento, a menos que a paciente faça uso de terapia de reposição hormonal; nesse caso, a avaliação deve ser realizada entre o quinto e o décimo dia depois da última administração do hormônio.

A maior parte das avaliações pode ser realizada por via endovaginal, ficando a avaliação pela via abdominal indicada para grandes tumores ou úteros volumosos.

Embora a avaliação ultrassonográfica endometrial apresente alta sensibilidade, existem algumas limitações, como a não visualização do endométrio, o que acontece nos casos de atrofia endometrial; nesses casos, o endométrio deve ser documentado como não mensurável. Outra limitação se encontra em sua baixa especificidade, uma vez que nem sempre o endométrio espessado significa câncer e outras causas, como pólipos, hiperplasias e miomas submucosos, podem determinar espessamento com maior frequência (Figuras 4.4 e 4.5).

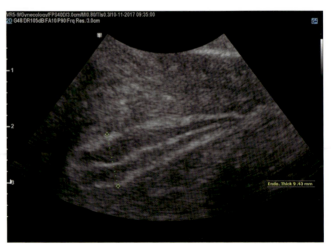

Figura 4.3 Endométrio trilaminar: adequado para avaliação de sua morfologia.

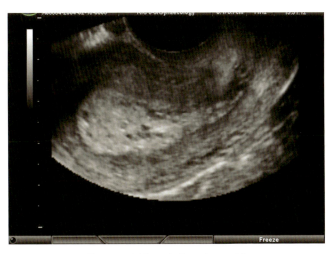

Figura 4.4 Hiperplasia endometrial.

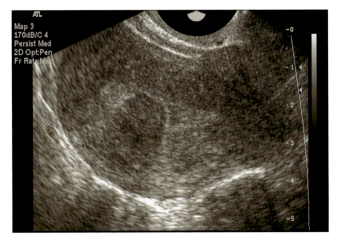

Figura 4.5 Mioma submucoso. A imagem mostra uma lesão nodular, isoecogênica com o miométrio, abaulando para a cavidade endometrial, empurrando e respeitando a camada basal endometrial, sugerindo lesão miometrial.

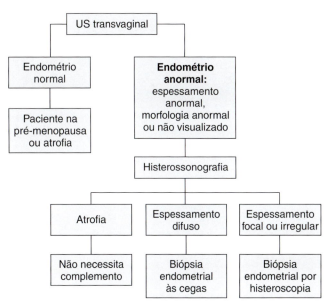

Figura 4.6 Fluxograma.

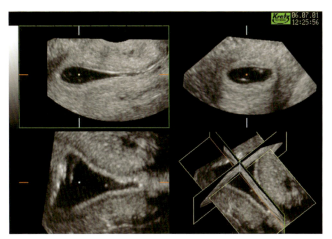

Figura 4.7 Histerossonografia. Imagem apresentando a cavidade endometrial distendida por líquido em cortes 3D.

O câncer endometrial é definido como aquele que acontece acima do orifício cervical interno e ocupa os dois terços superiores do útero. É o câncer ginecológico mais comum, representando 95% das lesões malignas uterinas.

Na avaliação ultrassonográfica, um endométrio mensurado na linha média e que se apresenta fino e regular está associado a baixíssima probabilidade de câncer.

Quando a avaliação ultrassonográfica apresenta achado suspeito, isto é, espessamento ou alteração de sua ecotextura, um estudo complementar poderá ser indicado, como a histerossonografia, como mostrado no fluxograma apresentado na Figura 4.6.

Na avaliação com cavidade distendida por líquido, outros prováveis diagnósticos, como hiperplasia, pólipos e miomas submucosos, podem ser muito bem identificados quando a cavidade está distendida com líquido (Figura 4.7).

A histerossonografia é uma técnica válida que determina distensão da cavidade e contraste anecoico, delimitando melhor as lesões endometriais e miometriais abauladas para o interior da cavidade uterina.

Nas lesões malignas, alguns sinais ultrassonográficos podem ser encontrados, aumentando a suspeita de câncer, como descontinuidade da junção endométrio-miométrio, espessamento endometrial irregular e extensão tumoral miometrial (Figura 4.8).

Um recurso que não deve ser esquecido é o Doppler colorido, que poderá demonstrar ou não a presença de atividade vascular (Figuras 4.9 e 4.10).

Em 1988, a Federação Internacional de Ginecologia e Obstetrícia (FIGO) estabeleceu que o câncer endometrial deve ser estadiado cirurgicamente. Isso inclui histerectomia total, salpingooforectomia bilateral e linfadenectomia paraórtica e pélvica. Entretanto, o papel terapêutico da dissecção sistemática da cadeia linfática ainda é tema de debate quando se trata do câncer de endométrio de baixo risco. A classificação do risco se baseia principalmente na histologia do tumor, que pode ser determinada pela biópsia endometrial, na classifi-

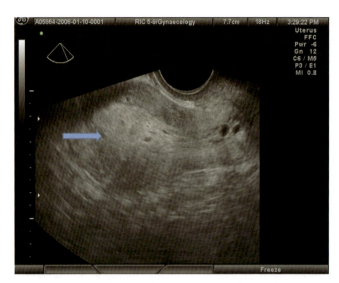

Figura 4.8 Câncer endometrial: espessamento endometrial, ecogênico, heterogêneo, com descontinuidade da camada basal na parede posterior e borramento da zona juncional.

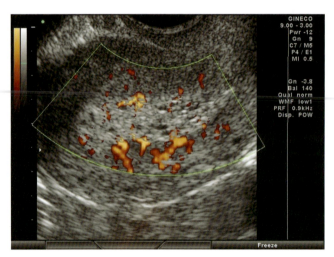

Figura 4.9 Doppler em hiperplasia endometrial: captação de fluxo vascular de padrão difuso.

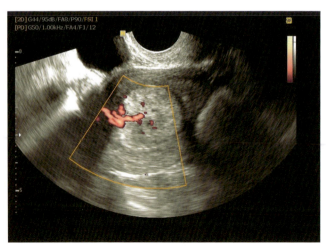

Figura 4.10 Doppler no pólipo: captação de fluxo vascular mostrando pedículo vascular.

cação do tumor e na infiltração do miométrio. A infiltração tumoral no miométrio pode ser avaliada por ultrassonografia endovaginal e RM. Uma metanálise publicada em 2017 demonstrou que a ultrassonografia endovaginal apresenta 78% a 85% de sensibilidade e 82% a 84% de especificidade para detectar a profundidade da infiltração miometrial.

Assim, a alta resolução da imagem endovaginal e o uso de ferramentas como Doppler colorido e Power Doppler, ultrassonografia 3D e histerossonografia determinaram melhora substancial da acurácia desse método na detecção das lesões intracavitárias e no estudo da extensão miometrial dessas lesões.

CÂNCER DE OVÁRIO

O câncer de ovário representa um câncer comum nas mulheres e frequentemente diagnosticado em fases tardias. Na tentativa de reduzir essa falha diagnóstica foram publicados vários modelos de exames padronizados, principalmente no que se refere à terminologia de descrição das lesões encontradas aos métodos de imagem. Isso possibilitou o reconhecimento de parâmetros morfológicos bem definidos de malignidade e benignidade.

Na avaliação de lesões uterinas e anexiais, a ultrassonografia é o método não invasivo mais utilizado.

Na atualidade, uma avaliação detalhada da morfologia dessas massas pélvicas determina o grau de suspeição neoplásica, definindo assim a agressividade da abordagem terapêutica. Isso pode representar o tratamento precoce de um câncer, melhorando o prognóstico dessas pacientes.

É opinião de especialistas que a ultrassonografia representa o melhor método para diagnóstico dessas massas e sua diferenciação entre benignas e malignas. Um detalhe importante nessa diferenciação é a descrição morfológica do achado. Em 2000, o grupo International Ovarian Tumor Analysis (IOTA) publicou seu primeiro consenso sobre a descrição de uma lesão neoplásica ovariana. Essa padronização levou à identificação mais apurada de descritores com valor prognóstico de malignidade.

Em 2015 foram validadas e publicadas pelo mesmo grupo as *Simple Rules* (SR), regras simples para avaliação adequada de massas ovarianas e o valor preditivo dos achados em relação à malignidade, sendo utilizadas as características presentes nos dois tipos de lesões (Quadro 4.1 e Figuras 4.11 a 4.14).

Quadro 4.1 *IOTA Simple rules*

Preditores de malignidade	Preditores de benignidade
M1 – Tumor sólido irregular	B1 – Cisto unilocular
M2 – Ascite	B2 – Componente sólido com maior diâmetro de até 7mm
M3 – Pelo menos quatro estruturas papilares	B3 – Sombra acústica posterior
M4 – Tumor sólido multilocular, irregular, com diâmetro ≥ 100mm	B4 – Tumor multilocular, regular, com diâmetro < 100mm
M5 – Acentuada hiperemia ao Doppler	B5 – Sem fluxo ao Doppler

Fonte: hhttp://www.iotagroup.org/simplerules/.

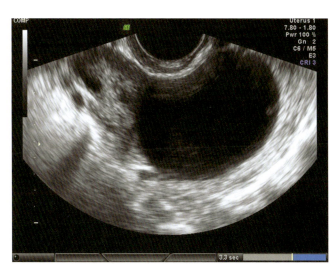

Figura 4.11 Cisto simples. Imagem arredondada, anecoica, sem septações ou componentes sólidos, o que caracteriza cisto simples.

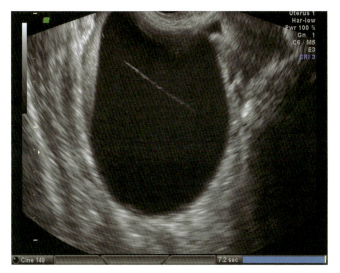

Figura 4.12 Cisto septado. Imagem ovalada, anecoica, com fina septação de permeio, sem componentes sólidos.

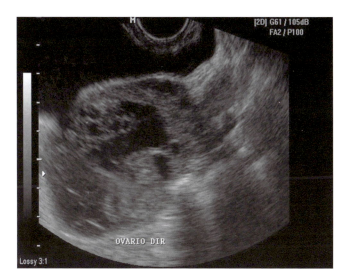

Figura 4.13 Cisto complexo. Imagem ovalada, de aspecto misto, conteúdo líquido anecoico e componente sólido isoecogênico.

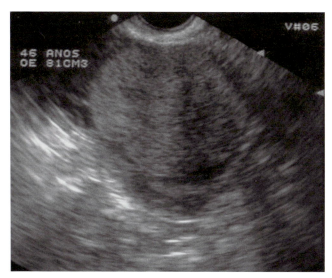

Figura 4.14 Tumor sólido. Imagem arredonda, de aspecto sólido, isoecogênico, sem áreas císticas.

O grupo IOTA considera como risco de malignidade uma lesão que apresenta pelo menos um critério de malignidade (M) sem critério de benignidade (B) presente. Para considerar um cisto benigno, a relação se inverte, ou seja, pelo menos um critério de benignidade (B) sem qualquer critério de malignidade (M).

Outros preditores de malignidade podem ser utilizados, como o índice de risco de malignidade (RMI), muito adotado na Grã-Bretanha desde a década de 1990, que incorpora achados ultrassonográficos, menopausa e nível sérico de CA125. Esse índice, já modificado em três ocasiões e na atualidade denominado RMI3, funciona com a seguinte fórmula:

$$\text{RMI3 escore: } U \times M \times CA125$$

U representa os achados sugestivos de malignidade, como cisto multilocular, componente sólido, lesão bilateral, ascite, metástases intra-abdominais, e cada achado recebe 0 e 1 ponto. Se o total for de 0 ou 1, U = 1 ponto; se o total for 2 ou mais, U = 3. Nas mulheres na pré-menopausa, M = 1, e nas menopausadas, M = 3. O valor do CA125 é utilizado diretamente. O valor de *cut off* de malignidade desse índice é 200.

Outros preditores são o modelo de regressão logística do IOTA LR1, que considera 12 variáveis com o *cut off* de malignidade para tumores com 10% de risco, e o GI-RADS, com risco de malignidade para 4 e 5 pontos, como explicado no Quadro 4.2 e mostrado nas Figuras 4.15 a 4.18.

Uma característica concordante entre todos os modelos de cálculo de malignidade é a valorização da morfologia dos tumores. Isso pode ser realizado com alta acurácia pela ultrassonografia, e com a utilização desses preditores é possível ajudar o ultrassonografista menos experiente a caracterizar as massas ovarianas e a correlação adequada desses achados com o risco de malignidade, o que irá definir a terapêutica, evitando assim atrasos no diagnóstico ou intervenções desnecessárias.

Na literatura é possível conferir que todos esses modelos preditores podem avaliar com propriedade o risco de malig-

Quadro 4.2 Critérios do GI-RADS

Grau	Diagnóstico	M (%)	Detalhes
1	Benigno	0	Ovário normal, sem massas
2	Muito provavelmente benigno	< 1	Lesão ovariana de provável origem funcional: folículo, corpo lúteo, cisto hemorrágico
3	Provavelmente benigno	1 a 4	Lesão de aspecto neoplásico: endometriomas, teratomas, cisto simples, hidrossalpinge, cisto paraovariano, mioma pediculado, achados suspeitos de doença inflamatória pélvica
4	Provavelmente maligno	5 a 20	Achados suspeitos: lesão não incluída no GI-RADS 3 ou com dois achados sugestivos de malignidade*
5	Muito provavelmente maligno	> 20	Lesão com três ou mais achados sugestivos de malignidade*

*Projeção papilar espessa, septo espesso, área sólida, ascite, vascularização em área sólida, em projeções papilares ou região central de tumor sólido.

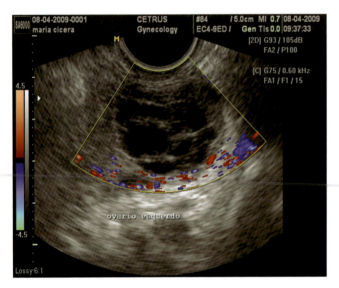

Figura 4.15 Cisto hemorrágico. Imagem arredondada, de aspecto cístico multiloculado, com septações de permeio, sem captação de fluxo ao Doppler colorido.

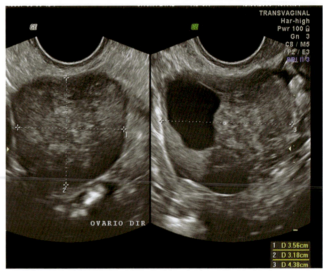

Figura 4.17 Área sólida: imagem de aspecto sólido em parênquima ovariano isoecogênico.

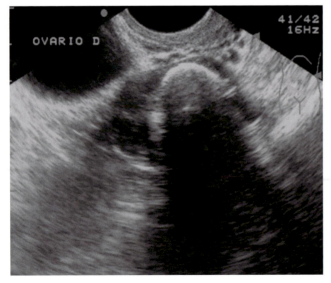

Figura 4.16 Teratoma benigno. Imagem ovalada, heterogênea, com foco ecogênico com sombra acústica posterior.

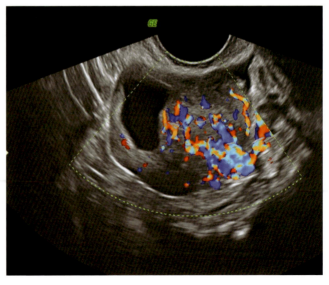

Figura 4.18 Vascularização central: exuberante captação de fluxo vascular em lesão sólida ovariana.

nidade das lesões ovarianas, sendo os mais utilizados pelos ultrassonografistas e os mais fáceis de aplicar aqueles sugeridos pelo grupo IOTA.

No diagnóstico de cistos simples, endometriomas, teratomas e tumor ovariano em estádios avançados da FIGO, a ultrassonografia apresenta alta acurácia apenas na avaliação subjetiva.

Assim, critérios morfológicos bem estabelecidos de benignidade e malignidade fazem da ultrassonografia o método de primeira escolha para caracterização de lesões neoplásicas ovarianas para todos os ultrassonografistas, independentemente da experiência.

Leitura complementar

Alcázar JL, Orozco R, Martinez-Astorquiza Corral T et al. Transvaginal ultrasound for preoperative assessment of myometrial invasion in patients with endometrial cancer: A systematic review and meta-analysis. Ultrasound Obstet Gynecol 2015; 46:405-13.

Amant F, Moerman P, Neven P, Timmerman D, Van Limbergen E, Vergote I. Endometrial cancer. Lancet 2005; 366:491-505.

Amor F, Alcázar JL, Vaccaro H et al. GI-RADS reporting system for ultrasound evaluation of adnexal masses in clinical practice: a prospective multicenter study. Ultrasound Obstet Gynecol 2011; 38(4):450-5.

Bogani G, Dowdy SC, Cliby WA, Ghezzi F, Rossetti D, Mariani A. Role of pelvic and para-aortic lymphadenectomy in endometrial cancer: current evidence. J Obstet Gynaecol Res 2014; 40:301-11.

Cervical cancer: Estimated incidence, mortality and prevalence worldwide in 2012. Disponível em: http://globocan.iarc.fr/old/FactSheets/cancers/cervix-new.asp. Acesso em: 25 nov 2015.

Epstein E, Skoog L, Isberg PE et al. An algorithm including results of gray-scale and power Doppler ultrasound examination to predict endometrial malignancy in women with postmenopausal bleeding. Ultrasound Obstet Gynecol 2002; 20:370-6.

Global Burder of Cancer in Women. Current status, trends, and interventions. Disponível em: https://www.cancer.org/content/dam/cancer-org/research/cancer-facts-and-statistics/global-cancer-facts-and-figures/global-burden-of-cancer-in-women.pdf. Acesso em: 25 nov 2015.

Jacobs I, Oram D, Fairbanks J et al. A risk of malignancy index incorporating CA 125, ultrasound and menopausal status for the accurate preoperative diagnosis of ovarian cancer. Br J Obstet Gynaecol 1990; 97(10):922-9.

Jassim G, Obeid A, Al Nasheet HA. Knowledge, attitudes, and practices regarding cervical cancer and screening among women visiting primary health care Centres in Bahrain. BMC Public Health 2018 Jan 11; 18(1):128.

Knafel A, Banas T, Nocun A et al. The Prospective External Validation of International Ovarian Tumor Analysis (IOTA) Simple Rules in the Hands of Level I and II Examiners. Ultraschall Med 2016; 37(5):516-23.

Koneczny J, Czekierdowski A, Florczak M, Poziemski P, Stachowicz N, Borowski D. The use of sonographic subjective tumor assessment, IOTA logistic regression model 1, IOTA Simple Rules and GI-RADS system in the preoperative prediction of malignancy in women with adnexal masses. Ginekologia Polska 2017, 88(12):647-53.

Leone FP, Timmerman D, Bourne T et al. Terms, definitions and measurememts to describe the sonographic features of the endometrium and intrauterine lesions: A consensus opinion from the International Endometrial Tumor Analysis (IETA) group. Ultrasound Obstet Gynecol 2010; 35(1):103-12.

National Cancer Institute: Surveillance Epidemiology and Ende Results (SEER) Program: Cancer Stat Fact Sheets: Endometrial Center. Nov 26, 2014. Disponível em: http://seer.cancer.gov/attfacts/html/corp.html.

Opolskiene G, Sladkevicius P, Valentin L. Two- and three-dimensional saline contrast sonohysterography: interobserver agreement, agreement with hysteroscopy and diagnosis of endometrial malignancy. Ultrasound Obstet Gynecol 2009; 33:574-82.

Sayasneh A, Wynants L, Preisler J et al. Multicentre external validation of IOTA prediction models and RMI by operators with varied training. Br J Cancer 2013; 108(12):2448-54.

Timmerman D, Testa AC, Bourne T et al. International Ovarian Tumor Analysis Group. Logistic regression model to distinguish between the benign and malignant adnexal mass before surgery: a multicenter study by the International Ovarian Tumor Analysis Group. J Clin Oncol 2005; 23(34):8794-801.

Timmerman D, Valentin L, Bourne TH et al. International Ovarian Tumor Analysis (IOTA) Group. Terms, definitions and measurements to describe the sonographic features of adnexal tumors: a consensus opinion from the International Ovarian Tumor Analysis (IOTA) Group. Ultrasound Obstet Gynecol 2000; 16(5):500-5.

Tingulstad S, Hagen B, Skjeldestad FE et al. Evaluation of a risk of malignancy index based on serum CA125, ultrasound findings and menopausal status in the pre-operative diagnosis of pelvic masses. Br J Obstet Gynaecol 1996; 103(8):826-31.

Tingulstad S, Hagen B, Skjeldestad FE et al. The risk-of-malignancy index to evaluate potential ovarian cancers in local hospitals. Obstet Gynecol 1999; 93(3):448-52.

Van den Bosch T, Van Schoubroeck D, Vergote I, Moerman P, Amant F, Timmerman D. A thin and regular endometrium on ultrasound is very unlikely in patients with endometrial malignancy. Ultrasound Obstet Gynecol 2007; 29:674-9.

PARTE B
TOMOGRAFIA COMPUTADORIZADA, RESSONÂNCIA MAGNÉTICA, PET/TC E PET/RM EM GINECOLOGIA ONCOLÓGICA

Raphael Guedes Andrade

INTRODUÇÃO

O presente capítulo aborda o papel apropriado de cada modalidade e método de imagem no estadiamento, acompanhamento, seguimento pós-tratamento e avaliação dos cânceres ginecológicos. O conhecimento dos diversos métodos de imagem disponíveis e de suas indicações adequadas para melhor avaliação de cada um dos diferentes tumores ginecológicos beneficia o paciente ao promover diagnósticos mais precoces e acurados, embasando a decisão terapêutica e otimizando os resultados.

CONSIDERAÇÕES SOBRE OS DIFERENTES MÉTODOS DE IMAGEM APLICADOS À GINECOLOGIA ONCOLÓGICA

Tomografia por emissão de pósitrons/ressonância magnética (PET/RM)

A ressonância magnética promove excelente resolução espacial e contraste entre os tecidos de partes moles, possibilitando a localização e a definição da extensão da lesão pélvica em relação às demais estruturas. O PET/TC permite a identificação de metástases à distância. Dessa maneira, a utilização em conjunto das vantagens dos dois métodos faz do PET/RM um método promissor.

Inicialmente, cabe ressaltar os desafios técnicos envolvidos na combinação desses dois diferentes métodos por suas inerentes diferenças e propriedades. O desafio se inicia no princípio físico distinto de cada método para detecção das imagens, cujas características muitas vezes interferem uma na outra. Por exemplo, as estruturas ósseas produzem artefatos de endurecimento de feixe à tomografia, enquanto apresentam baixa intensidade de sinal à RM. Com efeito, essas diferenças podem produzir alterações nas leituras do valor de captação padronizado (Standardized Uptake Value – SUV). O SUV é obtido pela expressão: SUV = ACvoi/(Atividade/Peso), onde ACvoi é a concentração medida (em MBq/mL) no volume desenhado, aplicando-se um coeficiente de conversão sobre a densidade de contagens. Assim, é fundamental lançar mão de técnicas de correção de atenuação. Citam-se ainda as necessidades de correções e adequações de movimentos respiratórios, peristalses das alças intestinais, bem como repleção urinária da bexiga, que altera a posição uterina no início e no fim do exame, sendo importante para aquisição simultânea e fusão das imagens.

Para tumores do colo uterino, estudos iniciais demonstraram altas sensibilidade e especificidade para invasão vaginal, extensão parametrial e comprometimento dos linfonodos em tumores avançados (estádios FIGO IB a IVA) com o PET/RM detectando maior número de linfonodos comprometidos do que o PET/TC.

Em tumores do endométrio, o PET/RM e a RM isoladamente demonstraram superioridade quando comparados com o PET/TC para estadiamento local (estadiamento T com acurácia de 80% pelo PET/RM e RM vs. 60% para o PET/TC).

Protocolos dirigidos de ressonância magnética

Para adequação e otimização da utilidade da RM em tumores ginecológicos, um fator fundamental é o ajuste de um protocolo específico. Para tanto, algumas considerações são fundamentais e o protocolo básico deve contemplar pelo menos sequências ponderadas em T1, T2, gradiente eco (GRE) e difusão (DWI). A sequência mais importante na pelve feminina é a ponderação T2 em alta resolução sem saturação de gordura, em *fast spin-echo* (FSE). Essa sequência permite conspicuidade na distinção e definição precisa de partes moles e margens de suas serosas. Mais recentemente, aquisições volumétricas em T2, como CUBE (em aparelhos GE healthcare) e T$_2$SPACE (em aparelhos SIMENS Medical Systems), têm se mostrado ferramentas interessantes para o estudo de lesões pélvicas por possibilitar reformatações isotrópicas multiplanares. A sequência T1 gradiente eco é fundamental ao promover a detecção de gordura macro e microscópica como componentes tumorais, permitindo, por exemplo, a adequada caracterização de lesões benignas, como cistos dermoides.

A utilização do meio de contraste se dá de maneira dinâmica com aquisições de sequências volumétricas ponderadas em T1 com supressão de gordura, sendo adquiridas fases precoces (arteriais) e mais tardias. Elas possibilitam a adequada caracterização da interface endometrial e do grau de invasão miometrial, por exemplo, em casos de tumores de endométrio. Ademais, possibilitam ainda a realização de subtrações a partir das imagens pré-contraste previamente adquiridas, promovendo a identificação, por exemplo, de nódulos e componentes sólidos murais em lesões anexiais.

Por fim, há a difusão, que é uma sequência menos anatômica, porém mais funcional. Ao se restringir à movimentação de moléculas de água, uma difusão positiva infere maior celularidade do tecido tumoral e é quantificada por seu mapa chamado ADC (*apparent diffusion coefficient*). Aquisições realizadas em sagital da difusão têm se mostrado úteis em tumores como de colo uterino e endométrio ao evidenciarem melhor a extensão da lesão. Eventuais implantes peritoneais são potencialmente mais bem caracterizados ao DWI.

CONSIDERAÇÕES INICIAIS SOBRE PET/TC NA AVALIAÇÃO GINECOLÓGICA ONCOLÓGICA

Células tumorais malignas têm aumento da expressão dos receptores transportadores de glicose (Gluts) e consequentemente captam mais fácil e rapidamente essa substância. A F18-FDG (*F18-fluoro-deoxi-D-glicose*) tem metabolismo análogo ao da glicose é o radiofármaco mais utilizado na oncologia por ser lentamente fosforilada e se fixar nas células neoplásicas.

Em pacientes na pré-menopausa, a captação do FDG pelo endométrio varia de acordo com a fase do ciclo, com aumento dos valores de SUV nos períodos menstrual e ovulatório e redução nas fases proliferativa e secretória. Alteração da captação ovariana pelo radiofármaco também pode ocorrer durante a ovulação. Corpo lúteo e hiperestimulação ovariana também aumentam a captação de FDG, não devendo ser confundidos com lesões. Por fim, as trompas também podem captar FDG no meio do ciclo menstrual, assim como salpingites. O reconhecimento de captações fisiológicas e inflamatórias/infecciosas das trompas ganha especial atenção nos tempos atuais, em que emergem evidências preconizando as trompas de Falópio como sítios de origem de cânceres ovarianos serosos.

CÂNCER DO COLO UTERINO

O estadiamento do tumor do colo uterino recomendado pela FIGO se baseia no exame clínico. Contudo, sabe-se que o estadiamento exclusivamente clínico subestima os estádios corretos em 20% a 30% dos casos em estádio IB e em mais de 64% dos casos no estádio IIIB, principalmente quando há extensão craniocaudal, infiltração parametrial e extensão à parede pélvica.

Além disso, a avaliação linfonodal, fator sabidamente prognóstico que resulta em sobrevida > 90% em 5 anos na ausência de linfonodos acometidos e de 65% quando presentes, não é adequadamente realizada durante o exame clínico.

Dessa maneira, a revisão do estadiamento FIGO em 2009 passou a encorajar a utilização dos métodos de imagem. Na mesma direção, o *National Comprehensive Cancer Network* (NCCN) recomenda os métodos de imagem a partir do estádio IB.

A RM é o método de escolha para estadiamento de tumores FIGO IB1 ou superior. As sequências anatômicas baseadas em T2, sem supressão de gordura, possibilitam a mensuração precisa das dimensões e da extensão do tumor, o que é particularmente útil naquelas pacientes que desejam preservar a fertilidade. A RM possiblita a seleção adequada das pacientes eventualmente candidatas à traquelectomia, promovendo a avaliação do comprometimento do óstio interno com sensibilidade de 97% e valor preditivo negativo de 99%.

Certamente, a contribuição mais notória e decisiva da RM para a conduta, em comparação com o estadiamento clínico isolado, é a avaliação do estroma cervical e do comprometimento parametrial. O estroma cervical é visualizado à RM com uma linha ou faixa de baixo sinal em T2 vista no plano axial. O tumor tem intensidade de sinal mais alta e determina a descontinuidade ou a indefinição dessa linha de baixo sinal. Esse achado infere paramétrio em risco, ainda que nenhuma massa ou tecido sólido seja claramente identificada. Os demais sinais de comprometimento parametrial à RM incluem obliteração da interface entre a cérvice e a gordura parametrial e a presença de tecido impreciso, espiculado ou sólido. A RM tem alta acurácia, chegando a 97%, com valor preditivo negativo de até 95% para avaliação parametrial (Figuras 4.19 e 4.20).

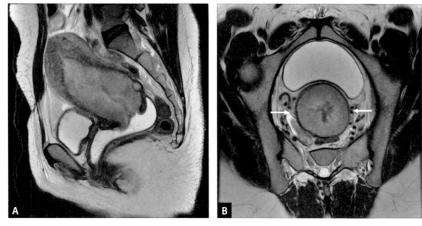

Figura 4.19 Tumor do colo uterino, estadiamento pela RM. Sequências em T2 em sagital (**A**) e axial (**B**). Note o crescimento proximal da lesão (> 4cm). Ao estadiamento apenas pelo exame físico, a extensão e o estadiamento haviam sido subestimados. Repare ainda na preservação do estroma fibroso em **B** (*seta*) com paramétrios livres.

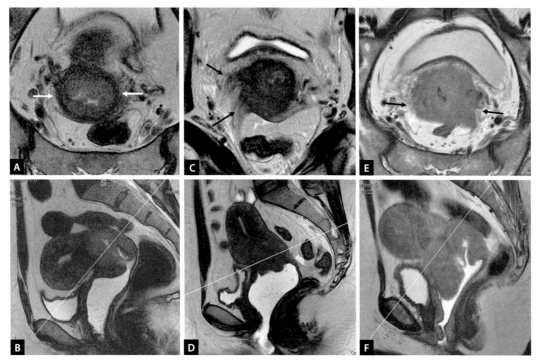

Figura 4.20 Avaliação pela RM do comprometimento parametrial em tumores do colo uterino. Estudos de três pacientes diferentes demonstrando a preservação (*seta branca*) e a perda (*seta preta*) da linha de baixo sinal do anel fibroso, definindo a situação parametrial. Em **A** e **B**, anel fibroso íntegro com paramétrios livres. Em **C** e **D**, invasão parametrial à direita (*seta preta*). Em **E** e **F**, indefinição de todo o anel fibroso com comprometimento parametrial positivo bilateral.

Para avaliação da extensão do tumor aos terços superior e inferior da vagina por meio da RM, há de destacar a importância da distensão da cavidade vaginal por gel para melhor caracterização do fórnice vaginal, o qual fica usualmente colapsado junto à cérvice externa.

A extensão à parede pélvica e o envolvimento de estruturas adjacentes são muito bem caracterizados à RM com valor preditivo negativo > 97%. Avaliações adicionais mais invasivas do envolvimento de órgãos como reto e bexiga por meio de colonoscopia e cistoscopia são usualmente desnecessárias. Entre os sinais de comprometimento da parede pélvica estão: presença de tecido sólido com distância de até 3mm da parede, envolvimento dos vasos ilíacos, infiltração ureteral com hidronefrose e alteração da intensidade de sinal dos músculos da cintura pélvica (Figura 4.21).

Cerca de 10% a 25% das mulheres com doença localmente avançada terão linfonodos paraórticos metastáticos. O *status* linfonodal é reconhecidamente um importante fator prognóstico no estadiamento do câncer de colo, assim como as dimensões da lesão, seu subtipo e grau histológico, marcadores e mutações genéticas e *status performance*. Ademais, seu comprometimento é crítico para determinação da extensão do tratamento como campo radioterapêutico.

Nesse cenário, o PET/TC contribui de maneira decisiva com especificidade de 97,6% para avaliação do *status* linfonodal. Assim, as diretrizes recomendam o PET/TC para estadiamento > IB1, no qual é maior o risco de envolvimento linfonodal e a paciente é candidata à quimioterapia (QT) e à radioterapia (RT) com campo estendido (radioquimioterapia radical), e para avaliação da extensão extrapélvica da doença naquelas pacientes candidatas à exenteração pélvica.

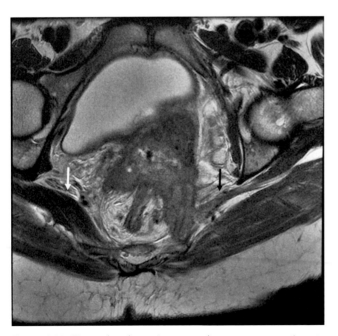

Figura 4.21 Câncer de colo uterino avançado com comprometimento da parede pélvica esquerda à RM. Note o músculo piriforme preservado à direita (*seta branca*) e a denervação do ventre desse músculo por extensão direita do tumor à parede pélvica (*seta preta*).

Quadro 4.3 Indicações do PET/TC na avaliação do câncer de colo uterino segundo o Royal College of Radiologists (RCR)

Indicações para o PET/TC
Determinar a extensão da doença em tumores localmente avançados (> estádio IB1), nos quais a paciente é candidata à **QT + RT campo estendido** (radioquimioterapia radical) Avaliar extensão extrapélvica da doença naquelas pacientes candidatas à **exenteração pélvica**

Comparadas com o PET/TC, tanto a RM como a TC têm acurácia limitada para avaliação linfonodal por considerarem o critério universal de 1cm no menor eixo como ponto de corte para definição de linfonodo suspeito (Quadro 4.3).

Cabe ressaltar que, embora resultados falso-negativos ao PET/TC ocorram em até 12% dos casos de micrometástases, o estadiamento cirúrgico linfonodal não parece implicar maior sobrevida global ou livre de doença, favorecendo o PET/TC em contrapartida ao estadiamento cirúrgico linfonodal.

A RM e o PET são propedêuticas complementares na avaliação do câncer de colo uterino. A RM é mais sensível para avaliação e estadiamento de comprometimento local da doença e o PET/TC é melhor para avaliação da doença metastática. Um grande estudo multicêntrico demonstrou a superioridade da RM em comparação à TC na detecção e no estadiamento correto de tumores do colo uterino, destacando o valor preditivo negativo de cerca de 100% na exclusão do comprometimento de órgãos adjacentes, como bexiga e reto. Em uma grande metanálise, o PET demonstrou ser mais sensível para linfonodos metastáticos do que a RM e a TC.

Tanto o PET/TC como a RM se mostram como fatores prognósticos independentes: a RM ao identificar com conspicuidade o comprometimento parametrial e o PET, os linfonodos metastáticos à distância. Vale ressaltar que estudos sugerem que, quando combinados, são um modelo de fator prognóstico ainda mais importantes como preditores de sobrevida livre de progressão do que isoladamente.

A avaliação da resposta local ao tratamento é realizada de maneira eficaz por meio da RM. O reconhecimento do tumor relacionado com a recidiva ou a persistência é facilmente identificado por seu contraste (alto sinal) em contrapartida às alterações fibróticas e actínicas locais pós-tratamento (baixo sinal). Considera-se resposta parcial a redução do maior diâmetro do tumor em pelo menos 30% e progressão o aumento de sua maior dimensão em 20%. O PET/TC está indicado quando se suspeita de progressão com doença à distância. A captação residual de FDG após radioterapia demonstrou sobrevida em 5 anos de 32% em comparação com 80% na ausência de hipermetabolismo. A imagem obtida do mapa do coeficiente de difusão aparente (ADC – *Apparent Diffusion Coefficient*) pode ser analisada de maneira qualitativa e quantitativa. A RM exibe resultados semelhantes com quedas nos valores de ADC indicando prognósticos favoráveis após QT + RT (Figura 4.22).

O seguimento por imagem deve ser realizado para detectar precocemente recidivas ou persistências. A recidiva costuma ser

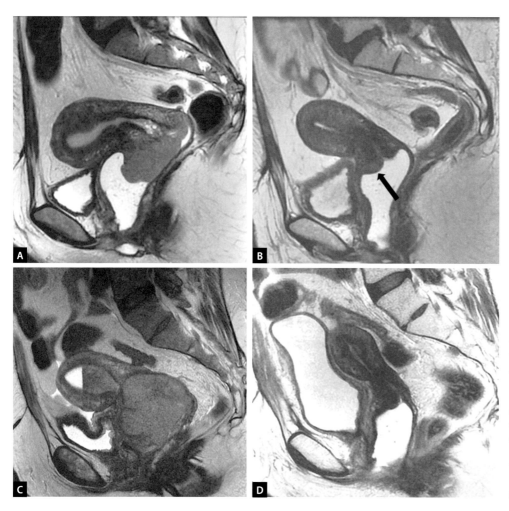

Figura 4.22 Avaliação da resposta de tumor do colo uterino após QT + RT à RM em duas pacientes. Em **A** e **B**, resposta parcial. **A** Estudo de base pré-tratamento. **B** Controle 6 meses após tratamento, mostrando resposta parcial ainda com foco de hipersinal na margem anterior do colo uterino (*seta*). Em **C** e **D**, resposta completa. **C.** Estudo pré-tratamento. **D.** Controle após tratamento, evidenciando ausência de sinais de recidiva ou persistência.

assintomática até estádios mais avançados, e amostras citológicas não demonstraram efetividade no diagnóstico precoce. O seguimento por imagem por meio de TC com contraste, FDG PET/TC ou RM é mais eficiente na detecção da recidiva do que o exame clínico sozinho. Um estudo com 993 pacientes FIGO IB em seguimento pós-cirurgia ou QT evidenciou recorrência em 13% das pacientes. Babar e cols. evidenciaram que 70% das recorrências ocorreram no primeiro ano de tratamento.

Assim, para pacientes tratadas com cirurgia, preconiza-se a realização de RM em 6, 12 e 24 meses após o procedimento, e para as pacientes tratadas com radioterapia é sugerida RM com 3, 12 e 24 meses, considerando PET/TC com 3 meses para acesso à resposta metabólica, sobretudo quando os achados à RM são questionáveis (Quadro 4.4).

Quadro 4.4 Seguimento por imagem após tratamento de câncer de colo uterino

Pacientes tratadas com cirurgia	Pacientes tratadas com radioterapia
RM em 6, 12 e 24 meses após cirurgia	RM em 3, 12 e 24 meses FDG PET/TC com 3 meses para acesso à resposta metabólica, sobretudo se os achados à RM são duvidosos

CÂNCER DE ENDOMÉTRIO

Embora o estadiamento do câncer de endométrio seja cirúrgico e fundamentado nos critérios FIGO, os métodos de imagem são recomendados para o adequado planejamento operatório e a estratificação de risco da paciente. A avaliação pré-operatória por imagem possibilita a identificação de pacientes com câncer de endométrio de alto risco (alto grau ou estádio > IB) e de baixo risco (baixo grau e estádio IA), as quais não se beneficiariam, por exemplo, de condutas expandidas e de maior comorbidades, como linfadenectomia paraórtica e radioterapia com campo estendido. Formalmente, as diretrizes do NCCN recomendam a realização de RM, TC ou PET quando há suspeita de doença extrauterina ou para pacientes com etiologia de células claras, tumor seroso ou carcinossarcoma à biópsia.

Assim como no câncer de colo uterino, a RM é mais precisa para avaliação da doença local, enquanto o PET avalia melhor metástases à distância. Sobretudo em doenças mais avançadas e de histologia mais agressiva, o PET agrega informações adicionais ao estadiamento local pela RM, especialmente na avaliação linfonodal. Para avaliação local da extensão da doença e invasão cervical e miometrial, a ultrassonografia e a RM apresentam acurácia semelhante.

A RM torna possível a avaliação do envolvimento cervical, paramétrio, comprometimento vascular e profundidade da invasão do miométrio, que impacta no tipo de histerectomia, bem como quanto à probabilidade de metástase linfonodal. Os tumores do endométrio se apresentam com alto sinal nas ponderações em T2 e hipovasculares em relação ao miométrio adjacente nas sequências T1 com contraste. Essas diferentes manifestações à imagem fornecem contraste adequado para correta identificação da extensão do tumor com conspicuidade e reprodutibilidade entre diferentes observadores.

Ademais, em estádios avançados com comprometimento de outros órgãos adjacentes, a RM permite programar adequadamente a necessidade de abordagens colorretais e urológicas adicionais. A alta sensibilidade da RM para avaliação da profundidade da invasão miometrial é particularmente útil para casos de pacientes com lesões de baixo grau e com o desejo de preservação da fertilidade.

O PET/TC é mais sensível e específico do que a RM e a TC para doença metastática à distância, sobretudo para metástases linfonodais. A sensibilidade do PET/TC, estimada em cerca de 72%, não é alta o suficiente para indicá-lo como rastreio inicial em todos os casos de estadiamento. Contudo, sua alta especificidade (> 93%) torna possível inferir que é um método confiável para casos de risco elevado de metástases linfonodais. Cita-se ainda que sua acurácia parece ser superior para identificação de metástases linfonodais na cadeia paraórtica do que nas cadeias pélvicas. Além disso, o valor de SUV máximo pré-operatório tem sido correlacionado proporcionalmente à presença de tumores de mais alto grau após estadiamento cirúrgico (Figuras 4.23 e 4.24).

Um dos principais e mais relevantes fatores avaliados pelos métodos de imagem pré-cirúrgicos é a dimensão da lesão. A evolução desfavorável de tumores de maiores dimensões é amplamente discutida na literatura. Um estudo recente documentou que tumores do endométrio > 2 × 4cm (anteroposterior × craniocaudal) se encontram mais frequentemente relacionados com invasão miometrial, metástases linfonodais e redução da sobrevida livre de doença. Contudo, ainda está para ser definido um ponto de corte de dimensões ou volume.

CÂNCER DE OVÁRIO

O achado incidental de lesões expansivas e massas ovarianas é frequente nos estudos de imagem. Estatisticamente, a maioria se mostra benigna nas correlações histológicas, e, embora a maioria desses achados seja benigna, um grande número de mulheres é encaminhado para intervenções cirúrgicas e inerentes comorbidades relacionadas com a ooforectomia, como eventual redução da fertilidade e menopausa precoce, aumento do risco coronariano e cardiovascular, bem como osteoporose.

Por outro lado, ressalta-se a rápida progressão de lesões ovarianas malignas desde sua detecção ao estudo ultrassonográfico inicial até o comprometimento e a extensão extraovarianos. Fishman e cols. demonstraram essa rápida evo-

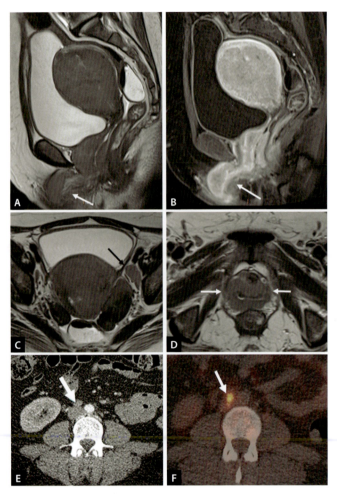

Figura 4.23 Carcinoma de endométrio, destacando-se extensão da lesão aos terços médio e inferior da vagina (*seta branca*). **A** Plano sagital em T2. **B** Após contraste axial. Em **C**, evidenciando linfonodomegalias secundárias (*seta preta*). Em **D**, plano axial mais distal evidenciando a extensão e o envolvimento circunferencial da vagina. Em **E** e **F**, TC com contraste e PET/TC identificando com maior conspicuidade metástase linfonodal interaortocaval.

lução nos casos de câncer de ovário detectados em estádios III e IV, os quais se desenvolveram entre estudos ecográficos de rastreamento realizados em até 6 meses. Nesse cenário, destaca-se a importância da avaliação por imagem, auxiliando a adequada seleção de pacientes que se beneficiariam de condutas menos agressivas ou expectantes e daquelas com critérios de agressividade à imagem, para as quais a avaliação oncológica é inclusive inicialmente recomendada.

A RM é recomendada como método diagnóstico de escolha para avaliação de lesões que se mostraram suspeitas ou duvidosas à avaliação inicial pela ultrassonografia. Estima-se que 5% a 25% das lesões anexiais sejam classificadas como indeterminadas ao estudo ultrassonográfico de rotina. Recentemente, a Sociedade Europeia de Radiologia Urogenital revisou sua diretriz e recomendação que corrobora essa indicação, explicitando os cenários nos quais a RM está indicada: (1) lesão anexial complexa com características de agressividade duvidosas à US; (2) massa pélvica volumosa de origem

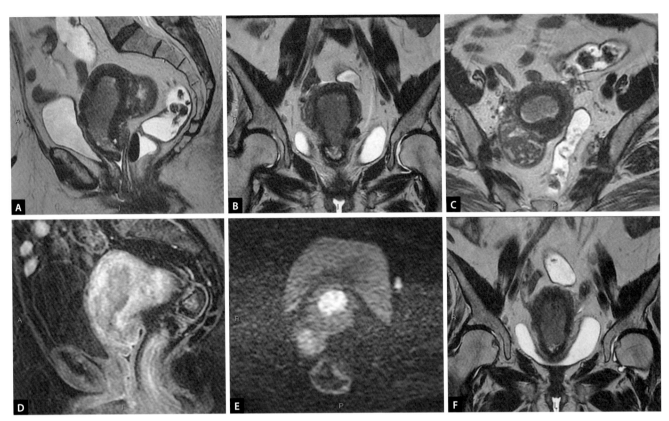

Figura 4.24 Estadiamento de adenocarcinoma endometrioide à RM. Lesão expansiva e infiltrativa endometrial, determinando rotura da zona juncional em seu aspecto posterossuperior, com acometimento > 50% da espessura miometrial. **A** a **C** Imagens em sagital, coronal e axial ponderadas em T2. **D** T1 com supressão de gordura pós-contraste evidenciando o realce da lesão endometrial. **E** Imagem em axial mostrando restrição à difusão. **F** Linfonodomegalia secundária ilíaca comum à esquerda (*seta*).

indeterminada; (3) lesão parauterina de origem indeterminada; e (4) massa anexial sólida.

A RM tem sensibilidade estimada em 92% (89% a 94%) e especificidade de 88% (84% a 92%) nesse cenário. A principal contribuição da RM na avaliação das lesões ovarianas e anexiais se deve, por certo, ao ganho de especificidade, uma vez que lesões tipicamente benignas são bem identificadas por suas características próprias à RM, como endometriomas, tumores fibroides/fibromas e cistos dermoides (Figuras 4.25 e 4.26).

A adequada interpretação da RM inicia pela definição da topografia e da origem da lesão como intra ou extraovariana. Uma vez caracterizada como intraovariana, deve então ser observada a presença de componentes sólidos, projeções papilares, septações grosseiras e vascularização como principais características de agressividade. Nesse cenário, escalas e sistemas de pontuação vêm sendo utilizados para graduação do risco e da probabilidade de lesão maligna ovariana à RM, como é o caso do sistema $A_{DNEx}MR_{SCORING}$ System, o qual se utiliza das características consideradas suspeitas mencionadas, acrescidas dos resultados da difusão e perfusão à RM. Diz-se que uma lesão restringe a difusão quando tem alto sinal à sequência DWI e baixos valores ou hipossinal ao mapa ADC. Contudo, tanto lesões benignas como malignas podem restringir a difusão (p. ex., teratomas císticos maduros e endometriomas e carcinomas serosos de alto grau). No entanto, é muito raro uma lesão maligna não restringir a difusão. Dessa maneira, a ausência de restrição à difusão em componentes sólidos ovarianos pode ser considerada um marcador de alta especificidade para benignidade. Quanto à perfusão à RM, componentes sólidos anexiais com realce precoce à lavagem rápida do meio de contraste, em comparação com o miométrio, sugerem malignidade, enquanto aqueles com realces progressivos, contínuos e homogêneos indicam benignidade (Figura 4.27).

O sistema de pontuação ADNEX MR vai de 1 a 5: as pontuações de 1 a 3 indicam probabilidade de lesões benignas, 4 indica probabilidade indeterminada para malignidade e 5, alta probabilidade de malignidade. Seu estudo de validação indicou sensibilidade de 93,5% e especificidade de 96,6% para detecção de lesões malignas com pontuações 4 e 5.

A caracterização primária de lesões anexiais e ovarianas ao PET/TC é limitada. Estima-se sensibilidade entre 82% e 98% e especificidade de 74% a 77%. Essa acurácia relativamente baixa do PET/TC para definição de lesões ovarianas é decorrente do fato de que lesões tanto malignas como benignas, como teratomas císticos maduros, endometriomas e lesões inflamatórias e infecciosas, apresentam ávida captação pelo marcador FDG. Some-se a isso o fato de tumores *borderline* serem frequentemente relacionados com falso-negativo ao PET/TC.

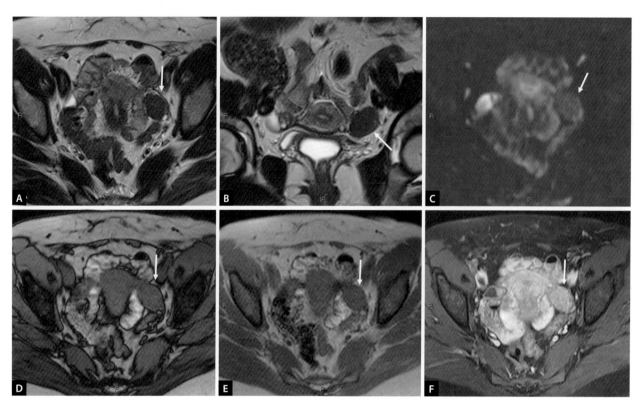

Figura 4.25 Paciente de 40 anos, na qual foi identificada lesão ovariana indeterminada ao estudo ecográfico de rotina. RM evidencia lesão ovariana fibrosa sem características de malignidade. **A** e **B** Planos axial e coronal em T2 evidenciando baixo sinal homogêneo, contornos regulares e limites bem definidos. **C** Plano axial sem restrição à difusão. **D** e **E** *In* e *Out phase* demonstrando ausência de conteúdo gorduroso intracelular na lesão. **F** T1 pós-contraste evidenciando realce homogêneo e sólido pelo meio de contraste.

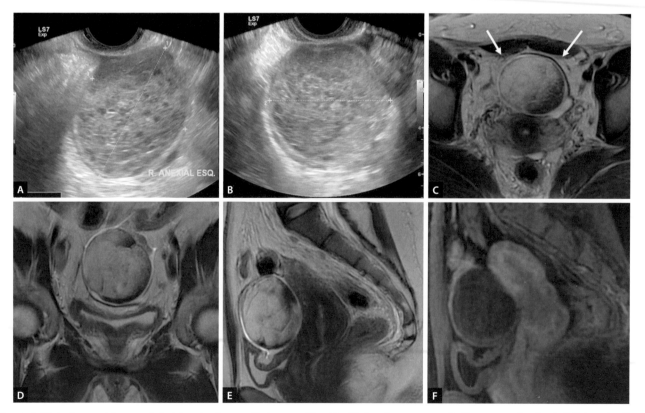

Figura 4.26 Lesão anexial esquerda indeterminada ao método ecográfico (**A** e **B**). Seguiu-se a propedêutica com realização de RM da pelve. Ponderações em T2 sem saturação de gordura nos planos axial (**A**), coronal (**B**) e sagital (**C**) evidenciando sombreamento típico característico de endometriomas. **F** Ponderação T1 com contraste em sagital sem realce anômalo intralesional. O achado de endometrioma ovariano foi confirmado posteriormente à laparoscopia.

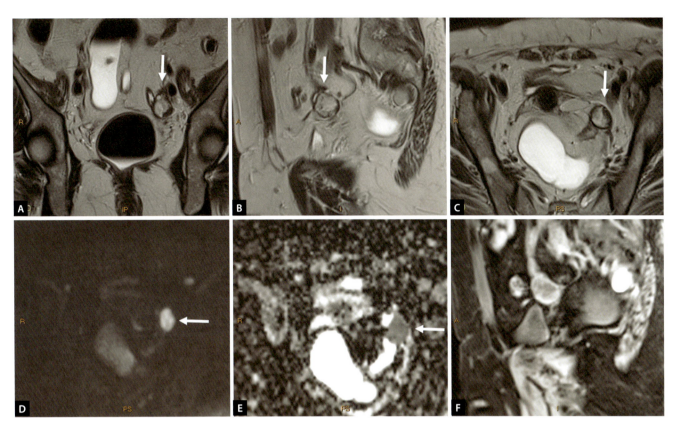

Figura 4.27 Lesão ovariana cística complexa à esquerda ao estudo ecográfico. RM evidencia lesão anexial/ovariana à esquerda (*seta branca*). **A** a **C** Sequências T2 em coronal, sagital e axial. Destaca-se intensa restrição à difusão (**D** e **E**) com componente sólido papilar e realce intenso (**F**) e lavagem precoce pelo meio de contraste (*washout*). Carcinoma epitelial seroso.

Se por um lado o PET/TC tem acurácia limitada para definição entre malignidade e benignidade de achados ovarianos, sua acurácia é maior do que a dos demais métodos de imagem para definição de carcinomatose peritoneal. Ademais, o PET/TC parece ainda ser útil como valor prognóstico e de resposta ao tratamento. Estudos sugerem que o volume do metabolismo do tumor prediz a resposta à QT adjuvante após cirurgia citorredutora e que reduções dos valores de SUV em carcinomatose peritoneal se correlacionam a respostas mais significativas a esquemas com base em platina.

CÂNCER DA VULVA E VAGINA

Os carcinomas vulvares e vaginais são doenças ginecológicas malignas menos frequentes do que os demais tumores ginecológicos e costumam ser diagnosticados ao exame físico e à biópsia.

Embora o estadiamento FIGO seja fundamentado no exame clínico, a RM proporciona excelente contraste entre as estruturas pélvicas e o tumor, certamente contribuindo na prática para avaliação da extensão da doença e sua relação anatômica com as estruturas adjacentes, auxiliando o cirurgião sobretudo no planejamento adequado, na abordagem e na técnica operatória. Ademais, mostra-se ainda útil para detecção precoce de recidiva ou persistência, bem como de eventuais complicações pós-tratamento.

Entre os métodos de imagem, a RM é o de escolha para avaliação local da extensão da doença. A TC e a ultrassonografia oferecem menor conspicuidade, contraste entre os tecidos e resolução espacial para avaliação da extensão local e planejamento cirúrgico.

Estudos recentes indicam potencial benefício adicional da fusão dos métodos de RM e PET para o estadiamento dos tumores vulvar e vaginal, aliando a resolução espacial para avaliação local da doença pela RM ao ganho adicional com o PET para análise da extensão do comprometimento da doença à distância, sobretudo linfonodal.

O câncer de vulva se manifesta à RM como baixo ou isossinal em T1. Destaca-se o peculiar sinal intermediário em T2, visto como tom de cinza característico, o qual garante contraste adequado com as demais estruturas circunjacentes, promovendo satisfatória avaliação dos limites e da extensão da lesão. Esse contraste também é bem caracterizado à restrição da difusão.

O contraste entre as estruturas torna possível a avaliação adequada dos lábios menor e maior, do tamanho da lesão, da extensão ao clitóris e da uretra, bem como dos demais órgãos do restante do compartimento posterior e das fossas isquioanal e isquiorretal (Figura 4.28).

Recidiva nos casos tratados de câncer de vagina ocorre em até 25% das pacientes em 5 anos. Nesses casos de avaliação

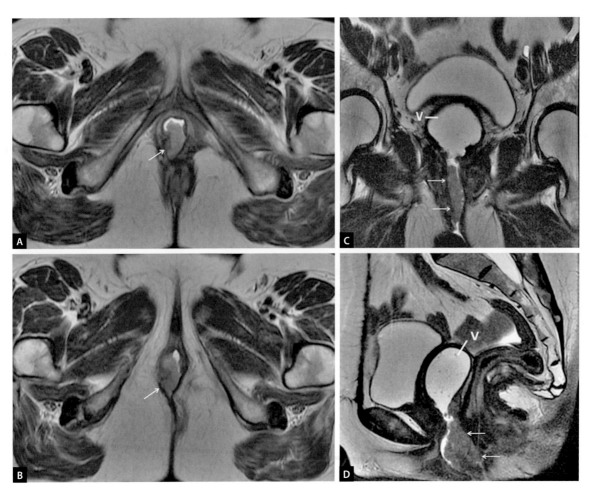

Figura 4.28 Carcinoma de células escamosas à RM (*setas brancas*). Note o característico sinal intermediário da lesão em T2, garantindo contraste com as demais estruturas adjacentes. **A** e **B** Planos axiais. **C** Lesão vista em coronal evidenciando a implantação na parede posterolateral direita. **D** Plano sagital. (V: vagina.)

da resposta ao tratamento e pesquisa de recidiva ou persistência, devem ser reconhecidas as alterações fibrocicatriciais pós-cirúrgicas e actínicas, as quais têm baixa intensidade de sinal, aspecto retrátil e ausência de restrição à difusão, diferentemente da manifestação tumoral.

Assim como nos demais tumores ginecológicos, a adequada avaliação linfonodal no câncer de vulva é fundamental por se tratar de importante fator prognóstico e de programação terapêutica. A identificação de linfonodos positivos nas cadeias inguinais e ilíacas externas está relacionada com a taxa de sobrevida estimada em cerca de 50%. Essa avaliação linfonodal pelo método de imagem é sobretudo desafiadora nos casos dos tumores de vulva, uma vez que muitos se associam a lesões cutâneas e inflamação/infecção sobrepostas, podendo ser observados linfonodos e linfonodomegalias reacionais falso-positivos. Os critérios com maior valor preditivo positivo à RM são: menor eixo axial > 1cm, maior diâmetro anteroposterior em vez de laterolateral, irregularidade de contornos e alterações de sinal intrassubstanciais relacionados com necrose e liquefação.

A RM no estadiamento do câncer de vagina dialoga com o estadiamento FIGO, alinhando os achados em correspondência com o estadiamento clínico e cirúrgico. Para tumores iniciais em estádio I, a lesão se encontra confinada à mucosa, observando-se preservações das linhas de baixo sinal da submucosa e muscular própria. Essas linhas de baixo sinal em T2 se encontram interrompidas nos tumores de estádios II, nos quais a lesão se estende pela muscular própria à gordura paravaginal. Nos estádios III há extensão e invasão da parede pélvica. O envolvimento dos músculos obturadores, piriformes e elevador do ânus, assim como do trajeto dos vasos ilíacos, é facilmente identificado às sequências específicas à RM com supressão de gordura. Por fim, o estádio IV é observado como obliteração dos planos gordurosos adjacentes sem clivagens livres com as linhas de baixa intensidade de sinal das paredes da bexiga, reto e uretra.

Uma indicação e vantagem adicional da RM para avaliação de lesões vaginais e da vulva consiste na possibilidade de auxiliar a distinção e o eventual diagnóstico diferencial com outras lesões benignas que se manifestam de maneira característica à RM, como cistos de Gartner e de Skene, hematocolpo, condiloma acuminado gigante, cisto vaginal de inclusão epitelial e endometriose do septo vaginal, assim como complicações após radioterapia, como fístulas retovaginais e vesicovaginais (Figura 4.29).

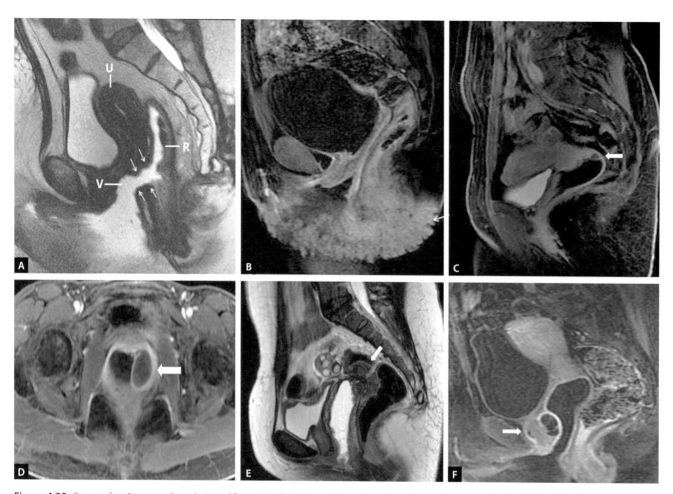

Figura 4.29 Outras afecções com diagnósticos diferenciais de lesões malignas da vulva e da vagina caracterizadas à RM. **A** Fístula retovaginal pós-radioterapia (*setas brancas*). **B** Condiloma acuminado gigante. **C** Cisto vaginal de inclusão epitelial junto ao fórnice posterior. **D** Cisto de Gartner em paciente jovem com dor e edema vaginal com nodulação palpável ao exame físico **E** Endometriose do septo vaginal. (U: útero; V: vagina; R: reto.)

CONSIDERAÇÕES FINAIS

Como exposto, os métodos de imagem têm aplicação prática na avaliação dos tumores ginecológicos, complementando a avaliação médica realizada através da história clínica, exame físico, citologia, biópsia e marcadores tumorais.

A ultrassonografia costuma ser o método inicial para avaliação dos cânceres ginecológicos. A RM está indicada, sobretudo, para avaliação da extensão da doença local, enquanto a TC e o PET/TC avaliam melhor a doença à distância, principalmente linfonodal. O PET/RM surge como alternativa com resultados promissores.

Leitura complementar

Annual report on the results of treatment in gynecological cancer, vol. 21. Statements of results obtained in patients treated in 1982 to 1986, inclusive 3 and 5-year survival up to 1990. Int J Gynaecol Obstet 1991; 36:27-130.

Anthoulakis C, Nikoloudis N. Pelvic MRI as the 'gold standard' in the subsequent evaluation of ultrasound-indeterminate adnexal lesions: a systematic review. Gynecol Oncol 2014; 132:661-8.

Babar S, Rockall A, Goode A, Shepherd J, Reznek R. Magnetic resonance imaging appearances of recurrent cervical carcinoma. Int J Gynaecol Cancer 2007; 17(3):637-45.

Bagade S, Fowler KJ, Schwarz JK et al. PET/MRI evaluation of gynecologic malignancies and prostate cancer. Semin Nucl Med 2015, 45:293-303.

Barwick TD, Taylor A, Rockall A. Functional imaging to predict tumor response in locally advanced cervical cancer. Curr Oncol Rep. 2013 Dec; 15(6):549-58.

Becker J, Verheijen R. Locally advanced cervix cancer: staging by scan or by surgery? BJOG: Int J Obstet Gy 2017; 124:1096. doi:10.1111/1471-0528.14596.

Bernardin L, Dilks P, Liyanage S et al. Effectiveness of semi-quantitative multiphase dynamic contrastenhanced MRI as a predictor of malignancy in complex adnexal masses: radiological and pathological correlation. Eur Radiol 2012; 22(4):880-90.

Bollineni VR, Ytre-Hauge S, Bollineni-Balabay O et al. High diagnostic value of 18F-FDG PET/TC in endometrial cancer: systematic review and meta-analysis of the literature. J Nucl Med 2016; 57(6):879-85.

Bosquet JG, Magrina JF, Gaffey TA et al. Long-term survival and disease recurrence in patients with primary squamous cell carcinoma of the vulva. Gynecol Oncol 2005; 97:828-33.

Cantrell L, Duska L. PET trumps surgical staging in locally advanced cervical cancer. BJOG: Int J Obstet Gy 2017; 124:1095.

Carley ME, Klingele CJ, Gebhart JB et al. Laparoscopy versus laparotomy in the management of benign unilateral adnexal masses. J Am Assoc Gynecol Laparosc 2002; 9:321-6.

Castellucci P, Perrone AM, Picchio M et al. Diagnostic accuracy of 18F-FDG PET/TC in characterizing ovarian lesions and staging ovarian cancer:

correlation with transvaginal ultrasonography, computed tomography, and histology. Nucl Med Commun 2007; 28:589-95.

Curtin JP. Management of the adnexal mass. Gynecol Oncol 1994; 55:S42-6.

Chattopadhyay S, Cross P, Nayar A et al. Tumor size: a better independent predictor of distant failure and death than depth of myometrial invasion in International Federation of Gynecology and Obstetrics stage I endometrioid endometrial cancer. Int J Gynecol Cancer 2013; 23(4):690-7.

Choi SH, Kim SH, Choi HJ et al. Preoperative magnetic resonance imaging staging of uterine cervical carcinoma: results of prospective study. J Comput Assist Tomogr 2004; 28:620-7.

Davarpanah AH, Kambadakone A, Holalkere NS et al. Diffusion MRI of uterine and ovarian masses: identifying the benign lesions. Abdom Radiol 2016; 41(12):2466-75.

de Boer P, Adam JA, Buist MR et al. Role of MRI in detecting involvement of the uterine internal os in uterine cervical cancer: systematic review of diagnostic test accuracy. Eur J Radiol 2013; 82:422-8.

Dodge JE, Covens AL, Lacchetti C et al. Gynecology Cancer Disease Site Group. Management of a suspicious adnexal mass; a clinical practice guideline. Curr Oncol 2012; 19:e244-57.

Dodge JE, Covens AL, Lacchetti C et al., The Gynecology Cancer Disease Site Group. Preoperative identification of a suspicious adnexal mass: a systematic review and meta-analysis. Gynecol Oncol 2012; 126:157-66.

Engin G. Cervical cancer: MR imaging findings before, during, and after radiation therapy. Eur Radiol 2006; 16:313-24.

Epstein E, Blomqvist L. Imaging in endometrial cancer. Best Practice & Research Clinical Obstetrics and Gynaecology, 2014.

Erkanli S, Ayhan A. Fertility-sparing therapy in young women with endometrial cancer: 2010 update. Int J Gynecol Cancer 2010; 20(7):1170-87.

Final Recommendation Statement, Cervical Cancer: Screening March 2012. Disponível em: http://www.uspreventiveservicestaskforce.org/Page/Document/RecommendationStatementFinal/cervical-cancer-screening.

Fishman DA, Cohen L, Blank SV et al. The role of ultrasound evaluation in the detection of early-stage epithelial ovarian cancer. Am J Obstet Gynecol 2005; 192(4):1214-21.

Forstner R, Thomassin-Naggara I, Cunha TM et al. ESUR recommendations for MR imaging of the sonographically indeterminate adnexal mass: an update. Eur Radiol 2017; 27(6):2248-57.

Freeman SJ, Aly AM, Kataoka MY, Addley HC, Reinhold C, Sala E. The revised FIGO system for uterine malignancies: implications for MR imaging. RadioGraphics 2012; 32(6):1805-27.

Fujii S, Kakite S, Nishihara K et al. Diagnostic accuracy of diffusion-weighted imaging in differentiating benign from malignant ovarian lesions. J Magn Reson Imaging 2008; 28(5):1149-56.

Gardner CS, Sunil J, Klopp AH et al. Primary vaginal cancer: role of MRI in diagnosis, staging and treatment. Br J Radiol 2015; 88:20150033.

Gee MS, Atri M, Bandos AI et al. Identification of distant metastatic disease in uterine cervical and endometrial cancers with FDG PET/TC: Analysis from the ACRIN 6671/GOG 0233 Multicenter Trial Radiology 2017 Nov 29:170963.

Ghooshkhanei H, Treglia G, Sabouri G, et al. Risk stratification and prognosis determination using 18F-FDG PET imaging in endometrial cancer patients: A systematic review and meta-analysis. Gynecol Oncol 2014; 132(3):669-76.

Gouy S, Morice P, Narducci F et al. Nodal-staging surgery for locally advanced cervical cancer in the era of PET. Lancet Oncol 2012 May; 13(5):e212-20.

Grigsby PW, Siegel BA, Dehdashti F et al. Posttherapy [18F] fluorodeoxyglucose positron emission tomography in carcinoma of the cervix: response and outcome. J Clin Oncol 2004; 22(11):2167-71.

Herrera FG, Prior JO. The role of PET/TC in cervical cancer. Front Oncol 2013 Feb 26; 3:34.

Hricak H, Gatsonis C, Chi DS et al. Role of imaging in pretreatment evaluation of early invasive cervical cancer: Results of the Intergroup Study American College of Radiology Imaging Network 6651–Gynecologic Oncology Group 183. J Clin Oncol 2005; 23(36):9329-37.

Hricak H, Lacey CG, Sandles LG et al. Invasive cervical carcinoma: comparison of MR imaging and surgical findings. Radiology 1988; 166:623-31.

Innocenti P, Fiumicelli D, Agostini S et al. Magnetic resonance imaging in the measurement of clinical stage IB cervical carcinoma. Eur J Radiol 1996; 23:222-7.

Kaijser J, Vandecaveye V, Deroose CM et al. Imaging techniques for the pre-surgical diagnosis of adnexal tumours. Best Pract Res Clin Obstet Gynaecol 2014 Jul; 28(5):683-95.

Kakhki VRD, Shahriari S, Treglia G et al. Diagnostic performance of fluorine 18 fluorodeoxyglucose positron emission tomography imaging for detection of primary lesion and staging of endometrial cancer patients: systematic review and metaanalysisof the literature. Int J Gynecol Cancer 2013; 23(9):1536.

Kataoka MY, Sala E, Baldwin P et al. The accuracy of magnetic resonance imaging in staging of vulvar cancer: a retrospective multi-centre study. Gynecol Oncol 2010; 117:82-7.

Khan SR, Arshad M, Wallitt K et al. What's new in imaging for gynecologic cancer? Curr Oncol Rep 2017 Nov 6; 19(12):85.

Kim HJ, Cho A, Yun M et al. Comparison of FDG PET/TCand MRI in lymph node staging of endometrial cancer. Ann Nucl Med 2016; 30(2): 104-13.

Kim S-K, Choi HJ, Park S-Y et al. Additional value of MR/PET fusion compared with PET/TC in the detection of lymph node metastases in cervical cancer patients. Eur J Cancer 2009; 45(12):2103-9.

Kinkel K, Lu Y, Mehdizade A et al. Indeterminate ovarian mass at US: incremental value of second imaging test for characterization: meta-analysis and Bayesian analysis. Radiology 2005; 236:85-94.

Kitajima K, Suenaga Y, Ueno Y et al. Value of fusion of PET and MRI for staging of endometrial cancer: Comparison with 18F-FDG contrast-enhanced PET/TC and dynamic contrast-enhanced pelvic MRI. Eur J Radiol 2013; 82(10):1672-6.

Kitajima K, Suzuki K, Senda M et al. FDG-PET/TC for diagnosis of primary ovarian cancer. Nucl Med Commun 2011; 32:549-53.

Koskas M, Rouzier R, Amant F. Staging for endometrial cancer: The controversy around lymphadenectomy - Can this be resolved? Best Pract Res Clin Obstet Gynaecol 2015 Aug; 29(6):845-57.

Koyama T, Tamai K, Togashi K. Staging of carcinoma of the uterine cervix and endometrium. Eur Radiol 2007; 17:2009-19.

Kusmirek J, Robbins J, Allen H et al. PET/TC and MRI in the imaging assessment of cervical cancer. Abdom Imaging 2015; 40(7):2486-511.

Lagasse LD, Creasman WT, Shingleton HM, Ford JH, Blessing JA. Results and complications of operative staging in cervical cancer: experience of the Gynecologic Oncology Group Gynecol Oncol 1980; 9:90-8.

LCA Gynaecological Cancer Guidelines, July 2014. London Cancer Alliance.

Lee JY, Kim Y, Lee TJ et al. Cost-effectiveness of para-aortic lymphadenectomy before chemoradiotherapy in locally advanced cervical cancer. J Gynecol Oncol 2015 Jul; 26(3):171-8.

Lee LJ, Jhingran A, Kidd E et al. American College of Radiology ACR appropriateness criteria: management of vaginal cancer. Oncology 2013; 27:1166-73.

Lee M, Lee H, Cheon GJ et al. Prognostic value of preoperative intratumoral FDG uptake heterogeneity in patients with epithelial ovarian cancer. Eur Radiol 2016; 27:1-8.

Li W, Chu C, Cui Y et al. Diffusion-weighted MRI: a useful technique to discriminate benign versus malignant ovarian surface epithelial tumors with solid and cystic components. Abdom Imaging 2012; 37(5):897-903.

Lin G, Chen CY, Liu FY et al. Computed tomography, magnetic resonance imaging and FDG positron emission tomography in the management of vulvar malignancies. Eur Radiol 2015; 25:1267-78.

Lopez-Lopez V, Cascales-Campos PA, Gil J et al. Use of (18)F-FDG PET/TC in the preoperative evaluation of patients diagnosed with peritoneal carcinomatosis of ovarian origin, candidates to cytoreduction and hipec. A pending issue. Eur J Radiol 2016; 85(10):1824-8.

Mansour SM, Saraya S, El-Faissal Y. Semi-quantitative contrast-enhanced MR analysis of indeterminate ovarian tumours: when to say malignancy? Br J Radiol 2015; 88(1053).

Menon U, Gentry-Maharaj A, Hallett R et al. Sensitivity and specificity of multimodal and ultrasound screening for ovarian cancer, and stage distribution of detected cancers: results of the prevalence screen of the UK Collaborative Trial of Ovarian Cancer Screening (UKCTOCS). Lancet Oncol 2009; 10:327-40.

Mohaghegh P, Rockall AG. Imaging strategy for early ovarian cancer: characterization of adnexal masses with conventional and advanced imaging techniques. Radiographics 2012; 32:1751-73.

Narayan K, Lin MY. Staging for cervix cancer: Role of radiology, surgery and clinical assessment. Best Pract Res Clin Obstet Gynaecol 2015 Aug; 29(6):833-44.

National Comprehensive Cancer Network Guidelines. Cervical cancer. Disponível em: http://www.nccn.org/professionals/physician_gls/pdf/cervical.pdf.

National Comprehensive Cancer Network. NCCN clinical practice guidelines in oncology (NCCN guidelines): uterine neoplasms. Version 2. 2017.

National Comprehensive Cancer Network. NCCN Clinical Practice Guidelines in Oncology: Ovarian Cancer. V.1.2017.

NCCN Guidelines Version 1. 2017 vulvar cancer (squamous cell carcinoma). Disponível em: https://www.nccn.org/professionals/physician_gls/pdf/vulvar.pdf.

NHS Cervical Screening Programme Annual Review 2012. Disponível em: http://www.cancerscreening.nhs.uk/cervical/publications/cervical-annual-review-2012.pdf.

Nicolet V, Carignan L, Bourdon F et al. MR imaging of cervical carcinoma: a practical staging approach. Radiographics 2000; 20:1539-49.

NIH Consens Statement. Ovarian Cancer: Screening, Treatment, and Follow up.

Parker WH, Broder MS, Liu Z, Shoupe D, Farquhar C, Berek JS. Ovarian conservation at the time of hysterectomy for benign disease. Obstet Gynecol 2005; 106:219-26.

Pecorelli S. Revised FIGO staging for carcinoma of the vulva, cervix and endometrium. Int J Gynaecol Obstet 2010 Feb; 108(2):176.

Pomel C, Martinez A, Bourgin C et al. Survival effect of laparoscopic para-aortic staging in locally advanced cervical cancer: a retrospective cohort analysis. BJOG 2017 Jun; 124(7):1089-94.

Queiroz MA, Kubik-Huch RA, Hauser N et al. PET/MRI and PET/TC in advanced gynaecological tumours: initial experience and comparison. Eur Radiol 2015; 25:2222-30.

Rajaram S, Maheshwari A, Srivastava A. Staging for vaginal cancer. Best Pract Res Clin Obstet Gynaecol 2015 Aug; 29(6):822-32.

Reinhardt MJ, Ehritt-Braun C, Vogelgesang D et al. Metastatic lymph nodes in patients with cervical cancer: detection with MR imaging and FDG PET. Radiology 2001; 218(3):776-82.

Ricke J, Sehouli J, Hach C et al. Prospective evaluation of contrast-enhanced MRI in the depiction of peritoneal spread in primary or recurrent ovarian cancer. Eur Radiol 2003; 13(5):943-9.

Rockall AG, Ghosh S, Alexander-Sefre F et al. Can MRI rule out bladder and rectal invasion in cervical cancer to help select patients for limited EUA? Gynecol Oncol 2006; 101:244-9.

Rockall AG, Meroni R, Sohaib SA et al. Evaluation of endometrial carcinoma on magnetic resonance imaging. Int J Gynecol Cancer 2007; 17(1): 188-96.

Royal College of Radiologists. Recommendations for cross-sectional imaging in cancer management, second edition, lymph nodes, 2014. Disponível em: https://www.rcr.ac.uk/sites/default/files/publication/BFCR(14)2_4_Lymph.pdf.

Sahdev A. Cervical tumors. Semin Ultrasound CT MR 2010; 31(5): 399-413.

Sala E, Micco M, Burger IA et al. Complementary prognostic value of pelvic magnetic resonance imaging and whole-body fluorodeoxyglucose positron emission tomography/computed tomography in the pretreatment assessment of patients with cervical cancer. Int J Gynecol Cancer 2015; 25(8):1461-7.

Sala E, Rockall AG, Freeman SJ et al. The added role of MR imaging in treatment stratification of patients with gynecologic malignancies: what the radiologist needs to know. Radiology 2013; 266:717-40.

Schink JC, Rademaker AW, Miller DS et al. Tumor size in endometrial cancer. Cancer 1991; 67(11):2791-4.

Schmid MP, Fidarova E, Potter R et al. Magnetic resonance imaging for assessment of parametrial tumour spread and regression patterns in adaptive cervix cancer radiotherapy. Acta Oncol 2013; 52: 1384-90.

Schwarz JK, Siegel BA, Dehdashti F et al. Association of posttherapy positron emission tomography with tumor response and survival in cervical carcinoma. JAMA 2007; 298(19):2289-95.

Shah C, Johnson EB, Everett E et al. Does size matter? Tumor size and morphology as predictors of nodal status and recurrence in endometrial cancer. Gynecol Oncol 2005; 99(3):564-70.

Shetty AS, Menias CO. MR imaging of vulvar and vaginal cancer. Magn Reson Imaging Clin N Am 2017 Aug;25(3):481-502.

Sheu M, Chang C, Wang J et al. MR staging of clinical stage I and IIa cervical carcinoma: a reappraisal of efficacy and pitfalls. Eur J Radiol 2001; 38:225-31.

SIGN. Management of cervical cancer: a national clinical guideline. SIGN Guideline 99, January 2008.

Spencer JA, Forstner R, Cunha TM et al. ESUR Female Imaging Sub-Committee. ESUR guidelines for MR imaging of the sonographically indeterminate adnexal mass: an algorithmic approach. Eur Radiol 2010; 20:25-35.

Taylor MB, Dugar N, Davidson SE et al. Magnetic resonance imaging of primary vaginal carcinoma. Clin Radiol 2007; 62:549-55.

Tempany CM, Zou KH, Silverman SG et al. Staging of advanced ovarian cancer: comparison of imaging modalities–report from the Radiological Diagnostic Oncology Group. Radiology 2000; 215(3):761-7.

Testa AC, Di Legge A, De Blasis I et al. Imaging techniques for the evaluation of cervical cancer. Best Pract Res Clin Obstet Gynaecol 2014; 28(5):741-68.

Thomassin-Naggara I, Aubert E, Rockall A et al. Adnexal masses: development and preliminary validation of an MR imaging scoring system. Radiology 2013; 267:432-43.

Thomassin-Naggara I, Cuenod CA, Darai E, et al. Dynamic contrast-enhanced MR imaging of ovarian neoplasms: current status and future perspectives. Magn Reson Imaging Clin N Am 2008; 16(4):661-72, ix.

Thomassin-Naggara I, Darai E, Cuenod CA et al. Contribution of diffusion-weighted MR imaging for predicting benignity of complex adnexal masses. Eur Radiol 2009; 19(6):1544-52.

Tinelli R, Tinelli A, Tinelli FG et al. Conservative surgery for borderline ovarian tumors: a review. Gynecol Oncol 2006; 100:185-91.

Todo Y, Choi HJ, Kang S et al. Clinical significance of tumor volume in endometrial cancer: a Japan-Korea cooperative study. Gynecol Oncol 2013; 131(2):294-8.

Todo Y, Watari H, Okamoto K et al. Tumor volume successively reflects the state of disease progression in endometrial cancer. Gynecol Oncol 2013; 129(3):472-7.

Vallius T, Peter A, Auranen A et al. 18F-FDG-PET/TC can identify histopathological non-responders to platinum-based neoadjuvant chemotherapy in advanced epithelial ovarian cancer. Gynecol Oncol 2016; 140(1):29-35.

Van Calster B, Timmerman D, Valentin L et al. Triaging women with ovarian masses for surgery: observational diagnostic study to compare RCOG guidelines with an International Ovarian Tumour Analysis (IOTA) group protocol. BJOG 2012; 119:662-71.

Wakefield JC, Downey K, Kyriazi S et al. New MR techniques in gynecologic cancer. Am J Radiol 2013; 200:249-60.

Woo YL, Kyrgiou M, Bryant A et al. Centralisation of services for gynaecological cancers – a Cochrane systematic review. Gynecol Oncol 2012; 126:286-90.

Wu C, Lu L, Liu Y et al. Evaluating MRI, CT, PET/TC in detection of lymph node status in cervical cancer: a meta-analysis. Int J Clin Exp Med 2016; 9(6):9917-31.

Wu LM, Xu JR, Gu HY et al. Predictive value of T2-weighted imaging and contrast-enhanced MR imaging in assessing myometrial invasion in endometrial cancer: a pooled analysis of prospective studies. Eur Radiol 2013; 23:435-49.

Yamamoto M, Tsujikawa T, Fujita Y et al. Metabolic tumor burden predicts prognosis of ovarian cancer patients who receive platinum-based adjuvant chemotherapy. Cancer Sci 2016; 107(4):478-85.

Yamamoto Y, Oguri H, Yamada R, et al. Preoperative evaluation of pelvic masses with combined 18F-fluorodeoxyglucose positron emission tomography and computed tomography. Int J Gynaecol Obstet 2008; 102:124-7.

Ytre-Hauge S, Husby JA, Magnussen IJ et al. Preoperative tumor size at MRI predicts deep myometrial invasion, lymph node metastases, and patient outcome in endometrial carcinomas. Int J Gynecol Cancer 2015; 25(3):459-66.

Yun M, Cho A, Lee JH et al. Physiologic 18F-FDG uptake in the fallopian tubes at mid cycle on PET/CT. J Nucl Med 2010;51 (5):682-5.

Zand KR, Reinhold C, Abe H et al. Magnetic resonance imaging of the cervix. Cancer Imaging 2007; 7:69. the official publication of the International Cancer Imaging Society 76.

Princípios e Aplicações da Biologia Molecular no Câncer Ginecológico

CAPÍTULO 5

Marcelo Antônio Pascoal Xavier

INTRODUÇÃO

Para o ano de 2018 foram estimados cerca de 90.000 novos casos de câncer ginecológico no Brasil com aproximadamente 25.000 óbitos, o que corresponde a 44% de todos os cânceres registrados em mulheres (Tabela 5.1).

Tradicionalmente, a abordagem laboratorial do câncer ginecológico exige a disponibilidade de informações como estádio patológico da doença, subtipo e grau histológicos para guiar a estratificação do risco e o plano terapêutico. Entretanto, com o recente desenvolvimento e a disponibilidade de novas terapias oncológicas, incluindo terapias-alvo e personalizadas, o papel da patologia cirúrgica transcende o estudo morfológico clássico para uma contribuição molecular na necessária abordagem multidisciplinar do câncer ginecológico.

MÉTODOS DE DIAGNÓSTICO MOLECULAR

A patologia molecular é uma disciplina da patologia dedicada ao estudo e ao diagnóstico das doenças, particularmente neoplasias, por meio de métodos mais sofisticados e complexos que possibilitem o exame das macromoléculas e dos ácidos desoxi e ribonucleicos (DNA e RNA) dos tecidos ou fluidos corporais. A patologia molecular é multidisciplinar e compartilha sua prática com a anatomia patológica ou patologia cirúrgica, com a patologia clínica, biologia molecular, bioquímica e genética, além das indispensáveis correlações clínicas e radiológicas.

Na prática médica atual, os principais métodos e técnicas disponíveis e empregados pela patologia molecular são a imuno-histoquímica e as seguintes técnicas de biologia celular: hibridação molecular, reação em cadeia da polimerase e sequenciamento de DNA.

Imuno-histoquímica

A imuno-histoquímica é um método essencialmente qualitativo que se utiliza de anticorpos mono ou policlonais para detecção de antígenos celulares humanos ou de microrganismos presentes nos tecidos. Os anticorpos são marcados com substâncias fluorescentes (técnica imunofluorescente) ou enzimas (técnica imunoenzimática) para reconhecimento e visualização da reação antígeno-anticorpo na microscopia de fluorescência ou óptica convencional, respectivamente (Figura 5.1).

O recente e grande avanço tecnológico na produção de anticorpos, particularmente monoclonais, e no desenvolvimento de cadeias poliméricas para revelação das reações de imuno-histoquímica consolidou a técnica imunoenzimática como a mais sensível e eficiente para detecção dos antígenos.

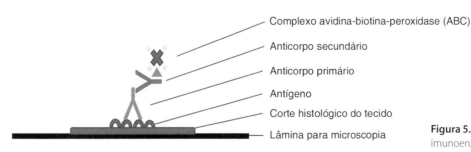

Figura 5.1 Reação imuno-histoquímica pela técnica imunoenzimática.

Técnicas de biologia molecular

A incorporação dos avanços da biologia molecular no diagnóstico anatomopatológico e na investigação da patogênese das neoplasias, por meio das análises do DNA e do RNA, ampliou as possibilidades de predição, diagnóstico precoce, classificação e prognóstico mais precisos.

Princípios de biologia molecular

O gene representa um segmento de DNA que contém sequência de aminoácidos de uma proteína e sequência regulatória necessária para sua expressão. Outras importantes regiões dos genes incluem sequências de início e de término para a síntese de RNA mensageiro (mRNA). Essa sequência de nucleotídeos organizados na molécula de DNA contém a informação genética que será transcrita em RNA e traduzida em proteínas, constituindo o dogma central da biologia molecular.

Numerosos fatores genéticos e/ou não presentes na sequência nucleotídica, os quais são denominados epigenéticos, regulam a complexa expressão gênica a partir da replicação semiconservativa do DNA durante os processos de transcrição e tradução. Dentre esses se destacam a participação das enzimas DNA e RNA polimerases no controle trascricional e os componentes do metabolismo do RNA, como clivagem ou processamento (*splicing*) e degradação do RNA, além da presença crescente dos pequenos ou micro-RNA (miRNA) e dos RNA de interferência.

A expressão gênica também pode ser alterada por fenômenos epigenéticos, que se referem aos processos que alteram a função do gene por mecanismos que não causam mudanças na sequência do DNA. Dois exemplos bem conhecidos de controle epigenético capaz de silenciar a expressão gênica são a metilação do DNA e as modificações nas histonas.

Além da regulação da expressão gênica, outras alterações podem inibir ou induzir a função gênica. Dentre essas, a mudança em um único nucleotídeo é denominada polimorfismo de um único nucleotídeo (SNP) ou mutação pontual, quando modifica apenas um único par de bases. Quando essa mudança ocorre no sítio-alvo de uma enzima de restrição, é denominada polimorfismo de tamanho de fragmento de restrição (RFLP).

Por último, e também relacionadas com a alteração da função gênica, estão as repetições de sequências nucleotídicas do DNA, denominadas satélites. Os satélites têm ser mini ou microssatélites, dependendo da quantidade de unidades repetitivas. Microssatélites têm 10 ou menos pares de bases (pb) repetitivas, enquanto minissatélites têm entre 10 e 50pb.

Hibridação molecular

O DNA é uma dupla hélice de fitas antiparalelas, nas quais as unidades de nucleotídeos são unidas por ligações fosfodiéster 5'-3'. Suas bases nitrogenadas têm complementaridade e são pareadas por afinidade química: a adenina (A) é complementar à timina (T) e a guanina (G) é complementar à citosina (C), e esse pareamento de bases é o princípio do processo de hibridação molecular.

A partir do aquecimento do DNA extraído das células (*blot* ou transferência) ou presente nos tecidos (hibridação *in situ*), ocorre o processo de separação das fitas, denominado desnaturação. A desnaturação do DNA ocorre em uma faixa estreita de temperatura, cujo ponto médio é a temperatura de fusão (T_m). Essa T_m depende da proporção de bases G-C, mais estáveis do que A-T por apresentarem três pontes de hidrogênio. Essa desnaturação do DNA é reversível, e a renaturação ou hibridação ocorre sob condições apropriadas.

A utilização de um segmento com sequência conhecida de DNA ou RNA, denominada sonda, pode indicar a presença de outra sequência de DNA ou RNA de interesse ou alvo por meio da hibridação. Para visualização da hibridação molecular são utilizadas marcações nas sondas por compostos radioativos, fluorescentes (sondas frias) ou enzimáticos. Atualmente, as sondas fluorescentes e enzimáticas são as mais utilizadas na prática clínica.

Na hibridação *in situ* (Figura 5.2) são utilizados principalmente os cortes histológicos dos tecidos previamente parafinados com as vantagens de localização precisa da sequência de interesse no tecido e de detectar rearranjos, duplicações ou deleções cromossômicas. A reação de hibridação *in situ* pode ser marcada por compostos fluorescentes (FISH), cromogênicos (CISH) ou metálicos (SISH).

Mais recentemente passaram a ser disponibilizadas sondas complementares a todas as regiões cromossômicas, conhecidas em conjunto como reação de hibridação em larga escala ou microarranjos (*microarrays*). Equipamentos especiais (*scanners*) são capazes de identificar centenas de sequências diferentes em suportes especiais denominados lâminas ou *chips*. Dependendo da sequência-alvo, algumas denominações são específicas. Os microarranjos mais utilizados são direcionados às investigações de DNA complementar (cDNA), mRNA, miRNA e éxons (regiões codificadoras dos genes).

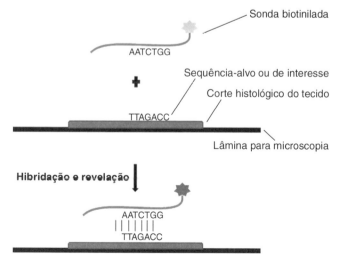

Figura 5.2 Esquema da hibridação molecular *in situ* com sonda biotinilada.

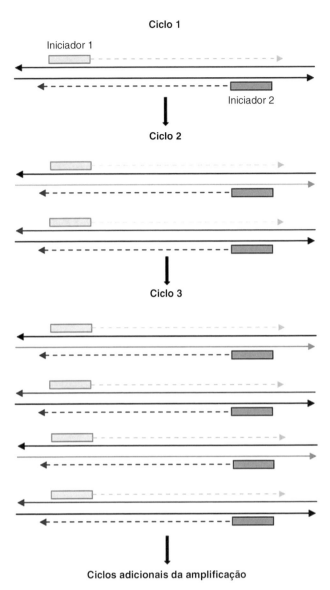

Figura 5.3 Reação em cadeia da polimerase (PCR).

Reação em cadeia da polimerase

A reação em cadeia da polimerase (PCR) é considerada a mais importante inovação tecnológica dentro da patologia molecular. Trata-se de método de amplificação de sequências-alvo do DNA, como genes supressores de tumor (p. ex., p53) ou oncogenes (p. ex., c-MYC), ou do RNA, após processo de transcrição reversa (RT) em cDNA, com base no princípio da duplicação semiconservativa do DNA.

A PCR apresenta especificidade inerente porque duas pequenas sequências complementares de nucleotídeos, denominadas iniciadores ou *primers*, servem como ponto inicial para a ação da DNA polimerase. A partir do reconhecimento dos *primers* nas fitas complementares, a reação se processa em três fases: desnaturação, pareamento e extensão, que são repetidas por aproximadamente 25 a 45 ciclos em temperaturas apropriadas e controladas.

Na primeira etapa, a de desnaturação, ocorre a dissociação das duas fitas do DNA à temperatura de aproximadamente 94°C por 1 a 5 segundos. A etapa do pareamento (*annealing*) dos iniciadores às fitas separadas ou simples de DNA ocorre entre 40°C e 70°C por vários segundos. Por último, a extensão ocorre em temperaturas ótimas, geralmente entre 70°C e 75°C, para a atividade da DNA polimerase. Assim, a repetição desses ciclos promove a amplificação exponencial da sequência de DNA-alvo ou de interesse (Figura 5.3).

Existem muitas variações da PCR além da reação convencional. As duas variações com maiores importância e aplicabilidade em patologia molecular são a RT-PCR e a PCR em tempo real. A RT-PCR utiliza RNA como alvo e a enzima transcriptase reversa para converter esse RNA em cDNA. Posteriormente, são empregadas as etapas da PCR convencional.

A PCR em tempo real ou PCR quantitativa (qPCR), ao combinar os processos de amplificação e detecção em um só passo por meio da incorporação de sinal fluorescente na amplificação e da visualização da detecção em tempo real no computador, otimizou e dinamizou o uso da PCR na patologia molecular. Os resultados da qPCR são mais reprodutíveis porque a quantificação do alvo é baseada no ciclo-limite (*cycle threshold* – C_t *value*) de uma fase log-linear de amplificação que indica o aumento do sinal da fluorescência decorrente da formação de duplas fitas de DNA, ou seja, cada ciclo progressivo da PCR produz aumento exponencial do sinal fluorescente e a concentração resultante de DNA é inversamente proporcional ao ciclo-limite (C_t). Graficamente, a amplificação é apresentada em curva no formato de S, cuja posição indica a concentração do DNA-alvo na amostra. Quanto mais deslocada à esquerda, menor o C_t e maior a concentração de DNA-alvo (Figura 5.4).

Sequenciamento de DNA

Embora a maioria das variações genéticas atribuídas à sequência do DNA possa ser identificada por PCR, o sequenciamento direto do DNA é reconhecido como referência padrão e, além disso, pode identificar certas alterações imperceptíveis à PCR.

O sequenciamento do DNA pode ser feito por inúmeros métodos. Entretanto, os mais utilizados em patologia molecular são o sequenciamento de Sanger, o pirossequenciamento e o sequenciamento de nova geração (SNG).

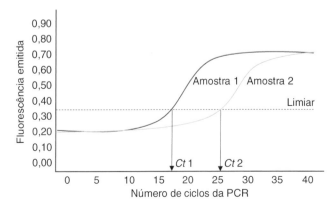

Figura 5.4 Reação em cadeia da polimerase (PCR) em tempo real.

O princípio do sequenciamento de Sanger se baseia na incorporação de nucleotídeos modificados na cadeia terminal do DNA-alvo ou de interesse. Esses nucleotídeos modificados contêm um átomo de hidrogênio (H) no lugar da hidroxila (OH) que impede a continuação da cadeia polinucleotídica.

O pirossequenciamento é fundamentado na incorporação de nucleotídeo com pirofosfato, que é liberado durante a ligação fosfodiéster. Essa liberação de pirofosfato emite luz que é lida por equipamentos específicos, os pirossequenciadores.

No SNG, o processo se inicia com a síntese de moldes de DNA de 200 a 250pb a partir do DNA da amostra. Esses moldes são clonados e amplificados por PCR e imobilizados em microarranjos. Posteriormente, um iniciador universal é adicionado na extremidade de cada sequência imobilizada. A DNA polimerase se liga ao iniciador e realiza o sequenciamento de milhares de sequências em paralelo. Como os nucleotídeos são marcados com substâncias fluorescentes específicas, a cada reação o *scanner* detecta o espectro de luz emitido em cada um dos milhares de pontos, sequenciando em paralelo.

Mais recentemente, novas estratégias estão potencializando a capacidade do sequenciador em larga escala na análise de DNA, RNA, proteínas e alterações epigenéticas. Dentre essas, destacam-se: Exon-Seq, para detalhamento da região codificadora do genoma; RNA-Seq, para análise quantitativa da expressão gênica; DNAse-Seq, para análise de regiões regulatórias do DNA; e Metil-Seq, para análise de regiões promotoras metiladas do DNA.

APLICAÇÕES DA PATOLOGIA MOLECULAR NA ONCOLOGIA GINECOLÓGICA

Nas últimas décadas, estudos moleculares sobre as neoplasias ginecológicas têm enfocado o desenvolvimento de biomarcadores relacionados com o diagnóstico, o prognóstico e o tratamento dos cânceres mais incidentes, em especial dos carcinomas de células escamosas do colo uterino, do endométrio e do ovário.

Carcinoma de células escamosas (CCE) do colo uterino

O CCE é a neoplasia maligna mais frequente do colo uterino e acomete predominantemente mulheres jovens. O papilomavírus humano (HPV) é considerado o agente etiológico do CCE do colo uterino, além da vagina e de aproximadamente 30% dos casos de carcinoma da vulva. Morfologicamente, o HPV provoca distúrbios da proliferação e maturação da mucosa cervical, principalmente na mucosa escamosa, que progridem de displasia epitelial leve (lesão intraepitelial de baixo grau [LSIL]), no terço basal do epitélio, para displasia epitelial moderada/acentuada (lesão intraepitelial de alto grau [HSIL]), a qual pode comprometer toda a espessura da mucosa cervical. Além do CCE, a maioria das neoplasias malignas do colo uterino é representada pelo adenocarcinoma puro ou o associado ao CCE, o carcinoma adenoescamoso, que também está associado ao HPV.

Marcadores moleculares da lesão intraepitelial escamosa

No epitélio displásico, há a presença e a expressão anormal do DNA e de oncoproteínas virais, respectivamente, bem como de marcadores da divisão celular. A presença do HPV nos ceratinócitos da mucosa cervical, considerada atualmente um teste adjunto para o diagnóstico da lesão intraepitelial escamosa, pode ser confirmada por biópsias do colo uterino ou, mais recentemente, pela citologia em meio líquido (CML) do colo uterino.

A pesquisa do DNA ou de proteínas do HPV no tecido pode ser realizada por hibridação *in situ* e por imuno-histoquímica. Entretanto, considerando-se particularidades da infecção pelo HPV, como tipo de vírus e concentração das macromoléculas virais na mucosa, tanto a hibridação *in situ* como a imuno-histoquímica têm sensibilidade relativamente baixa.

Essa limitação foi contornada pela disponibilização de marcadores substitutivos da infeção pelo HPV para uso em imuno-histoquímica, como o antígeno Ki-67, biomarcador nuclear da divisão celular, e a proteína celular p16INK4a ou p16, uma inibidora de cinase dependente de ciclina e biomarcadora citoplasmática da infecção pelo HPV. A presença ou positividade para Ki-67 nas camadas parabasal e superficial da mucosa escamosa, com o devido cuidado do diagnóstico diferencial com regeneração epitelial, indica LSIL e HSIL, respectivamente. Com relação ao biomarcador p16, uma forte e difusa imunorreatividade imuno-histoquímica epitelial apresenta elevada associação a HSIL, CCE e adenocarcinoma endocervical e indica hiperexpressão ativa da oncoproteína viral E7. Entretanto, p16 tem limitado valor como biomarcador da LSIL. Além disso, outros processos celulares, como metaplasia tubária, podem apresentar hiperexpressão de p16. Adicionalmente, outros biomarcadores candidatos, como proteínas de manutenção do minicromossomo 7 e 2 (MCM7 e 2), topoisomerase II alfa e ciclina D1, têm expressão alterada pelos efeitos do HPV sobre o ciclo celular. Entre as pequenas GTPases, RAC1, RHO e RAP1 estão associadas à progressão da neoplasia cervical (Figura 5.5).

Além da biópsia ou tecido, a pesquisa do DNA ou de proteínas do HPV e de biomarcadores celulares pode ser realizada na CML, uma inovação metodológica da citologia cervical convencional ou teste de Papanicolau que possibilita o uso das principais ferramentas da patologia molecular. A CML foi aprovada em 1996 pela Food and Drug Administration (FDA), dos EUA, para uso em ginecologia. Existem várias técnicas diferentes disponíveis para realização dessa nova metodologia, como ThinPrep®, Surepath® e ClearPrep®, que são os métodos mais amplamente utilizados.

Com relação à citologia convencional, a CML permite a aplicação de diversas técnicas de biologia molecular (PCR convencional e em tempo real, sequenciamento e imunocitoquímica) para detecção e genotipagem do DNA do HPV, quantificação de oncoproteínas virais do HPV, identificação da flora vaginal e estudo da expressão de biomarcadores das

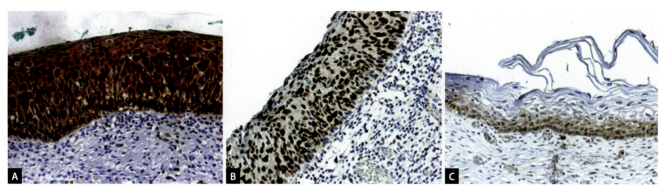

Figura 5.5 Expressão imuno-histoquímica de biomarcadores celulares nas lesões intraepiteliais escamosas do colo uterino. **A** e **B** p16 e Ki-67 na HSIL. **C** RAP1 GTPase na LSIL.

lesões precursoras e de diferentes estádios do CCE do colo do útero. Em comparação com a citologia convencional, o teste de HPV-DNA oferece um equilíbrio entre aumento da sensibilidade e menor especificidade. A CML também representa importante estratégia para minimizar limitações específicas da aplicação imuno-histoquímica de biomarcadores celulares nas biópsias do colo uterino ao possibilitar a pesquisa dos mesmos biomarcadores por imunocitoquímica.

Marcadores moleculares da microinvasão do CCE

A detecção precisa de focos microscópicos de invasão do estroma a partir do exame histopatológico das lesões intraepiteliais escamosas é relativamente difícil por causa do denso infiltrado encontrado nessas lesões. Adicionalmente, o exame histoquímico da presença ou ausência de componentes da membrana basal não é suficiente para definir a presença de invasão em determinados casos.

Entretanto, a visualização de células epiteliais neoplásicas migrando através da membrana basal ou constituindo pequenos ninhos no córion, por imuno-histoquímica, preenche o critério para invasão do estroma. Recentemente, as pesquisas imuno-histoquímicas para citoceratinas e colágeno IV têm sido muito úteis na comprovação de invasão precoce no CCE.

Adenocarcinoma do endométrio

O adenocarcinoma do endométrio é dividido em subtipos clínico-patológicos 1 e 2. Tumores do tipo 1 são tipicamente associados a instabilidade microssatélite, mutações nos genes *PTEN* e *KRAS* e acúmulo nuclear de β-catenina, enquanto os tumores do tipo 2 são mais associados a anormalidades da proteína supressora p53 e perda da heterozigosidade.

Cerca de 5% dos carcinomas endometriais estão relacionados com síndromes genéticas familiais. Dentre essas anormalidades familiais, a síndrome de Lynch, que já está associada a alto risco de câncer colorretal, é responsável pela maioria dos carcinomas endometriais herdados geneticamente. A síndrome de Lynch resulta de mutações nos genes de reparo *MLH1*, *MSH2*, *MSH6* e *PMS2* e favorece a surgimento do carcinoma endometrial em mulheres mais jovens, antecipando em até 20 anos o diagnóstico, quando comparado ao carcinoma endometrial esporádico.

Outras síndromes associadas ao desenvolvimento do adenocarcinoma do endométrio são a síndrome de Cowden, causada por uma rara mutação no gene *PTEN*, e a síndrome PPAP, uma condição associada a cânceres do cólon e do endométrio resultante de mutações nos genes da polimerase épsilon (*POLE*) e delta (*POLD1*).

Complementarmente às síndromes familiais descritas, duas regiões genômicas, próximas aos genes *HIF1B* e *TERT*, foram identificadas em estudos populacionais e independentemente associadas ao adenocarcinoma endometrial. Essas relações indicam a possibilidade de participação de vias celulares clinicamente relevantes, como da hipoxia e telomerase, na carcinogênese endometrial e em modelos de predição de risco para a detecção precoce desse câncer.

Por último está a associação dos tumores endometriais à instabilidade em microssatélites, um padrão de instabilidade genômica encontrado em cerca de 30% dos adenocarcinomas endometriais. Estudos genéticos e moleculares recentes identificaram quatro subtipos principais de adenocarcinoma endometrial: (1) tumores com mutação no gene *POLE*; (2) tumores com instabilidade em microssatélites; (3) tumores estáveis genomicamente; e (4) tumores serosos-símiles e instáveis genomicamente.

Os cânceres com mutação no gene *POLE* representam cerca de 8% de todos os adenocarcinomas endometriais e têm histopatologia endometrioide e um prognóstico relativamente bom, independentemente de outras variáveis clínicas e histológicas, indicando que a mutação no gene *POLE* pode ser utilizada como biomarcador prognóstico.

Os cânceres com instabilidade em microssatélites também têm histopatologia predominantemente endometrioide e alteração genética no gene *MLH1*. Os cânceres estáveis genomicamente incluem adenocarcinomas endometriais de baixo grau histopatológico com baixas taxas de mutação e instabilidade em microssatélites, além de alta frequência de mutações da β-catenina. Diferentemente, os cânceres serosos-símiles e instáveis genomicamente são caracterizados por elevadas taxas de mutação no gene *TP53* e agrupam tipos histopatologicamente heterogêneos, como serosos e endometrioide de alto grau.

Em resumo, a aplicação da patologia molecular nos casos de adenocarcinoma do endométrio fortaleceu a perspectiva de classificação molecular dessa neoplasia em quatro subtipos distintos, sendo o grupo da mutação no gene *POLE* o mais relevante do ponto de vista clínico. Além disso, a abordagem molecular favorece a utilização de terapias guiadas ou direcionadas molecularmente, ou seja, uma estratégia da medicina personalizada em oncologia.

Cistadenocarcinoma do ovário

Neoplasias ovarianas podem ser benignas, malignas ou de malignidade intermediária. As neoplasias malignas do ovário, principalmente aquelas originadas do epitélio de revestimento (cistadenocarcinomas), ocupam o terceiro lugar entre os cânceres do trato genital e se originam do epitélio celômico, com capacidade de diferenciação em tipo tubário (cistadenocarcinoma seroso), endocervical (cistadenocarcinoma mucinoso) e endometrial (cistadenocarcinoma endometrioide).

O cistadenocarcinoma do ovário, similarmente ao adenocarcinoma do endométrio, é subdividido em subtipos clínico-patológicos 1 e 2. Considerados de baixo grau de malignidade, os tumores do tipo 1 são indolentes e apresentam associação a mutações nos genes *KRAS*, *BRAF*, *PTEN* e *PI3K*, além do acúmulo nuclear de β-catenina. Os tumores do tipo 2 geralmente apresentam alto grau de malignidade, são mais agressivos e estão associados a anormalidades da proteína supressora p53 e à perda da heterozigosidade.

Aproximadamente 10% dos casos de cistadenocarcinoma do ovário estão associados a mutações nos genes *BRCA1* e *BRCA2*, e a maioria desses casos é diagnosticada na pré-menopausa. Os genes *BRCA1* e *BRCA2*, além do papel na suscetibilidade ao câncer, também estão envolvidos diretamente no reparo do DNA, o que amplia o impacto de suas mutações genéticas. Em conjunto, essas evidências fortalecem a tendência recente de indicação de pesquisas de mutações nos genes *BRCA1* e *BRCA2* e, caso a pesquisa tenha resultado positivo para mutações, o aconselhamento genético das pacientes.

A síndrome de Lynch também está associada ao cistadenocarcinoma do ovário. Depois dos carcinomas colorretal e do endométrio, o câncer de ovário é o terceiro tipo de câncer mais diagnosticado nessa síndrome, também em mulheres mais jovens ou na pré-menopausa, e apresenta histopatologia predominantemente endometrioide, serosa e de células claras. Já a associação do cistadenocarcinoma do ovário a outras síndromes familiais, como Peutz-Jeghers, Li-Fraumeni e ataxia-telangiectasia, é relativamente rara.

Além das alterações genéticas descritas, que podem ser acessadas pelas técnicas clássicas de biologia molecular, outras alterações moleculares mais específicas de determinados subtipos histopatológicos podem ser verificadas por imuno-histoquímica e apresentam aplicações clínicas práticas. Como exemplo, as expressões anormais de p53 e WT1 podem, respectivamente, indicar pior prognóstico e a diferenciação dos carcinomas da mama e do pâncreas nos casos de cistadenocarcinoma seroso do ovário.

No caso do cistadenocarcinoma endometrioide do ovário, a maioria das pacientes com evidência imuno-histoquímica de acúmulo nuclear de β-catenina tem mutações no gene *CTNNB1*. No cistadenocarcinoma mucinoso do ovário, alguns marcadores imuno-histoquímicos, como citoceratinas 7 e 20 (CK7 e CK20), têm demonstrado importante aplicação do diagnóstico diferencial com tumores mucinosos primários do intestino grosso e do apêndice cecal. Mais recentemente, o fator de transcrição nuclear CDX2 também se mostrou útil no diagnóstico diferencial entre cistadenocarcinoma mucinoso do ovário e carcinomas do trato gastrointestinal.

CONSIDERAÇÕES FINAIS

Na prática clínica atual, a integração da patologia molecular para diagnóstico, tratamento e prognóstico das neoplasias ginecológicas é desejável e reforça a importância da abordagem multidisciplinar na era da oncologia de precisão e da medicina personalizada.

Leitura complementar

Brasileiro Filho G. Bogliolo, patologia. 9. ed. Rio de Janeiro: Guanabara Koogan, 2016.
Lewin B. Genes IX. 9. ed. Porto Alegre: Artmed, 2009.
Loda M, Mucci LA, Mittelstadt ML, Van Hemelrijck M, Cotter MB (eds.). Pathology and epidemiology of cancer. Springer, 2016.
Tubbs RR, Stoler MH (eds). Cell and tissue based molecular pathology. 1. ed. 2009.

Aconselhamento Genético nos Tumores Ginecológicos

CAPÍTULO 6

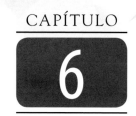

Anisse Marques Chami Ferraz

INTRODUÇÃO

A abordagem genética em casos de tumores ginecológicos evolui em conjunto com os avanços da tecnologia na área de diagnóstico molecular. Com o advento dos testes genéticos, incluindo painéis multigenes, tornou-se mais amplo o acesso às informações sobre etiologia, prognóstico, tratamento e riscos para o câncer e interdisciplinar para a assistência oferecida às pacientes.

As síndromes de predisposição ao câncer são desordens genéticas que têm como principal manifestação fenotípica o aumento das chances para certos tipos de câncer devido a uma mutação germinativa, ou seja, presente no DNA constitucional. Essas mutações podem segregar nas famílias em diferentes gerações e, portanto, determinam um caráter hereditário.

Estima-se que 24% dos casos de câncer de ovário de origem epitelial estejam associados a mutações germinativas por perda de função em genes supressores tumorais e que 15% dos casos estejam relacionados com os genes *BRCA1* ou *BRCA2*. Com relação ao câncer de endométrio, 3% a 5% dos casos têm um padrão hereditário. Além dos tumores ginecológicos, como os de ovário (incluindo câncer de tubas uterinas e peritoneal primário) e endométrio, o câncer de mama ganha importante destaque na avaliação de risco dessas pacientes por ser um dos principais tumores associados a boa parte dessas síndromes. Outros tumores malignos dos sistemas gastrointestinal, urinário e endócrino também podem apresentar risco representativo para as pacientes, considerando os diagnósticos diferenciais sindrômicos. A identificação desses casos auxilia a elaboração de um manejo para redução do risco dos tumores, além de interferir na conduta oncológica, como no tratamento quimioterapêutico de casos elegíveis para terapia-alvo com inibidores da enzima PARP (iPARP), como, por exemplo, para pacientes que apresentam mutações em genes *BRCA1* e *BRCA2*.

As síndromes reconhecíveis mais comuns que aumentam o risco de câncer ginecológico são a de câncer de mama e ovário associado aos genes *BRCA1* e *BRCA2* e as de Lynch, de Cowden e de Peutz-Jeghers. Todas exibem um padrão de herança autossômico dominante e, portanto, os parentes têm chance de 50% de serem portadores da mutação. Entretanto, inúmeros outros genes são descritos e conferem riscos variados (baixo a moderado), os quais ainda representam um desafio para elaboração de condutas médicas com base em bons níveis de evidência.

O manejo da redução do risco das pacientes afetadas para novas neoplasias ou mesmo assintomáticas e das portadoras da mutação patogênica envolve a indicação de procedimentos voltados para o rastreamento dos tumores a partir de uma idade precoce e discussões sobre cirurgias profiláticas, quimioprevenção e reprodução. A escolha da estratégia de acompanhamento respeita as decisões da paciente, as quais devem ser tomadas de maneira voluntária, consentida e informada com auxílio dos especialistas assistentes.

Os ginecologistas e obstetras desempenham importante papel no reconhecimento e acompanhamento dessas pacientes com risco de câncer ginecológico. Como parte da avaliação médica, recomenda-se um profissional com experiência na área de genética médica para lidar com aconselhamento genético, inclusive com eventuais conflitos que os resultados dos testes possam gerar para a paciente e seus familiares.

SÍNDROMES DE PREDISPOSIÇÃO AO CÂNCER GINECOLÓGICO

Câncer de mama e ovário hereditário associado aos genes *BRCA1* e *BRCA2*

Essa síndrome é causada por mutações germinativas em dois importantes genes que atuam na função do reparo do DNA, os genes *BRCA1* e *BRCA2*. A prevalência estimada para portadores de mutações é de 1 a cada 500 indivíduos, chegando a ser bem maior em determinadas populações, como a de judeus Askenazi (de 1 para 40 indivíduos).

Há uma variação considerável nos riscos estimados para as portadoras de mutações nesses genes de acordo com estudos publicados na literatura. Para o BRCA1, o risco médio cumulativo de câncer de mama e de ovários aos 80 anos de idade é de 67% e 45%, respectivamente, sendo de 66% para câncer de mama e 12% para câncer de ovário nas portadoras de mutações no gene BRCA2. O câncer de ovário mais comum associado é o tipo epitelial seroso, tanto para o BRCA1 como para o BRCA2. Já em relação ao câncer de mama há uma associação entre o gene BRCA1 e o carcinoma de mama com padrão "triplo negativo", ou seja, receptores de estrogênio, progesterona e para fator de crescimento epidérmico humano (HER2) negativos. Mais de 75% dos tumores que se desenvolvem em portadoras de mutação no gene BRCA1 têm esse padrão imuno-histoquímico.

Mutações no gene BRCA2 conferem aumento do risco de câncer de mama em homens, o qual, embora raro na população geral (0,1%), para esses indivíduos é estimado em aproximadamente 7%, enquanto que para o BRCA1 é de 1%.

Síndrome de Lynch (SL)

A SL, também descrita como síndrome do câncer colorretal não polipoide hereditária, é caracterizada pelo aumento do risco de câncer colorretal (CCR), de endométrio, ovário, estômago, intestino delgado, vias hepatobiliares, trato urinário, cerebral e pele (Tabela 6.1). A etiologia genética envolve mutações germinativas patogênicas em genes de reparo do DNA conhecidos como genes MMR (*Mismatch Repair Genes*): MLH1, MSH2, MSH6, PMS2 e EPCAM. Mutações em genes MLH1 e MSH2 são mais comuns. De modo geral, as mutações têm alta penetrância, mas o risco para cada tipo de câncer é variável e depende do gene mutado. A prevalência populacional das mutações para a síndrome é de aproximadamente 1 em cada 600 a 1 em cada 3.000 indivíduos.

Na ausência de uma mutação pessoal ou familiar conhecida, uma das maneiras de identificar pacientes candidatas ao diagnóstico da síndrome se baseia em critérios clínicos, como os de Amsterdã II e Bethesda. Modelos de predição de risco, como o PREMM, podem ser úteis na avaliação de casos suspeitos, tornando possível o cálculo da probabilidade de mutação em um dos genes MMR.

Os critérios de Amsterdã II permitem ressaltar um risco aumentado para a síndrome em um indivíduo com algum tipo de câncer que faça parte do espectro da SL (p. ex., endométrio, intestino delgado, ureter, pelve renal, estômago) e que apresente histórico familiar, como descrito a seguir:

- Um parente deve ser de primeiro grau de outros dois parentes afetados.
- Pelo menos duas gerações sucessivas devem ter indivíduos afetados.
- Pelo menos um caso de diagnóstico do câncer associado à SL deve ser em idade < 50 anos.

Estima-se que 50% dos indivíduos que preenchem os critérios de Amsterdã II têm mutação em um dos genes MMR.

Já os critérios revisados de Bethesda foram elaborados posteriormente e possibilitam rastrear um grupo mais amplo de indivíduos candidatos ao diagnóstico conforme a seguinte descrição:

- Pacientes com câncer de endométrio ou colorretal diagnosticado antes dos 50 anos *ou*
- Pacientes com câncer de endométrio ou ovário com CCR ou outro associado à SL sincrônico ou metacrônico em qualquer idade *ou*
- Pacientes com CCR de histologia sugerindo instabilidade de microssatélites (MSI*) diagnosticado em pacientes com menos de 60 anos *ou*
- Pacientes com CCR ou de endométrio diagnosticado em qualquer idade com dois ou mais parentes de primeiro ou segundo grau com algum tumor associado à síndrome, independentemente da idade.

A análise tumoral por meio do estudo por painel imuno-histoquímico para as proteínas dos genes de reparo do DNA (genes MMR) e o estudo molecular para MSI são exames complementares que auxiliam a propedêutica para o diagnóstico da SL. Em virtude das limitações quanto à sensibilidade dos critérios clínicos expostos, muitos grupos adotam a estratégia do "rastreamento universal", segundo a qual todos os indivíduos recém-diagnosticados com CCR devem realizar um desses testes para estudo tumoral de modo a conduzir os casos para o possível diagnóstico molecular de SL.

Síndrome de Cowden (SC)

A SC é doença rara de herança autossômica dominante, associada à mutação no gene PTEN, com prevalência estimada em 1 a cada 200.000 indivíduos. Caracteriza-se por múltiplos hamartomas, e os indivíduos afetados geralmente apresentam macrocrania, papilomas em região de face e oral, tricoepiteliomas e ceratose palmar e plantar, manifestadas até a terceira

Tabela 6.1 Estimativa de risco e média de idade ao diagnóstico de algumas neoplasias associadas à síndrome de Lynch

Tipo de câncer	Estimativa de risco	Média de idade ao diagnóstico
CCR	52% a 82%	44 a 61 anos
Endométrio	25% a 60%	48 a 62 anos
Ovários	4% a 12%	42,5 anos
Gástrico	6% a 13%	56 anos

Obs: o risco é baixo para outros tipos de neoplasias, embora maior do que o da população geral.
Fonte: Kolman W, Gruber SB.

*Presença de linfócitos infiltrando o tumor, reação linfocítica Crohn-*like*, diferenciação mucinosa ou em anel de sinete ou padrão de crescimento medular antes dos 60 anos.

década de vida. Em adultos, um achado patognomônico da SC é a presença de gangliocitoma cerebelar displásico ou doença de Lhemitte-Dulcos. Vale ressaltar que em crianças o transtorno do espectro autista pode fazer parte do fenótipo sindrômico.

Dentre os tumores ginecológicos, o câncer de endométrio é o tumor associado à SC com risco estimado de 28%. Além disso, é alto o risco para outras neoplasias malignas, como câncer de tireoide (35%), predominantemente folicular, câncer de mama (85%) e carcinoma renal de células claras (35%).

Síndrome de Peutz-Jeghers (SPJ)

A SPJ é uma síndrome autossômica dominante associada à mutação no gene *STK11* caracterizada pela presença de pelo menos duas das seguintes manifestações clínicas: dois ou mais pólipos (hamartomatosos) no trato gastrointestinal ou extraintestinal, hiperpigmentação mucocutânea em boca, lábios, nariz, genitália ou interdigitais ou história familiar da SPJ. A presença dos pólipos pode ocasionar obstrução intestinal, sangramento e anemia recorrentes. A hiperpigmentação mucocutânea pode desaparecer após a puberdade e na idade adulta. Mulheres com a síndrome têm risco de 50% ao longo da vida para câncer de mama, assim como aumento do risco de câncer de ovário e de útero. Há também aumento do risco de outras neoplasias, como colorretal, gástrica, pancreática, de pulmão e tumores de cordão sexual.

Genes da recombinação homóloga e câncer epitelial de ovário

A recombinação homóloga do DNA é um dos mecanismos moleculares que ocorrem durante o ciclo celular S e G2 e auxiliam a manutenção da integridade genômica para evitar a morte celular. Depende da atuação de inúmeras proteínas, incluindo *BRCA1* e *BRCA2*, em uma via gênica conhecida como via da anemia de Fanconi.

Além da contribuição reconhecida de mutações nos genes *BRCA1* e *BRCA2* e também dos genes *MMR* para a etiologia genética do câncer epitelial de ovário, investigações mais aprofundadas mostraram que outros genes também atuam nesse processo de reparo do DNA, como *RAD51C*, *RAD51D*, *BRIP1*, *PALB2* e *BARD1*. Esse grupo de genes se refere também a genes da recombinação homóloga. Portanto, mutações germinativas conferem aumento do risco de câncer de ovário e podem fazer parte da avaliação de risco genético por meio dos testes moleculares.

AVALIAÇÃO ONCOGENÉTICA

O processo de aconselhamento genético (AG) em si é considerado uma abordagem que auxilia as pessoas a se adaptarem às questões médicas, psicológicas e familiares que o diagnóstico de uma doença genética hereditária ou de uma condição de predisposição a essas doenças pode trazer. Assim como em outras áreas, a prática do AG se estende ao campo da oncologia.

O principal objetivo é avaliar casos de câncer com possível padrão hereditário. Como parte do processo, a interpretação do histórico pessoal e familiar mediante o levantamento de dados cuidadosamente documentados auxilia a elaboração de uma estratégia para estabelecer a(s) hipótese(s) diagnóstica(s) e é o ponto de partida para a escolha dos testes genéticos. O heredograma é uma importante ferramenta que integra a rotina do AG, assim como o exame físico, principalmente quando se trata de suspeitas de síndromes com caráter morfológico típico, como citado previamente neste capítulo, no caso das síndromes de Cowden e de Peutz-Jeghers.

Com a evolução tecnológica e da bioinformática na área da genética molecular, aumentou a oferta de testes genéticos disponíveis comercialmente, como painéis "multigenes". Embora a escolha do teste se baseie em dados clínicos, esses painéis oferecem uma quantidade de informações que tornam complexas a escolha, a interpretação dos resultados e as condutas médicas com base nos achados laboratoriais. Nem sempre os resultados são claramente representados como positivo ou negativo para mutações em genes de alta penetrância. Muitas vezes, os resultados mostram variantes em genes de penetrância moderada, para os quais, mesmo que o risco de câncer ginecológico seja reconhecido, o manejo de redução não está bem estabelecido. Além disso, a possibilidade de variantes de significado incerto, conhecidas pela sigla VUS (do inglês *variant of uncertain significance*), torna o teste não informativo mesmo com a presença de uma variante. Cabe ressaltar, ainda, a possibilidade de diferentes interpretações de testes entre diferentes laboratórios. Outro fator limitante é a falta de acesso das pacientes ao teste tanto na rede pública como na particular e de profissionais treinados para abordagem genética clínica para oferecer assistência aos casos de câncer com possível padrão hereditário.

CONSIDERAÇÕES FINAIS

A avaliação genética clínica em casos de câncer ginecológico faz parte de uma abordagem multidisciplinar destinada ao diagnóstico diferencial de câncer com possível padrão hereditário. O risco aumentado para câncer de ovário, assim como de endométrio e de mama, é uma característica de importantes síndromes genéticas reconhecíveis clinicamente a partir de critérios bem estabelecidos dentro do conhecimento atual.

A identificação de mutações em genes de alta penetrância para neoplasias malignas, como *BRCA1*, *BRCA2*, genes *MMR*, *PTEN* e *STK11*, ajuda a estabelecer condutas de rastreamento de tumores para detecção precoce, escolha de tratamento oncológico e mesmo redução do risco por meio de abordagens mais invasivas, como cirurgias profiláticas. Considerando os riscos e benefícios dos procedimentos, estabelecer um diagnóstico etiológico específico contribui consideravelmente para a tentativa de estabelecer de maneira balanceada o melhor manejo possível de cada indivíduo, respeitando suas decisões, quando devidamente realizadas de maneira voluntária, informada e consentida desde o momento do aconselhamento pré-teste genético, como também pós-teste.

Além disso, a identificação de inúmeros outros genes tornou possível reconhecer mais indivíduos em risco, embora nem sempre se disponha de condutas médicas bem definidas para a condução dos casos com bons níveis de evidência científica.

Limitações não só do campo do conhecimento envolvem esse tópico. O alto custo e o acesso aos exames e aos profissionais treinados para realizar o AG nessa área são fatores que distanciam de um cenário ideal a assistência médica a muitas pacientes.

Leitura complementar

Alemar B, Prolla PA, Weitzel J et al. Prevalence of Hispanic BRCA1 and BRCA2 mutations among hereditary breast and ovarian cancer patients from Brazil reveals differences among Latin American populations. Cancer Genet 2016; 209(9):417-22.

Balmana J, Digiovanni L, Gaddam P et al. Conclicting interpretation of genetic variants and cancer risk by comercial laboratories as assessed by propespective registry of multiplex testing. J Clin Oncol. Doi: 10.1200/JCO.201668.4316.

Committee Opinion. The American College of Obstetricians and Gynecologists. Hereditary Cancer Syndromes and Risk Assessment 2015; 125(6):1538-43.

Daly MB, Pilarski R, Berry M et al. NCCN Guidelines Insights: Genetic/Familial High-Risk Assessment: Breast and Ovarian, Version 2.2017. J Natl Compr Canc Netw 2017; 15(1):9-20.

Edwards BK, Howe HL, Ries LA et al. Annual report to the nation on the status of cancer, 1973-1999, featuring implications of age and aging on U.S. cancer burden. Cancer 2002; 94:2766-92.

Eng C. PTEN Hamartoma Tumor Syndrome. GeneReviews® Disponível em: https://www.ncbi.nlm.nih.gov/books/NBK1488/. Acesso em abril de 2017.

Frey KF, Pontury B. Homologous recombination deficiency (HRD) testing in ovarian cancer clinical practice: a review of the literature. Gynecologic Oncology Research and Practice 2017; 4(4):1-11.

Hampel H, Bennett RL, Buchanan A, Pearlman R, Wiesner GL. A practice guideline from the American College of Medical Genetics and Genomics and the National Society of Genetic Counselors: referral indications for cancer predisposition assessment.

Hartmann LC, Lindor NM. The role of risk reduction surgery in hereditary breast and ovarian cancer. N Engl J Med 2016; 375(5):454-68.

Kastrinos F et al. Development and validation of the PREMM5 model for comprehensive risk assessment of Lynch syndrome. Journal of Clinical Oncology. 2017 May 10. Advance online publication. DOI: 10.1200/JCO.2016.69.6120. PREMM$_5$ JCO

Kaufman B, Shapira-Frommer R, Schmutzler RK et al. Olaparib monotherapy in patients with advanced cancer and a germline BRCA1/2 mutation. J Clin Oncol2015; 33(3):244-50.

Kolman W, Gruber SB. GeneReviews®. Disponível em: http//www.ncbi.nlm.nih.gov/books/NBK1211. Acesso em 28 abril de 2018.

Kurian AW. BRCA1 and BRCA2 mutations across race and ethinicity: distribution and clinical implication. Curr Opin Obstet Gynecol 2010; 22:72-8.

Liang MI, Wong DH, Walsh CS et al. Cancer genetic couseling and testing: Perspectives of epitelial ovarian cancer and gynecologic oncology health care providers. J Genet Counsel 2017.

Lupo B, Trusolino L. Inhibition of poly(ADP-ribosyl)ation in cancer: old and new paradigms revisited. Biochim Biophys Acta 2014; 1846:201-15.

Lynch Syndrome. Practice Bulletin Nº 147. American College of Obstetricians and Gynecologists. Obstet Gynecol 2014; 124:1042-54.

Mavaddat N, Barrowdale D, Andrulis IL et al. Pathology of breast and ovarian cancer among BRCA1 and BRCA2 mutation carries: Results from the Consortium of Investigators of Modifiers of BRCA1 e BRCA2 (CIMBA). Cancer Epidemiol Biomarkers Prev 2012; 21:134-47.

Moschetta M, George A, Kaye SB, Banerjee S. BRCA somatic mutations and epigenetic BRCA modifications in serous ovarian cancer. Ann Oncol 2016; 27:1449-55.

National Comprehensive Cancer Network. NCCN Guidelines Version 2.2017. Genetic/Familial High-Risk Assessment: Colorrectal. Disponível em: http://www.nccn.org. Acesso em abril 2018.

Nelen MR, Kremer H, Konings IB et al. Novel PTEN mutations in patients with Cowden disease: absence of clear genotype-phenotype correlations. Eur J Hum Genet 1999; 7:267-73.

PREMM5 Model. Disponível em: http://www.premm.dfci.havard.edu. Acesso em abril 2018

Randall LM, Pothuri B. The genetic prediction of risk for gynecologic cancers. Gynecologic Oncology 2016; 141:10-6.

Resta R, Biesecker BB, Bennett RL et al. A new definition of genetic counseling: National Society of Genetic Counselors'Task Force Report. Journ of Gene Counsl 2006; 2(15):77-83.

Tai YC, Domchek S, Parmigiani G, Chen S. Breast cancer risk among male BRCA1 and BRCA2 mutation carriers. J Natl Cancer Inst 2007; 99:1811-4.

Umar A, Boland CR, Terdiman JP et al. Revised Bethesda Guidelines for hereditary nonpolyposis cancer (Lynch syndrome) and microsatellites instability. J Natl Cancer Inst 2004; 96:261-8.

Wittemore AS, Gong G, Itnyre J. Prevalence and contribution of BRCA1 mutations in breast cancer and ovarian cancer: results from US population-based case control studies of ovarian cancer. Am J Hum Genet 1997; 60:496-504.

Lesões Precursoras Cervicais e Vulvares

CAPÍTULO 7

Maria Inês de Miranda Lima
Iracema Maria Ribeiro da Fonseca
Luiza de Miranda Lima

NEOPLASIA INTRAEPITELIAL CERVICAL

As neoplasias intraepiteliais cervicais são lesões proliferativas com maturação anormal e atipias de graus variáveis, alterando parte ou toda a espessura do epitélio escamoso cervical. O diagnóstico e o tratamento dessas lesões são de grande importância por estarem intimamente relacionadas com a gênese do câncer do colo uterino.

O termo *displasia* foi introduzido por Papanicolau em 1949. Em 1953, Reagan e cols., referindo-se à presença de células atípicas que comprometiam parte ou toda a espessura do epitélio, dividiram-na em leve, moderada, acentuada e carcinoma *in situ*.

Em 1967, estudando a história natural do câncer do colo uterino, Richart estabeleceu o conceito de neoplasia intraepitelial cervical (NIC) para as lesões precursoras do carcinoma escamoso invasor do colo uterino, considerando-as um fenômeno único, contínuo e progressivo caracterizado por diversos graus de atipias celulares, compreendendo parte ou toda a espessura do epitélio cervical. Assim, as NIC foram divididas, histologicamente, em três graus: NIC I, caracterizada por atipias celulares localizadas no terço inferior do epitélio escamoso; NIC II, em que as atipias ocupam os dois terços inferiores desse epitélio; e NIC III, em que as células atípicas comprometem mais de dois terços ou toda a espessura do epitélio.

Em 1988 foi criado, na cidade de Bethesda, nos EUA, um novo sistema de classificação citológica cervical com terminologia uniforme com vistas a facilitar o manejo clínico das NIC e avaliar a qualidade do esfregaço.

Carcinogênese do colo: papel do papilomavírus humano (HPV)

O HPV é um vírus de DNA envelopado, epiteliotrópico, que infecta pele e mucosas. Trata-se da infecção sexual mais frequente no mundo. Estima-se em torno de 50% a prevalência na população sexualmente ativa entre 20 e 30 anos. Existem mais de 100 tipos sequenciados de HPV, mas 40 tipos infectam preferencialmente o trato genital inferior. O HPV infecta também as mucosas anal, vaginal, vulvar e peniana e da orofaringe, tendo sido associado a neoplasia intraepitelial e câncer em todos esses sítios (Figura 7.1).

A infecção induzida pelo HPV se comporta de modo transitório na maioria dos casos, havendo resolução espontânea em mais de 80% dos infectados dentro de 1 a 2 anos, principalmente em adolescentes e adultos jovens. O vírus, ao ter contato com as microfissuras de pele ou mucosas, pode acionar o sistema imunológico inato por meio de macrófagos e células *natural killer*, eliminando o vírus e não gerando memória imunológica. Essa é a infecção pelo HPV transiente.

Em outra situação, o vírus aciona a imunidade inata por meio de linfócitos e plasmócitos, formando memória imuno-

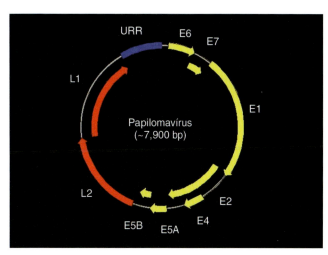

Figura 7.1 Representação do HPV. (Zur Hausen, 2002.)

lógica. O tempo de exposição é maior e depende de vários fatores para o *clearance*, porém o vírus se mantém na forma episomal, não se integrando ao DNA da célula.

Quando ocorre a interação de fatores celulares do hospedeiro com a região LCR do genoma do HPV, dando início à transcrição dos genes virais E6 e E7, se estabelece o papel oncogênico do HPV. O vírus perde a forma episomal e se integra ao DNA da célula. A oncoproteína E6 promove a inibição da proteína supressora tumoral p53 e a oncoproteína E7 promove a inibição da proteína supressora tumoral retinoblastoma. Isso resulta em instabilidade genética e em mutações críticas que apoiariam a tumorogênese (ativação de oncogenes E6 e E7 e inativação do gene supressor de tumor), levando eventualmente ao câncer.

No entanto, diversos fatores definem qual NIC irá romper a membrana basal, evoluindo para carcinoma invasor. Esses fatores são imunológicos, genéticos, epigenéticos e hormonais, ligados às oncoproteínas. Persiste a pesquisa de marcadores que possam auxiliar a identificação das mulheres de maior risco. Os estudos têm demonstrado que a infecção pelo HPV precede em cerca de 10 a 15 anos o aparecimento do câncer cervical.

A cérvice uterina representa o sítio genital mais comum de infecção. A constante transformação das células que proliferam na junção escamocelular parece ser um fator facilitador na transmissão do vírus.

Em estudos de prevalência dos tipos de HPV distribuídos pelo mundo, o HPV 16 foi o mais frequente (50%) com o HPV 18 em segundo lugar (13,7%), seguido do tipo 45 (8,4%) e do tipo 31 (5,3%), e os demais tipos foram encontrados em 0,1% a 2,8% dos casos.

A técnica de biologia molecular tornou possível relacionar alguns subtipos do vírus com lesões de alto e baixo grau. Assim:

- **Vírus de alto risco:** tipos 31, 33, 35, 39, 45, 51, 52, 56, 58, 59, 68, 73 e 82.
- **Vírus de baixo risco:** tipos 6, 11, 40, 42, 43, 44, 54, 61, 70, 72 e 81.

Os vírus de baixo risco estão relacionados com alterações cervicais de baixo grau e verrugas, ao passo que os de alto grau são associados à neoplasia intraepitelial e ao câncer.

A grande maioria das infecções pelo HPV não apresenta qualquer repercussão clínica. No entanto, em 10% dos casos a infecção provoca verrugas, papilomas ou displasia.

Diagnóstico

Citologia

O método de rastreamento do câncer do colo do útero e de suas lesões precursoras é o exame citológico. Segundo as diretrizes de prevenção do câncer de colo (Ministério da Saúde, 2016):

- O início da coleta deve ser aos 25 anos de idade para as mulheres que já iniciaram atividade sexual.
- O intervalo entre os exames deve ser de 3 anos, após dois exames negativos, com intervalo anual.
- Os exames devem seguir até os 64 anos e interrompidos quando, após essa idade, as mulheres tiverem pelo menos dois exames negativos consecutivos nos últimos 5 anos.
- Essas recomendações não se aplicam a mulheres com história prévia de lesões precursoras do câncer do colo uterino.

A coleta citológica deve ser realizada no período intermenstrual, não tendo a paciente realizado lavagens vaginais, tratamento com cremes nem relações sexuais nas 24 horas precedentes. O laboratório de citopatologia faz a coloração dos preparados citológicos. O laudo é baseado no Sistema Bethesda (2001) (Quadro 7.1).

De acordo com Solomon e cols., uma mulher com citologia de ASC (atipia de significado indeterminado) tem chance de apresentar lesão de alto grau em torno de 5% a 17% dos casos. Por outro lado, a NIC II e a NIC III estão presentes em 24% a 94% dos resultados citológicos de ASC-H.

Com relação aos laudos citológicos de lesões intraepiteliais escamosas de baixo grau, estima-se que 15% a 30% representem, na verdade, NIC II ou NIC III. Todavia, um diagnóstico citológico de lesões intraepiteliais de alto grau (HSIL) traduz a presença de NIC II ou NIC III em 75% e de carcinoma em 1% a 2% dos casos.

As possíveis causas de falso-negativos em citologia são a coleta inadequada (principal responsável), a presença de substâncias que interferem, problemas técnicos e erros na leitura.

Apesar das limitações mencionadas, a citologia ainda é o método de escolha para rastreio de NIC quando se levam em conta o custo, a facilidade na aquisição dos espécimes a serem examinados e a ampla difusão do método.

Quadro 7.1 Classificação citológica de Bethesda (2001)

Qualidade do esfregaço:
 Satisfatória (presença de células endocervicais)
 Insatisfatória
Diagnóstico geral:
 Dentro dos limites da normalidade
 Alterações celulares benignas
 Células epiteliais anormais
Alterações celulares benignas: podem ser decorrentes da presença de:
 Infecção:
  Micótica, bacteriana, protozoários, vírus e outros
 Modificações reativas:
  Inflamação, miscelânea, efeitos de contraceptivos, radioterapia
Anormalidades em células escamosas:
 Células escamosas atípicas
 Atípicas de significado indeterminado (ASC-US)
 ASC-H (não se pode afastar lesão intraepitelial de alto grau)
 Lesão intraepitelial de baixo grau (modificações sugestivas de infecção pelo HPV e displasia leve/NIC I)
 Lesão intraepitelial de alto grau (displasia moderada/NIC II e displasia acentuada/NIC III e carcinoma *in situ*)
 Carcinoma invasor escamoso
Anormalidades em células glandulares:
 Atípicas
  Células endocervicais possivelmente neoplásicas
  Células glandulares possivelmente neoplásicas – AGC
 Adenocarcinoma *in situ*
 Adenocarcinoma invasor

Colposcopia

A colposcopia é um método propedêutico utilizado para a visualização direta do colo uterino com lente de aumento e reações tinturiais que possibilitam a identificação e a caracterização de lesões dentro e fora da zona de transformação. Os achados colposcópicos tornam possível avaliar a topografia, o aspecto e a extensão das lesões, indicando o local mais apropriado para a realização da biópsia. Apresenta sensibilidade e especificidade de 94% e 51%, respectivamente. A mais recente terminologia foi proposta em 2011 pela Federação Internacional da Patologia Cervical (IFPC Rio).

Histopatologia

O diagnóstico padrão-ouro da NIC é dado pelo exame histopatológico, que será realizado em material obtido por biópsia.

As biópsias das lesões ectocervicais serão preferencialmente orientadas pela colposcopia, podendo ser únicas ou múltiplas (quatro quadrantes) ou obtidas por ressecção completa da lesão com cautério de alta frequência. A biópsia das lesões endocervicais será guiada por colposcopia quando for possível a exposição da lesão ou então por curetagem do canal ou cirurgia de alta frequência.

Para a profunda compreensão dessas lesões é necessário rever a morfologia do epitélio escamoso, que é constituído de três camadas:

1. **Camada profunda ou germinativa:** camada de células basais e várias camadas de células parabasais. As células basais cilíndricas são as células-tronco. As células parabasais, pequenas, arredondadas, de núcleos ovoides ou redondos, têm capacidade proliferativa.
2. **Camada intermediária:** células que tendem a se achatar com abundante citoplasma e núcleos pequenos e arredondados.
3. **Camada superficial:** várias camadas de células achatadas, superpostas com abundante citoplasma e núcleos picnóticos com eixo paralelo à superfície do epitélio.

Funcionalmente, a camada germinativa é responsável pela proliferação do epitélio. Os vírus só a alcançam na presença de microulcerações, microfissuras ou no início da metaplasia escamosa (Figura 7.2).

Tratamento

Até a década de 1960, métodos agressivos, como conização e histerectomia, eram utilizados para o tratamento das NIC em todos os graus. A introdução de uma abordagem ambulatorial mais conservadora, como a destruição ou a excisão da zona de transformação anormal, representou importante avanço para as mulheres com doença cervical pré-maligna. A exérese em alça larga da zona de transformação, a LLETZ (*Large Loop Excision of the Transformation Zone*), é um procedimento que retira toda a zona de transformação com vistas ao tratamento das lesões precursoras do câncer cervical, sendo também conhecida como *loop excision*, *diathermy loop excision*, *loop electrosurgical procedure*, dentre outras designações; no Brasil é chamada de cirurgia de alta frequência (CAF) e, na última nomenclatura IFPC RIO 2011, exérese da zona de transformação (EZT tipos 1, 2 e 3) (Figura 7.3).

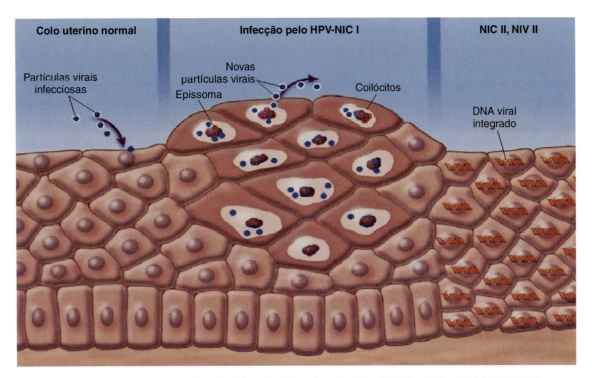

Figura 7.2 Lesões precursoras do colo. (Adaptada de Goodman A, Wilbur DC. N Engl J Med 2003; 349:1555-64.)

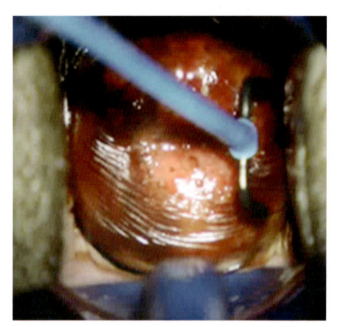

Figura 7.3 Representação da cirurgia de alta frequência. (Prendiville 2003. Colposcopy. Management Options.)

Neoplasia intraepitelial cervical de grau I

Por apresentar elevados índices de regressão espontânea, a conduta tem sido considerada expectante pela maioria dos autores. Recomenda-se o acompanhamento citocolposcópico de 6 em 6 meses com nova biópsia apenas se houver agravo da imagem colposcópica ou do resultado citopatológico. Após 2 anos de acompanhamento, caso não aconteça a regressão, o tratamento se impõe, e a opção mais adequada é a EZT. Outra opção consiste na realização do teste HPV-DNA para identificação da presença de HPV de alto risco.

Em pacientes jovens, nas quais a junção escamocolunar é completamente visível, são aceitáveis tratamentos conservadores, como os destrutivos locais. Caso a lesão penetre no canal endocervical, é aconselhável proceder ao tratamento excisional. O tratamento destrutivo local tem sido praticado com ácido tricloroacético, eletrocauterização, criocoagulação ou vaporização a *laser*.

O seguimento poderá ser realizado com citologias repetidas em 6 e 12 meses, citologia associada à colposcopia ou teste do HPV, ambos em 12 meses. A escolha irá variar de acordo com o cenário em que a paciente se apresenta.

Neoplasia intraepitelial cervical graus II e III

Quando a citologia aponta para lesão de alto grau, o diagnóstico histológico é confirmado em mais de 75% dos casos, e 1% a 2% apresentam carcinoma invasor. É consenso que as lesões pré-invasivas devem ser tratadas para impedir sua progressão para o carcinoma invasor.

Os métodos excisionais têm as vantagens de excluir a microinvasão e a invasão não suspeitada pela citologia ou colposcopia, possibilitar o diagnóstico de algumas lesões pré-invasivas glandulares e, ainda, pressupor a retirada de toda a lesão quando há relato de margens de ressecção livres de doença.

Os métodos excisionais apresentam vantagens, como o fato de se tratar de procedimentos de baixo custo e poderem ser realizados em nível ambulatorial com anestesia local. Fornecem material intacto para análise histológica com representação da junção escamocolunar e de toda a área da lesão. Os procedimentos devem ser guiados por colposcópio, orientando a ressecção e as margens.

A cirurgia de alta frequência está indicada nas seguintes situações:

- Biópsia de NIC II e NIC III.
- Discordância entre a citologia e a colposcopia.
- Citologia de lesão de alto grau (ver-e-tratar).
- Persistência de NIC I.
- Recidivas de NIC II ou III.

A escolha da técnica cirúrgica vai depender da idade da paciente, dos aspectos anatômicos do colo, da paridade, do grau de lesão, do tipo histológico e dos aspectos colposcópicos.

Na EZT tipo I, a alça a ser usada deve ter a profundidade de 7 a 10mm.

Na EZT tipo II, a alça deve ter a profundidade de 10 a 15mm.

Na EZT tipo III, a alça deve ter 20mm de profundidade ou ser usada a segunda alça (alça de canal) (Figura 7.4).

Também na NIC III pode ser realizada a ressecção com uso de agulha conectada à cirurgia de alta frequência (SWETZ), procedimento que exige treinamento mais demorado.

Na abordagem das mulheres com diagnóstico citopatológico de HSIL, uma estratégia vantajosa, adotada no Brasil desde as recomendações anteriores, é a denominada ver-e-tratar (INCA, 2016), sendo condições imprescindíveis para sua realização: exame citopatológico com diagnóstico de HSIL e colposcopia com alterações maiores, sugestivas de NIC II ou III. Essa abordagem consiste na realização do diagnóstico e do tratamento em uma única visita, em nível ambulatorial, por meio da EZT, sob visão colposcópica e anestesia local. Comparado à abordagem com biópsia prévia, em ensaio clínico controlado, o método ver-e-tratar foi considerado viável e com boa aceitabilidade. Além disso, reduz o tempo entre a captação e o tratamento, possibilitando menor perda de seguimento, menores ansiedade e custos e evitando biópsias desnecessárias. A desvantagem desse método é o potencial para tratamentos desnecessários, embora essa ocorrência seja muito reduzida.

Para a cirurgia de alta frequência, as seguintes situações devem ser observadas: lesão restrita ao colo do útero e ausência de suspeita de invasão ou doença glandular.

Os riscos de complicações da EZT são o sangramento excessivo e a infecção pós-operatória, que podem ser reduzidos com a adequada seleção das pacientes. Assim, a EZT deve ser evitada na ausência de processo infeccioso, hipertensão arterial descontrolada, suspeita de gravidez e em pacientes com história de possível distúrbio da coagulação.

As complicações tardias da EZT são prejuízo na fertilidade, aumento do risco de parto prematuro e amniorrexe prematura. Também a estenose cervical pode dificultar a coleta de amostra cervical para citologia e causar dismenorreia e hematometra.

Na avaliação do espécime cirúrgico devem ser analisadas as margens cirúrgicas, o grau da neoplasia e o envolvimento glandular, que são fatores que aumentam o risco de recidiva.

A histerectomia é inaceitável como abordagem primária das lesões de alto grau.

Seguimento pós-tratamento

O seguimento das pacientes submetidas a tratamento para NIC deverá ser realizado por meio de citologia isolada ou associada à colposcopia em intervalos de 6 meses, até que se obtenham três citologias consecutivas negativas. Posteriormente, a paciente deverá ser acompanhada com citologia anual.

A incidência de recidiva da neoplasia intraepitelial é baixa e está relacionada com diversos fatores. O principal fator de risco para doença residual ou recorrente tem sido o relato de margens comprometidas no espécime resultantes de tratamentos excisionais. Não existe consenso de que todas as pacientes com margens comprometidas devam ser submetidas a nova conização, mas há a tendência de que esta seja realizada nas mulheres com prole constituída e NIC III residual.

No rastreio de lesões residuais ou recorrentes podem ser empregadas a citologia, a colposcopia ou o teste de DNA-HPV oncogênico. Esse teste demonstrou maior sensibilidade do que a citologia no rastreio de lesão residual ou recorrente.

Um novo procedimento excisional estará indicado quando uma nova citologia mostrar HSIL ou na evidência de NIC II/III residual ou recorrente obtida por biópsia.

No manuseio dessas pacientes não deve ser desconsiderado o fato de que se trata de pacientes de alto risco para câncer de colo, comumente com infecção persistente por HPV, e que apresentam risco 10 vezes maior de câncer invasor de colo quando comparadas às pacientes de risco habitual.

NEOPLASIA INTRAEPITELIAL VULVAR

A neoplasia intraepitelial vulvar (NIV) é uma condição pré-maligna da vulva que se refere às lesões escamosas originadas no epitélio de revestimento. Representa a grande maioria dos casos e não inclui a doença de Paget e o melanoma. Tem se tornado cada vez mais comum, principalmente entre as mulheres jovens.

Embriologia e anatomia da vulva

A vulva é formada pelo monte de Vênus, lábios maiores e menores, vestíbulo da vagina, hímen, glândulas vestibulares maiores (Bartholin), clitóris, bulbos do vestíbulo e orifício uretral externo e coberta por pele que sofre mudanças provocadas pela ação hormonal. A epiderme da vulva e seus apêndices (pelos e glândulas sebáceas e sudoríparas) são derivados de ectoderma, enquanto a derme é derivada do mesoderma.

A epiderme consiste em um epitélio escamoso estratificado histologicamente descrito em quatro camadas: uma camada basal que repousa sobre a lâmina basal, a camada de células espinhosas, a camada granular e uma camada córnea ou estrato córneo. A epiderme dos lábios maiores e menores e do freio do clitóris contém as camadas granulares e córneas relativamente imperceptíveis.

A derme se divide em papilar e reticular. A derme papilar se projeta para cima, as chamadas papilas dérmicas, e é composta de fibras de colágeno correndo perpendiculares à superfície com as fibras reticulares e elásticas. Esse arranjo de fibras sustenta canais linfáticos, vasculares e terminações nervosas. A derme reticular está localizada abaixo da derme papilar e é composta de fibras de colágeno espessas que se localizam paralelamente à superfície. Os plexos vasculares e linfáticos que drenam a derme papilar estão localizados dentro da derme reticular, que também contém fibras nervosas associadas a terminações nervosas papilares.

Terminologia

Anteriormente a NIV era classificada em três graus (leve, moderado e acentuado), seguindo o modelo de classificação da NIC. Em 2004, a Sociedade Internacional para o Estudo das Doenças da Vulva (ISSVD) adotou nova classificação, substituindo a anterior por uma classificação com grau único, em que somente a doença de alto grau foi classificada como NIV. Nessa classificação, a NIV é subdividida em NIV do tipo usual (incluindo tipos verrucoso, basaloide e misto) e a NIV diferenciada. A NIV do tipo usual é comumente associada a tipos oncogênicos de HPV e outros fatores de risco para infecção persistente pelo vírus, como tabagismo e imunodeficiência. Por outro lado, a NIV diferenciada não está associada ao vírus e é mais frequentemente acompanhada de alterações dermatológicas da vulva, como o líquen escleroso (LE).

Em 2015, a ISSVD adotou e publicou uma classificação para a NIV com base na revisão dessas classificações e na proposta da Organização Mundial da Saúde (OMS) sobre a nomenclatura LAST, conhecida como Projeto LAST (*Lower Anogenital Tract Squamous Terminology*). O objetivo do projeto foi a unificação da nomenclatura das lesões escamosas associadas à infecção por HPV em todo o trato anogenital. A ISSVD, após algumas ressalvas, recomenda o uso das expressões *lesão escamosa intraepitelial de baixo grau* (LSIL vulvar) para o diagnóstico histopatológico das lesões benignas associadas à infecção por HPV, que são as lesões planas com coilócitos (antiga NIV I), e *lesão escamosa intraepitelial de alto grau da vulva* (HSIL vulvar) para as lesões pré-malignas (antiga NIV III). Com base nessa terminologia, a NIV do tipo usual é agora classificada como HSIL vulvar e deve estar acompanhada da expressão *NIV usual* (HSIL – NIV do tipo usual), ao passo que a NIV diferenciada permanece com o mesmo nome (Quadro 7.2).

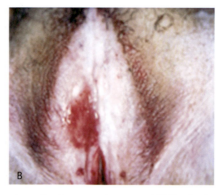
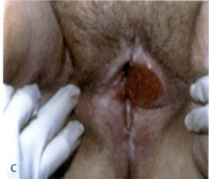

Figura 7.4A a C Peça de conização em paciente com NIC III retirada com margens livres.

Quadro 7.2 Terminologia das lesões escamosas da vulva – SIL (ISSVD, 2015)

LSIL de vulva (LSIL – condiloma plano ou efeito da infecção por HPV)
HSIL de vulva (HSIL – NIV do tipo usual)
NIV diferenciada

SIL: lesão intraepitelial escamosa; LSIL: lesão intraepitelial escamosa de baixo grau; HPV: papilomavírus humano; HSIL: lesão intraepitelial escamosa de alto grau; NIV: neoplasia intraepitelial vulvar.

Histopatologia

A classificação histopatológica das lesões vulvares é fundamentada nas características clínicas e patológicas das lesões.

Lesões de baixo grau (LSIL)

As LSIL vulvares são manifestações benignas relacionadas com a infecção pelo HPV. Frequentemente autolimitadas, não devem ser consideradas lesões potencialmente neoplásicas. Isso é muito enfatizado pela classificação da ISSVD, que se utiliza do termo *lesão* no lugar de *neoplasia* para designar essas alterações de baixo grau.

Lesões de alto grau (HSIL)

A antiga NIV usual pode ser subdividida, com base nas características morfológicas e histológicas, em forma pura ou em uma mistura de basaloide e verrucosa, mas ambas as formas são classificadas em conjunto como lesão HSIL (Figura 7.4).

NIV diferenciada

A NIV diferenciada é comumente associada ao carcinoma de células escamosas da vulva ou encontrada em pacientes com história de câncer vulvar. O tipo diferenciado se refere às lesões cujo epitélio é espessado e paraceratótico com as células anormais confinadas na porção basal e parabasal com pouca ou nenhuma atipia acima dessas camadas. A NIV diferenciada é a precursora do câncer de vulva não relacionado com infecção por HPV (Figura 7.5).

Incidência

Nos últimos anos, a incidência de doença intraepitelial vulvar vem aumentando mais do que a de câncer invasivo de vulva. Várias hipóteses tentam explicar esse fenômeno: aumento do conhecimento e do cuidado médico na avaliação das doenças da vulva, aumento da prevalência do tabagismo entre as mulheres e aumento da prevalência do HPV. O pico da incidência de NIV ocorre por volta dos 46 anos de idade, seguido por um declínio, enquanto a incidência do câncer invasor continua a aumentar e nunca se estabiliza, alcançando 13 a cada 100.000 mulheres na idade de 80 anos. A prevalência da infecção por HPV na NIV e no câncer vulvar diminui com a idade.

Patogênese e oncogênese

O epitélio anogenital que reveste colo uterino, vagina, vulva, ânus e os 3cm distais da mucosa retal compartilha a mesma origem embriológica e é suscetível aos mesmos agentes exógenos, como, por exemplo, a infecção pelo HPV.

O desenvolvimento das HSIL – NIV do tipo usual é dependente da infecção por HPV de alto risco oncogênico, como os subtipos 16, 18 e 31, sendo consideradas lesões pré-malignas.

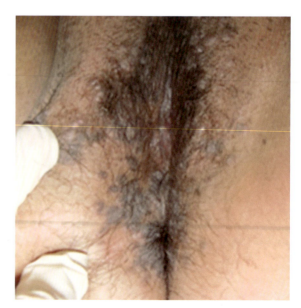

Figura 7.5 HSIL – NIV do tipo usual. Lesões multifocais e multicêntricas, escuras e elevadas.

O condiloma acuminado vulvar é usualmente associado aos HPV de baixo risco oncogênico, como os subtipos 6 e 11.

Em geral, a NIV diferenciada é diagnosticada em mulheres mais velhas portadoras de dermatoses, como líquen escleroso, e está associada a 80% dos carcinomas de células escamosas.

Portanto, dois caminhos independentes para a carcinogênese vulvar são aceitos atualmente: o primeiro relacionado com a infecção pelo HPV e os fatores de persistência da infecção, podendo inclusive haver outras neoplasias sincrônicas associadas em outros sítios do trato genital inferior (colo, vagina, ânus), e o segundo relacionado com inflamação crônica ou processo autoimune. A incidência absoluta de câncer vulvar é baixa em mulheres com líquen escleroso, mas 50% a 70% dos carcinomas de células escamosas da vulva ocorrem em um substrato de líquen escleroso. A relação entre líquen plano e câncer vulvar não está tão bem estabelecida como a associação entre líquen escleroso e câncer.

Apresentação clínica

A doença é assintomática em mais de 50% dos casos. Nos casos sintomáticos, o prurido é a queixa principal. Sintomas menos comuns incluem dor, ardor ou disúria. As lesões de HSIL – NIV do tipo usual são multifocais (múltiplos focos da lesão no mesmo órgão) e multicêntricas (foco da doença envolvendo mais de um órgão), sendo encontradas em mulheres jovens e com forte associação ao tabagismo e à imunossupressão.

A NIV diferenciada se apresenta na maior parte das vezes como lesões únicas em mulheres mais velhas portadoras de dermatoses, como o líquen escleroso. As lesões são notadas pela paciente ou detectadas de maneira incidental durante o exame ginecológico, e a presença de massa ou sangramento sugere fortemente doença invasora.

Diagnóstico

A história clínica deve incluir questões sobre sintomas e fatores de risco associados à NIV. A maioria dos casos é associada à infecção por HPV e a fatores de risco, como contato sexual, história de verrugas genitais ou outras neoplasias do trato genital inferior, mais comumente a NIC. Convém investigar também o tabagismo e as condições associadas à imunossupressão. As mulheres devem ser questionadas a respeito de quadros de prurido crônico ou diagnóstico de dermatoses e processos autoimunes.

A técnica diagnóstica mais produtiva consiste no exame cuidadoso da vulva com boa luz durante o exame pélvico de rotina, incluindo a inspeção e a palpação da vulva e da virilha. Devem ser procuradas lesões com alteração da cor e relevo da pele e a presença de massa ou ulcerações, seguidas por biópsia das lesões suspeitas.

A aparência inclui desde lesões visíveis, elevadas e ulceradas até lesões planas. A cor pode variar do branco ao cinza ou do vermelho ao marrom e preto. Podem ser únicas ou múltiplas, envolvendo vários sítios (Figura 7.6).

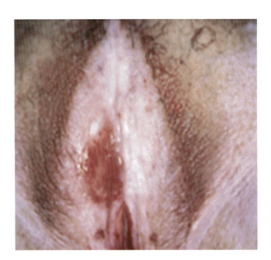

Figura 7.6 NIV diferenciada – Lesão branca, única, bem delimitada, superfície lisa, ligeiramente elevada.

Os especialistas concordam quanto à necessidade de biópsia em todas as lesões, mas ela deve ser realizada principalmente nas mulheres na pós-menopausa com lesões genitais verrucosas e em mulheres de todas as idades com condiloma cuja terapia tópica tenha falhado. A biópsia também está indicada em caso de lesões visíveis cujo diagnóstico definitivo não pôde ser estabelecido com base nos aspectos clínicos e de lesões suspeitas de malignidade: lesões que não estão respondendo à terapia usual, lesões com padrão vascular atípico ou lesões estáveis que rapidamente mudam de cor ou com alterações nas características das bordas ou do tamanho.

A colposcopia ou outra forma de magnificação da vulva pode ser usada para determinar a extensão da doença nos quadros em que as lesões não são visíveis ou claramente demarcadas. A vulva, o períneo e a região perianal devem ser examinados completamente à procura de lesões multifocais. Em geral, lesões multifocais são mais comuns em pacientes pré-menopausa, enquanto as pacientes na pós-menopausa costumam apresentar doença unifocal.

Tratamento

Os objetivos do tratamento da NIV são prevenir o desenvolvimento do câncer e melhorar os sintomas, preservando a anatomia e a função da vulva. O carcinoma de células escamosas invasivo está presente em 10% a 22% das mulheres com diagnóstico inicial de NIV. A excisão cirúrgica é a principal forma de tratamento, pois proporciona material para análise histológica, mas os tratamentos farmacológicos ou ablativos são opções para algumas pacientes.

A terapia de escolha depende da extensão da doença, da localização das lesões, dos sintomas e do potencial desejo da paciente. Portanto, a escolha entre excisão cirúrgica e outros tratamentos depende do risco de desenvolvimento do câncer invasor com base na histologia (HSIL, NIV diferenciada) e nos fatores de risco (NIV ou carcinoma vulvar prévios, imunossupressão, tabagismo, idade ≥ 45 anos, presença de líquen escleroso). Para o tratamento das lesões de alto grau da vulva

(HSIL – NIV do tipo usual), a excisão, a ablação e o tratamento tópico são comparáveis em termos de eficácia. Para a NIV diferenciada é recomendada a excisão cirúrgica em razão do grande risco de desenvolvimento do câncer invasor.

Tratamento cirúrgico

As opções de tratamento cirúrgico para a NIV incluem ampla excisão local, vulvectomia *skinning* e vulvectomia simples. A excisão cirúrgica tem sido a principal terapia para a NIV, embora o uso de imunomoduladores tenha ganhado destaque recentemente. Uma importante vantagem da cirurgia é o estudo histológico completo da peça cirúrgica com avaliação das margens e identificação de lesões com invasão precoce.

A ampla excisão local, seguida por sutura da pele, promove um resultado cosmético satisfatório e é o procedimento mais realizado para o tratamento da NIV. Deve-se obter de 5mm a 1cm de margem livre de doença, mas a extensão deve ser avaliada para que sejam evitados danos no clitóris, na uretra, no ânus ou em outra estrutura nobre.

A vulvectomia *skinning* está indicada para lesões multicêntricas ou multifocais grandes e confluentes, vistas principalmente em mulheres imunocomprometidas, sendo considerada a escolhida para as pacientes nas quais o tratamento inicial tópico, ablativo ou pequenas excisões falharam em controlar a doença. Exige a remoção da pele vulvar ao longo de um plano relativamete avascular, abaixo da epiderme, preservando o tecido subcutâneo.

A vulvectomia simples consiste na remoção de toda a vulva em conjunto com o tecido perineal, quando indicado, e usualmente inclui o tecido subcutâneo. Pode ser usada em caso de lesões extensas e multifocais com suspeita de doença invasiva.

Terapia ablativa

A terapia ablativa é uma alternativa à excisão cirúrgica principalmente nas pacientes com HSIL – NIV do tipo usual com lesões multifocais e extensas em que foi excluída doença invasiva por meio do exame de colposcopia e biópsias dirigidas antes do procedimento. A vaporização com *laser* é a mais indicada e pode ser usada para lesões únicas, múltiplas ou confluentes, embora o risco de recorrência seja mais alto do que com a excisão cirúrgica. A ablação com cirurgia de alta frequência pode ser realizada, mas com o risco e a desvantagem de não haver como mensurar a profundidade de destruição do epitélio.

Tratamento farmacológico tópico

O tratamento conservador utilizando terapia tópica destinada a preservar a anatomia vulvar tem sido tentado principalmente em mulheres jovens.

Imiquimode

O creme de imiquimode a 5% é um modificador da resposta imune com propriedades antivirais e antitumorais. Estimula a produção local de citocinas, provocando uma resposta imune celular – resposta imune antígeno-específica. Inicialmente, o creme mostrou ser efetivo e seguro no tratamento das verrugas genitais associadas ao HPV e foi posteriormente avaliado para o tratamento da HSIL – NIV do tipo usual, sendo aplicado topicamente em lesões individuais e não em toda a vulva. Um tratamento típico tem a duração de 16 semanas, e a frequência da aplicação varia de uma a três vezes por semana, quando tolerado. Os efeitos colaterais incluem eritema, erosão e edema. Alguns especialistas sugerem um escalonamento no regime de aplicação, começando com a frequência de uma vez por semana por 2 semanas, seguida por duas vezes por semana por 2 semanas e então, se bem tolerado, três vezes por semana.

5-fluorouracil

A aplicação do creme contendo 5-fluorouracil (5FU) promove a descamação química da lesão com resposta positiva em 75% dos casos. A desvantagem desse tratamento é ser pouco tolerado, pois frequentemente causa ardor, dor, inflamação, edema ou úlceras dolorosas.

Recorrência

A NIV não tratada pode regredir, persistir ou progredir. A NIV diferenciada apresenta risco maior de evoluir para o carcinoma de células escamosas do que a HSIL – NIV do tipo usual com menor tempo de progressão. Um terço das mulheres desenvolve recorrência da NIV independentemente do tratamento empregado. Os fatores de risco para recorrência incluem imunossupressão, doença multifocal ou multicêntrica, lesões grandes ou com margens positivas no espécime excisado e tabagismo. É imprescindível longo tempo de vigilância de todo o trato genital após o tratamento, sendo sugerido seguimento a cada 6 meses nos primeiros 5 anos após o tratamento e depois anualmente.

Prevenção

A imunização com a vacina HPV quadrivalente ou nonavalente, que são efetivas contra os genótipos 6, 11, 16 e 18 e contra os 6, 11, 16, 18, 31, 33, 45, 52 e 58, respectivamente, tem se mostrado importante para diminuir o risco de HSIL – NIV do tipo usual e deve ser recomendada para meninas e mulheres nas idades indicadas. O tabagismo é fortemente associado a HSIL – NIV do tipo usual e deve ser encorajado seu abandono. A NIV diferenciada pode estar associada a dermatoses de vulva, e o tratamento dessas doenças, especialmente do líquen escleroso, reduz o risco de câncer.

CONSIDERAÇÕES FINAIS

As lesões vulvares frequentemente se desenvolvem em mulheres jovens que permanecem assintomáticas. Portanto, todas as mulheres devem aprender a realizar o autoexame dos genitais externos para identificar lesões iniciais. O diagnóstico precoce depende do exame cuidadoso da vulva sob iluminação adequada e a intervalos regulares. Uma vez identificadas lesões suspeitas, a biópsia deve ser prontamente realizada para confirmação histológica, lembrando sempre que a lesão pode ser multifocal e que outros sítios devem ser examinados. A escolha do tratamento vai depender do risco de câncer, da extensão da doença, da localização das lesões e do desejo da paciente.

Leitura complementar

Aidé S, Guttemberg A, Val I, Junnior NV. Campaner AB. Cervical intraepithelial neoplasia. J Bras Doenças Sex Transm 2009; 21(4):166-70.

Alves RRF, Teixeira TS, Netto JCA. Performance da citologia e colposcopia frente à histopatologia no rastreamento e diagnóstico das lesões precursoras do câncer do colo uterino. DST J Bras Doenças SexTransm 2002; 14(6):33-8.

Bornstein J et al. Colposcopic terminology of the international federation for cervical pathology and colposcopy. Obstetrics Gynecology 2012; 120(1):166-172.

Bornstein J, Bogliatto F, Haefner HK et al. The 2015 International Society for the Study of Vulvovaginal Disease (ISSVD) Terminology of Vulvar Squamous Intraepithelial Lesions. J Low Genit Tract Dis 2016; 20:11.

Darragh TM, Colgan TJ, Thomas Cox J et al. Members of the LAST Project Work Groups. The Lower Anogenital Squamous Terminology Standardization project for HPV-associated lesions: background and consensus recommendations from the College of American Pathologists and the American Society for Colposcopy and Cervical Pathology. Int J Gynecol Pathol 2013; 32:76-115.

Dedes KJ, Beneder C, Samartzis N et al. Outcome of treated anogenital intraepithelial neoplasia among human immunodeficiency virus-infected women. J Reprod Med 2008; 53:947.

Di Saia PJ, Creasman WT. Clinical gynecologic oncology. 8. ed. Elsevier.

Diretrizes Brasileiras para o rastreamento do câncer do colo uterino. Instituto Nacional de Cancer. Divisão de apoio à rede de atenção oncológica. Rio de Janeiro. INCA. 2016. Disponível em: www.inca.gov.br.

Ghaem-Maghami S, Majeed G, Souther WP. Incomplete excision of cervical intraepithelial neoplasia and risk of treatment failure: a meta-analysis. Lancet Oncol 2007 Nov; 8(11):957-9.

Holschneider CH. Vulvar intraepithelial neoplasia. UpToDate 2017. Disponível em: http://www.uptodate.com/online. Acesso em 17mar 2017.

Kitchener HC, Walker PG, Nelson L et al. HPV testing as an adjunct to cytology in the follow up of women treated for cervical intraepithelial neoplasia. BJOG 2008 Jul; 115(8):1001-7.

Lima MA, Tafuri A, Araujo AC, Lima LM, Melo VH. Cervical intraepithelial neoplasia recurrence after conization in HIV-positive and HIV-negative women. Int J Gynecol Obstet 2009; 104(2):100-4.

Management of vulvar intraepithelial neoplasia. Committee Opinion No. 675. American College of Obstetricians and Gynecologists. Obstet Gynecol 2016; 128:e178-82.

Mortoza Junior G. Neoplasia intraepithelial cervical. In: Mortoza Junior G. Patologia cervical – Da teoria à prática clínica. Rio de Janeiro: MedBook, 2006.

Prendiville W, Cullimore J, Norman S. Large loop excision of the transformation zone. A new mehod of management for women with cervical neoplasia. Br J Obstet Gynaecol 1989; 96:1054-60.

Prendiville W. Large loop excision of the transformation zone. Clin Obstetr Gynecol 2014; 38(3):622-39.

Reyes MC, Cooper K. An update on vulvar intraepithelial neoplasia: terminology and a practica approach to diagnosis. J Clin Pathol 2014; 67:290.

Ridley CM, Neil SM. A vulva. 2. ed. Revinter.

Sadler L, Saftlas A, Wang W, Exeter M, Whittaker J, McCowan L. Treatment for cervical intraepithelial neoplasia and risk of preterm delivery. JAMA 2004; 291(17):2100-6.

Schiffman M, Herrero R, Desalle R et al. The carcinogenicity of of human papillomavirus types reflects viral evolution. Virology 2005; 337:76-84.

Solomon D, Davey D, Kurman R et al. The 2001 Bethesda system. terminology for reporting results of cervical cytology. JAMA 2002; 287:2114-29.

Souza AMT. Neoplasia benigna do coloe NIC. In: Manual de ginecologia e obstetrícia Sogimig. Belo Horizonte: Coopmed, 2012.

Tuon FFB, Bittencourt MS, Panichi MA, Pinto AP. Avaliação da sensibilidade e especificidade dos exames citopatológicos e colposcópicos em relação ao exame histológico na identificação de lesões intraepiteliais cervicais. Rev Assoc Med Bras 2002; 48(2):140-4.

Van de Nieuwenhof HP, Bulten J, Hollema H et al. Differentiated vulvar intraepithelial neoplasia is often found in lesions, previously diagnosed as lichen sclerosus, which have progressed to vulvar squamous cell carcinoma. Mod Pathol 2011; 24:297.

Van Seters M, Van Beurden M, de Craen AJ. Is the assumed natural history of vulvar intraepithelial neoplasia III based on enough evidence? A systematic review of 3322 published patients. Gynecol Oncol 2005; 97:645.

Wright Jr TC, Massad LS, Dunton CJ, Spitzer M, Wilkinson EJ, Solomon D. 2006 consensus guidelines for the management of women with abnormal cervical cancer screening tests. Am J Obstetr Gynecol 2007; 346-55.

Wright Jr TC, Massad LS, Dunton CJ, Spitzer M, Wilkinson EJ, Solomon D. 2006 consensus guidelines for the management of women with cervical intraepithelial neoplasia or adenocarcinoma in situ. Am J Obstetr Gynecol 2007; 340-5.

Carcinoma de Vulva

CAPÍTULO 8

Alejandro Soderini
Alejandro Aragona
Horacio Moschen

EPIDEMIOLOGIA

O câncer de vulva representa o quarto câncer ginecológico em frequência e aproximadamente 5% de todos os cânceres do trato genital feminino. Estima-se que 27.000 casos sejam diagnosticados no mundo a cada ano. Seu pico máximo de incidência é observado após os 65 anos de idade, com uma média de idade de 70 anos no momento do diagnóstico. Trata-se de uma patologia curável quando detectada precocemente e submetida ao tratamento adequado. No entanto, sua incidência vem aumentando, especialmente em mulheres jovens. Após uma ligeira queda na incidência observada entre 1975 e 1985, foi detectado um aumento em meados dos anos 1990, o qual perdura. É provável que esse aumento esteja relacionado com a indução que o papilomavírus humano (HPV) exerce sobre as lesões pré-neoplásicas (NIV – neoplasia intraepitelial vulvar).

APRESENTAÇÃO CLÍNICA E DIAGNÓSTICO

Historicamente, o carcinoma da vulva era caracterizado por atraso no diagnóstico tanto pela paciente como pelo médico. O câncer de vulva pode permanecer assintomático durante anos. Quando apresenta sinais e sintomatologia, a manifestação cardinal é o prurido persistente (30% a 70%) associado à lesão reconhecível. Também podem ser observados: úlcera (5% a 30%), hemorragia (10% a 25%), secreção (15% a 25%), dor (15% a 25%), sintomas urinários ou intestinais por contiguidade (30% a 70%) e adenopatia inguinal palpável. Macroscopicamente, a lesão pode ser endofítica (45%), exofítica (40%) ou superficial (15%). As primeiras estão mais frequentemente associadas ao comprometimento ganglionar.

Existem dois grupos topográficos bem definidos – *laterais* e *centrais* – conforme se encontrem a aproximadamente 1cm da linha média. A drenagem linfática da vulva tem sido amplamente estudada. As lesões laterais geralmente drenam para os linfonodos inguinais ipsilaterais. No caso das lesões laterais, observa-se que é raro o acometimento contralateral na ausência de comprometimento ipsilateral, assim como o comprometimento ganglionar profundo na ausência de acometimento ganglionar superficial e o acometimento dos linfonodos pélvicos mesmo na presença de linfonodos femorais comprometidos. As lesões centrais podem não respeitar esse sistema de propagação ordenada e, portanto, drenar tanto para os linfonodos ipsilaterais como contralaterais. A incidência de acometimento bilateral é maior nesse tipo de lesão, e pode haver disseminação direta para os linfonodos pélvicos.

O carcinoma escamoso invasivo geralmente envolve as estruturas da vulva em diferentes proporções: grandes lábios (50%), pequenos lábios (20%), clitóris (10%) e, com menor frequência, o monte de Vênus e o períneo. Devem ser cuidadosamente examinadas as regiões da uretra, clitóris, vagina, ânus, reto, osso púbico e regiões linfáticas. Sempre que o câncer envolver a vulva posterior, convém avaliar o tônus do esfíncter anal. Nessa avaliação, deve-se ter em mente que, se a cirurgia for necessária, as margens deverão ser de pelo menos 1cm. Recomenda-se o exame da paciente sob anestesia. O ginecologista oncologista deve avaliar a paciente com o cirurgião plástico (perspectiva oncoplástica) e o radioterapeuta.

A biópsia simples representa o diagnóstico padrão. Convém ter em mente que múltiplas biópsias podem ser necessárias para o diagnóstico da extensão da doença. Além disso, deve ser considerado também o exame endoscópio urinário e/ou digestivo na presença de doenças avançadas, além de exames de imagem em busca de gânglios pélvicos ou de doença à distância.

Com relação à prevenção, não há teste de rastreamento atualmente disponível para o NIV. A citologia da superfície vulvar não mostrou nenhum benefício.

HISTOLOGIA

A variedade escamosa representa aproximadamente 90% de todos os casos. Melanomas, adenocarcinomas, carcinomas verrucosos e carcinomas de células basais respondem pelo restante dos casos e não serão abordados neste capítulo por serem considerados entidades com características diferentes do carcinoma escamoso do ponto de vista clínico-cirúrgico.

Em mulheres mais jovens, geralmente existe sob a forma adjacente ao tumor NIV HPV-relacionado, enquanto em pacientes mais velhas ocorre a associação ao líquen escleroso, o que sugere a existência de diferentes tipos de carcinoma escamoso de acordo com sua associação ou não ao HPV.

ESTADIAMENTO

O câncer de vulva pode ser estadiado de acordo com a FIGO (Federação Internacional de Ginecologia e Obstetrícia) e o AJCC (American Joint Committee on Cancer). Em 1988, o estadiamento FIGO deixou de ser clínico (1969), fornecendo informações adequadas sobre o tumor primário, mas com dados insuficientes sobre o estado linfonodal em 20% a 30% dos casos, e se tornou cirúrgico. Em 1995, uma revisão não relatou mudanças significativas até a última modificação, em 2009, que permanece até o presente momento (Quadro 8.1). Nesta, uma das mudanças mais significativas foi a divisão do estádio III em subcategorias de acordo com o número de linfonodos e determinadas características morfológicas (tamanho da metástase, disseminação extracapsular). No entanto, é provável que esse sistema de estadiamento subestime o papel prognóstico do tamanho do tumor em pacientes com linfonodos negativos, uma vez que reúne um grupo muito heterogêneo de lesões nos estádios I e II.

No sistema TNM do AJCC, as definições da categoria T correspondem aos estádios aceitos pela FIGO, e ambos os sistemas são incluídos para fins de comparação. A base do sistema de estadiamento é mais cirúrgica do que clínica. A sétima edição do manual do TNM (Quadro 8.2) incorpora algumas mudanças significativas que tendem a ser unificadas ao estadiamento FIGO.

FATORES PROGNÓSTICOS

Entre os principais fatores prognósticos são: estado linfonodal, tamanho do tumor, estádio FIGO, margens cirúrgicas, profundidade da invasão estromal e comprometimento do espaço linfovascular. A presença de metástase linfonodal é o principal fator de risco independente com relação à recidiva e à morte por causa da doença. A maioria das recidivas ocorrerá nos primeiros 2 anos.

Vários métodos não invasivos foram utilizados para prever o estádio ganglionar, inguinal e femoral (ressonância magné-

Quadro 8.1 Estadiamento cirúrgico da FIGO para câncer de vulva (modificado em 2009)

Estádio I	Tumor confinado à vulva **IA** Lesões ≤ 2cm em tamanho, confinadas à vulva ou ao períneo e com invasão estromal ≤ 1mm*, sem metástases ganglionares **IB** Lesões > 2cm em tamanho ou com invasão estromal > 1mm*, confinadas à vulva ou ao períneo, com linfonodos negativos
Estádio II	Tumor de qualquer tamanho com extensão para as estruturas perineais adjacentes (terço inferior da uretra, terço inferior da vagina e ânus) com linfonodos negativos
Estádio III	Tumor de qualquer tamanho com ou sem extensão para as estruturas perineais adjacentes (terço inferior da uretra, terço inferior da vagina e ânus) com linfonodos inguinais femorais positivos **IIIA** (i) com 1 linfonodo metastático (≥ 5mm) ou (ii) 1 ou 2 linfonodo(s) metastático(s) (< 5mm) **IIIB** (i) com 2 ou mais linfonodos metastáticos (≥ 5mm) ou (ii) 3 ou mais linfonodos metastáticos (< 5mm) **IIIC** com linfonodos positivos com disseminação extracapsular
Estádio IV	Tumor invade outras regiões (dois terços superiores da uretra, dois terços superiores da vagina) ou estruturas distantes **IVA** tumor invade qualquer das seguintes regiões: (i) uretra superior e/ou mucosa vaginal, mucosa vesical, mucosa retal, ou fixado a osso pélvico ou (ii) linfonodos inguinais femorais fixados ou ulcerados **IVB** qualquer metástase à distância, incluindo linfonodos pélvicos

*A profundidade da invasão é definida como a medida do tumor da junção epitélio-estromal da papila dérmica adjacente mais superficial até o ponto mais profundo da invasão.

tica [RM], tomografia computadorizada [TC], tomografia por emissão de pósitrons [PET] e ultrassonografia [US]), mas, na verdade, não existe um método de imagem com valor preditivo positivo suficientemente alto que torne possível evitar a linfadenectomia. Alguns estudos afirmam que a avaliação clínica do estado ganglionar é imprecisa e, assim, deveria ser determinada por biópsia cirúrgica.

É importante levar em consideração determinadas características prognósticas: comprometimento unilateral ou bilateral, número de linfonodos comprometidos, tamanho da metástase linfonodal, presença ou ausência de disseminação do tumor extracapsular e nível da metástase (linfonodos inguinais, femorais ou pélvicos). Embora se saiba que a partir de dois ou três linfonodos as chances de sobrevida diminuam muito, existem divergências entre vários autores no que diz respeito à definição de um número crítico de linfonodos.

O tamanho do tumor representa outro importante fator prognóstico, sendo largamente interpretado como preditor

Quadro 8.2 Sistema TNM (sétima edição)

T1	Confinado à vagina	**ESTADIAMENTO**			
T1a	≤ 2cm com invasão estromal ≤ 1mm	Estádio 0	Tis	N0	M0
T1b	> 2cm ou invasão estromal > 1mm	Estádio I	T1	N0	M0
T2	Metade proximal da uretra/vagina/ânus	Estádio IA	T1a	N0	M0
		Estádio IB	T1b	N0	M0
T3	Metade distal da uretra/vagina, mucosa vesical, mucosa retal ou osso pélvico	Estádio II	T2	N0	M0
		Estádio IIIA	T1, T2	N1a, N1b	M0
N1a	Um ou dois linfonodos < 5mm	Estádio IIIB	T1, T2	N2a, N2b	M0
		Estádio IIIC	T1, T2	N2c	M0
N1b	Um linfonodo ≥ 5mm	Estádio IVA	T1, T2	N3	M0
			T3		Qualquer N
N2a	Três ou mais linfonodos < 5mm	Estádio IVB	M0		
			Qualquer T	Qualquer N	M1
N2b	Dois ou mais linfonodos ≥ 5mm				
N2c	Invasão extracapsular				
N3	Linfonodo fixo, ulcerado				
M1	Metástase à distância				
As mudanças são maiores nas categorias e estádios T e N					

do estado ganglionar para o qual tenha sido eficaz (p. ex., tumor > 2cm prevê comprometimento ganglionar em 35%). No entanto, não tem sido adequadamente investigado como fator prognóstico independente de recidiva e de morte; um ponto de corte claro de ≥ 6cm foi reportado na literatura, a partir do qual a sobrevida foi significativamente reduzida. A recidiva local está associada a invasão estromal profunda, comprometimento do espaço linfovascular e margens cirúrgicas próximas ou positivas. Quanto a essas últimas, uma margem microscópica ≤ 8mm é um importante preditor de recidiva local. Assim, deve ser garantida uma margem de 2cm de tecido macroscopicamente sadio no material cirúrgico.

CARCINOMA INVASOR PRECOCE

A profundidade de invasão do estroma ≤ 1mm (estádio FIGO IA) é a única sem capacidade de apresentar metástases linfonodais e, portanto, o único caso em que a linfadenectomia pode ser evitada. Essa entidade foi chamada de carcinoma superficial ou invasor precoce pela ISSVD (International Society for the Study of Vulvovaginal Disease) e a ISGP (International Society of Gynecological Pathologists). Essa expressão suprimiu o termo microcarcinoma (lesão ≤ 2cm com invasão estromal ≤ 5mm), introduzido por Wharton em 1974, que recomendava a não realização de linfadenectomia nessas pacientes, considerando 5mm o ponto de corte para comprometimento linfonodal (em uma nítida semelhança ao microcarcinoma cervical), o que indica a maior lesão sem a capacidade de metástase. No entanto, observou-se que 10% a 20% dos casos com invasão < 5mm apresentaram comprometimento linfonodal oculto. Atualmente, o termo microcarcinoma foi abolido na patologia vulvar.

TRATAMENTO CIRÚRGICO

O pilar fundamental do tratamento nos estádios iniciais foi e continua sendo a cirurgia. O desenvolvimento da vulvectomia radical com linfadenectomia inguinal femoral bilateral durante os anos 1940 e 1950 representou uma evolução importante nas opções cirúrgicas disponíveis até o momento, com acentuada melhora na sobrevida, especialmente nas mulheres com tumores pequenos e linfonodos negativos. Uma sobrevida de 85% a 90% a longo prazo pode agora ser obtida rotineiramente com a cirurgia radical. No entanto, esses procedimentos podem ser associados a taxas de morbidade e mortalidade significativas e complicações pós-operatórias, como deiscência da ferida, linfedema e danos estéticos drásticos.

Atualmente, a ênfase na cirurgia tende a individualizar o tratamento. A cirurgia da vulva foi modificada a partir dos procedimentos originais de Basset, Taussig e Way para uma abordagem muito mais conservadora que tenta atingir as margens cirúrgicas adequadas, ao mesmo tempo preservando o máximo de tecido possível, sendo a ressecção local ampla (excisão radical do tumor com margem de 2cm de tecido sadio tanto na horizontal como na vertical) considerada o tratamento padrão atual para o estádio I. Essa modalidade terapêutica tem uma taxa de recidiva de 6,3%, em comparação com 7,2% da vulvectomia tradicional.

De acordo com a drenagem linfática descrita anteriormente, a linfadenectomia inguinal femoral pode ser evitada nos estádios 0 e IA, uma vez que o comprometimento linfonodal é raro. No restante dos casos é realizada em conjunto com a ressecção local do tumor. Se os tumores forem laterais, a linfadenectomia homolateral deverá ser realizada e, se positiva, completa-se com uma linfadenectomia bilateral superficial e profunda. No caso de tumores centrais, a linfadenectomia inguinal femoral bilateral é obrigatória.

A fim de reduzir as comorbidades da linfadenectomia inguinal femoral, nos últimos anos começou a ser implementada a biópsia do linfonodo sentinela (LS), técnica que não afetou a segurança nem os resultados em termos de recidiva. As candidatas a esse procedimento devem ter linfonodos clínica e radiologicamente negativos, tumor primário unifocal < 4cm e ausência de história de cirurgia vulvar. O mapeamento e a biópsia deverão ser realizados por cirurgião treinado, e devem ser utilizados traçadores combinados, ou seja, radioisótopo (Tc99) e corante (azul patente a 1%, azul de metileno ou outros) para garantir as melhores taxas de detecção. A linfadenectomia inguinal femoral completa está indicada quando um LS ipsilateral é detectado no caso de lesões laterais ou, caso o LS ipsilateral seja positivo, justifica-se a linfadenectomia completa ou o tratamento da virilha afetada. Além disso, estão indicados a avaliação cirúrgica ou o tratamento contralateral da virilha. A linfadenectomia pélvica não é mais utilizada em caso de câncer de vulva. No momento, a abordagem da linfadenectomia é feita pela técnica da tripla incisão. Se a abordagem linfonodal inguinal não for possível, ela será substituída por um tratamento com radiação.

Por definição, os estádios II-III se apresentam com disseminação do tumor para estruturas mucosas adjacentes. Muitos desses são tumores volumosos, enquanto outros não são volumosos em tamanho, mas, em virtude de sua íntima relação com estruturas vizinhas críticas, são considerados como estádios avançados. Em certos casos, esses tumores podem ser removidos com margens adequadas através de uma vulvectomia máxima radical. Quando esta última não é viável (do ponto de vista da radicalidade cirúrgica), algum tipo de tratamento neoadjuvante e/ou exenteração pélvica deve ser considerado.

Cabe destacar que a cirurgia oncoplástica vulvoperineal também faz parte do delineamento cuidadoso da estratégia terapêutica em cada uma das pacientes. O avanço dessas técnicas cirúrgicas merece um capítulo para os propósitos dessa descrição.

TRATAMENTO COM RADIAÇÃO

A radioterapia pode ser usada como tratamento primário, neoadjuvante (atualmente em combinação com a quimioterapia) ou adjuvante. Nos dois primeiros casos, trata-se de pacientes nas quais a cirurgia não é uma opção a considerar (veja *Carcinoma de células escamosas localmente avançado da vulva*). O tratamento radioterapêutico do câncer de vulva foi desenvolvido nos anos 1980 por Boronow e Hacker com resultados encorajadores, uma vez que se evitava a exenteração. Durante o mesmo período foi desenvolvida a quimioirradiação para o câncer anal. Numerosos estudos retrospectivos mostraram benefícios com a adição de vários esquemas de quimioterapia (5-fluorouracil, cisplatina e/ou mitomicina C) ao tratamento radioterapêutico para o câncer de vulva avançado ou quando próximo de estruturas vizinhas críticas ou ao apresentar adenopatia irressecável (GOG # 101). Esses esquemas são úteis para detectar os efeitos adversos derivados da radioterapia no câncer de vulva.

O tratamento adjuvante com radioterapia é administrado nas cadeias linfáticas e na pelve na presença de metástase linfonodal. As pacientes com mais de um linfonodo positivo são candidatas a essa terapia. Ainda não há consenso quanto a sua realização no caso de pacientes com apenas um linfonodo positivo. A radioterapia adjuvante também é usada quando a excisão das margens cirúrgicas é inadequada.

TRATAMENTO QUIMIOTERAPÊUTICO

O uso de quimioterapia no câncer vulvar não é padrão, já que a experiência é muito limitada e geralmente extrapolada dos resultados obtidos em casos de câncer de colo do útero, ânus ou cabeça e pescoço. A quimioterapia é mais utilizada em casos de carcinomas localmente avançados em combinação com a radioterapia e também como neoadjuvante e paliativa. Os esquemas e agentes citotóxicos variam e são geralmente baseados na platina como radiossensibilizador, embora a bleomicina, os taxanos e o 5-fluorouracil também tenham se mostrado eficazes.

CARCINOMA ESCAMOSO LOCALMENTE AVANÇADO DA VULVA (CELAV)

Estima-se que 30% das pacientes com câncer de vulva serão diagnosticadas nas fases III e IV e necessitarão de radioterapia primária, neoadjuvante ou adjuvante para tumores irressecáveis em pacientes com linfonodos positivos. Essa porcentagem se mantém para o diagnóstico de doença localmente avançada: um terço dos casos.

O CELAV se refere a uma forma de apresentação clínica inoperável da doença, ou seja, quando uma cirurgia radical máxima da vulva não conseguirá remover o tumor com margens adequadas, à exceção da exenteração (cirurgia ultrarradical). Entende-se, então, que essa entidade cursa com comprometimento próximo ou evidente da bexiga, uretra proximal, ânus e/ou reto. Está frequentemente associada a metástases inguinais extensas e irressecáveis (Figura 8.1A e B). A seleção de casos candidatos a algum tipo de estratégia terapêutica depende não apenas da extensão do tumor, mas também do estado e das características gerais de cada paciente. Os objetivos críticos do tratamento são maximizar o controle do tumor e minimizar os danos funcionais e cosméticos que surgem após o tratamento.

Os esforços terapêuticos recentes se concentraram em modalidades de tratamento combinadas que incluem radioterapia sequencial ou quimioirradiação concomitante e cirurgia radical. Informações provenientes principalmente de estudos retrospectivos e alguns prospectivos levam à conclusão de que o câncer da vulva é radiossensível e a cirurgia com preservação das funções é possível em pacientes adequadamente selecionadas em estádios avançados que recebem essa modalidade de tratamentos combinados.

Nesse sentido, o protocolo 101 do GOG (Gynecologic Oncology Group) é o mais importante estudo prospectivo de estádio II para avaliar a quimioirradiação concomitante em

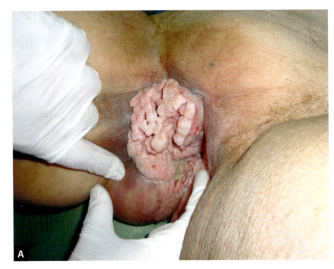
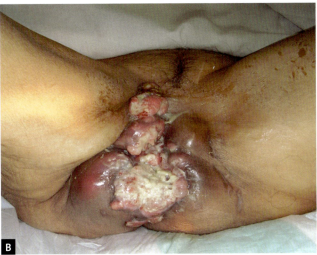

Figura 8.1A e B Carcinoma localmente avançado da vulva.

pacientes com doença avançada. Em razão da alta taxa de ressecabilidade e controle local em pacientes com doença linfonodal local avançada, os autores concluem que, na presença de menor evidência de doença avançada, a quimioirradiação concomitante deve ser considerada. Uma revisão subsequente da Cochrane afirma que as pacientes com tumores primários inoperáveis inicialmente ou linfonodos primários fixos inoperáveis só se beneficiarão da quimioirradiação se for possível realizar a cirurgia. No caso de pacientes com tumores que só podem ser adequadamente tratados com exenteração anterior ou posterior, as complicações da quimioirradiação podem superar as complicações dessa cirurgia.

Por outro lado, o fato de que essas modalidades combinadas têm efeitos colaterais consideráveis não é insignificante. Observamos que, quanto maior a complexidade do tratamento, maior o índice de efeitos adversos e menor a adesão ao tratamento.

Um ponto importante a ser considerado no CELAV diz respeito ao tamanho do tumor como fator prognóstico. Vimos que, quando o tumor excede 6cm de diâmetro, as taxas de sobrevida caem abruptamente e as de recidiva aumentam, o que leva a repensar em um tratamento adequado para esses casos (Tabela 8.1).

De acordo com o conhecimento atual, o tratamento neoadjuvante não está justificado em pacientes com tumores que podem ser adequadamente tratados com vulvectomia radical + linfadenectomia inguinal femoral bilateral.

Além da (químio) radiação primária ou neoadjuvante, existe uma terceira opção para o tratamento do CELAV: a quimioterapia neoadjuvante, cujas origens remontam ao grupo de trabalho dos Professores Di Paola e Sardi no Hospital de Clínicas

Tabela 8.1 Fatores prognósticos clínico-patológicos por idade, estádio, estado linfonodal, tamanho e grau do tumor de acordo com Aragona e cols.

Fatores prognósticos clínico-patológicos				
	n	Sobrevida global		Sobrevida livre de doença
		2 anos de sobrevida (%)	valor P	2 anos de sobrevida (%)
Idade (anos)	105		0,686	
25 a 44	7	14		13
45 a 64	32	48	0,586	43
65 a 70	21	49	0,633	45
> 70	45	46	0,353	41
Estádio	105		0,001	
IB	43	59		52
II	27	35	0,013	9
IIIA	14	27	0,791	12
IIIB	11	45	0,478	36
IIIC	10	0	0,014	0
Tamanho tumoral na anatomia patológica (cm)	105		< 0,001	
> 2 a 3,99	40	74		74
4 a 5,99	33	54	0,004	42
6 a 7,99	15	10	< 0,001	12
≥ 8	17	0	0,647	0
Número de linfonodos positivos	105		0,010	
0	67	53		45
1	15	36	0,058	27
2	8	33	0,486	33
3,5	6	33	0,712	17
> 5	9	0	0,123	0
Grau	105		0,527	
G1	35	53		46
G2	49	42	0,236	40
G3	21	32	0,999	32

Fonte: Gynaecol Oncol 2014; 132(3):643-8.

durante o ano de 1986, tentando reproduzir os resultados encorajadores observados no câncer localmente avançado do colo do útero. Como vantagens é possível nomear a redução do tamanho e da extensão do tumor, aumentando a operabilidade, a facilidade de irradiação e o fato de complementar o tratamento das micrometástases. Também poderia ser considerada como marcador de resposta e da biologia do tumor. Existem respostas variáveis com diferentes esquemas de quimioterapia, nenhuma das quais foi claramente identificada como superior (Figuras 8.2 a 8.4). Qual seria o melhor esquema de quimioterapia? Aquele com a melhor taxa de resposta, a menor toxicidade, a maneira mais rápida de ser feito, com o menor custo e, acima de tudo, adaptado à paciente.

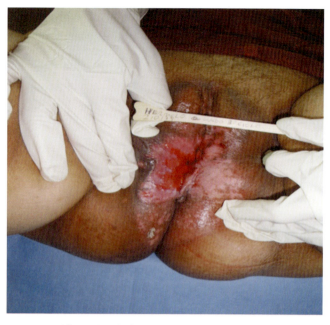

Figura 8.4 Após quimioterapia neoadjuvante.

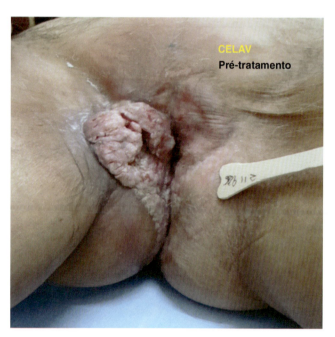

Figura 8.2 Antes da quimioterapia neoadjuvante.

Cabe destacar que com essa simples modalidade de tratamento sequencial os já conhecidos efeitos deletérios da radioterapia no nível vulvoperineal podem ser evitados, favorecendo as condições locorregionais para a cirurgia oncoplástica. O serviço de Ginecologia Oncológica do Hospital María Curie tem trabalhado no assunto há vários anos e divulgado resultados encorajadores até o momento.

Por fim, a cirurgia ultrarradical. Com frequência, a exenteração pélvica é inadequada para uma mulher idosa com câncer de vulva, uma vez que essa prática resulta em mortalidade operatória de 10%, alta incidência de complicações e morbidade psicológica e física grave. A cirurgia ultrarradical pode resultar em uma última chance de cura para as pacientes adequadamente selecionadas (Figura 8.5).

Os algoritmos terapêuticos propostos são apresentados nas Figuras 8.6 e 8.7.

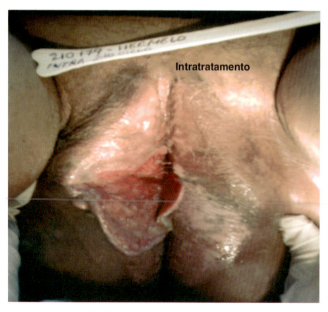

Figura 8.3 Durante a quimioterapia neoadjuvante.

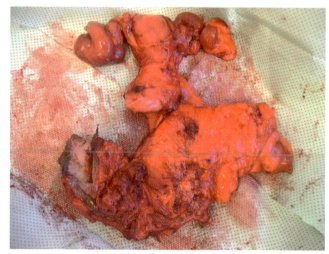

Figura 8.5 Peça de exenteração posterior infraelevador.

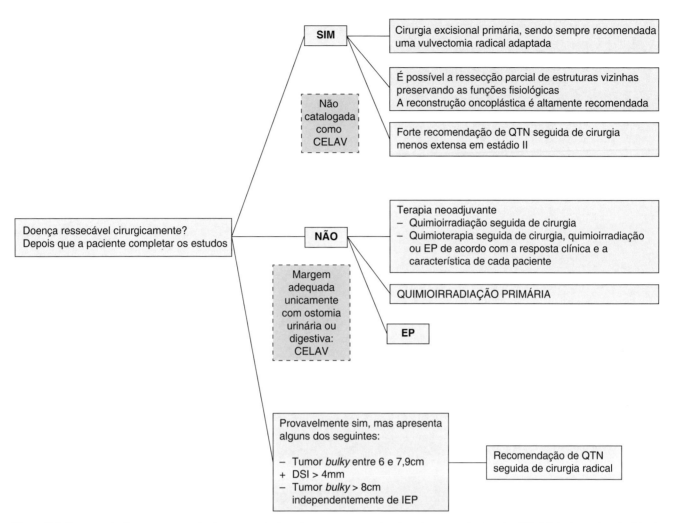

Figura 8.6 Recomendações para o manejo de um provável carcinoma escamoso localmente avançado de vulva (CELAV): tratamento primário da doença local. (IEP: invasão estromal profunda; QTN: quimioterapia neoadjuvante; EP: exenteração pélvica.) (Aragona e cols., 2012.)

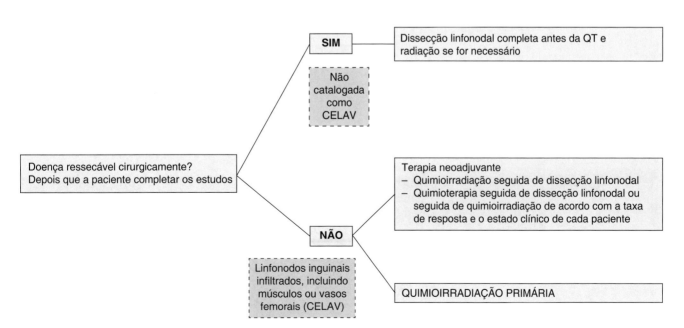

Figura 8.7 Recomendações para o manejo de carcinoma localmente avançado de vulva (CELAV): tratamento primário da doença regional. (Aragona e cols., 2012.)

CIRURGIA RECONSTRUTORA: ONCOPLASTIA

A cirurgia reconstrutora deve ser considerada para pacientes que planejam uma ressecção ampla com fechamento direto difícil da ferida em uma cirurgia primária e também no caso de doença recorrente com tratamento prévio com radioterapia, já que os tecidos não têm as mesmas características e são mais propensos à deiscência de feridas. É sempre aconselhável formar uma equipe com um cirurgião plástico nesses casos.

O FUTURO DO TRATAMENTO DO CÂNCER DE VULVA

A possibilidade de evitar a linfadenectomia serve como um estímulo em virtude de suas complicações tanto a curto como a longo prazo. A grande barreira ao uso dessa tecnologia na vulva são os falso-negativos. No entanto, numerosos estudos mostraram alta taxa de detecção com baixa taxa de falso-negativo (0% a 3%). Para o tratamento do câncer de mama, a American Society of Breast Surgeons e a ASCO (American Society of Clinical Oncology) recomendam um treinamento de 15 a 20 casos de LS seguido de esvaziamento axilar completo pelo cirurgião, antes de abandonar o esvaziamento axilar sistemático, a fim de garantir uma taxa de falso-negativos < 5%. Esse treinamento não seria viável nos EUA, onde os ginecologistas oncológicos operam de três a cinco casos de câncer de vulva por ano. Além disso, a maioria das pacientes com câncer de mama recebe rotineiramente radioterapia pós-operatória, que inclui a borda inferior da linfadenectomia axilar. Em contraste, as pacientes com câncer de vulva com linfonodos negativos habitualmente não recebem nenhum tratamento adicional e correm o risco de receberem menos tratamento. Atualmente, o estudo GROINSS-V II está recrutando pacientes. Esse estudo prospectivo tenta elucidar se a radioterapia isolada é igualmente eficaz na cirurgia (com ou sem radioterapia) quando o LS é positivo.

É provável que dentro da nova geração de tratamentos haja lugar para agentes biológicos direcionados ao alvo (erlotinibe, inibidores da tirosinocinase, bevacizumabe) adicionados à quimiorradioterapia à base de platina. Além disso, podemos estar próximos de novas terapias provenientes da classificação citogenética do câncer de vulva. Nos últimos tempos, considerando que 50% dos cânceres de vulva e vagina estão relacionados com o HPV, a vacinação generalizada contra o HPV gerou otimismo na luta contra o câncer genital a longo prazo.

SEGUIMENTO

Não há evidências quanto ao melhor cronograma de seguimento. A maioria das recidivas ocorre no primeiro ano. Como as recidivas locais podem ocorrer muitos anos após o tratamento primário, recomenda-se o acompanhamento ao longo da vida. Como as pacientes com neoplasia intraepitelial vulvar associada ou líquen escleroso/plano apresentam risco aumentado de recidiva local, pode ser indicado um seguimento mais intensivo.

Algumas diretrizes propõem o mesmo monitoramento adotado nos casos de câncer do colo de útero, devendo incluir o exame clínico da vulva e da virilha. Nos protocolos europeus recomenda-se, na primeira consulta de seguimento após a quimiorradioterapia, solicitar TC ou PET/TC para documentar a remissão completa, mas geralmente tanto os exames de imagem (radiografia torácica, TC, PET/TC ou RM) como os laboratoriais são reservados para os casos em que o exame clínico indica suspeita de recidiva.

As citologias cervical/vaginal anais podem ser consideradas, embora seu valor em detectar recidiva seja limitado.

TRATAMENTO DA DOENÇA RECORRENTE OU METASTÁTICA

A maioria das recidivas está localizada no nível vulvar, seguidas pelas inguinais, distantes e pélvicas. Sempre que houver suspeita de recidiva, serão necessários exames de imagem visando descartar doença metastática, e a biópsia confirmatória deve ser realizada na medida do possível. A terapia irá variar, dependendo do local da recidiva e do tratamento prévio recebido, e pode incluir desde uma ampla ressecção local até radioterapia com ou sem quimioterapia, exenteração pélvica e quimioterapia paliativa. Independentemente do tratamento realizado, o prognóstico das recidivas ganglionares é muito desfavorável, embora haja esperança no desenvolvimento de terapias-alvo.

CONSIDERAÇÕES FINAIS

- O carcinoma de vulva é responsável por 4% dos cânceres ginecológicos.
- Trinta a 35% dos casos são diagnosticados em estádios avançados.
- O carcinoma escamoso vulvar localmente avançado, em nossa opinião, deve ser definido como uma entidade separada, que inclui não apenas diferentes formas de apresentação, mas também diversas modalidades de tratamento.
- A apresentação clínica com tumores *bulky* centrais é uma realidade diária nos países em desenvolvimento.
- O tamanho do tumor central deve ser considerado um importante fator prognóstico para definição da estratégia terapêutica, como é o caso dos gânglios inguinais fixos e/ou ulcerados inguinais.
- A cirurgia continua sendo a primeira opção de tratamento, mas, na doença localmente avançada inicialmente irressecável, outras estratégias devem ser consideradas, tanto as de tratamento primárias como as neoadjuvantes.
- A inclusão da quimioterapia antes da cirurgia (quimioterapia neoadjuvante) se encontra bem descrita e validada por evidências científicas.
- Assim como no câncer do colo do útero, devem ser usadas doses máximas toleráveis e a quimioterapia rápida baseada em cisplatina.
- Deve ser elaborado um plano de tratamento para cada paciente.

Leitura complementar

Aragona A, Cuneo N, Soderini A et al. Quimioterapia neoadyuvante para el cancer avanzado de la vulva. XII Congreso Internacional de la Sociedad de Ginecología y Obstetricia de la Provincia de Buenos Aires (SOGBA) - XXIII Jornadas Internacionales de la Sociedad de Obstetricia y Ginecología de Mar del Plata – 10 de Diciembre de 2010.

Aragona AM, Cuneo N, Soderini AH et al. Tailoring the treatment of locally advanced squamous cell carcinoma of the vulva: neoadjuvant chemotherapy followed by radical surgery: results from a multicenter study. Int J Gynecol Cancer 2012; 22:1258-63.

Barnes EA, Thomas G. Integrating radiation into the management of vulvar cancer. Semin Radiat Oncol 2006; 16:168-76.

Belinson JL, Stewart JA, Richards AL et al. Bleomycin, vincristine, mitomycin-C, and cisplatin in the management of gynecologic squamous cell carcinomas. Gynecol Oncol 1985; 20:38.

Benedetti-Panici P, Greggi S, Scambia G et al. Cisplatin (P), bleomycin (B), and methotrexate (M) preoperative chemotherapy in locally advanced vulvar carcinoma. Gynecol Oncol 1993; 50:49.

Boronow RC. Combined therapy as an alternative to exenteration for locally advanced vulvo-vaginal cancer: rationale and results. Cancer 1982; 49:1085-91.

Boronow RC, Hickman BT, Reagan MT, Smith A, Steadham RE. Combined therapy as an alternative to exenteration for locally advanced vulvovaginal cancer. Results, complications, and dosimetric and surgical considerations. Am J Clin Oncol 1987; 10:171-81.

Boutselis JG. Radical vulvectomy for invasive squamous cell carcinoma of the vulva. Obstet Gynecol 1972; 39:827-31.

Burke TW, Stringer CA, Gershenson DM et al. Radical wide excision and selective inguinal node dissection for squamous cell carcinoma of the vulva. Gynecol Oncol 1990; 38:328-34.

Collins CG, Lee FYL, Lopez JJ. Invasive carcinoma of the vulva with lymph node metastases. Am J Obstet Gynecol 1971; 109:446-50.

DiSaia PJ, Creasman WT, Rich WM. An alternative approach to early cancer of the vulva. Am J Obstet Gynecol 1979; 133:825-29.

Domingues AP, Mota F, Durão M et al. Neoadjuvant chemotherapy in advanced vulvar cancer. Int J Gynecol Cancer 2010; 20:294.

Eifel PJ, Morris M, Burke TW, Levenback C, Gershenson DM. Prolonged continuous infusion cisplatin and 5-fluorouracil with radiation for locally advanced carcinoma of the vulva. Gynecologic Oncology 1995; 59(1):51-6. 32.

Geisler JP, Manahan KJ, Buller RE. Neoadjuvant chemotherapy in vulvar cancer: avoiding primary exenteration. Gynecol Oncol 2006; 100:53.

Geisler JP, Wiemann MC, Geisler HE. Pelvic exenteration in the elderly female. J Pelvic Surg 1995; 1:204-9.

Hacker NF, Berek JS, Lagasse LD, Leuchter RS, Moore JG. Management of regional lymph nodes and their prognostic influence in vulvar cancer. Obstet Gynecol 1983; 61:408-12.

Homesley H, Bundy BN, Sedlis A, Adcock L. Radiation therapy versus pelvic node resection for carcinoma of the vulva with positive groin nodes. Obstet Gynecol 1986; 68:733-9.

Homesley HD, Bundy BN, Sedlis A et al. Assessment of current International Federation of Gynecology and Obstetrics staging of vulvar carcinoma relative to prognostic factors for survival (a Gynecologic Oncology Group study). Am J Obstet Gynecol 1991; 164:991-1004.

Horowitz N, Olawiye A, Growdon W et al. Phase II trial of erlotinib (Tarceva) in women with squamous cell carcinoma of the vulva. Abstract. Gynecol Oncol 2010; 116.

Iversen T, Aalders JG, Christensen A et al. Squamous cell carcinoma of the vulva: a review of 424 patients, 1956-1974. Gynecol Oncol 1980; 9:271-9.

Jemal A, Siegel R, Ward E, Hao Y, Xu J, Thun MJ. Cancer statistics, 2009. CA Cancer J Clin 2009; 59:225-49.

Judson PL, Habermann EB, Baxter NN, Durham SB, Virnig BA. Trends in the incidence of invasive and in situ vulvar carcinoma. Obstet Gynecol 2006; 107:1018-22.

Kurzl R, Messerer D. Prognostic factors in squamous cell carcinoma of the vulva: a multivariate analysis. Gynecol Oncol 1989; 32:143-7.

Landoni F, Maneo A, Zanetta G et al. Concurrent preoperative chemotherapy with 5-fluorouracil and mitomycin C and radiotherapy (FUMIR) followed by limited surgery in locally advanced and recurrent vulvar carcinoma. Gynecologic Oncology 1996; 61(3):321-7. 14.

Malfetano JH, Piver S, Tsukada Y et al. Univariate and multivariate analyses of 5-year survival, recurrence, and inguinal node metastases in stage I and II vulvar carcinoma. J Surg Oncol 1985; 30:124-31.

Micci F, Teixeira MR, Scheistrøen M, Abeler VM, Heim S. Cytogenetic characterization of tumors of the vulva and vagina. Genes Chromosomes Cancer 2003; 38:137-48.

Montana GS, Thomas GM, Moore DH et al. Preoperative chemo-radiation for carcinoma of the vulva with N2/N3 nodes: a gynecologic oncology group study. International Journal of Radiation Oncology Biology Physics 2000; 48(4):1007-13. 31.

Moore DH, Thomas GM, Montana GS, Saxer A, Gallup DG, Olt G. Preoperative chemoradiation for advanced vulvar cancer: a phase II study of the Gynecologic Oncology Group. International Journal of Radiation Oncology Biology Physics 1998; 42(1):79-85.

Oonk MHM, van Os MA, de Bock GH, de Hullu JA, Ansink AC, van der Zee AGJ. A comparison of quality of life between vulvar cancer patients after sentinel lymph node procedure only and inguinofemoral lymphadenectomy. Gynecol Oncol 2009; 113:301-5.

Pecorelli S. FIGO Committee on Gynecologic Oncology. Revised staging for carcinoma of the vulva, cervix and endometrium. Int J Gynecol Obstet 2009; 105:103-4.

Podratz KC, Symmonds RE, Taylor WF. Carcinoma of the vulva: analysis of treatment failures. Am J Obstet Gynecol 1982; 143:340-6.

Scheistroen M, Trope C. Combined bleomycin and irradiation in preoperative treatment of advanced squamous cell carcinoma of the vulva. Acta Oncologica 1993; 32(6):657-61.

Shimizu Y, Hasumi K, Masubuchi K. Effective chemotherapy consisting of bleomycin, vincristine, mitomycin C, and cisplatin (BOMP) for a patient with inoperable vulvar cancer. Gynecol Oncol 1990; 36:42.

Soderini A, Aragona A, Reed N. Advanced vulvar cancers: What are the best options for treatment? Curr Oncol Rep 2016 Sep; 18:64(9).

Soper JT, Creasman WT et al. Conservative surgical management of superficially invasive stage I vulvar carcinoma. Gynaecol Oncol 1989; 35:352-6.

Stehman FB, Bundy BN, Thomas G et al. Groin dissection versus groin radiation in carcinoma of the vulva. I J Radiation Oncology Biology Physics 1992; 24:389-96.

Taussig FJ. Cancer of the vulva: an analysis of 155 cases (1911-1940). Am J Obstet Gynecol 1940; 40:764-9.

Way S. Carcinoma of the vulva. Am J Obstet Gynaecol 1960; 79:692-9.

Lesões Pré-Invasoras do Colo do Útero

CAPÍTULO 9

Sophie Françoise Mauricette Derchain
Larissa Bastos Eloy da Costa
Júlio Cesar Teixeira
Leandro Santos de Araújo Resende

INTRODUÇÃO

A quarta neoplasia maligna mais frequente em mulheres, com incidência mundial estimada em 528.000 casos novos e mortalidade de 266.000 mulheres no ano de 2012, o câncer de colo do útero é responsável por 7,5% de todas as mortes por câncer em mulheres. Aproximadamente 85% dos casos são diagnosticados em países menos desenvolvidos, nos quais são registrados 87% dos óbitos pela doença. As taxas de incidência superam 30 casos para cada 100.000 mulheres em algumas regiões da África. Por outro lado, em alguns países com programas organizados de rastreamento, como a Austrália, sua incidência é em torno de 5,5 a cada 100.000 mulheres. Segundo o Instituto Nacional de Câncer José Alencar Gomes da Silva (INCA), a estimativa de novos casos de câncer de colo no Brasil foi de cerca de 16.340 no ano de 2016, sendo a terceira neoplasia maligna mais frequente, com estimativa de 15,8 casos para cada 100.000 mulheres. O câncer do colo do útero foi a quarta causa de morte por câncer em mulheres em 2014 e responsável por 5.448 óbitos nesse grupo, com estimativa de 4,88 mortes para cada 100.000 mulheres.

A quase totalidade dos cânceres do colo do útero é de carcinomas com origem na junção escamocolunar, podendo envolver células do epitélio escamoso, glandular ou ambos. O principal fator de risco para o carcinoma do colo do útero é a infecção por papilomavírus humano (HPV) de alto risco oncogênico. A maioria das infecções por HPV (70% a 90%) não causará nenhum sintoma e irá regredir espontaneamente em 12 a 24 meses. Entretanto, infecções persistentes por HPV de alto risco oncogênico poderão causar lesões precursoras e câncer não só do colo do útero, mas também de vulva, vagina, pênis e ânus, assim como alguns cânceres de cabeça e pescoço. A prevalência global de infecção por HPV é estimada em 11,7%. Ao redor do mundo, a maior prevalência é observada em mulheres com idade inferior a 25 anos, apresentando um declínio posterior em idades mais avançadas. Existem muitas diferenças de região para região, sendo as prevalências maiores na África e na Oceania, regiões nas quais não se observa diminuição da infecção tão marcadamente com a idade.

O carcinoma invasor é precedido por neoplasia intraepitelial cervical (NIC) escamosa ou adenocarcinoma *in situ*, que podem evoluir para invasão em um processo geralmente lento. As lesões precursoras mais frequentes estão relacionadas com células escamosas, as chamadas NIC, que são graduadas de acordo com a proporção de epitélio anormal. A NIC I indica infecção ativa por HPV e é considerada lesão de baixo grau com índice muito alto de regressão espontânea. Em geral, as mulheres com NIC I não precisam ser tratadas. A NIC II é considerada lesão de alto grau, porém apresenta remissão espontânea em 40% dos casos. Já a NIC III tem as maiores probabilidades de evolução para câncer e é universalmente tratada. Cerca de 30% a 70% das mulheres com NIC III ou adenocarcinoma *in situ* não tratadas podem progredir para carcinoma invasor em um período de 20 anos ou mais. Menos de 10% dos casos podem evoluir para invasão em 1 ano ou menos. Ao invadir o estroma, o carcinoma se manifesta como úlcera, lesão exofítica ou infiltração profunda em tecidos adjacentes.

Neste capítulo serão abordadas a infecção por HPV e a prevenção primária do câncer de colo do útero, além do rastreamento, resultados citológicos, diagnóstico colposcópico, diagnóstico histológico, tratamento e seguimento.

PAPILOMAVÍRUS HUMANO (HPV)

Os papilomavírus (PV) são vírus não encapsulados compostos por dupla alça de DNA circular que infectam pele e mucosa. Existem mais de 200 tipos de PV que podem infectar pássaros, mamíferos e répteis e, embora apresentem mecanismos de ação muito parecidos, são tipo e tecido-específicos. Para causar uma infecção o PV deve liberar seu DNA no núcleo das células hospedeiras através de vias que envolvem o capsídeo viral com as proteínas celulares. Os PV infectam as células basais do epitélio e dependem da diferenciação celular para sua replicação e produção de partículas virais íntegras.

Os HPV consistem em uma família que engloba mais de 150 tipos que infectam os seres humanos. Os chamados HPV de alto risco oncogênico têm potencial de transformação maligna e são considerados as causas de quase todos os cânceres do colo do útero, além de responsáveis por uma proporção variável dos carcinomas de vulva, vagina e região perianal, além dos carcinomas anais, de pênis e de cabeça e pescoço. Doze tipos de HPV (16, 18, 31, 33, 35, 39, 45, 51, 52, 56, 58 e 59) foram classificados como carcinogênicos pela International Agency for Research on Cancer (IARC).

Embora os HPV de alto risco oncogênico infectem tanto homens como mulheres, o número de carcinomas HPV-induzidos é maior em mulheres por causa da grande suscetibilidade do colo do útero à infecção viral. Os HPV foram identificados como a causa de 5% de todos os cânceres em humanos e quase 10% dos cânceres em mulheres. A infecção por HPV de baixo risco ontogênico está associada a outras lesões de pele e mucosa, como verrugas genitais e papilomas benignos. Os tipos de baixo risco oncogênico incluem o HPV-6 e o HPV-11, sendo raramente encontrados outros tipos classificados como possivelmente carcinogênicos e, assim, sua oncogenicidade não está comprovada.

A infecção por HPV se dá em etapas sucessivas, e o vírus utiliza os traumas do epitélio para atingir os ceratinócitos das camadas basais, que correspondem às únicas células epiteliais que sofrem mitoses. Logo após uma infecção por HPV, alterações celulares podem ser observadas em células escamosas esfoliadas. Entretanto, a maior parte das infecções por HPV não causa doença, e o vírus desaparece (*clearance*) em 12 a 24 meses após o contato. Apenas uma pequena fração das infecções que persistem ou progridem para uma lesão precursora irá resultar em câncer.

O comportamento da infecção é influenciado por fatores relacionados com o hospedeiro e outros associados ao vírus. A infecção persistente por HPV de alto risco oncogênico é o principal fator associado ao risco de desenvolver câncer. Não é muito fácil identificar as mulheres com infecção persistente: alguns autores definem a persistência como dois testes de DNA-HPV positivos com intervalo de 12 a 24 meses. Por isso, na maior parte dos programas de controle com base na detecção do DNA-HPV recomenda-se aguardar 12 meses no caso de mulheres com o primeiro teste de HPV positivo e citologia negativa. É provável que 12 meses sejam um intervalo muito curto para considerar uma infecção persistente, porém possibilitam uma janela de segurança quando se utilizam esses testes para rastreamento, já que a infecção detectada pode estar presente há mais tempo. Para infecções adquiridas há menos tempo, seria mais eficiente um intervalo maior.

Entretanto, o principal fator determinante da persistência viral é o tipo de HPV: os HPV de baixo risco oncogênico têm um *clearance* mais precoce, e entre os HPV de alto risco oncogênico o HPV-16 é o mais persistente. A infecção persistente por HPV-16 é a mais comumente associada à progressão mais rápida para lesão de alto grau e carcinoma invasor. O HPV-16 é encontrado em mais de 60% dos carcinomas do colo do útero e também nos demais cânceres HPV-induzidos. Outros tipos, como 18, 45, 31 e 33, são também frequentemente detectados nos carcinomas, porém sua menor taxa de contribuição indica uma história natural diferente.

Não está totalmente esclarecido se a idade é um fator associado ou não à persistência viral. Alguns estudos demonstraram que mulheres com idade inferior a 30 anos apresentam intervalo maior entre a aquisição da infecção e o *clearance*; entretanto, outros sugerem que a persistência aumenta com a idade. A detecção de múltiplos tipos virais concomitantes é muito comum e não parece estar associada à maior persistência viral. Outros cofatores relevantes identificados como associados a risco maior de câncer do colo do útero em mulheres infectadas pelo HPV são: alta paridade, tabagismo e uso prolongado de contraceptivo hormonal combinado. A coinfecção com *Chlamydia trachomatis* foi inconsistentemente associada ao risco de progressão para câncer do colo do útero, e pode ser que essa infecção seja um fator de confusão. Já a coinfecção com o vírus da imunodeficiência humana (HIV) sempre foi um cofator na indução do carcinoma do colo do útero. O mecanismo envolvido na interação HIV/HPV não corresponde a uma ação direta do HIV, mas sim à imunossupressão derivada da infecção pelo HIV. Mulheres infectadas pelo HIV em uso de terapia antirretroviral por longo prazo parecem ter menor taxa de infecção por HPV de alto risco oncogênico e também menor progressão para o desenvolvimento de lesões.

PREVENÇÃO PRIMÁRIA DO CÂNCER DE COLO DO ÚTERO

A vacina quadrivalente (Gardasil®) foi comercializada a partir de 2006, sendo a Austrália o primeiro país a iniciar um programa nacional de vacinação contra o HPV. Essa vacina é responsável pela prevenção dos HPV-16 e 18, que são responsáveis por cerca de 70% dos casos de câncer de colo do útero, além dos HPV-6 e 11, responsáveis por 90% das verrugas genitais. Estima-se uma redução de até 90% nos casos de câncer do colo do útero com a cobertura completa de vacinação da população feminina.

Atualmente, recomenda-se o uso de duas doses de Gardasil® para meninos e meninas com idade entre 9 e 15 anos e três doses para homens e mulheres com mais de 15 anos. A vacinação reduz o número de colposcopias e tratamentos excisionais, além de reduzir em até 62% as lesões NIC II ou piores e 93% as lesões NIC III ou piores, causadas por qualquer tipo de HPV, após a vacinação completa. A imunogenicidade conferida pela vacina parece persistente e não há, até o momento, evidências de que a revacinação deva ser recomendada para mulheres já vacinadas. Menos de 40% das mulheres na idade-alvo no mundo são vacinadas; essa taxa é ainda menor nos países menos desenvolvidos, que apresentam maior incidência de câncer de colo do útero. A vacinação não substitui o rastreamento, e a prevenção do câncer de colo do útero ainda depende da cobertura dos programas de controle. Dez anos após a introdução da vacina quadrivalente de HPV, observou-se redução drástica na prevalência de infecção por HPV-6, 11, 16 e 18 nas mulheres jovens, especialmente nos países com alta taxa de cobertura vacinal. Além da eficácia, estudos que incluíram a população brasileira mostraram segurança adequada da vacina. A maioria dos eventos adversos relacionados com a vacinação está relacionado com reação local no sítio da punção e inclui dor, edema e eritema locais. Atualmente, no Brasil, a vacina quadrivalente é distribuída pelo Sistema Único de Saúde (SUS) para jovens de 9 a 15 anos, além de portadores do vírus HIV, outras imunossupressões e pacientes oncológicos em quimioterapia de 9 a 26 anos.

RASTREAMENTO DO CÂNCER DE COLO DO ÚTERO E SUAS LESÕES PRECURSORAS

Existem atualmente três alternativas para rastrear as lesões precursoras do câncer de colo do útero: (1) o exame citopatológico ou teste de Papanicolau, até hoje o mais utilizado no Brasil e ao redor do mundo; (2) a detecção do DNA-HPV de alto risco oncogênico seguida de citologia nos casos em que o DNA-HPV é detectado; e (3) o coteste, que consiste na coleta de citopatológico e teste de DNA-HPV. A colpocitologia tem sensibilidade menor do que o teste de HPV ou coteste e, assim, precisa ser repetida em intervalos menores, porém apresenta melhor especificidade.

Segundo as recomendações das Diretrizes Brasileiras para o Rastreamento do Câncer do Colo do Útero (2016), o método de rastreamento do câncer do colo do útero e de suas lesões precursoras é o exame citopatológico. Os dois primeiros exames devem ser realizados com intervalo anual e, se ambos os resultados forem negativos, os próximos deverão ser realizados a cada 3 anos. O início da coleta deve ser aos 25 anos de idade para as mulheres que já tiveram ou têm atividade sexual, devendo ser evitado o rastreamento antes dos 25 anos. Os exames periódicos devem seguir até os 64 anos de idade e, naquelas mulheres sem história prévia de doença neoplásica pré-invasiva, interrompidos quando essas mulheres tiverem pelo menos dois exames negativos consecutivos nos últimos 5 anos. Para mulheres com mais 64 anos de idade e que nunca se submeteram ao exame citopatológico, devem ser realizados dois exames com intervalo de 1 a 3 anos. Se ambos os exames forem negativos, essas mulheres podem ser dispensadas de exames adicionais. No Brasil, entretanto, o SUS oferece um rastreamento oportunístico, e a mulher é controlada quando procura os serviços de saúde por outras razões relacionadas com a saúde. Atualmente, o SUS não adota ações ativas para incluir mulheres não rastreadas, e muitos exames são realizados sempre nas mesmas mulheres. Assim, o impacto na redução da incidência e da mortalidade por câncer de colo do útero é baixo.

O início da coleta em mulheres com 25 anos ou mais sexualmente ativas se justifica pela baixa incidência do câncer invasor do colo do útero em mulheres até os 24 anos de idade (cerca de 1% dos casos) e pelo fato de o rastreamento ser menos eficiente nessas mulheres muito jovens. Além disso, nesse grupo etário, em razão da alta prevalência de infecções produtivas por HPV, a taxa de falso-positivo é muito elevada. O rastreamento de mulheres jovens leva ao aumento do número de colposcopias e tratamentos de lesões de baixo grau. O aumento significativo de colposcopias e a possibilidade de sobretratamento nessa população acarretam risco maior de morbidade obstétrica e neonatal associada a uma futura gestação.

Observa-se certa heterogeneidade nas recomendações das várias diretrizes internacionais. Por exemplo, o National Cancer Institute (NCI) sugere 21 anos ou mais e não 25 anos ou mais para o início do rastreamento com citologia. Mulheres com idade inferior a 25 anos sexualmente ativas devem ser orientadas sobre anticoncepção, doenças sexualmente transmissíveis e práticas de sexo seguro sem a necessidade de inclusão no programa de rastreamento do câncer do colo do útero. Mulheres que nunca tiveram atividade sexual poderiam não ser rastreadas, pois não correm risco de câncer do colo do útero por não terem sido expostas a infecção persistente por HPV de alto risco oncogênico. A idade para o encerramento do rastreio do câncer do colo do útero não é tão evidente; entretanto, não há dados objetivos de que o rastreamento seja efetivo após os 65 anos de idade. Quando no climatério, em casos de amostras com limitação por atrofia, deve-se proceder à estrogenização tópica por 14 dias e repetir a coleta.

As mulheres imunossuprimidas (transplantadas de órgãos sólidos, em tratamento de câncer, usuárias crônicas de corticoides) ou expostas ao dietilestilbestrol intraútero devem ser controladas anualmente. No caso de mulheres portadoras do HIV, o citopatológico deve ser coletado em intervalos semestrais no primeiro ano após o diagnóstico e, se normais, mantém-se o seguimento anual independentemente da orientação sexual declarada. As mulheres tratadas de NIC II/III ou câncer mantêm risco elevado de persistência ou recorrência de lesões após o tratamento, devendo permanecer no rastreamento a intervalos anuais. Já as mulheres submetidas à histerectomia total por lesões benignas sem história prévia de diagnóstico ou tratamento de lesões cervicais de alto grau devem ser excluídas do rastreamento, desde que tenham três exames anteriores normais.

Em 2011, a Federação Brasileira de Ginecologia e Obstetrícia (Febrasgo) destacou a emergência dos métodos de pesquisa de DNA-HPV no rastreamento primário. Com base no rastreamento em testes de DNA-HPV, é importante frisar que o processamento das amostras é automatizado e apresenta alta sensibilidade; o uso do exame citopatológico poderá se restringir a 5% a 10% das mulheres rastreadas e poderá haver aumento do intervalo entre os exames. Entretanto, os testes de DNA-HPV não devem ser utilizados indiscriminadamente, pois, apesar de sua alta sensibilidade, têm baixa especificidade, e seu uso inadequado pode conduzir a tratamentos indiscriminados e desnecessários. Desde 2011, a Febrasgo vem propondo que: a detecção do DNA-HPV de alto risco oncogênico no rastreamento seja indicada para mulheres com idade acima de 30 anos; a coleta deverá ser realizada somente no colo do útero; o exame não deve ser repetido em intervalos menores do que 12 meses; será orientada a utilização da autocoleta para detecção do DNA-HPV para mulheres que rejeitam o exame por profissional da área da saúde ou residem em áreas longínquas.

Recentemente, a Febrasgo passou a estimular a otimização do sistema de rastreamento, tornando-o organizado a partir de uma base populacional. Por outro lado, há uma forte tendência em reforçar que em mulheres com 30 anos ou mais o teste de detecção do DNA-HPV seja adotado como teste primário. O exame citopatológico deverá ser realizado nos casos em que o DNA-HPV é detectável.

O grande problema é que a taxa de mulheres sem lesão com teste de DNA-HPV é muito alta, sendo estimado que cerca de 10% das mulheres rastreadas apresentarão teste de HPV positivo com citologia negativa. Nesses casos, a conduta consiste em repetir anualmente o teste de DNA-HPV e a citologia; se o teste de HPV se mantiver positivo ou a citologia for ASC-US ou mais grave nesse retorno em 1 ano, estará indicada a colposcopia. Não se deve indicar colposcopia ou tratamento diante de um teste de detecção de DNA-HPV de alto risco positivo, porém sem genotipagem, com citologia negativa. Se houver a inserção da genotipagem, as mulheres positivas para HPV-16/18 serão encaminhadas diretamente para colposcopia.

É possível observar que o rastreamento do câncer do colo do útero e das lesões precursoras se encontra em uma fase de transição, em que o clássico exame de Papanicolau vem sendo mais valorizado como teste de triagem em mulheres com DNA-HPV detectável (Figura 9.1). A dúvida tem dimensões globais, e grande parte dos protocolos internacionais ainda utiliza a citologia na rotina clínica. O National Cancer Institute (NCI) preconiza que tanto a citologia como a detecção do HPV como rastreamento primário ou o coteste são atualmente aceitos. Comparando os três métodos, foi observado por meio de evidências sólidas que, quando utilizado em programas organizados, o rastreamento com o teste de Papanicolau reduz em cerca de 80% a incidência e a mortalidade por câncer do colo do útero. Entretanto, o rastreamento com detecção do DNA ou RNA-HPV tem maior sensibilidade na detecção de lesões precursoras.

Em abril de 2014, a Food and Drug Administration (FDA) aprovou a utilização de testes de DNA-HPV de alto risco oncogênico para rastreamento primário em mulheres com 25 anos ou mais, considerando que são claras as evidências relacionadas com a maior sensibilidade da detecção do HPV, quando comparada à da citologia, na prevenção do câncer do colo do útero. Entretanto, os testes de detecção do DNA-HPV identificam numerosas infecções que não acarretarão lesões precursoras e

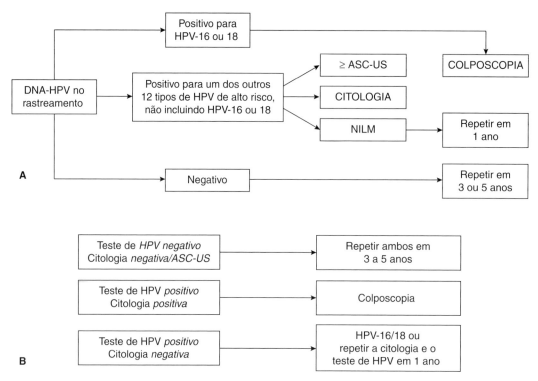

Figura 9.1A Rastreamento com DNA-HPV em mulheres com idade > 25 ou 30 anos. **B** Rastreamento com DNA-HPV em coteste com a citologia em mulheres com idade > 25 ou 30 anos.

câncer, sendo essa proporção muito elevada em mulheres com menos de 30 anos.

Finalmente, o NCI conclui que o coteste, ou seja, a detecção do DNA-HPV associada à citologia no rastreamento primário em mulheres com 30 anos ou mais, é sem dúvida mais sensível do que a citologia isolada. O teste de DNA-HPV aumenta em 60% a 70% a sensibilidade para detecção do câncer de colo do útero quando comparado com a citologia isoladamente. Entretanto, o custo do programa, incluindo a citologia e o teste de DNA-HPV, é muito elevado, assim como a possibilidade de tratamentos excessivos.

RESULTADOS CITOPATOLÓGICOS

A denominação neoplasia intraepitelial cervical ou, por outros autores, neoplasia escamosa cervical (do inglês *cervical squamous neoplasia* ou *squamous intraepithelial lesion*) tornou-se universalmente utilizada. Com os estudos sobre o comportamento e a história natural dessas lesões, a partir da década de 1990 foi proposto um sistema de classificação citológica binário (sistema de Bethesda), em que tanto as NIC I como os condilomas corresponderiam à lesão intraepitelial de baixo grau e as NIC II e III, às lesões intraepiteliais de alto grau. Esse sistema binário também separa as neoplasias intraepiteliais nas quais o vírus HPV se encontra em sua forma epissomal ou extracromossômica (lesão de baixo grau [LSIL]) daquelas nas quais o vírus está integrado ao genoma celular (de alto grau [HSIL]). Essa classificação também foi adotada pelas diretrizes propostas em 2012 pelo projeto LAST (*Lower Anogenital Squamous Terminology Standardization Project for HPV-Associated Lesions*) e pela edição mais recente da Classificação de Tumores do Trato Genital Feminino da Organização Mundial da Saúde. A classificação dos laudos citopatológicos é apresentada no Quadro 9.1.

As atipias de células escamosas (ASC – *Atypical Squamous Cells*) se referem às atipias de células escamosas sugestivas de lesão intraepitelial, porém com limitações à interpretação diagnóstica, seja em razão da pouca quantidade de células, seja por fatores que prejudiquem a qualidade da amostra, como artefatos de má fixação, por exemplo. Desse modo, para o diagnóstico de ASC são necessários os seguintes critérios: diferenciação escamosa, aumento da relação núcleo/citoplasma e alterações nucleares (hipercromasia, discariose, distribuição irregular da cromatina, sobreposição nuclear e/ou multinucleação).

A depender do grau de maturação das células escamosas atípicas, as ASC podem ser classificadas em: atipias de células escamosas de significado indeterminado (*Atypical Squamous Cells – Undetermined Significance* [ASC-US]) e atipias de células escamosas em que não é possível afastar lesão de alto grau (*Atypical Squamous Cells – Cannot Exclude HSIL* [ASC-H]). ASC-US se refere às atipias de células escamosas sugestivas de lesão intraepitelial de baixo grau. Os núcleos devem exibir aumento de 2,5 a três vezes em relação ao núcleo de uma célula escamosa intermediária (Figura 9.2A). Os nucléolos, em geral, são inconspícuos, diferentemente do que se observa nos quadros de reparo, associados a processos inflamatórios exuberantes. Nesses casos, os nucléolos são evidentes, a cromatina é regularmente distribuída e não há discariose, devendo ser evitado o diagnóstico de ASC-US nessas condições. Na ASC-H, por sua vez, estão incluídos os casos de ASC em que as atipias citológicas sugerem lesão intraepitelial escamosa de alto grau. Assim, as células classificadas como ASC-H são escamosas imaturas (basais e parabasais) ou metaplásicas escamosas, nas quais os núcleos exibem aumento entre 1,5 e 2,5 vezes em relação ao tamanho de um núcleo normal (Figura 9.2B).

A LSIL (*Low Grade Squamous Intraepithelial Lesion*) consiste em alterações de células escamosas "maduras" (intermediárias ou superficiais) associadas à infecção pelo HPV. As células apresentam citoplasma amplo e poligonal com aumento nuclear de três vezes ou mais em relação a uma célula intermediária normal. Podem ser observados hipercromatismo e irregularidade no tamanho dos núcleos (anisocariose), no contorno da membrana nuclear (discariose) e na distribuição da cromatina. São frequentes as atipias ditas coilocitóticas, comumente relacionadas com o formato epissomal (não integrado) do HPV, como as binucleações e o halo claro perinuclear (Figura 9.2C). É importante observar, entretanto, que a presença de atipias coilocitóticas na ausência de discariose não qualifica a célula como LSIL. Nesses casos, a interpretação mais adequada seria ASC-US.

A HSIL (*High Grade Squamous Intraepithelial Lesion*), por sua vez, é caracterizada por células escamosas mais imaturas quando comparadas às lesões de baixo grau, exibindo, assim,

Quadro 9.1 Descrição dos resultados citológicos anormais segundo a terceira edição do Sistema Bethesda para padronização de diagnósticos citopatológicos cervicais

Alteração em células escamosas	Sigla	Alterações em células glandulares	Sigla
Células escamosas atípicas de significado indeterminado, possivelmente não neoplásicas	ASC-US	Atipias de células endocervicais, possivelmente não neoplásicas	AGC-NOS
Células escamosas atípicas, não sendo possível afastar lesão de alto grau	ASC-H	Atipias de células endocervicais, possivelmente neoplásicas	AGC-NEO
Lesão intraepitelial de baixo grau	LSIL	Atipias de células endometriais	
Lesão intraepitelial de alto grau	HSIL	Adenocarcinoma *in situ*	AIS
Carcinoma escamoso invasor		Adenocarcinoma invasor (endocervical, endometrial, extrauterino, sem outra especificação)	

Fonte: Wright e cols., 2004.

aumento maior da relação núcleo/citoplasma. Os núcleos tendem a ser hipercromáticos com distribuição irregular da cromatina e com irregularidade do contorno de sua membrana, por vezes apresentando fendas e invaginações (Figura 9.2D). Na citopatologia pode haver a suspeita de carcinoma epidermoide invasor quando há células neoplásicas isoladas, mas agrupamentos celulares com sobreposição nuclear também podem ocorrer, especialmente na variante não ceratinizante. Há exuberante anisocariose e discariose, por vezes sendo observados prolongamentos citoplasmáticos e afilamento nuclear, conferindo-lhes aspecto fusocelular (Figura 9.2E). A distribuição da cromatina é bastante irregular, podendo ser

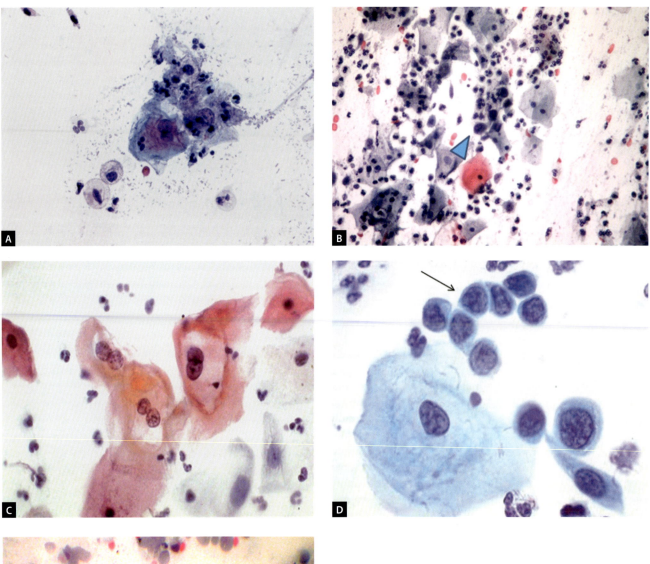

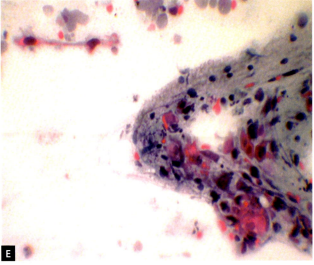

Figura 9.2 Alterações citológicas de células escamosas (coloração de Papanicolau). **A** ASC-US: células escamosas intermediárias exibindo binucleação e aumento da relação núcleo/citoplasma, sugestivas, porém não conclusivas de LSIL (10×). **B** ASC-H: poucas células metaplásicas isoladas discarióticas (seta), com artefatos de má fixação (10×). **C** LSIL: binucleação e halo perinuclear (atipias coilocitóticas) associados a hipercromatismo e discariose em células escamosas intermediárias (20×). **D** HSIL: células escamosas imaturas discarióticas. Note a invaginação da membrana nuclear (seta) (40×). **E** Carcinoma invasor: células escamosas imaturas com proeminente pleomorfismo, afilamento nuclear e prolongamentos citoplasmáticos (células em "fibra") com diátese tumoral ao fundo (10×).

observados macronucléolos, mais comumente na variante não ceratinizante do carcinoma epidermoide. Já na variante ceratinizante é comum a presença de alterações disceratóticas com placas orangiofílicas densas. Outro critério importante para o diagnóstico de carcinoma invasor é a presença de diátese tumoral, caracterizada pela presença de debris celulares necróticos e exsudato fibrinoleucocitário.

Com relação às atipias de células glandulares, o Sistema Bethesda para padronização de diagnósticos citopatológicos cervicais, em sua última edição, substituiu a expressão *Atypical Glandular Cells of Undetermined Significance* (AGUS) por *Atypical Glandular Cells* (AGC), a fim de evitar confusão com a terminologia das lesões escamosas (ASC-US). Além disso, recomenda-se a diferenciação dos tipos celulares em endometrial e endocervical, sendo essas células divididas em possivelmente não neoplásicas (AGC-NOS) e possivelmente neoplásicas (AGC-NEO). Como será discutido a seguir, para as células endometriais recomenda-se apenas o uso da expressão genérica "células endometriais atípicas", refletindo a dificuldade na subdivisão dessa categoria.

Nas atipias de células endocervicais possivelmente não neoplásicas (*Atypical Glandular Cells – No Other Specification* [AGC-NOS]) os agrupamentos glandulares costumam se dispor em tiras ou cordões com certa sobreposição nuclear e/ou pseudoestratificação com contornos celulares bem definidos. Os núcleos se apresentam três a cinco vezes maiores do que os núcleos de células endocervicais normais com leve aumento da relação núcleo/citoplasma. Pode haver certa variação no tamanho e na forma entre os núcleos, inclusive com nucléolos evidentes, mas, em geral, a cromatina é regularmente distribuída (Figura 9.3A). Já nas atipias de células endocervicais favorecendo neoplasia (*Atypical Glandular Cells – Favor Neoplastic* [AGC-NEO]) são observados critérios citológicos sugestivos de lesão endocervical neoplásica, os quais, entretanto, não são suficientes nem do ponto de vista quantitativo nem em razão da presença de artefatos que prejudiquem a avaliação adequada da amostra.

As células suspeitas podem se dispor em monocamada ou em tiras com sobreposição nuclear e/ou pseudoestratificação. Alguns raros agrupamentos celulares esboçam rosetas (estruturas glandulares) ou plumagem, e os contornos celulares podem não ser bem nítidos (Figura 9.3B). Há aumento da relação núcleo/citoplasma, anisocariose e irregularidade da membrana nuclear e da distribuição da cromatina com eventuais figuras de mitose. Podem ser também encontradas atipias de células endometriais. A distinção entre células endometriais benignas e atípicas se baseia inicialmente no aumento nuclear. Os agrupamentos tendem a ser pequenos, contendo entre cinco e dez células com limites celulares bem definidos. Pode haver leve hipercromasia, nucléolos evidentes puntiformes e citoplasma escasso, por vezes vacuolizado.

Quando o laudo citopatológico apresenta um adenocarcinoma *in situ* (AIS), observa-se uma lesão glandular de alto grau, não invasiva, exibindo agrupamentos celulares em ninhos ou tiras com sobreposição nuclear e pseudoestratificação, por vezes em rosetas com paliçada nuclear na periferia (plumagem). Os núcleos são alongados, arredondados ou ovais, com aumento da relação núcleo/citoplasma, hipercromasia e irregularidade do contorno da membrana nuclear e da distribuição da cromatina. O citoplasma, assim como a quantidade de mucina intracitoplasmática, tende a ser escasso (Figura 9.3C). Células neoplásicas isoladas e diátese tumoral são incomuns.

Por fim, os achados citológicos de adenocarcinoma se sobrepõem aos da lesão *in situ*, porém alguns critérios específicos favorecem a presença de invasão. As células neoplásicas são abundantes com configuração tipicamente colunar. São observadas células isoladas, agrupamentos bidimensionais e ninhos tridimensionais. Os núcleos são aumentados, pleomórficos, com irregularidade do contorno da membrana nuclear e da distribuição da cromatina, com macronucléolos, figuras de mitose e diátese tumoral (Figura 9.3D). No caso de agrupamentos celulares pequenos, esboçando mórulas e aspectos semelhantes a delicados cachos de uva, deve ser investigada a origem endometrial.

CONDUTA DIANTE DE UM RESULTADO CITOLÓGICO ALTERADO

A ASC-US é a anormalidade citológica mais frequente e tem menor probabilidade de estar associada à presença de NIC II ou mais grave. Mais de 60% das alterações sugestivas de ASC-US não estão relacionadas com infecção por HPV. Três estratégias são adotadas para conduzir mulheres cujo resultado da citologia é compatível com ASC-US: (1) realizar colposcopia em todas as mulheres; (2) avaliar a presença HPV de alto risco; ou (3) repetir a citologia em 6 meses ou 1 ano. A realização de colposcopia para todas as mulheres tem custo muito elevado e há grande probabilidade de serem realizados procedimentos, como biópsia, com resultados negativos. A associação do teste de detecção de DNA-HPV é uma medida custo-efetiva, pois cerca de 60% dessas mulheres serão negativas para DNA-HPV e poderão retornar ao rastreamento de rotina sem colposcopia. O risco de NIC III ou pior em mulheres com citologia ASC-US e teste de HPV negativos é igual ao observado em mulheres com citologia normal. Apenas as mulheres com 60 anos ou mais com citologia ASC-US e DNA-HPV negativos têm risco um pouco maior de câncer. As mulheres com citologia ASC-US e teste de DNA-HPV positivos têm indicação de colposcopia. As mulheres com ASC-US e DNA-HPV-16/18 têm risco duas vezes maior de apresentar NIC III ou mais grave do que aquelas com outros HPV de alto risco oncogênico. Nas mulheres com ASC-US e HPV positivo, quando a colposcopia não identificar lesão, são recomendados nova citologia e teste de HPV em 1 ano e, se negativos, o retorno ao rastreamento habitual.

Finalmente, em mulheres para as quais o teste de DNA-HPV não se encontra disponível, a terceira opção – repetir a

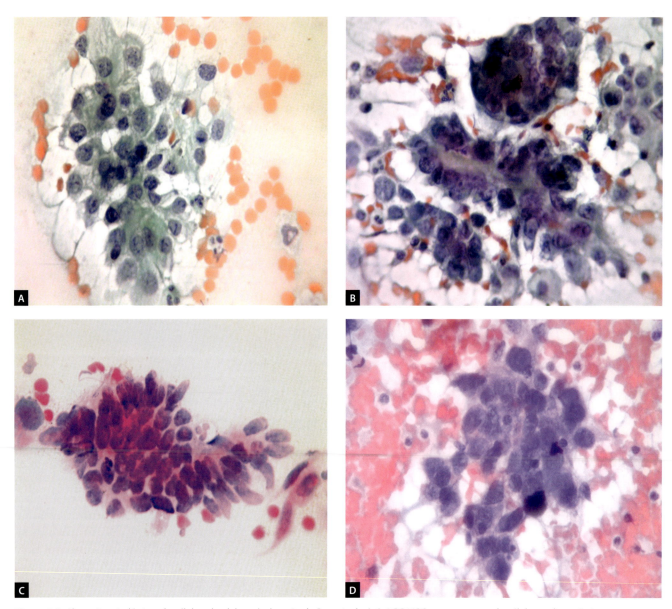

Figura 9.3 Alterações citológicas de células glandulares (coloração de Papanicolau). **A** AGC-NOS: agrupamento de células endocervicais com aumento da relação núcleo/citoplasma, com cromatina regularmente distribuída e nucléolos puntiformes (20×). **B** AGC-NEO: apesar dos artefatos de dessecamento, observa-se agrupamento glandular em "plumagem" com núcleos irregulares e cromatina grosseira (20×). **C** AIS: agrupamento glandular tridimensional com contornos bem definidos em anisocariose. Não são observadas células isoladas ou diátese tumoral (40×). **D** Adenocarcinoma invasor: note os núcleos bastante pleomórficos com macronucléolos e diátese tumoral ao fundo. No detalhe, células neoplásicas isoladas, indicando invasão (40×).

citologia em 6 meses ou 1 ano – é uma conduta adequada. Essa opção também é ideal para mulheres com idade inferior a 25 anos, nas quais os testes de DNA-HPV não apresentam benefícios e não devem ser recomendados. Se a segunda citologia for ASC-US ou mais, estará indicada a colposcopia. Diante de uma citologia de baixo grau (LSIL), os testes de detecção de DNA-HPV não são muito úteis, pois quase 80% das lesões de baixo grau são causadas por HPV de alto risco oncogênico na fase de infecção produtiva. Assim, as recomendações incluem repetição da citologia em 1 ano, principalmente em mulheres jovens, com indicação de colposcopia ante qualquer alteração na citologia de controle. Eventualmente, pode-se optar por uma colposcopia imediata, tendo em mente que essa conduta aumentará o número de diagnósticos de NIC I. Em grávidas, a conduta não difere, mas é possível postergar a colposcopia para 6 semanas após o parto.

Para mulheres com citologia ASC-H, HSIL e carcinoma escamoso invasor, a colposcopia imediata é necessária independentemente do resultado do teste de DNA-HPV.

As AGC são raras e pouco reprodutíveis. Podem ser associadas a doenças benignas, como pólipos ou metaplasia, mas também podem estar relacionadas com doenças malignas, incluindo adenocarcinoma de colo, endométrio, ovário ou trompas de Falópio. A probabilidade de ter uma neoplasia é maior nas mulheres com células glandulares atípicas de significado indeterminado em que não se pode afastar lesão de alto grau. Convém salientar que muitas mulheres com células glandulares atípicas apresentam lesões histológicas escamosas. Como frequentemente lesões escamosas e glandulares estão associadas, a detecção de uma NIC não exclui uma lesão glandular endocervical. Embora a detecção de DNA-HPV de alto risco possa estar associada ao adenocarcinoma do colo do útero, os testes de detecção do DNA-HPV não alteram a conduta propedêutica. As mulheres com AGC devem ser submetidas à colposcopia e à avaliação endometrial por biópsia endometrial. Diante de um resultado positivo para AGC possivelmente não neoplásicas, nas quais não se encontra doença, nova avaliação citológica deve ser realizada em 1 ano. Para as mulheres com AGC, não sendo possível afastar lesão de alto grau, ou naquelas com células glandulares atípicas sugestivas de AIS, quando a doença não é detectável por colposcopia e biópsia endometrial, faz-se necessária a excisão da zona de transformação ou conização.

RESULTADO HISTOLÓGICO

Na NIC I (ou LSIL) observam-se graus variados de acantose epitelial, hiperplasia das camadas basal e parabasal e maturação epitelial preservada. Nas camadas mais superiores são verificadas as atipias coilocitóticas, caracterizadas por células com núcleos grandes e hipercromáticos, de contornos irregulares, halos claros perinucleares e, por vezes, binucleação. As figuras de mitose se atêm às camadas basais, sendo raras na camada intermediária do epitélio e ausentes nas superiores (Figura 9.4A).

Na NIC II (ou HSIL) é notada maturação ainda preservada com coilócitos nas camadas superficiais do epitélio, porém, na metade ou nos dois terços inferiores do epitélio, as células exibem núcleos basaloides atípicos e hipercromáticos, ora bizarros, com perda da polaridade celular, além de figuras de mitoses frequentes, eventualmente atípicas, não mais restritas à camada basal (Figura 9.4B). Já na NIC III (ou HSIL), o diagnóstico é estabelecido quando as células basaloides e imaturas atingem o terço superior do epitélio. A maturação epitelial está prejudicada, o que se associa à rara presença de coilócitos. As figuras de mitose são numerosas e presentes em qualquer altura do epitélio (Figura 9.4C).

O carcinoma epidermoide superficialmente invasor (antigamente denominado microinvasivo) apresenta critérios bem definidos (Figura 9.4D). Por definição, o diagnóstico é histológico em peça de conização, ou seja, ao exame clínico não há lesão visível. Todo o colo do útero deve ser avaliado para que sejam analisadas as medidas de profundidade e lateralidade da lesão, sendo os casos divididos em dois grupos: no grupo Ia1, a profundidade máxima de invasão é de 3mm e a extensão lateral máxima é de até 7mm; no Ia2, a profundidade máxima de invasão é de 5mm e a extensão lateral máxima, de até 7mm. A presença de êmbolos carcinomatosos deve ser consignada no laudo histopatológico para fins de conduta cirúrgica (veja adiante), ainda que não altere o diagnóstico de carcinoma superficialmente invasor de acordo com os critérios da Federação Internacional de Ginecologia e Obstetrícia (FIGO).

Com relação às lesões glandulares, o AIS se caracteriza por ser uma lesão multifocal e estar associado, em mais de 50% dos casos, a lesões intraepiteliais escamosas com substituição do epitélio endocervical pelo epitélio atípico e sem sinais de invasão estromal. Histologicamente, apresenta hipercromasia, aumento do volume nuclear, pseudoestratificação dos núcleos, figuras de mitose e corpos apoptóticos (Figura 9.4E).

Quanto ao adenocarcinoma superficialmente invasor, antigamente denominado microinvasivo, na última classificação da OMS consta que as medidas da lesão são as mesmas adotadas para caracterizar o estádio Ia da FIGO para os carcinomas escamosos. A medida da invasão deve ser feita pela espessura da lesão. São critérios que favorecem invasão: (a) presença de células isoladas ou glândulas incompletas na interface com o estroma e (b) resposta desmoplásica ao redor de glândulas atípicas (Figura 9.4F).

DIAGNÓSTICO COLPOSCÓPICO

Para o diagnóstico correto das lesões cervicais são necessárias duas medidas extremamente importantes: a colposcopia e a interpretação histológica. Popularizada na década de 1960 para reconhecer o câncer do colo do útero, a colposcopia vem se sofisticando de maneira a identificar lesões precursoras e cânceres ocultos. Durante a colposcopia o colo do útero é avaliado com lentes de aumento e com o auxílio essencialmente do ácido acético a 5%. Com reprodutibilidade limitada e uma sensibilidade em torno de 70%, o exame colposcópico é considerado completo quando toda a zona de transformação é visível, ou seja, a junção escamocolunar deve ser visualizada em toda sua extensão (Figura 9.5A). O exame é inadequado para descartar NIC e carcinoma invasivo quando parte ou a totalidade da junção escamocolunar não é visível. Embora possam não ser encontradas anormalidades na porção visível do colo do útero, não se pode descartar uma neoplasia endocervical (Figura 9.5B).

Após a visualização da junção escamocolunar para identificação da zona de transformação, quatro características são essenciais na colposcopia: o reconhecimento das alterações de tonalidade da cor, margem e contornos da área acetobranca e as características dos vasos sanguíneos. A solução de Lugol (teste de Schiller) é utilizada após a correta identificação das imagens acetobrancas para melhor delimitação das lesões. À colposcopia, devem ser sempre levados em consideração os fatores que se associam ao achado de lesão histológica, como o resultado da citologia.

Com a introdução dos testes de detecção do DNA-HPV novos desafios devem surgir para os colposcopistas, os quais deverão identificar lesões menores e mais precoces sem o aumento significativo do número de biópsias por lesões de baixo grau ou metaplasia. As lesões acetobrancas finas, planas, de margens bem delimitadas, angulares, em formato de pena ou digitiformes, são mais associadas a lesões de baixo grau. Mosaico e pontilhados finos podem estar presentes dentro das áreas acetobrancas. Lesões de baixo grau costumam demorar mais para aparecer após a aplicação do ácido acético e tendem a desaparecer rapidamente (Figura 9.5C e D).

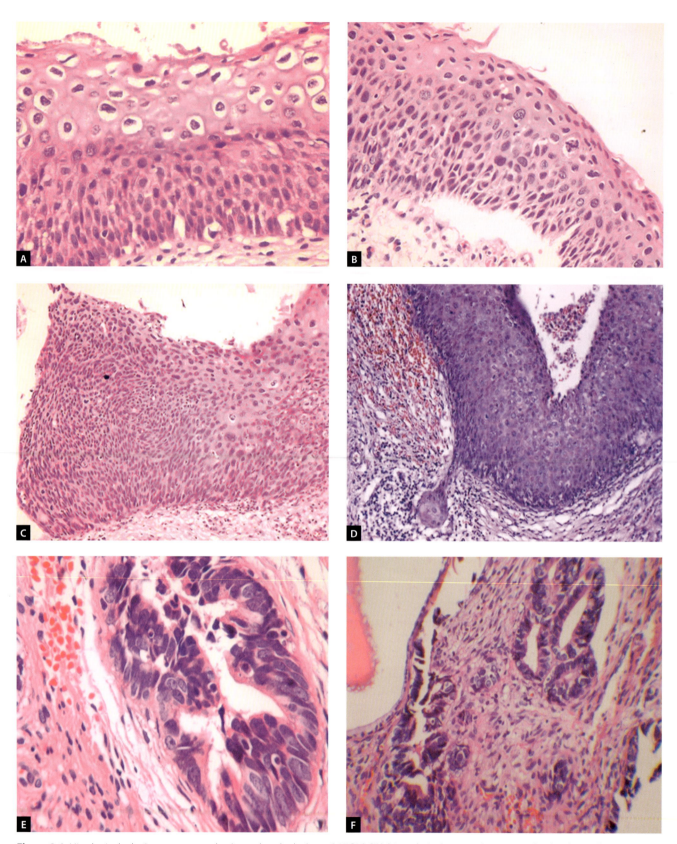

Figura 9.4 Histologia das lesões precursoras do câncer do colo do útero. **A** NIC I (LSIL): hiperplasia das camadas mais profundas do epitélio com atipias leves, maturação epitelial preservada com numerosos coilócitos nas camadas superficiais (HE, 20×). **B** NIC II (HSIL): atipia celular marcada e desarranjo arquitetural nos dois terços profundos do epitélio, maturação presente com coilócitos nas camadas superficiais e figuras de mitose atípicas e altas no epitélio (HE, 20×). **C** NIC III (HSIL): atipias e mitoses em todas as camadas do epitélio, mostrando falta de maturação e menor número de coilócitos em relação à NIC II (HE, 10×). **D** Carcinoma superficialmente invasor: note o bloco de células neoplásicas que se destacam da área de NIC III, associado à reação desmoplásica estromal (HE, 20×). **E** Adenocarcinoma *in situ*: células glandulares neoplásicas substituindo o epitélio endocervical sem sinais de invasão estromal (HE, 20×). **F** Adenocarcinoma invasor: observe os blocos neoplásicos menores (*setas*) infiltrando o estroma adjacente (HE, 10×).

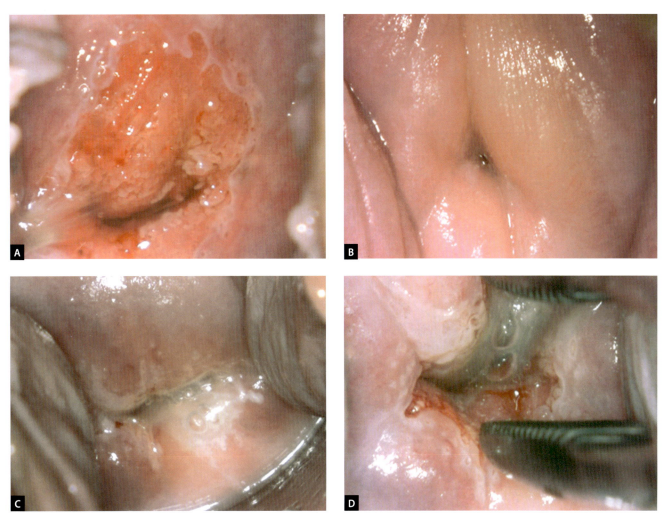

Figura 9.5 Colposcopia após utilização de acido acético a 5%. **A** Caso 1: apresenta colo com junção escamocolunar totalmente visível e sem alterações. **B** Caso 2: apresenta colo com junção escamocolunar não visível. Ectocérvice sem alterações. **C** Caso 3: apresenta colo com epitélio acetobranco tênue em lábio posterior e anterior, compatível com NIC I, com muco cervical dificultando a visualização da junção escamocolunar endocervical. **D** Caso 3: visualização da junção escamocolunar endocervical com a ajuda da pinça de Cheron.

As alterações detectadas na zona de transformação, entre a junção escamocolunar atual e a junção escamocolunar original, têm maior probabilidade de corresponder a lesões de alto grau. Áreas acetobrancas ou branco-acinzentadas com variações de intensidade de cor, espessas, densas, opacas, próximas ao limite ou no limite da junção escamocolunar são mais frequentemente associadas à NIC de alto grau. Pontilhados e/ou mosaicos grosseiros nas áreas acetobrancas tendem a configurar lesões de alto grau (Figura 9.6A, C e D). Como o epitélio correspondente à NIC não contém glicogênio, ele não irá se corar com a solução de Lugol, permanecendo claro ou amarelado (Figura 9.6B e E).

TRATAMENTO
Lesões escamosas

Para o tratamento das lesões escamosas é importante diferenciar lesões de baixo e alto grau. A NIC I histológica está associada a infecção por HPV de baixo ou alto risco oncogênico e não se constitui em lesão precursora do câncer do colo do útero. A evolução das mulheres com NIC I histologicamente confirmada, quando detectada em mulheres atendidas por citologia ASC-US ou LSIL, é semelhante àquela apresentada pelas mulheres com detecção de positivo DNA-HPV com alterações citológicas compatíveis com ASC-US ou LSIL sem lesão detectável à colposcopia. As mulheres com NIC I apresentam taxa de regressão espontânea muito alta e taxa de progressão para NIC II muito baixa. As modalidades terapêuticas vão depender da experiência do ginecologista colposcopista, dos recursos disponíveis e da idade e possibilidade de adesão da mulher. O seguimento sem tratamento, com controles semestrais, está justificado. Em mulheres grávidas ou com idade inferior a 25 anos com diagnóstico histológico de NIC I, o tratamento ablativo ou excisional é inaceitável.

Para o seguimento podem ser utilizadas a citologia, a citologia com teste de DNA-HPV e a colposcopia. Se durante o seguimento a citologia ou a colposcopia com biópsia indicarem

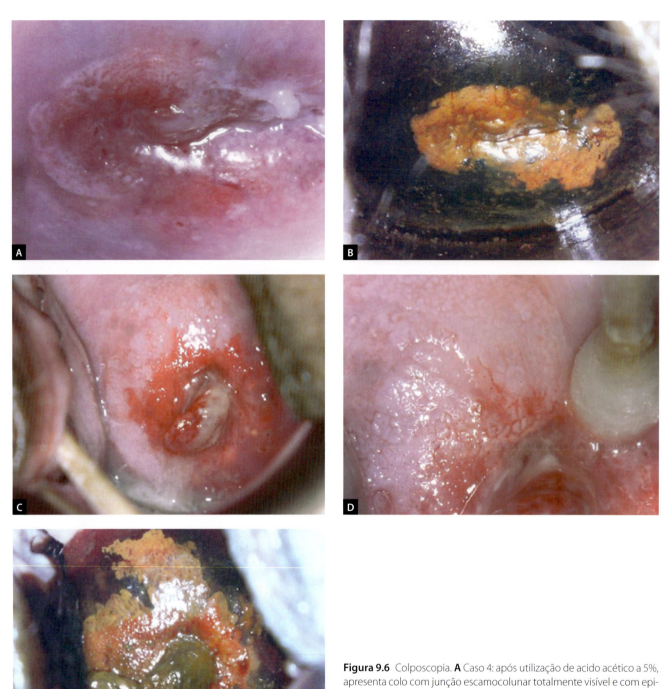

Figura 9.6 Colposcopia. **A** Caso 4: após utilização de acido acético a 5%, apresenta colo com junção escamocolunar totalmente visível e com epitélio acetobranco denso em lábio posterior e anterior, compatível com NIC II. **B** Caso 4: após utilização da solução de Lugol, mostra Schiller positivo. **C** Caso 5: após utilização de ácido acético a 5%, apresenta colo com epitélio acetobranco em toda a junção escamocolunar. **D** Caso 5: com maior aumento, mostra mosaico denso próximo ao canal compatível com NIC III. **E** Caso 5: com solução de Lugol, mostra Schiller positivo.

NIC II ou mais, deve ser realizada a excisão da zona de transformação. Se a NIC I persistir por 2 anos ou mais, pode-se optar por continuar o seguimento ou realizar uma excisão da zona de transformação.

Em situações especiais, a biópsia colpodirigida é sugestiva de NIC I, mas a mulher foi encaminhada por citologia ASC-H, HSIL ou AGC. Nesses casos, o risco de ter NIC II ou mais oculta é de cerca de 20%. Assim, nessas mulheres, essencialmente quando com mais de 24 anos de idade, a excisão da zona de transformação se justifica. As mulheres com ASC-H ou HSIL devem ser submetidas imediatamente à colposcopia. Se houver alterações sugestivas de lesão de alto grau, a excisão da zona de transformação, em um procedimento denominado ver-e-tratar, é recomendada para as mulheres com 25 anos de idade ou mais. Não há necessidade de biópsia colpodirigida prévia.

Em mulheres de 21 a 24 anos com citologia ASC-H ou HSIL, o ver-e-tratar não está recomendado, e a conduta poderá ser fundamentada no resultado da colposcopia com biópsia. Se não houver NIC III ou tumor invasor, é recomendada a observação por 24 meses, desde que a avaliação colposcópica seja adequada. Se a junção escamocolunar não for visualizada, estará justificada a excisão da zona de transformação mesmo nessa faixa etária. Se em 24 meses de seguimento se mantiver alteração citológica compatível com HSIL ou a colposcopia apresentar alterações sugestivas de lesão de alto grau, a excisão da zona de transformação poderá ser indicada mesmo nessa faixa etária. Por outro lado, em caso de normalização da citologia e da colposcopia, a mulher poderá retornar à rotina de rastreamento.

Embora seja difícil a diferenciação entre NIC II e NIC III, principalmente em razão da baixa concordância interobservador e da falta de marcadores que consigam predizer a evolução individual das lesões, verifica-se atualmente a tentativa de discriminar a conduta diante dessas duas lesões histológicas. A taxa de regressão é significativamente maior em mulheres com NIC II quando comparadas com aquelas com NIC III. Em várias diretrizes, a NIC II permanece com a NIC III como lesão precursora do câncer e, portanto, passível de tratamento imediato.

Entretanto, vários profissionais da área da saúde estão fortemente propensos a adotar uma conduta mais conservadora em mulheres com NIC II, especialmente em mulheres jovens. O American College of Obstetricians and Gynecologists (ACOG) e a American Society of Cytopathology (ASCP) recentemente modificaram as recomendações para mulheres jovens com NIC II, dando preferência ao seguimento clínico em vez da ablação ou excisão como primeira linha de tratamento. As principais justificativas são o alto índice de tratamentos desnecessários e as possíveis repercussões sobre a fertilidade em mulheres com idade inferior a 25 anos. Nos casos em que se opta pelo seguimento de uma mulher jovem com NIC II, a citologia e a colposcopia devem ser repetidas a cada 6 meses. Se a citologia ou a colposcopia mostrarem persistência da lesão após 1 ano, estará recomendada nova biópsia e, se as lesões não desaparecerem em 2 anos, poderá ser indicada a excisão da zona de transformação.

Como a NIC III é a verdadeira lesão precursora do câncer do colo do útero, deverá ser tratada basicamente em qualquer idade. Uma situação especial é encontrada durante a gestação: o rastreamento na gestação tem por objetivo identificar o carcinoma invasor do colo do útero. A NIC, independentemente de sua graduação, não é um problema para a mãe, e seu tratamento pode ocasionar sangramento, rotura prematura de membrana e trabalho de parto prematuro. Assim, não é adequado tratar a NIC III durante a gravidez, devendo a conduta ser postergada até o período pós-parto. A NIC III precede o desenvolvimento do carcinoma invasor em 10 a 20 anos e é a verdadeira lesão precursora do câncer do colo do útero. A NIC III tem cerca de 0,2 a 2mm de espessura, porém pode se estender dentro das pseudocriptas ou pseudoglândulas cervicais. Para eliminar 100% da NIC III, devem ser removidos 5 a 6mm do epitélio.

Assim, o tratamento da NIC pode ser ablativo ou excisional. Os tratamentos excisionais, ao retirarem a zona de transformação, removem toda a lesão e partes adjacentes, possibilitando uma avaliação histológica completa. Procedimentos destrutivos ou ablativos destroem o tecido, não deixando, portanto, material para avaliação histológica.

Como pode haver focos de invasão entre as áreas de NIC III, os procedimentos excisionais têm sido cada vez mais utilizados. A histerectomia era o tratamento recomendado na década de 1970 para muitas mulheres com NIC III, sendo atualmente reservada para casos excepcionais. Por fim, a conização clássica, com a remoção do colo do útero com bisturi a frio, tem sido substituída pela excisão da zona de transformação com alça, que pode ser realizada com anestesia local, em ambiente de centro cirúrgico ambulatorial e com a obtenção de um espécime adequado para avaliação histológica. A colposcopia é determinante no tratamento da NIC: diante de uma colposcopia na qual é visível toda a junção escamocolunar, a técnica do ver-e-tratar é ideal em mulheres com mais de 25 anos e alterações citológicas de alto grau.

O principal determinante da cura nos casos de NIC III é sua excisão (ou ablação) completa. A excisão da zona de transformação com alça deve ser realizada preferencialmente sob visão colposcópica. A visualização da lesão tornará possível executar um procedimento com a alça adequada à extensão da lesão e sua profundidade no canal, considerando a idade e o desejo reprodutivo da mulher. A excisão realizada sob visão colposcópica irá determinar a qualidade do procedimento e do colposcopista. No entanto, uma colposcopia demanda treinamento e experiência comprovados. O índice de falso-negativo para NIC III ou câncer depende da *expertise* do colposcopista e da técnica de biópsia utilizada. É importante frisar que a excisão incompleta da NIC, determinada pelas margens positivas, está associada a risco maior de recidiva do que quando as margens estão livres. A presença de margens comprometidas não é um indicativo de que deva ser realizada nova excisão ou, principalmente, a histerectomia, uma vez que mais de 70% das mulheres com NIC nas margens da peça cirúrgica não têm doença residual. Entretanto, o seguimento deve ser cuidadoso.

Lesões glandulares

A incidência de AIS é baixa, porém parece estar aumentando nas últimas décadas. O AIS é mais dificilmente rastreado pela citologia, e as manifestações colposcópicas podem ser mínimas. Com frequência, estende-se para a endocérvice, é multifocal, descontínuo e profundo nas criptas cervicais. A presença de focos de invasão pode não ser identificada na peça da excisão da zona de transformação. Assim, a conduta diante de um AIS permanece controversa, pois todas as justificativas para a adoção de um procedimento mais conservador nas lesões escamosas não se aplicam às lesões glandulares.

Após o diagnóstico correto por meio de conização, a histerectomia ainda é o procedimento recomendado para as mulheres com prole definida. Para as mulheres que desejam preservar a fertilidade, o seguimento com colposcopia, citologia e teste de DNA-HPV é uma opção adequada. É de grande importância manter em mente que o seguimento poderá ser indicado apenas após a excisão da zona de transformação com alça ou conização a frio, cujas margens da peça cirúrgica estejam completamente livres. Ainda assim existe um risco próximo de 10% de doença residual. O seguimento de mulheres tratadas conservadoramente por AIS deverá ser de longo prazo.

Até pouco tempo havia a tendência de indicar a conização a frio nas mulheres com AIS, especialmente em virtude da possibilidade de fracionar a peça nas excisões da zona de transformação com alça e pelo risco de comprometer a qualidade das margens por artefatos de queimadura. Entretanto, com os extensos treinamentos oferecidos para capacitar os ginecologistas a realizarem excisão com alça, qualquer modalidade diagnóstica pode ser utilizada, desde que executada por profissional experiente.

Seguimento após o tratamento

Para as mulheres tratadas por NIC II ou NIC III, há várias opções de seguimento após o tratamento: citologia semestral por 2 a 5 anos associada ou não à colposcopia e/ou teste de detecção do DNA-HPV (coteste). O coteste com detecção do DNA-HPV em 12 e 24 meses é uma opção enfaticamente recomendada, pois, se ambos os exames são negativos após tratamento, o teste de DNA-HPV tem alto valor preditivo negativo e a mulher pode retornar com tranquilidade ao rastreamento de rotina. Deve ser tomado o cuidado de não indicar nova excisão com base no resultado do teste de HPV. Caso seja positivo, deve-se prosseguir com a investigação com citologia e colposcopia. É inaceitável, por exemplo, indicar uma histerectomia no seguimento após o tratamento de uma NIC II/III por causa de um teste de HPV positivo. As margens comprometidas no momento da excisão conferem risco maior de persistência ou recidiva da NIC, e a presença de NIC nas margens não indica nova excisão. Em alguns casos, entretanto, deve-se pensar em doença residual, eventualmente invasora, e uma nova excisão pode ser benéfica, ou seja, nos casos em que a citologia que precedeu a cirurgia era sugestiva de lesões glandulares que não podem afastar neoplasia, citologia sugestiva de carcinoma escamoso invasor, presença de NIC III extensa ou com extensão glandular e impossibilidade de seguimento citológico. Eventualmente, em casos de margens comprometidas e impossibilidade de coletar material no seguimento, a histerectomia total pode estar indicada.

Nenhuma diretriz substitui a atenção individualizada. No seguimento, o teste de DNA-HPV positivo é um fator preditivo de recidiva da NIC maior do que as margens comprometidas. Em mulheres com NIC II ou NIC III recorrente, é recomendada uma nova excisão. Convém destacar que, após excisão da zona de transformação com alça ou conização a frio, a visualização da junção escamocolunar pode estar prejudicada. Assim, diante de um resultado citológico alterado, a colposcopia pode ter baixa sensibilidade para identificação das lesões. Eventualmente, uma histerectomia pode ser realizada em mulheres com prole definida e NIC III tratada nas quais não se consegue realizar o seguimento por estenose cervical.

Em mulheres com AIS tratadas com excisão da zona de transformação ou conização, o seguimento deve ser muito cuidadoso, pois as lesões glandulares podem ser multifocais e descontínuas. Há risco maior de recidiva em mulheres com AIS puro do que quando associado a NIC II/III; entretanto, todas têm risco de recidiva maior do que as mulheres com lesões escamosas precursoras. Como a citologia não é considerada um bom método para detectar células glandulares atípicas, o coteste com DNA-HPV assume papel mais importante ao aumentar a sensibilidade da citologia. Um teste negativo para DNA-HPV também está associado a risco baixo de doença residual ou recidiva nas lesões glandulares. Como a histerectomia é o tratamento padrão para AIS, pode ser a primeira opção em caso de recidiva.

CONSIDERAÇÕES FINAIS

As recomendações atuais do Ministério da Saúde estabeleceram a citologia como rastreamento primário, coletada com intervalos de 3 anos após dois exames negativos. A população-alvo é a de mulheres entre 25 e 64 anos de idade, o que corresponde a aproximadamente 55 milhões de mulheres. Embora o Sistema Único de Saúde (SUS) seja universal, cerca de 25% da população brasileira têm acesso à saúde complementar. O SUS realiza todos os anos entre 9 e 11 milhões de exames citológicos: se a coleta fosse realizada de acordo com as normas do Ministério, quase 70% a 85% das mulheres estariam incluídas no rastreamento. Entretanto, como muitas continuam coletando material para o exame anualmente ou fora da faixa etária, a cobertura citológica é pequena. De acordo com dados internacionais, programas de rastreamento com base em teste de DNA-HPV são custo-efetivos quando realizados em programas organizados, nos quais todas as mulheres são convidadas a participar, o controle de qualidade é eficiente, os intervalos e as idades de coleta são respeitados, as mulheres com lesão de baixo grau são acompanhadas e aquelas com lesão de alto grau tratadas.

Leitura complementar

Arbyn M, Redman CWE, Verdoodt F et al. Incomplete excision of cervical precancer as a predictor of treatment failure: a systematic review and meta-analysis. Lancet Oncol 2017 Dec; 18(12):1665-79.

Arrossi S, Temin S, Garland S et al. Primary Prevention of Cervical Cancer: American Society of Clinical Oncology Resource-Stratified Guideline. J Glob Oncol 2017 Mar 17; 3(5):611-34.

Bruni L, Barrionuevo-Rosas L, Albero G et al. ICO/IARC Information Centre on papillomavirus and cancer (HPV Information Centre). Human papillomavirus and related diseases in the world. Summ Rep April 2017;19 [Internet]. Disponível em: http://www.hpvcentre.net/index.php. Acesso em: 3 jan 2018.

Bruni L, Diaz M, Castellsague X et al. Cervical human papillomavirus prevalence in 5 continents: meta-analysis of 1 million women with normal cytological findings. J Infect Dis 2010 Dec 15; 202(12):1789e99.

Castle PE, Murokora D, Perez C, Alvarez M, Quek SC, Campbell C. Treatment of cervical intraepithelial lesions. Int J Gynaecol Obstet 2017 Jul; 138(Suppl 1):20-5.

Codde E, Munro A, Stewart C et al. Risk of persistent or recurrent cervical neoplasia in patients with 'pure' adenocarcinoma-in-situ (AIS) or mixed AIS and high-grade cervical squamous neoplasia (cervical intra-epithelial neoplasia grades 2 and 3 (CIN 2/3)): a population-based study. BJOG 2018 Jan; 125(1):74-79. doi: 10.1111/1471-0528.14808. [Epub 2017 Aug 2].

Darragh TM, Colgan TJ, Cox JT et al. The lower anogenital squamous terminology standardization project for HPV-associated lesions: Background and consensus recommendations from the College of American Pathologists and the American Society for Colposcopy and Cervical Pathology. Arch Pathol Lab Med 2012 Oct; 136(10):1266-97.

Davies KR, Cantor SB, Cox DD, Follen M. An alternative approach for estimating the accuracy of colposcopy in detecting cervical precancer. PLoS One 2015; 10:e0126573.

de Sanjosé S, Brotons M, Pavón MA. The natural history of human papillomavirus infection. Best Pract Res Clin Obstet Gynaecol 2017 Sep 6. pii: S1521-6934(17)30133-5.

Derchain S, Teixeira JC, Zeferino LC. Organized, population-based cervical cancer screening program: It would be a good time for Brazil now. Rev Bras Ginecol Obstet 2016 Apr; 38(4):161-3.

Doorbar J, Egawa N, Griffin H et al. Human papillomavirus molecular biology and disease association. Rev Med Virol 2015; 25(Suppl.1):2e23.

Estimativa 2016. Incidência de Câncer no Brasil. Instituto Nacional de Câncer José Alencar Gomes da Silva – Rio de Janeiro: INCA 2015. Disponível em: http://www.inca.gov.br/estimativa/2016/estimativa-2016-v11.pdf. Acesso em: 3 jan 2018.

Federação Brasileira das Associações de Ginecologia e Obstetrícia – Manual de Orientação Trato Genital Inferior 2010. Rastreamento do câncer do colo útero no Brasil. Disponível em: https://www.febrasgo.org.br/images/arquivos/manuais/Manual_de_Patologia_do_Trato_Genital_Inferior/Manual-PTGI-Cap-12-Rastreamento-do-cancer-do-colo-útero-no-Brasil.pdf. Acesso em: 3 jan 2018.

Ferlay J, Soerjomataram I, Ervik M et al. GLOBOCAN 2012 v1.2, Cancer incidence and mortality worldwide. Lyon, France: International Agency for Research on Cancer, 2013. IARC Cancer Base. Disponível em: http://globocan.iarc.fr/Pages/fact_sheets_cancer.aspx. Acesso em: 3 jan 2018.

FIGO News. Modifications in the staging for stage I vulvar and stage I cervical cancer: report of the FIGO Committee on Gynecologic Oncology. Int J Gynaecol Obstet 1995; 50:215-6.

Harper DM, DeMars LR. HPV vaccines - A review of the first decade. Gynecol Oncol 2017 Jul; 146(1):196-204.

Instituto Nacional de Câncer José Alencar Gomes da Silva. Atlas on line de mortalidade. Disponível em: https://mortalidade.inca.gov.br/MortalidadeWeb/pages/Modelo04/consultar.x html#panel Resultado. Acesso em: 3 jan 2018.

Khan MJ, Werner CL, Darragh TM et al. ASCCP colposcopy standards: Role of colposcopy, benefits, potential harms, and terminology for colposcopic practice. J Low Genit Tract Dis 2017 Oct; 21(4):223-9.

MacDonald M, Smith JHF, Tidy JA, Palmer JE. Conservative management of CIN2: National Audit of British Society for Colposcopy and Cervical Pathology members' opinion. J Obstet Gynaecol 2017 Dec 6:1-7. doi: 10.1080/01443615.2017.1316973. [Epub ahead of print].

Massad LS, Einstein MH, Huh WK et al. 2012 ASCCP Consensus Guidelines Conference. 2012 updated consensus guidelines for the management of abnormal cervical cancer screening tests and cancer precursors. Obstet Gynecol 2013 Apr; 121(4):829-46.

PDQ Screening and Prevention Editorial Board. Cervical Cancer Screening (PDQ®): Health Professional Version. PDQ Cancer Information Summaries [Internet]. Bethesda (MD): National Cancer Institute (US); 2002-2017 Sep 22.

Ronco G, Dillner J, Elfström KM et al. International HPV screening working group Efficacy of HPV-based screening for prevention of invasive cervical cancer: follow-up of four European randomised controlled trials. Lancet 2014 Feb 8; 383(9916):524-32.

Ruiz-Sternberg AM, Moreira ED, Restrepo JA et al. Efficacy, immunogenicity, and safety of a 9-valent human papillomavirus vaccine in Latin American girls, boys, and young women. Papillomavirus Research. Disponível em: https://doi.org/10.1016/j.pvr.2017.12.004. Acesso em: 3 jan 2018.

Sawaya GF, Huchko MJ. Cervical cancer screening. Med Clin North Am 2017 Jul; 101(4):743-53.

Schiffman M, Doorbar J, Wentzensen N et al. Carcinogenic human papillomavirus infection. Nat Rev Dis Primers 2016 Dec 1; 2:16086. doi: 10.1038/nrdp.2016.86.

Sellors JW, Sankaranarayanan R. Colposcopia e tratamento da neoplasia intra-epitelial cervical: Manual para principiantes. 2003/4. Disponível em: http://screening.iarc.fr/colpo.php?lang=4. Acesso em: 3 jan 2018.

Serrano B, Brotons M, Bosch FX, Bruni L. Epidemiology and burden of HPV-related disease. Best Pract Res Clin Obstet Gynaecol 2017 Sep 2. pii: S1521-6934(17)30124-4.

Simms KT, Laprise JF, Smith MA et al. Cost-effectiveness of the next generation nonavalent human papillomavirus vaccine in the context of primary human papillomavirus screening in Australia: a comparative modelling analysis. Lancet Public Health 2016 Dec; 1(2):e66-e75.

Stoler M, Bergeron C, Colgan TJ et al. Squamous cell tumours and precursors. In: Kurman RJ, Carcangiu ML, Herrington CS, Young RH. Pathology and genetics of tumours of female genital organs. 4. ed. Lyon: World Health Organization Classification of Tumours, IARC, 2014:172-6.

Wright TC, Gatscha RM, Luff RD, Prey, MU. Epithelial abnormalities: Squamous. In: Solomon D, Nayar R. The Bethesda system for reporting cervical cytology. 2. ed. New York: Springer; 2004:89-122.

Wright TC, Ronnett BM. Kurman RJ, Ferenczy A. Precancerous lesions of the cervix. In: Kurman RJ, Ellenson LH, Ronnett BM. Blaustein's pathology of the female genital tract. 6. ed. New York: Springer-Verlag, 2001:193-228.

Câncer do Colo do Útero

CAPÍTULO 10

Renato Moretti Marques
Guilherme Bicudo Barbosa
Donato Callegaro Filho
Leonardo Martins Campbell

INTRODUÇÃO

O câncer do colo do útero persiste como grave problema de saúde pública em países em desenvolvimento. Enquanto nas regiões mais desenvolvidas, como EUA, Canadá e Europa Ocidental, não se encontra entre os dez tumores malignos que mais frequentemente acometem a mulher, chega a ocupar a primeira posição nas regiões em desenvolvimento. Em todo o mundo são estimados 528.000 novos casos e 266.000 mortes ao ano, a maior parte em países em desenvolvimento (87%). No Brasil, no biênio 2018-19, são esperados aproximadamente 16.370 casos ao ano. Os tumores do colo do útero raramente são diagnosticados antes dos 20 anos de idade. Sua incidência começa a ter relevância após os 25 anos, e o risco aumenta rapidamente até atingir o pico entre os 45 e os 49 anos de idade.

A sobrevida das pacientes tratadas por câncer cervical depende de fatores como estádio, idade, comorbidades, disponibilidade de recursos para o estadiamento, tratamento e cuidados paliativos.

Existem grandes disparidades regionais e globais em termos de rastreamento, incidência e mortalidade no câncer cervical, as quais têm impacto direto na sobrevida média. A compreensão dessas disparidades possibilita a adequação do tratamento às condições locais.

Nos EUA, é estimada uma sobrevida global de 66,2%: 91,7% nos estádios iniciais (IA-IB), 56% nos estádios localmente avançados e 17,2% nos casos de metástases à distância. As pacientes com estádio clínico desconhecido apresentam sobrevida média de 50%, ao passo que no Instituto Nacional de Câncer (INCA) é relatada sobrevida global de 49%: 85% nos estádios iniciais, 50% a 25% nos estádios localmente avançados e 8% nas metástases à distância.

ETIOPATOGENIA E FATORES DE RISCO

Cerca de 20% a 25% dos casos de câncer registrados em todo o mundo têm etiologia viral, sendo o papilomavírus humano (HPV) o mais frequente. Atualmente, mais de 200 subtipos do vírus podem ser identificados e categorizados como de baixo risco ou alto risco, a depender de sua atividade na célula hospedeira. Cerca de 13 tipos de alto risco (tipos 16, 18, 31, 33, 35, 39, 45, 51, 52, 56, 58, 59, 68 e 82) foram descobertos, sendo os HPV-16 e 18 os mais comuns entre pacientes com carcinomas cervicais invasivos. A forte associação entre a infecção pelo HPV do grupo oncogênico e o desenvolvimento de câncer do colo do útero foi demonstrada em estudos clínicos e laboratoriais. Cerca de 99,5% dos carcinomas invasores estão relacionados com algum tipo de HPV de alto risco oncogênico.

Estudos sugerem que a infecção por HPV é comum em mulheres jovens logo após o início da atividade sexual, declinando com o passar dos anos, possivelmente refletindo a eliminação do vírus por mecanismos imunológicos. As mulheres que permanecem infectadas entre os 30 e os 50 anos de idade estão sob risco de desenvolver anormalidades epiteliais reconhecidas como precursoras do câncer. A infecção aguda pelos tipos 16 e 18 do HPV apresenta risco 11 a 16,9 vezes maior para o rápido desenvolvimento de lesões intraepiteliais de alto grau, sendo, portanto, a infecção pelo HPV de alto risco e sua persistência os principais preditores do desenvolvimento da lesão de alto grau e do câncer do colo do útero.

O desenvolvimento da neoplasia maligna do colo do útero envolve uma gama de anormalidades celulares epiteliais que iniciam como lesões intraepiteliais e culminam no câncer. Outros fatores ainda estão relacionados com a gênese do câncer cervical, como tabagismo, início precoce da vida sexual, multiparidade e imunossupressão.

As lesões precursoras do câncer cervical, denominadas em conjunto como neoplasias intraepiteliais cervicais (NIC), são subdivididas em graus crescentes de gravidade (I, II e III). Esse conceito foi introduzido por Richart, em 1967, para classificar as diferentes etapas do processo de carcinogênese no colo do útero, enfatizando o potencial evolutivo dessas alterações. Atualmente, são divididas lesões de baixo grau (NIC I) e lesões de alto grau (NIC II e NIC III). Este tópico foi discutido no Capítulo 9.

PREVENÇÃO E RASTREAMENTO

As diretrizes brasileiras para o rastreamento do câncer do colo do útero, publicadas pelo Instituto Nacional de Câncer em 2016, orientam que o rastreio seja realizado em mulheres após os 25 anos (para as que já tiveram ou têm atividade sexual). Apenas 1% das mulheres são atingidas por essa neoplasia antes dessa idade. O exame citopatológico deve ser realizado com intervalo anual e, se ambos os resultados forem negativos, os próximos deverão ser realizados a cada 3 anos. Deve ser evitado o rastreamento antes dos 25 anos. Os exames periódicos devem seguir até os 64 anos de idade e, naquelas mulheres sem história prévia de doença neoplásica pré-invasiva, interrompidos quando essas mulheres tiverem pelo menos dois exames negativos consecutivos nos últimos 5 anos. Nas mulheres com mais 64 anos de idade e que nunca se submeteram ao exame citopatológico, devem ser realizados dois exames com o intervalo de 1 a 3 anos. Se ambos os exames forem negativos, essas mulheres poderão ser dispensadas de exames adicionais.

O conhecimento de que a persistência da infecção pelo HPV de alto risco oncogênico é o principal fator de risco para o desenvolvimento da neoplasia intraepitelial e invasora cervical e o reconhecimento de sua depuração na maioria das mulheres após os 25 anos de idade possibilitaram a investigação de diferentes modelos de rastreamento utilizando o teste do HPV.

O estudo ATHENA avaliou o desempenho do teste do HPV carcinogênico e da genotipagem HPV-16 ou HPV-18 em comparação com a citologia em base líquida para rastreamento do câncer cervical em uma grande população dos EUA com 25 anos ou mais para avaliar estratégias de tratamento de mulheres HPV-positivas. Das 41.955 participantes, 10% apresentaram positividade para HPV e 6% tinham citologia anormal. A adição de citologia de base líquida ao teste de HPV aumentou a sensibilidade para NIC III ou pior para 96,7%, mas incrementou o número de falso-positivos em 35,2%. Os autores concluem que o uso do teste do HPV, isolado ou em conjunto com a citologia, deve ser uma boa alternativa para aumentar a sensibilidade do rastreamento em mulheres após os 25 anos de idade. O American College of Obstetricians and Gynecologists recomenda que não seja realizado rastreamento de mulheres antes dos 21 anos, que entre os 21 e os 29 anos seja feita apenas a citologia trianual, e entre os 25 e os 65 anos recomenda o coteste do DNA-HPV em conjunto com a citologia a cada 5 anos. Considera ainda como aceitável a citologia a cada 3 anos isoladamente. Mulheres com antecedente de lesões precursoras NIC II ou pior devem ser controladas por 20 anos após o tratamento.

As mulheres com qualquer um dos seguintes fatores de risco podem exigir uma triagem mais frequente do câncer do colo do útero do que o recomendado nas diretrizes de rotina: infectadas pelo HIV, imunocomprometidas (como aquelas que receberam transplantes de órgãos em uso de imunossupressores) ou expostas ao dietilestilbestrol intraútero e mulheres previamente tratadas por NIC II, NIC III ou câncer.

Em recente metanálise que avaliou a acurácia diagnóstica do teste de HPV para detectar NIC II/III e adenocarcinoma *in situ* (AIS) diante da precisão do teste citológico (líquido e convencional), foram analisados 40 estudos com mais de 140.000 mulheres com idade entre 20 e 70 anos. Os autores concluíram que os testes de HPV apresentam menores taxas de falso-negativos para NIC II/III, mas acarretam número maior de encaminhamentos desnecessários.

PROGRESSÃO E DISSEMINAÇÃO

Após o processo de carcinogênese, múltiplos eventos ocorrem, propiciando a disseminação tumoral. A propagação do câncer do colo do útero ocorre de maneira planimétrica por continuidade e contiguidade, promovendo importante comprometimento locorregional mais do que à distância. As duas estruturas anatômicas mais frequentemente acometidas pela propagação dessa neoplasia são os paramétrios e o terço superior da vagina.

Os paramétrios são espessamentos anterior, lateral e posterior da fáscia endopélvica que se inserem no anel pericervical, o *retinaculum uteri*. Estes, ditos ligamentos suspensores uterinos, são constituídos por tecido conjuntivo frouxo e fibroso com grande quantidade de vasos sanguíneos e linfáticos e inervação autônomica. Sua porção lateral proporciona a via mais comum de drenagem linfática do colo do útero. Apresenta sinonímia como paracérvice, ligamento cardinal ou paramétrio lateral. Já suas porções anterior e posterior, os ligamentos pubovesicouterino e uterossacral, respectivamente, apresentam-se com grande quantidade de tecido conjuntivo fibroso e fibras nervosas. A progressão da neoplasia pode formar nódulos ou retrações, distorcendo a anatomia ureteral e deslocando o colo do útero em direção à parede pélvica, perdendo, por sua vez, a mobilidade habitual. Após o comprometimento proximal dos ligamentos, a progressão da neoplasia para o terço distal dessas estruturas pode causar estreitamento ureteral com dilatação a montante, a hidronefrose. Tanto a progressão da doença para os paramétrios como as metástases linfonodais podem causar processo inflamatório ou infiltração nas raízes sacrais, ocasionando dor neuropática tipo lombociatalgia.

As paredes vaginais são como tubos musculares delgados com cerca de 1 a 1,5cm de espessura que, quando infiltrados pela doença, frequentemente acometem a parede vesical ou o septo retovaginal e a parede retal anterior. Desse modo, podem formar fístulas intestinais ou urinárias para a vagina, assim como inviabilizam ressecções cirúrgicas amplas com margens livres de doença sem que o reto ou a bexiga sejam removidos.

A disseminação por via linfática ocorre de maneira corriqueira para linfonodos parametriais, obturatórios, ilíacos internos e interilíacos, seguidos das cadeias ilíacas internas, pré-sacrais e aórticas inframesentéricas.

O comprometimento metastático à distância mais comum ocorre para os linfonodos paraórticos e mediastinais ou para pulmões e ossos.

SINTOMATOLOGIA

Nos estádios iniciais, o câncer do colo do útero pode ser assintomático, denotando a importância do rastreio. No entanto, a manifestação clínica mais frequente é o sangramento vaginal anormal, podendo se apresentar com aumento e irregularidade menstrual, sangramento pós-coital (sinusorragia) ou mesmo com sangramento após a menopausa. Com frequência, observa-se infecção secundária no tumor causada pela proliferação da flora anaeróbica, manifestando-se com corrimento vaginal purulento-sanguinolento com odor fétido ou secreção sanguinolenta fluida como "água de carne".

Como descrito anteriormente, a progressão tumoral para os tecidos adjacentes pode ocasionar obstrução ureteral, fístulas reto e/ou vesicovaginais, uretero-hidronefrose e dor pélvica tipo neuropática, tríade clínica clássica que denota o comprometimento da parede pélvica. Por vezes, nota-se linfedema de membros inferiores por obstrução da drenagem linfática ou por trombose venosa profunda.

DIAGNÓSTICO E ESTADIAMENTO

Nos países desenvolvidos e/ou com sistema organizado de rastreamento, a maioria dos diagnósticos de câncer do colo do útero se baseia no diagnóstico histopatológico de biópsias cervicais orientadas por colposcopia e/ou em peças de conização. Infelizmente, no Brasil, assim como na maior parte dos países com alta incidência da doença, o diagnóstico é estabelecido por meio de biópsias de tumores cervicais de grande volume e já com extensão aos tecidos adjacentes à cérvice.

Cabe ressaltar a importância da anamnese e da avaliação física, além dos exames de citologia cervicovaginal, colposcopia e biópsia.

Recente publicação da Federação Internacional de Ginecologia e Obstetrícia (*FIGO staging*) reforça que o estadiamento seja feito com base em dados clínicos. Diante da dúvida entre diferentes estádios no exame físico, recomenda-se alocar a paciente no mais precoce.

Doença microinvasiva

O estádio IA, ou doença microinvasiva (IA1 e IA2), refere-se à doença microscópica com invasão do estroma cervical < 5mm de profundidade e extensão < 7mm. A FIGO descreve que, se há doença macroscópica com confirmação histopatológica de carcinoma, a paciente não poderia ser alocada nesse estádio. Recentes evidências sugerem, diante de doença de pequeno volume, mesmo macroscópica, que se proceda à conização ou à excisão ampla da zona de transformação para determinar a profundidade e a extensão microscópica da lesão cervical, assim como para obter relevantes dados prognósticos, como invasão angiolinfática, extensão ao corpo uterino e comprometimento estromal cervical profundo. Somente com esses dados será possível traçar o planejamento terapêutico mais acurado.

Doença clínica

É de conhecimento geral a necessidade de agrupamento dos estádios com doença clínica como inicial, localmente avançada e metastática. Esse agrupamento torna possível reduzir as discrepâncias entre examinadores quanto ao estádio em que a doença se encontra, assim como ocorre pelo reconhecimento de que o planejamento terapêutico para cada um desses grupos é semelhante.

Na primeira consulta, recomenda-se realizar exame especular cauteloso para evitar traumas na superfície tumoral, o que pode causar sangramento de grande monta. Objetiva-se mensurar o diâmetro do tumor e realizar múltiplas biópsias, evitando, se possível, regiões necróticas. Os fórnices e as paredes vaginais devem ser minuciosamente avaliados pela colposcopia. Por vezes, esse passo pelo exame especular é difícil em virtude do volume da doença e do comprometimento das paredes vaginais.

O toque vaginal e retal auxilia a estimativa do tamanho do tumor, de sua mobilidade e de sua relação com estruturas vizinhas, como a vagina, os paramétrios e a mucosa retal. O exame bimanual vaginal em conjunto com o abdominal deve ser cauteloso, evitando causar traumas e hemorragia, que pode ser profusa. Esse passo propedêutico deve ser acompanhado por profissional experiente, uma vez que as informações obtidas serão determinantes para o estadiamento e o planejamento terapêutico subsequente.

As lesões visíveis exigem uma biópsia para confirmação do diagnóstico de malignidade. Diagnósticos diferenciais não são uma raridade. Sarcomas cervicais, doenças granulomatosas, tuberculose cervical e miomas uterinos "paridos" podem simular carcinomas do colo do útero.

O estádio clínico é firmado conforme os dados obtidos no exame clínico de acordo com o sistema de estadiamento da FIGO (Quadro 10.1):

- **Estádio clínico IB:** tumores com dimensões maiores em profundidade ou extensão do que os microinvasores ou que sejam visíveis, mas ainda restritos ao colo do útero. Se < 4cm – IB1; quando > 4cm – IB2.
- **Estádio II:** tumores envolvendo os tecidos adjacentes ao colo do útero (paramétrios e/ou terço superior da vagina)

Quadro 10.1 Estadiamento da Federação Internacional de Ginecologia e Obstetrícia (FIGO)

Estadiamento FIGO (2014)	
IA	Carcinoma invasivo diagnosticado somente pela microscopia; a invasão do estroma cervical deve ser ≤ 5mm e a extensão ≤ 7mm
IA1	Invasão do estroma ≤ 3mm e extensão ≤ 7mm
IA2	Invasão do estroma > 3mm e ≤ 5mm e extensão ≤ 7mm
IB	Lesão clínica confinada ao colo do útero ou lesão microscópica maior do que o estádio IA
IB1	Lesão clínica ≤ 4cm
IB2	Lesão > 4cm
II	Tumor envolve a vagina (porém não o terço inferior) ou parâmetro(s) sem atingir a parede pélvica
IIA1	Invasão da vagina ≤ 4cm sem atingir o terço inferior e sem atingir o(s) parâmetrio(s)
IIA2	Invasão da vagina > 4cm sem atingir o terço inferior e sem atingir o(s) parâmetrio(s)
IIB	Envolvimento de um ou de ambos os parâmetros
III	O tumor se estende até o terço inferior da vagina ou até a parede pélvica ou causa uretero-hidronefrose ou exclusão funcional do rim
IIIA	Envolvimento do terço inferior da vagina sem extensão para a parede pélvica
IIIB	O tumor se estende para a parede pélvica ou causa uretero-hidronefrose ou exclusão funcional do rim
IV	Extensão para além da pelve verdadeira ou invasão da mucosa da bexiga e/ou do reto
IVA	Invasão da mucosa da bexiga e/ou do reto
IVB	Metástases à distância

sem extensão à parede pélvica ou ao terço distal da vagina. A uma paciente com crescimento aparentemente fixo à parede pélvica por um parâmetrio curto e endurado, mas não nodular, deve ser atribuído o estádio IIB.

- **Estádio III:** deve ser definido para os casos em que o parâmetrio nodular atinge a parede pélvica ou se apresenta com hidronefrose decorrente de obstrução do(s) ureter(es) pela neoplasia. Segundo a FIGO, diante de tumores que excedam a cérvice uterina é imperativa a realização de radiografia de tórax com exclusão de hidronefrose (ultrassonografia de rins e vias urinárias, pielografia endovenosa, tomografia ou ressonância magnética).

Já a cistoscopia e a sigmoidoscopia devem ser realizadas apenas diante de suspeita clínica de infiltração das paredes vesical e retal, respectivamente. Sugere-se ainda cistoscopia para as pacientes com tumores endocervicais tipo "barril" com extensão para a parede vaginal anterior.

- **Estádio IV:** a FIGO somente considera comprometimento vesical ou retal (estádio IVA) quando há a comprovação histológica de neoplasia acometendo a bexiga ou o reto. O edema bolhoso não autoriza alocar o caso como estádio IVA. Já as metástases para pulmão e ossos não necessitam de comprovação histológica para que sejam classificadas como estádio IVB.

Exames

- Colposcopia.
- Curetagem endocervical.
- Pielografia endovenosa.
- Ultrassonografia abdominal (incluindo avaliação de rins e vias urinárias).
- Cistoscopia e retossigmoidoscopia.
- Radiografia de tórax.
- Tomografia computadorizada (TC) com contraste endovenoso.
- Ressonância magnética (RM) de abdome e pelve.
- Tomografia com emissão de pósitrons (PET/TC – melhor exame para diagnóstico de metástases linfonodais > 1cm).
- Exames séricos (hemograma, funções renal e hepática).
- Sorologias para sífilis e HIV devem ser consideradas na discussão com a paciente.

Vários métodos de imagem têm sido empregados para melhorar a acurácia do estadiamento clínico, como a TC, a RM e a PET/TC. Esses métodos, principalmente a RM, se mostram úteis na avaliação dessa neoplasia quanto a volume e envolvimento de órgãos adjacentes, como parâmetrio, vagina e paredes retal e vesical.

Dois exames se destacam na avaliação da extensão da doença e de seus fatores prognósticos:

- **RM de pelve e abdome:**
  - Melhor mensuração do tamanho e do volume tumoral.
  - Infiltração estromal profunda.
  - Envolvimento parametrial precoce (rotura do anel pericervical) – valor preditivo positivo de 94% a 100%.
  - Metástases linfonodais (morfologia e difusão).
  - Valor preditivo negativo de 100% para infiltração vesical e/ou retal.
- **PET/TC:**
  - Avaliação de atividade metabólica.
  - Melhor exame para diagnóstico de metástases linfonodais > 1cm.
  - Áreas isoladas e inesperadas de captação anômala no PET devem ser investigadas com o diagnóstico histológico.

Por suas características epidemiológicas, biológicas e clínicas, o câncer do colo do útero tem estadiamento clínico e não cirúrgico, aos moldes dos cânceres de vulva, endométrio e ovário. No estadiamento clínico preconizado pela FIGO, estimam-se taxas próximas a 30% de subestadiamento quando comparado ao cirúrgico. Isso se deve ao não diagnóstico de metástases linfonodais pélvicas e paraórticas, que não são contempladas pela FIGO.

Em algumas situações específicas após tratamento cirúrgico, como a surpresa diagnóstica de câncer cervical em peça de histerectomia por doença benigna ou estadiamento linfonodal, utiliza-se o estadiamento cirúrgico-histopatológico proposto pela American Joint Committee on Cancer (AJCC) e pela Union International Cancer Control (UICC) na classificação de tumores malignos (TNM – **T**amanho máximo do tumor, **N**ódulos metastáticos linfonodais e **M**etástases à distância).

No sistema TNM para os tumores do colo do útero, a avaliação clínica define a extensão local do tumor (T), da mesma maneira que o sistema de estadiamento da FIGO, o envolvimento neoplásico linfonodal pélvico (N) e a presença de metástases linfonodais paraórticas ou doença extra-abdominal (M).

O comprometimento linfonodal é um dos mais importantes fatores prognósticos de sobrevida tanto para as pacientes com tumores iniciais como para aquelas com tumores localmente avançados. Segundo Dargent e cols., as metástases em linfonodos paraórticos serão tão mais frequentes quanto mais avançado for o estádio clínico. Estão presentes em 6% das pacientes no estádio IB, em 12% no estádio IIA, em 19% no estádio IIB, em 33% no estádio IIIA, em 29% no estádio IIIB e em 30% das pacientes classificadas no estádio IVA no momento do diagnóstico.

O *status* linfonodal pode ser avaliado por meio de exames de imagem ou mediante a remoção cirúrgica dos linfonodos (linfadenectomia ou linfonodectomia). Os exames de imagem apresentam bom valor preditivo positivo (VPP) na predição de linfonodos positivos quando > 1cm. No entanto, o valor preditivo negativo (VPN) da avaliação de linfonodos com volumes < 1cm não é aceitável, principalmente quando não se dispõe do PET/TC. A sensibilidade e a especificidade estimada para a TC é de 47% e 94%, respectivamente, e para a RM, de 54% e 96%, respectivamente. Já na avaliação do PET/TC, a sensibilidade é de 79% e a especificidade de 99%. A RM apresenta taxas de falso-negativos de 16% e 27% em avaliação de linfonodos pélvicos e aórticos, respectivamente, enquanto a avaliação pelo FDG-PET promove taxas de 8% e 23%, respectivamente. Outro estudo descreve 15% e 8,4% de falso-negativos para a avaliação linfonodal pélvica e aórtica, respectivamente, com o uso do PET/TC.

Em comparação com a avaliação radiológica, a dissecção cirúrgica dos linfonodos é a maneira mais acurada de avaliação da doença linfonodal paraórtica. Em pacientes com doença avançada, o estadiamento laparoscópico dos linfonodos paraórticos pode ser considerado para possibilitar o tratamento de acordo com o doença.

Apesar do potencial benefício em termos de sobrevida, além dos riscos cirúrgicos habituais, 23,4% das pacientes submetidas ao estadiamento cirúrgico desenvolvem algum grau de linfedema de membros inferiores com aparecimento médio em 11 meses após linfadenectomia e radioquimioterapia. Quanto maior o número de linfonodos, principalmente com mais de 25 linfonodos removidos, pior e mais frequente é o linfedema de membros inferiores. Apesar de os achados cirúrgicos e a avaliação histopatológica poderem modificar o estadiamento patológico final e a proposta terapêutica inicial, existem poucas evidências demonstrando o real impacto na sobrevida do estadiamento cirúrgico pré-tratamento com rádio e quimioterapia concomitantes.

Em geral, o estadiamento cirúrgico é realizado como parte de ensaios clínicos e em algumas situações clínicas específicas. Seu uso pode ser considerado diante de doença localmente avançada com linfonodos pélvicos radiologicamente suspeitos e aórticos negativos onde não há a disponibilidade de PET/TC ou diante de imagem aórtica suspeita sem comprovação histológica. Somente o diagnóstico histológico de positividade para malignidade em linfonodos aórticos justifica a extensão do campo de radioterapia para essa localização a despeito dos riscos de complicações.

A European Society of Gynaecological Oncology (ESGO) e a European Society for Medical Oncology (ESMO) publicaram consenso de especialistas, segundo o qual as pacientes com câncer cervical devem ser classificadas de acordo com a classificação TNM. O estádio clínico da FIGO deve também ser documentado (Quadro 10.2), mas o prognóstico estimado e o planejamento terapêutico devem ser fundamentados no TNM, integrando exame físico, imagem e patologia. Orienta-se ainda a descrição detalhada de extensão do tumor extracervical, envolvimento nodal (número, tamanho e localização), tipo e grau histológico do tumor, profundidade de invasão do estroma cervical e espessura mínima do estroma cervical não envolvido, presença ou ausência de envolvimento do espaço linfovascular (LVSI) e presença ou ausência de metástases à distância.

Quadro 10.2 Correlação do estadiamento da FIGO com o da American Joint Committee on Cancer (AJCC – TNM)

Agrupamento por estádio – AJCC			
Estádio IA1	T1a1	N0	M0
Estádio IA2	T1a2	N0	M0
Estádio IB1	T1b1	N0	M0
Estádio IB2	T1b2	N0	M0
Estádio IIA1	T2a1	N0	M0
Estádio IIA2	T2a2	N0	M0
Estádio IIB	T2b	N0	M0
Estádio IIIA	T3a	N0	M0
Estádio IIIB	T1	N1	M0
	T2	N1	M0
	T3a	N1	M0
	T3b	Qualquer N	M0
Estádio IVA	T4	Qualquer N	M0
Estádio IVB	Qualquer T	Qualquer N	M1
Linfonodos regionais (N), estadiamento AJCC apenas linfonodos paracervicais, parametriais, ilíacos internos, externos e comuns, linfonodos pré-sacrais e sacrais			
NX	Linfonodos regionais não podem ser avaliados		
N0	Ausência de metástases para linfonodos regionais		
N1	Metástases para linfonodos regionais		

Fonte: https://cancerstaging.org/references-tods/deskreferences/Pages/default.aspx.

CRITÉRIOS PARA SELEÇÃO E TRATAMENTO DE ACORDO COM O ESTÁDIO

Em recente publicação, a ESGO, a ESMO e a Sociedade de Diretrizes Patológicas para o Tratamento de Pacientes com Câncer do Colo do Útero orientam que o planejamento do tratamento deva ser feito de maneira multidisciplinar em reuniões clínicas, considerando o diagnóstico, os fatores prognósticos radiológicos e clínicos de desfechos oncológicos, a eficácia e a morbidade dos tratamentos oncológicos e a qualidade de vida.

Aconselha-se que nessas reuniões sejam discutidos o planejamento de tratamento e as alternativas potenciais, incluindo os riscos e benefícios de todas as opções. Recomenda-se sempre que nas discussões seja considerado o desempenho clínico da paciente por escalas específicas (Quadro 10.3). O tratamento deve ser realizado por equipe dedicada de especialistas no diagnóstico e no manejo dos tumores ginecológicos.

Todo o planejamento do tratamento oncológico do câncer cervical se baseia na remoção do tumor, garantindo margens cirúrgicas livres, e no estudo de seus fatores prognósticos, sendo a disseminação linfática o principal. Diante dessas informações é possível compreender melhor as propostas de tratamento de acordo com cada estádio.

Quadro 10.3 Escalas de desempenho clínico

ECOG (*Performance Status*)	Escala de Karnofsky (%)
PS0 – Atividade normal	100% – Nenhuma queixa, ausência de evidência de doença
	90% – Capaz de levar vida normal. Sinais menores ou sintoma da doença
PS1 – Sintomas da doença, dembula e leva o dia a dia normal	80% – Alguns sinais ou sintomas da doença com esforço
	70% – Capaz de cuidar de si própria. Incapaz de levar suas atividades normais ou exercer trabalho ativo
PS2 – Encontra-se fora do leito mais de 50% do tempo	60% – Necessita assistência ocasional, mas ainda é capaz de prover a maioria de suas atividades
	50% – Requer assistência considerável e cuidados médicos frequentes
PS3 – Encontra-se no leito mais de 50% do tempo, carente de cuidados mais intensivos	40% – Incapaz. Requer cuidados especiais e assistência
	30% – Muito incapaz. Indicada hospitalização apesar da morte não iminente
PS4 – Restrito ao leito	20% – Muito debilitado. Hospitalização necessária, tratamento de apoio ativo
	10% – Moribundo. Processos letais progredindo rapidamente

Doença inicial

Doença microinvasiva

O diagnóstico é firmado após conização com alça em peça única ou a frio com margens livres com ponto de orientação para o patologista. Em caso de margens radiais ou endocervicais positivas para doença pré-invasiva ou invasiva, deve-se repetir a conização.

Estádio IA1

- Risco de disseminação linfonodal < 1%.
- Não há risco de comprometimento parametrial.
- Não há indicação de estadiamento radiológico.
- Conização ou histerectomia total simples/Querleu A, a depender do desejo de constituir prole e do risco cirúrgico.
- Após prole constituída, histerectomia total em tempo oportuno pode ser discutida com a paciente, mas não há evidências de benefício.
- Não há indicação de linfadenectomia.

Estádio IA1 com invasão linfovascular ou estádio IA2

- Risco de disseminação linfonodal de 1% a 6%.
- Não há risco de comprometimento parametrial.
- Sugere-se investigação radiológica linfonodal: TC ou RM de pelve.
- Indica-se a linfadenectomia pélvica ou a técnica de linfonodo sentinela.
- Conização ou histerectomia total simples/Querleu A, a depender do desejo de constituir prole e do risco cirúrgico.
- Após prole constituída, histerectomia total em tempo oportuno pode ser discutida com a paciente, mas não há evidências de benefício.

Doença clínica inicial

A estratégia de tratamento deve ter como objetivo evitar a combinação de cirurgia radical e radioterapia, reduzindo a morbidade após o tratamento combinado (ESMO). A radicalidade cirúrgica deve ser tanto maior quanto maior for o risco de recorrência e metástase da doença.

Estádio IB1 < 2cm

- Risco de disseminação linfonodal de 6% a 11%.
- Baixo risco de comprometimento parametrial.
- Sugere-se investigação radiológica linfonodal, estromal cervical e parametrial: RM de pelve e abdome.
- Indica-se a linfadenectomia pélvica ou a técnica de linfonodo sentinela.
- Traquelectomia ou histerectomia radical/Querleu B1, a depender do desejo de constituir prole e do risco cirúrgico.
- Após prole constituída, histerectomia total em tempo oportuno pode ser discutida com a paciente, mas não há evidências de benefício.
- Orienta-se preservar os ovários nos casos de carcinomas escamosos e adenocarcinomas usuais (relacionados com o

HPV) em pacientes na pré-menopausa, a chamada transposição dos ovários, que são deslocados e fixados no peritônio abdominal anterior acima da bifurcação das artérias ilíacas comuns e fora do campo de irradiação.

Traquelectomia radical

Em pacientes com desejo de futuro reprodutivo é possível adotar uma conduta conservadora em casos selecionados. A cirurgia consiste na remoção do colo do útero, das margens vaginais e dos paramétrios, preservando o corpo uterino. Após a remoção dos tecidos, realiza-se anastomose da porção ístmica uterina com a vagina. A linfadenectomia pélvica laparoscópica antecede o procedimento para excluir doença linfonodal, o que contraindicaria essa cirurgia.

Considera-se a traquelectomia radical como alternativa terapêutica para pacientes jovens com câncer cervical (adenocarcinoma e carcinoma espinocelular) nos estádios IA2 e IB1, desejosas de estabelecer prole, com tumores até 2cm de diâmetro com envolvimento do canal endocervical limitado.

A cirurgia pode ser realizada por via vaginal ou abdominal. Se por um lado possibilita a ressecção mais radical dos paramétrios, a cirurgia por via abdominal não apresenta melhores resultados do ponto de vista reprodutivo. A taxa de sucesso de gravidez após o procedimento atinge cerca de 59% segundo revisão sistemática; entretanto, as taxas de abortos e trabalho de parto prematuro são elevadas.

Estudo brasileiro publicado por Baiocchi e cols. (2017) reportou a revisão de 345 pacientes brasileiras operadas por câncer cervical FIGO IA2 até IB2. Entre as mulheres com tumores ≤ 2cm sem LVSI, somente 1,2% apresentava envolvimento parametrial. Estudos anteriores também descrevem a mesma baixa frequência (< 2%) de envolvimento parametrial, o que embasa a redução da radicalidade parametrial nesse cenário.

Estádios IB1 > 2cm e < 4cm e IIA1

- Risco maior de disseminação linfonodal, variando de 6% a 25%.
- Há risco real de comprometimento parametrial.
- Sugere-se investigação radiológica linfonodal, estromal cervical e parametrial: RM de pelve e abdome.
- Indicam-se a técnica de linfonodo sentinela e a linfadenectomia pélvica sistemática.
- Recomenda-se o exame intraoperatório de congelação. Se positivo, sugere-se linfadenectomia aórtica inframesentérica, devendo ser considerado o abandono da histerectomia radical em caso de radioterapia disponível em intervalo aceitável.
- Histerectomia radical/Querleu C1/C2 ou radioquimioterapia, a depender dos fatores prognósticos, do comprometimento linfonodal e do risco cirúrgico.
- Orienta-se preservar os ovários em casos de carcinomas escamosos e adenocarcinomas usuais (relacionados com o HPV).

Terapia adjuvante após a cirurgia nos estádios iniciais

Após o tratamento cirúrgico radical primário na doença inicial, deve-se discutir o tratamento adjuvante com o intuito de redução do risco de recorrência e óbito. A combinação de fatores de risco ao final da análise das peças cirúrgicas classifica o risco de recorrência em baixo, intermediário ou alto. Muitos estudos retrospectivos e prospectivos trataram desse assunto, identificando os critérios mais comuns utilizados para estratificação do risco de recorrência no câncer do colo do útero. A adjuvância após a cirurgia é dispensável na ausência de fatores de risco intermediários ou altos, enquanto as pacientes que apresentam fatores de alto risco precisarão de tratamento adjuvante, assim como aquelas com a combinação de fatores intermediários (Quadro 10.4).

Fatores de risco de recorrência

Metástases linfonodais

Apesar de não incluídas no estadiamento do câncer cervical da FIGO, as metástases em linfonodos pélvicos são amplamente reconhecidas como fator de risco para recorrência e pior prognóstico. Metástases linfonodais micro ou macroscópicas significam maior probabilidade de persistência e recorrência após a cirurgia primária. O número de linfonodos positivos também é, *per se*, um importante fator prognóstico para sobrevida livre de doença (SLI) no câncer cervical, mesmo em pacientes tratadas com radioterapia.

Envolvimento parametrial

As células tumorais nos paramétrios também são um importante fator de risco independente para recidivas e piores taxas de sobrevida no câncer do colo do útero. A identificação dos fatores de risco para o envolvimento parametrial é fundamental, bem

Quadro 10.4 Estratificação de risco segundo Sedlis e cols. (1999) – Parâmetros histológicos de risco para recorrência no câncer do colo do útero segundo o Gynecologic Oncology Group (GOG)

Baixo risco		
Invasão angiolinfática	Tamanho (cm)	Invasão estromal
Não	< 4	< 1/3
Sim	< 5	< 1/3
Sim	< 2	< 2/3
Médio risco		
Invasão angiolinfática	Tamanho (cm)	Invasão estromal
Não	> 4	> 1/3
Sim	Qualquer	> 2/3
Sim	> 2	1/3 a 2/3
Sim	> 5	> 1/3
Alto risco		
Comprometimento linfonodal		
Margens cirúrgicas comprometidas ou exíguas (< 0,5cm)		
Paramétrios comprometidos		

como de seu envolvimento na peça cirúrgica. Tumores > 2cm, LVSI, com histologia não escamosa, linfonodos positivos e DSI apresentam risco maior de acometimento parametrial.

Margens cirúrgicas

Margens cirúrgicas próximas ou positivas também são um importante fator de risco para recorrência, desde pequenas lesões *in situ* até câncer cervical invasivo. Margens < 3mm são consideradas exíguas, enquanto aquelas > 5mm são adequadas e as de 3mm a 5mm estão sujeitas a uma classificação controvertida.

Tamanho do tumor

O volume do tumor é um importante fator prognóstico de câncer do colo do útero. Tumores grandes (> 4cm), mesmo que limitados ao colo do útero e cirurgicamente ressecáveis, estão associados a complicações cirúrgicas e piores resultados oncológicos (margens cirúrgicas positivas, envolvimento parametrial e linfonodal).

Invasão do espaço linfovascular

O LVSI no câncer cervical precoce e localmente avançado é um marcador bem conhecido de pior prognóstico, podendo triplicar a taxa de envolvimento linfonodal (de 8% para 25%).

Histologia do tumor

A histologia tumoral nos últimos anos também desempenhou papel relevante e é considerada um fator de alto risco quando não escamosa. Os carcinomas escamosos são os mais frequentes (85%), ao passo que apenas 25% dos cânceres cervicais são não escamosos (adenocarcinoma, adenoescamoso e outros). Esses tipos não escamosos de tumor se comportam de maneira diferente e têm pior prognóstico e taxa menor de resposta ao tratamento adjuvante. Por essas e outras razões, alguns autores defendem a inclusão dos critérios de "tipo histológico" em modelos prognósticos para recorrência do câncer do colo do útero. Até o momento, no entanto, ainda não é considerada uma prática usual a indicação de terapia complementar com base apenas no tipo histopatológico.

Tratamento conforme o risco de recorrência

A terapia adjuvante está indicada de acordo com os achados da peça cirúrgica. As pacientes em estádio inicial com linfonodos negativos, margens negativas e paramétrios negativos, sem outros fatores de risco, podem ser apenas acompanhadas. A radioterapia adjuvante está indicada com o objetivo de reduzir o risco de recidiva do tumor. Os critérios maiores consistem em invasão parametrial, positividade linfonodal e margens cirúrgicas comprometidas. Essas pacientes são consideradas de alto risco para recidiva e devem receber radioterapia pélvica com quimioterapia sensibilizante com base em cisplatina, com ou sem a braquiterapia.

Quando combinados, outros fatores menores, como invasão angiolinfática, tamanho tumoral > 4cm ou invasão estromal cervical > 1/3, comumente conhecidos como "critérios de Sedlis" (Quadro 10.5), classificam as pacientes como de risco intermediário de recorrência. O estudo GOG 92 demonstrou diferença estatisticamente significativa com relação ao intervalo livre de doença entre os grupos que realizaram ou não radioterapia no pós-operatório (88% *vs.* 79%, respectivamente). A esses fatores somam-se o tipo histológico adenocarcinoma e a presença de margens exíguas. O tratamento adjuvante consiste em radioterapia pélvica com ou sem quimioterapia sensibilizante com base em cisplatina. Nas pacientes de risco intermediário, a radioterapia pós-operatória diminui as taxas de recorrência pélvica, melhora o intervalo livre de doença e aumenta as taxas de sobrevida em 5 anos.

- **Risco intermediário:** radioterapia externa.
- **Alto risco:** radioquimioterapia com ou sem braquiterapia.

Quadro 10.5 Critérios de Sedlis (1999)

A	Alto risco
a	Metástase linfonodal pélvica
b	Envolvimento parametrial
c	Margens cirúrgicas positivas
B	**Risco intermediário**
a	Grande tamanho do tumor
b	Invasão profunda do estroma (DSI)
c	Invasão do espaço linfovascular (LVSI)

Quadro 10.6 Resumo das condutas cirúrgicas em caso de câncer do colo do útero

Estadiamento	Tratamento
IA1	Conização a frio, se desejo de prole Histerectomia simples ou classe A de Querleu vaginal ou laparoscópica
IA2	Traquelectomia radical, se desejo de prole, ou histerectomia radical modificada (classe B de Querleu) + linfadenectomia pélvica (linfonodo sentinela)
IB1 e IIA1	Traquelectomia radical (IB1) + linfadenectomia pélvica, se desejo de prole e tumor < 2cm, ou histerectomia radical classe C1/2 de Querleu + linfadenectomia pélvica + linfadenectomia paraórtica (se linfonodos pélvicos positivos ou suspeita radiológica de comprometimento paraórtico)
IB2 e IIA2	Radioquimioterapia
Observações	1. Em pacientes na pré-menopausa submetidas ao tratamento cirúrgico sem desejo reprodutivo, orienta-se a transposição ovariana, fixando-os fora do campo de radioterapia pélvica e preservando sua função esteroidal e folicular 2. O mapeamento linfático – linfonodo sentinela – pode ser considerado na doença inicial de pequeno volume sem invasão angiolinfática, estádios IA2 e IB1. Deverá ser realizado sempre com os dois marcadores – azul patente e o radiofármaco – ou preferencialmente com verde indocianina isoladamente

Fonte: adaptado de FIGO Cancer Report 2015. Disponível em: http://dx.doi.org/10.1016/j.ijgo.2015.06.004. Acesso em: 06/01/2018.

Doença localmente avançada (IB2 e IIB-IVA)

As pacientes que se encontram nos estádios IB2, IIA2, IIB, III e IVA no momento do diagnóstico devem ser encaminhadas para radioterapia pélvica com quimiossensibilização semanal seguida de braquiterapia.

Estádio IB2-IVA

- Risco de disseminação linfonodal variando de 25% a 50%.
- Envolvimento parametrial inviabilizando ressecção cirúrgica com margens livres e morbidade aceitável.
- Sugere-se investigação radiológica linfonodal e de metástases à distância: TC de tórax e RM de pelve e abdome ou PET/TC.
- Na ausência de PET ou imagem linfonodal aórtica negativa com imagem pélvica positiva, pode-se propor dissecção linfonodal paraórtica até a artéria mesentérica inferior. Somente deve ser considerada para grupos experimentados ou em protocolos de pesquisa (ESGO).
- Recomenda-se radioquimioterapia pélvica com ou sem extensão para cadeia aórtica.
- Pode-se discutir a citorredução de linfonodos pélvicos suspeitos.
- Nos estádios IVA (T4 N0 M0), a exenteração pélvica é uma opção com bom desempenho em casos selecionados.

Radioterapia/quimioterapia

A radioterapia (RT) é tratamento de escolha nos tumores avançados, mas pode também ser utilizada nos estádios iniciais como alternativa ao tratamento cirúrgico ou como adjuvância. Deve ser realizada em pelve, com dose de 45Gy, até o total de 25 frações de 1,8Gy/dia, e complementada com braquiterapia, que pode ser de baixa ou alta dose. Nos casos de doença parametrial, é comum a realização de reforço de dose parametrial de 10Gy divididos em cinco frações diárias de 2,0Gy.

A quimioterapia concomitantemente à radioterapia é chamada de sensibilizante, pois aumenta a labilidade celular, melhorando o desempenho do tratamento radioterapêutico, sendo em geral realizada com cisplatina (40mg/m^2) semanalmente durante a radioterapia externa, associada ou não ao 5-fluorouracil (5-FU). Para as pacientes que não toleram a cisplatina, a carboplatina pode ser utilizada como alternativa. A radioquimioterapia evidenciou redução de 30% a 50% no risco de morte quando comparada à radioterapia isolada, além de melhorar o tempo livre de doença, de acordo com estudos randomizados (Quadro 10.6).

SEGUIMENTO

Preconiza-se o seguimento clínico por 5 anos de todas as pacientes tratadas da neoplasia do colo do útero, seja por cirurgia, radioterapia ou ambas. No período pós-radioterapia, a paciente deve ser orientada a manter atividade sexual ou a usar dilatadores vaginais.

O acompanhamento após histerectomia simples ou radical deve ser realizado por médico experiente. Nos primeiros 2 anos, as consultas são realizadas a cada 3 ou 4 meses, associando o exame especular à colposcopia e ao toque retal para avaliação parametrial. A citologia da cúpula vaginal não é recomendada por apresentar baixas sensibilidade e especificidade. Toda lesão suspeita deve ser biopsiada. Comumente, a estenose vaginal dificulta o seguimento clínico. Entre o terceiro e o quinto ano, as consultas são realizadas a cada 6 meses e após esse período o intervalo passa a ser anual.

Já o acompanhamento após radioquimioterapia definitiva deve ser realizado com os mesmos intervalos. Dá-se preferência à RM de pelve e à TC de tórax/abdome ou ao PET/TC, que devem ser solicitados anualmente ou na suspeita de recidiva. A citologia da cúpula vaginal também não é recomendada por apresentar baixas sensibilidade e especificidade. As pacientes devem ser informadas e educadas a manter relações sexuais vaginais e/ou a fazer uso de dilatadores vaginais para prevenir a estenose pós-radioterapia, assim como a usar lubrificantes e estrogênio local (para as pacientes com etiologia escamosa).

As recorrências podem ser locorregionais, à distância ou ambas. Em parcela considerável das pacientes ocorre comprometimento locorregional importante sem evidências de doença à distância. As recorrências costumam ocorrer nos primeiros 2 anos de seguimento com queda considerável da sobrevida média para 7 meses.

Para as pacientes que desenvolvem recorrência após o tratamento cirúrgico, deve-se propor o tratamento radioquimioterapêutico. Já para as pacientes selecionadas que apresentem recorrências centrais, anteriores, posteriores ou fístulas e com boas condições clínicas, sem doença linfonodal ou à distância, e nas quais seja factível a ressecabilidade com margens cirúrgicas livres de comprometimento, pode ser proposta a exenteração pélvica anterior, posterior ou total.

Como critérios de exclusão devem ser considerados o comprometimento linfonodal paraórtico, as metástases pulmonares, ósseas e hepáticas e o comprometimento da parede pélvica. O comprometimento parametrial evidente, o edema de membro inferior unilateral e a dilatação ureteral quase sempre indicam doença irressecável na pelve. Nesses casos, os cuidados paliativos têm indicação precisa.

O alívio das dores e das obstruções com auxílio de equipe multidisciplinar é primordial, proporcionando tranquilidade à paciente e a seus familiares.

ATENDIMENTO DE PRONTO-SOCORRO

Muitas vezes, as pacientes com neoplasia maligna do colo do útero avançado procuram o pronto-socorro sem ter conhecimento exato da doença. As queixas mais relevantes são de sangramento vaginal, que pode ser abundante ou de pequena monta, e de dor pélvica em virtude da infiltração dos tecidos vizinhos pela neoplasia. Uma vez que o tumor cervical cresce na vagina, esta é sede de infecção secundária por bactérias anaeróbias, o que pode levar à toxemia ou mesmo à septicemia nos casos mais graves.

Inicialmente, deve-se realizar anamnese completa com ênfase no interrogatório geniturinário e intestinal em busca de possíveis extensões locorregionais do tumor. Realiza-se, então, exame físico ginecológico minucioso. O exame especular deve ser feito cautelosamente para não agravar o quadro clínico, e o médico deve avaliar o volume da neoplasia, a presença de sangramento e seu aspecto e quantidade, bem como a possibilidade de infecção secundária.

Caso haja sangramento ativo, preconiza-se a colocação imediata de tampão vaginal umedecido em gel de Xylocaína®. Os níveis pressóricos e hematimétricos devem ser controlados periodicamente, durante toda a permanência da paciente no hospital, com frequência a ser definida de acordo com a gravidade da situação. Recomenda-se que a hemoglobina seja mantida > 10mg/dL.

Se não houver melhora do sangramento e a paciente apresentar instabilidade hemodinâmica, procede-se à embolização das artérias uterinas por meio de estudo arteriográfico hemodinâmico. Outra possibilidade é a radioterapia hemostática ou mesmo a realização de laparotomia para ligadura de artérias hipogástricas. Normalmente, o tamponamento como medida única é capaz de controlar o sangramento. Após observação clínica por no mínimo 6 horas, a paciente pode receber alta hospitalar com antibioticoterapia com cobertura para anaeróbios e retornar em 24 horas ao próprio pronto-socorro para a tentativa de retirada do tampão vaginal. A antibioticoterapia deve ser introduzida quando for realizado o tamponamento vaginal ou no caso de lesões necróticas, preferencialmente por via oral, com metronidazol 400mg a cada 8 horas ou clindamicina 300mg a cada 6 horas, por 7 dias ou por mais tempo.

A analgesia é sempre obrigatória. É possível o emprego de analgésicos endovenosos simples, como a dipirona, e opioides fracos (tramadol, codeína) ou fortes (fentanil, morfina). Se a dor for refratária às medidas analgésicas iniciais, a paciente deve ser internada para compensação sob a supervisão da Clínica da Dor.

Enquanto permanece em observação, devem ser solicitados exames laboratoriais, incluindo hemograma, provas de função renal e, se disponível, ultrassonografia de rins e vias urinárias. Alterações nesses exames, como correção de anemia aguda, tratamento de insuficiência renal e avaliação urológica nos casos de obstrução de via urinária, podem ser motivos de internação hospitalar para controle clínico.

ESTUDOS EM ANDAMENTO

Alguns importantes estudos em andamento avaliam a redução ainda maior da radicalidade cirúrgica, dispensando a linfadenectomia sistemática e a ressecção parametrial em prol do linfonodo sentinela isoladamente e a conização ou histerectomia simples, a depender do desejo de constituir prole, respectivamente. O estudo *Laparoscopic Approach to Cervical Cancer* (LACC) já encerrado com mais de 630 pacientes, em fase III, visa comparar a sobrevida livre de doença, recorrência, morbidade, custos de tratamento, qualidade de vida, função do assoalho pélvico, sobrevida global de 4,5 anos e a viabilidade da biópsia de linfonodos sentinelas com a participação de centros oncológicos brasileiros (Hospital Israelita Albert Einstein – SP, Hospital de Câncer de Barretos – SP e Hospital Erasto Gaertner – PR). Os resultados são aguardados com ansiedade pelos profissionais dedicados ao tratamento do câncer ginecológico.

Leitura complementar

Baiocchi G, de Brot L, Faloppa CC et al. Is parametrectomy always necessary in early-stage cervical cancer? Gynecol Oncol 2017 Jul; 146(1):16-9.

Beitler JJ. Re: Estape et al. Close vaginal margins as a prognostic factor after radical hysterectomy. Gynecol Oncol 1999 Feb; 72(2):267.

Bermudez A, Bhatla N, Leung E. Cancer of the cervix uteri. Int J Gynecol Obstet 2015; 131:S88-95.

Bourgioti C, Chatoupis K, Moulopoulos LA. Current imaging strategies for the evaluation of uterine cervical cancer. World J Radiol 2016 Apr 28; 8(4):342-54.

Brockbank E, Kokka F, Bryant A, Pomel C, Reynolds K. Pre-treatment surgical para-aortic lymph node assessment in locally advanced cervical cancer. Cochrane Database Syst Rev 2013 Mar 28; (3):CD008217.

Bychkovsky BL, Ferreyra ME, Strasser-Weippl K et al. Cervical cancer control in Latin America: A call to action. Cancer 2016 Feb 15; 122(4):502-14.

Castle PE, Stoler MH, Wright TC Jr, Sharma A, Wright TL, Behrens CM. Performance of carcinogenic human papillomavirus (HPV) testing and HPV16 or HPV18 genotyping for cervical cancer screening of women aged 25 years and older: a subanalysis of the ATHENA study. Lancet Oncol 2011 Sep; 12(9):880-90.

Cervical Cancer – Cancer Stat Facts [Internet]. [cited 2018 Jul 30]. Disponível em: https://seer.cancer.gov/statfacts/html/cervix.html

Chang S-J, Kim WY, Yoo S-C et al. A validation study of new risk grouping criteria for postoperative treatment in stage IB cervical cancers without high-risk factors: rethinking the Gynecologic Oncology Group criteria. Eur J Obstet Gynecol Reprod Biol 2009 Nov; 147(1):91-6.

Committee on Practice Bulletins – Gynecology. Practice Bulletin No. 168: Cervical Cancer Screening and Prevention. Obstet Gynecol 2016 Oct; 128(4):e111-30.

Dargent D. Radical abdominal trachelectomy and pelvic lymphadenectomy with uterine conservation and subsequent pregnancy in the treatment of early invasive cervical cancer. Am J Obstet Gynecol 2002; 187(6):1728.

Dargent D, Ansquer Y, Mathevet P. Can laparoscopic para-aortic lymphadenectomy help to select patients with pelvic relapse of cervical cancer eligible for pelvic exenteration? Gynecol Oncol 1999; 73(1):172.

Dargent D, Ansquer Y, Mathevet P. Technical development and results of left extraperitoneal laparoscopic paraaortic lymphadenectomy for cervical cancer. Gynecol Oncol 2000 Apr; 77(1):87-92.

Dargent D, Martin X, Sacchetoni A, Mathevet P. Laparoscopic vaginal radical trachelectomy. Cancer 2000;88(8):1877-82.

Delgado G. Lymphovascular space involvement in cervical cancer: An independent risk factor. Gynecol Oncol 1998; 68(3):219.

Delgado G, Bundy B, Zaino R, Sevin BU, Creasman WT, Major F. Prospective surgical-pathological study of disease-free interval in patients with stage IB squamous cell carcinoma of the cervix: a Gynecologic Oncology Group study. Gynecol Oncol. 1990 Sep;38(3):352–7.

Denny L, Quinn M. FIGO Cancer Report 2015. Int J Gynecol Obstet 2015; 131:S75.

Diaz ES, Aoyama C, Baquing MA et al. Predictors of residual carcinoma or carcinoma-in-situ at hysterectomy following cervical conization with positive margins. Gynecol Oncol 2014; 132(1):76-80.

Elliott P, Coppleson M, Russell P et al. Early invasive (FIGO stage IA) carcinoma of the cervix: a clinico-pathologic study of 476 cases. Int J Gynecol Cancer 2000 Jan; 10(1):42-52.

Estape RE, Angioli R, Madrigal M et al. Close vaginal margins as a prognostic factor after radical hysterectomy. Gynecol Oncol 1998 Mar; 68(3):229-32.

Febrasgo. Doenças do trato genital inferior. Elsevier Brasil 2016:280.

Ferlay J, Soerjomataram I, Dikshit R et al. Cancer incidence and mortality worldwide: sources, methods and major patterns in GLOBOCAN 2012. Int J Cancer 2015 Mar 1; 136(5):E359-86.

FIGO Committee on Gynecologic Oncology. FIGO staging for carcinoma of the vulva, cervix, and corpus uteri. Int J Gynecol Obstet 2014; 125(2):97-8.

Gold MA, Tian C, Whitney CW, Rose PG, Lanciano R. Surgical versus radiographic determination of para-aortic lymph node metastases before chemoradiation for locally advanced cervical carcinoma: a Gynecologic Oncology Group Study. Cancer 2008 May 1; 112(9):1954-63.

Heinzelmann F, Henke G, von Grafenstein M et al. Adjuvant radiochemotherapy in patients with locally advanced high-risk cervical cancer. Strahlenther Onkol 2012 Jul; 188(7):568-75.

Hertel H, Köhler C, Elhawary T, Michels W, Possover M, Schneider A. Laparoscopic staging compared with imaging techniques in the staging of advanced cervical cancer. Gynecol Oncol 2002 Oct; 87(1):46-51.

INCA – Instituto Nacional de Câncer – Estimativa 2018 – Síntese de Resultados e Comentários [Internet]. [cited 2018 Jul 30]. Disponível em: http://www.inca.gov.br/estimativa/2018/sintese-de-resultados-comentarios.asp.

Instituto Nacional de Câncer José Alencar Gomes da Silva. Coordenação de Prevenção e Vigilância. Divisão de Detecção Precoce e Apoio. Organização de Rede. Diretrizes brasileiras para o rastreamento do câncer do colo do útero. 2. ed. Rev. atual. Rio de Janeiro: INCA, 2016.

Jiamset I, Hanprasertpong J. Risk factors for parametrial involvement in early-stage cervical cancer and identification of patients suitable for less radical surgery. Oncol Res Treat 2016 Jun 29; 39(7-8):432-8.

Koliopoulos G, Nyaga VN, Santesso N et al. Cytology versus HPV testing for cervical cancer screening in the general population. Cochrane Database Syst Rev 2017 Aug 10; 8:CD008587.

Lacorre A, Merlot B, Garabedian C et al. Early stage cervical cancer: Brachytherapy followed by type a hysterectomy versus type B radical hysterectomy alone, a retrospective evaluation. Eur J Surg Oncol 2016 Mar; 42(3):376-82.

Lee J-Y, Youm J, Kim J-W et al. Identifying a low-risk group for parametrial involvement in microscopic Stage IB1 cervical cancer using criteria from ongoing studies and a new MRI criterion. BMC Cancer 2015 Mar 22; 15:167.

Marchiole P, Benchaib M, Buenerd A, Lazlo E, Dargent D, Mathevet P. Oncological safety of Laparoscopic-Assisted Vaginal Radical Trachelectomy (LARVT or Dargent's Operation): A comparative study with Laparoscopic-Assisted Vaginal Radical Hysterectomy (LARVH). Obstet Gynecol Surv 2007; 62(10):656-8.

Marnitz S, Kohler C, Roth C, Fuller J, Hinkelbein W, Schneider A. Is there a benefit of pretreatment laparoscopic transperitoneal surgical staging in patients with advanced cervical cancer? Gynecol Oncol 2005; 99(3):536-44.

Marques RM, Gonçalves WJ. Neoplasia invasora do colo do útero. In: Gonçalves W (ed.). Ginecologia Oncológica. 1. ed. Rio de Janeiro: Atheneu, 2014:63-118.

Marth C, Landoni F, Mahner S et al. Cervical cancer: ESMO Clinical Practice Guidelines for diagnosis, treatment and follow-up. Ann Oncol [Internet] 2018. Disponível em: http://dx.doi.org/10.1093/annonc/mdy160.

McCann G, Taege S, Boutsicaris C et al. When are surgical margins after radical hysterectomy too close? Gynecol Oncol 2012; 125:S65.

MD Anderson Cancer Center, Laparoscopic approach to cervical cancer. NCT00614211, Website [Internet] [cited 2018 Jul 31]. Disponível em: www.clinicaltrials.gov.

Minig L, Patrono MG, Romero N, Rodríguez Moreno JF, Garcia-Donas J. Different strategies of treatment for uterine cervical carcinoma stage IB2-IIB. World J Clin Oncol 2014 May 10; 5(2):86-92.

Morice P, Piovesan P, Rey A et al. Prognostic value of lymphovascular space invasion determined with hematoxylin-eosin staining in early stage cervical carcinoma: results of a multivariate analysis. Ann Oncol 2003 Oct; 14(10):1511-7.

Noh JM, Park W, Kim YS et al. Comparison of clinical outcomes of adenocarcinoma and adenosquamous carcinoma in uterine cervical cancer patients receiving surgical resection followed by radiotherapy: a multicenter retrospective study (KROG 13-10). Gynecol Oncol 2014 Mar; 132(3):618-23.

Park J-Y, Kim D-Y, Kim J-H, Kim Y-M, Kim Y-T, Nam J-H. Further stratification of risk groups in patients with lymph node metastasis after radical hysterectomy for early-stage cervical cancer. Gynecol Oncol 2010 Apr; 117(1):53-8.

Pecorelli S, Benedet JL, Creasman WT, Shepherd JH, on behalf of the 1994-1997 FIGO Committee on Gynecologic Oncology. FIGO staging of gynecologic cancer. Int J Gynecol Obstet 1999; 64(1):5-10.

Pecorelli S. Revised FIGO staging for carcinoma of the vulva, cervix, and endometrium. Int J Gynaecol Obstet 2009 May; 105(2):103-4.

Petitnicolas C, Azaïs H, Ghesquière L et al. Morbidity of Staging inframesenteric paraaortic lymphadenectomy in locally advanced cervical cancer compared with infrarenal lymphadenectomy. Int J Gynecol Cancer 2017 Mar; 27(3):575-80.

Practice Bulletin No. 157 Summary: Cervical Cancer Screening and Prevention. Obstet Gynecol 2016 Jan; 127(1):185-7.

Ramirez PT, Jhingran A, Macapinlac HA et al. Laparoscopic extraperitoneal para-aortic lymphadenectomy in locally advanced cervical cancer: a prospective correlation of surgical findings with positron emission tomography/computed tomography findings. Cancer 2011 May 1; 117(9):1928-34.

Richart RM. Natural history of cervical intraepithelial neoplasia. Clin Obstet Gynecol 1967; 10(4):748-84.

Rotman M, Sedlis A, Piedmonte MR et al. A phase III randomized trial of postoperative pelvic irradiation in Stage IB cervical carcinoma with poor prognostic features: follow-up of a gynecologic oncology group study. Int J Radiat Oncol Biol Phys 2006 May 1; 65(1):169-76.

Ryu SY, Kim MH, Nam BH et al. Intermediate-risk grouping of cervical cancer patients treated with radical hysterectomy: a Korean Gynecologic Oncology Group study. Br J Cancer 2014 Jan 21; 110(2):278-85.

Sedlis A, Bundy BN, Rotman MZ, Lentz SS, Muderspach LI, Zaino RJ. A randomized trial of pelvic radiation therapy versus no further therapy in selected patients with stage IB carcinoma of the cervix after radical hysterectomy and pelvic lymphadenectomy: A Gynecologic Oncology Group Study. Gynecol Oncol 1999 May; 73(2):177-83.

Teke F, Yöney A, Teke M et al. Evaluation of outcome and prognostic factors in 739 patients with uterine cervix carcinoma: a single institution experience. Contemp Oncol 2015 May 13; 19(2):130-6.

Togami S, Kamio M, Kobayashi H, Douchi T. Is it possible to perform less radical surgery for invasive uterine cervical cancer? Gynecol Obstet Invest 2016; 81(3):251-5.

Torigian DA, Rubello D. Imaging in gynecologic oncology: An issue of PET clinics. E-Book. Elsevier Health Sciences; 2018.

Uzan C, Souadka A, Gouy S et al. Analysis of morbidity and clinical implications of laparoscopic para-aortic lymphadenectomy in a continuous series of 98 patients with advanced-stage cervical cancer and negative PET-CT imaging in the para-aortic area. Oncologist 2011 Jun 9; 16(7):1021-7.

Yan M, Zhang Y-N, He J-H, Sun J-R, Sun X-M. Influence of lymph vascular space invasion on prognosis of patients with early-stage cervical squamous cell carcinoma. Chin J Cancer 2010 Apr; 29(4):425-30.

Yeo-Teh NSL, Ito Y, Jha S. High-risk human papillomaviral oncogenes E6 and E7 target key cellular pathways to achieve oncogenesis. Int J Mol Sci [Internet]. 2018 Jun 8; 19(6). Disponível em: http://dx.doi.org/10.3390/ijms19061706.

Yokoi E, Mabuchi S, Takahashi R et al. Impact of histological subtype on survival in patients with locally advanced cervical cancer that were treated with definitive radiotherapy: adenocarcinoma/adenosquamous carcinoma versus squamous cell carcinoma. J Gynecol Oncol 2017 Mar; 28(2):e19.

Câncer de Ovário e Tubas

CAPÍTULO 11

Agnaldo Lopes da Silva Filho
Délzio Salgado Bicalho
Eduardo Batista Cândido

INTRODUÇÃO

O câncer de ovário é o sétimo tipo de câncer mais comum entre as mulheres em todo o mundo. Na população geral, 1,4% das mulheres vai apresentar câncer de ovário e 1% irá a óbito por essa condição. As taxas de incidência são maiores em países mais desenvolvidos. Nos EUA, o câncer epitelial de ovário é a principal causa de morte por câncer ginecológico e a quinta causa mais comum de mortalidade por câncer entre as mulheres. Em 2016 foram estimados 22.280 novos casos e 14.240 mortes por câncer de ovário nos EUA, sendo curadas menos de 40% das mulheres acometidas. Segundo dados do Instituto Nacional de Câncer (INCA), no Brasil são estimados 6.150 novos casos e cerca de 3.283 mortes a cada ano por câncer de ovário.

A maioria dos tumores malignos de ovário é diagnosticada em estádios avançados em virtude da ausência de sintomas específicos nos estádios iniciais. Apesar do grande esforço para identificar uma abordagem eficaz para o rastreamento do câncer de ovário, até o momento nenhum teste se mostrou capaz de reduzir a mortalidade por essa neoplasia. Os marcadores tumorais e os exames de imagem apresentam altas taxas de resultados falso-positivos, especialmente quando realizados na pré-menopausa, e não são custo-efetivos. Desse modo, a detecção em fase tardia, a falta de técnicas de rastreamento eficazes e a resistência à quimioterapia contribuem para as altas taxas de mortalidade por essa neoplasia.

Os dados recentes referentes à carcinogênese do câncer de ovário, à epidemiologia, aos fatores de risco, às características clínicas, aos aspectos moleculares e genéticos, à história natural e aos mecanismos de disseminação possibilitam que o carcinoma invasor de ovário, peritônio e tuba uterina seja abordado como uma entidade clínica.

ETIOLOGIA

A etiologia dos tumores ovarianos permanece desconhecida, apesar das diversas teorias e dos muitos estudos que tentam elucidar as relações entre causa e efeito. Acredita-se que a origem das neoplasias ovarianas esteja relacionada com um conjunto de fatores, como os ambientais, reprodutivos, alimentares e infecciosos, à exposição a agentes teratogênicos e a questões genéticas e endócrinas.

As mutações dos genes *BRCA1/2* podem se manifestar em uma ampla variedade de condições clínicas, incluindo câncer de mama e de ovário em mulheres e câncer de mama e de próstata em homens, bem como outros tipos de cânceres mais raros, como o de pâncreas. Cerca de 10% a 15% dos casos de câncer de ovário e aproximadamente 20% daqueles de alto grau são decorrentes de mutações nos genes *BRCA1* e *BRCA2*. Além das mutações germinativas, mutações somáticas nesses genes podem produzir tumores que agem como deficientes em *BRCA*. O silenciamento genético ou a disfunção dos genes *BRCA1* e *BRCA2* dão origem a um fenótipo semelhante ao que resulta de mutações hereditárias, conhecido como *BRCAness*. Outros mecanismos associados a esse fenótipo são sugeridos em outras vias e parecem contribuir para os efeitos do tratamento à base de platina e de outros agentes que danificam o DNA em pacientes com câncer de ovário.

Dois modelos teóricos são descritos para a carcinogênese do câncer de ovário: um de origem no epitélio da superfície ovariana e o outro modelo de origem na tuba uterina. O primeiro modelo se baseia no ambiente pró-inflamatório causado por eventos de ovulação, no padrão de expressão de cistos de inclusão de ovário e nos biomarcadores compartilhados pelo epitélio da superfície ovariana e crescimento maligno. O modelo que sugere uma origem não ovariana se fundamenta na descrição de lesões de precursores tubários, na evidência genética de portadores de mutação *BRCA1/2* e em estudos experimentais em animais. A origem tubária do carcinoma seroso de ovário, a partir da porção intraepitelial da tuba uterina, tem sido proposta por alguns autores. A implantação direta de células do epitélio das fímbrias da tuba na superfície do ovário, em áreas de epitélio roto pela ovulação, formaria cistos de inclusão com posterior transformação em carcinoma seroso de baixo ou alto grau histológico.

Ainda é grande a discussão sobre a origem do câncer de ovário, e nenhum dos dois modelos demonstrou superioridade evidente sobre o outro. Independentemente do sítio de origem, o câncer epitelial de ovário, o câncer de tuba uterina e o câncer peritoneal primário têm como característica típica a disseminação peritoneal precoce de metástases. A inclusão do câncer tubário e do câncer peritoneal primário na designação de câncer epitelial de ovário é geralmente aceita com base nas muitas evidências que apontam para uma derivação comum do epitélio mülleriano e para a carcinogênese semelhante dessas três neoplasias. Assim, os adenocarcinomas serosos de alto grau decorrentes das tubas uterinas e de outros sítios da cavidade peritoneal, juntamente com a maioria dos cânceres epiteliais ovarianos, representam adenocarcinomas extrauterinos de origem epitelial mülleriana e são conduzidos e tratados de maneira semelhante ao câncer de ovário.

Alguns cânceres de ovário resultam da inativação do gene *p53* e de mutações no revestimento das células epiteliais da tuba uterina, a partir das quais as células cancerosas são posteriormente depositadas nos ovários e promovem a formação do câncer. Isso é particularmente verdadeiro para o subconjunto de tumores epiteliais serosos de alto grau em mulheres com mutações no *BRCA*. No entanto, não está claro se o epitélio da superfície ovariana pode contribuir para esse processo ou se o epitélio da superfície ovariana sofre alterações metaplásicas e dá origem ao tumores epiteliais serosos de alto grau de modo independente.

FATORES DE RISCO

Entre os fatores de risco mais importantes para o desenvolvimento do câncer do ovário, o mais conhecido é o histórico familiar de câncer de mama ou de ovário, especialmente nas mulheres com dois ou mais parentes de primeiro grau com câncer de ovário ou de mama. As mulheres com esse histórico, combinado com as mutações nos genes *BRCA1* e *BRCA2*, têm o risco potencializado de desenvolver câncer de ovário. A síndrome dos cânceres de mama e de ovário hereditários é uma doença causada pela mutação no(s) gene(s) *BRCA1* e/ou *BRCA2* que se associa a um risco de 50% a 85% de câncer de mama e ao risco de 13% a 46% de desenvolver câncer de ovário nas portadoras. A síndrome de Lynch é caracterizada pela associação de neoplasias malignas, principalmente de ovário, cólon e endométrio, em mulheres jovens, de gerações distintas e de uma mesma família. As portadoras da síndrome de Lynch têm risco de 3% a 14% de desenvolver câncer de ovário.

A incidência de câncer de ovário aumenta com a idade e é mais prevalente na sexta e sétima décadas de vida. A média de idade ao diagnóstico é de 63 anos, e mais de 70% das pacientes apresentam doença avançada quando do diagnóstico inicial. A nuliparidade ou idade materna > 35 anos se associam a risco aumentado de câncer de ovário. A terapia hormonal em mulheres climatéricas e a doença inflamatória pélvica podem aumentar o risco de câncer de ovário. Existe uma associação entre câncer de ovário endometrioide e endometriose, porém as evidências atuais são insuficientes para concluir se essa associação se dá por casualidade ou pelo fato de as duas doenças terem fatores de risco e patogenicidade em comum.

Os principais fatores de proteção contra o câncer de ovário são os contraceptivos orais, a gravidez, a amamentação e a ligadura de trompas. Partos com idade materna inferior a 25 anos, uso de anticoncepcionais orais e amamentação estão associados à diminuição de 30% a 60% do risco de câncer de ovário. A obesidade não parece estar associada aos tipos mais agressivos de câncer de ovário. Fatores ambientais estão sendo investigados, mas até o momento não está clara a associação entre esses fatores e a carcinogênese ovariana.

CLASSIFICAÇÃO HISTOLÓGICA/ ETIOPATOGENIA

Uma das classificações histológicas mais utilizadas para as neoplasias ovarianas é a que se baseia na origem embrionária das células (Quadro 11.1). De acordo com essa classificação, os tumores, quando não metastáticos, podem ser classificados em epiteliais, tumores do estroma e cordões sexuais e tumores de células germinativas. A classificação da Organização Mundial da Saúde (OMS) descreve os três principais tipos de adenocarcinomas epiteliais como serosos, mucinosos e endometrioides.

Cerca de 90% dos cânceres de ovário têm origem no epitélio que recobre o córtex externo ovariano e são denominados tipo epitelial. Entre as neoplasias ovarianas malignas, as de origem epitelial são as mais frequentes e são classificadas conforme o tipo celular: seroso (30% a 70% dos casos), mucinoso (5% a 20% dos casos), endometrioide (10% a 20% dos casos), de células claras (3% a 10% dos casos) e indiferenciados (1% das mulheres). Os carcinomas serosos são os mais comuns e correspondem a aproximadamente 80% a 85% dos carcinomas do ovário, sendo bilaterais em até 25% dos casos.

Quadro 11.1 Classificação histopatológica dos tumores de ovário.

a.	**Tumores derivados do epitélio celômico (tumores epiteliais)** Seroso Mucinoso Endometrioide Tumores de células claras
b.	**Tumores derivados de células germinativas** Disgerminoma Teratoma Tumores embrionários do seio endodermal/tumores de saco vitelino
c.	**Tumores derivados do estroma gonadal (tumores estromais de cordão sexual)** Tumores de células da granulosa Tecoma (potencial maligno) Fibrossarcoma Tumores de células de Sertoli-Leydig Tumores de cordão sexual com túbulos anulares Ginandroblastoma Tumores de células de esteroides Tumores estromais de cordão sexual não classificados
d.	**Carcinossarcomas (tumores mistos malignos müllerianos)**
e.	**Tumores potenciais malignos ovarianos inferiores (tumores ovarianos epiteliais marginais)**
f.	**Neoplasia ovariana metastática** Tumor de Krukemberg

Fonte: Adaptado de NCCN, 2017.

Existem dois diferentes tipos de carcinomas serosos de ovário: de baixo e de alto grau. O carcinoma seroso bem diferenciado ou de baixo grau é eventualmente associado a áreas de tumor *borderline* e adenoma e costuma ter progressão lenta e bom prognóstico. No entanto, mais frequentemente o carcinoma seroso se apresenta com alto grau histológico, com acentuada atipia celular, arquitetura papilífera, áreas em arranjo glandular, cribriforme, microcístico, sólido ou trabecular, sendo geralmente diagnosticado em estádios avançados e com evolução desfavorável. Os tumores *borderlines* podem ser serosos ou mucinosos e constituem 10% dos tumores epiteliais de ovário, estando associados, na maioria dos casos, ao melhor prognóstico. Os outros tipos histológicos de carcinoma de ovário são mais raros. Os carcinomas mucinosos do ovário são menos frequentes, correspondendo a menos de 5% dos carcinomas, e são geralmente bem diferenciados e diagnosticados em estádios iniciais. Os carcinomas endometrioides e de células claras também são frequentemente diagnosticados nos estádios iniciais.

Quanto aos tumores epiteliais, os serosos se apresentam macroscopicamente como cistos cuja complexidade tende a aumentar com o grau de malignidade. Os tumores mucinosos se caracterizam por seu grande volume e multiloculação. Já os endometrioides são compostos por epitélio similar ao do endométrio associado a estroma e se caracterizam pela agressividade. Carcinomas indiferenciados têm suas células epiteliais dispostas em arranjo sólido, sem evidências de diferenciação mülleriana. As neoplasias ovarianas de células claras geralmente surgem como cistos uni ou multiloculares com variável componente de área sólida.

Atualmente, o câncer de ovário é considerado um grupo de patologias com diferenças clínico-patológicas significativas em virtude da grande heterogeneidade molecular e dos comportamentos biológicos distintos. O emprego de estudos moleculares demonstrou que os vários tipos histológicos podem ser encarados como entidades distintas com diferentes vias de patogênese, distinto comportamento biológico e diversa resposta ao tratamento. Com o objetivo de conhecer melhor a origem e a fisiopatologia dessa neoplasia, um modelo dualístico de classificação foi proposto com a divisão entre tumores dos tipos I e II.

O grupo de tumores designados do tipo I é composto pelo câncer de ovário seroso de baixo grau, endometrioide de baixo grau, de células claras, mucinoso e carcinoma transitório (Brenner). Esses tumores geralmente se comportam de maneira indolente, estão confinados ao ovário no diagnóstico, são geneticamente mais estáveis e raramente apresentam mutações no gene *TP53*. Contudo, os diferentes tipos histológicos desse grupo apresentam perfil genético molecular distinto. Aproximadamente, um terço exibe mutação em *KRAS*, *BRAF* e *ERBB2* e são comuns as alterações na via de sinalização Wnt, envolvendo mutações somáticas em *CTNNB1*, *PTEN* e *PIK3CA7*. Em contrapartida, os tumores ovarianos do tipo II são altamente agressivos e quase sempre exibem estádio avançado ao diagnóstico. Os tipos histológicos nesse grupo incluem carcinomas serosos de alto grau, endometrioide de alto grau e carcinomas indiferenciados.

Os cânceres de ovário do tipo II demonstram maior homogeneidade morfológica e molecular e são geneticamente instáveis. Mais de 80% dos casos apresentam mutações em *TP53* e amplificações no gene *CCNE1*, mas raramente apresentam mutações em *KRAS*, *BRAF*, *ERBB2*, *PTEN*, *CTNNB1* e *PIK3CA7*. Esses cânceres frequentemente apresentam anormalidades nas vias de reparo do DNA, incluindo mutações *BRCA1* e/ou *BRCA2*. Eles crescem rapidamente com elevado índice mitótico e são sensíveis à quimioterapia à base de platina. Dados recentes sugerem que esses tumores podem ter origem na porção distal das tubas uterinas. Os cânceres de ovário do tipo I parecem não responder bem à quimioterapia à base de platina, crescem lentamente, apresentam baixo índice mitótico e estão associados a uma maior sobrevida em 10 anos.

Os disgerminomas correspondem a 40% de todos os tumores germinativos malignos, sendo o tipo mais comum. Podem estar associados a disgenesia gonadal e gonadoblastoma, sendo 65% a 75% dos casos diagnosticados no estádio I da doença. Sua disseminação se dá pela via linfática e posteriormente pela via hematogênica, podendo alcançar grandes volumes.

Quanto aos tumores do estroma gonadal, os das células da granulosa são quase sempre sólidos e cursam geralmente com irregularidades no ciclo menstrual ou estimulação estrogênica na menopausa por serem secretores de estrogênio. São tumores considerados malignos, principalmente os tipos juvenis. Os tumores de cordões sexuais com túbulos anulares são extremamente raros, porém se destacam por sua associação à síndrome de Peutz-Jeghers, que se caracteriza por polipose grastrointestinal e pigmentação mucocutânea.

Entre os tumores metastáticos do ovário destaca-se o de Krukenberg, cujos critérios histológicos se encontram bem definidos. Trata-se de tumor de ovário com produção de mucina intracelular e com quadro microscópico de células em anel de sinete e infiltração sarcomatoide difusa no estroma ovariano. As estruturas que mais disseminam suas metástases para as gônadas femininas são o tubo digestório, as mamas e os órgãos pélvicos.

PROPEDÊUTICA

A sintomatologia é frequentemente inespecífica e pode ser confundida com outros transtornos comuns, incluindo dor pélvica, dor abdominal, dispepsia, síndrome do intestino irritável, menstruação e menopausa. As pacientes podem relatar sensação de plenitude gástrica, dispepsia, saciedade precoce ou distensão abdominal como resultado do aumento da pressão por ascite ou formação do bolo omental. Nos casos de doença avançada pode ser identificada uma massa ovariana palpável associada a ascite, derrame pleural e tumor umbilical (nódulo de irmã Maria José). Algumas manifestações pertinentes às síndromes paraneoplásicas também podem estar presentes, como hipercalcemia, tromboflebite e poliartrite.

Os marcadores tumorais constituem uma importante ferramenta na abordagem do câncer de ovário, podendo contribuir para o diagnóstico precoce, estabelecer o prognóstico e predizer a resposta a terapias específicas, além de detectar a recorrência tumoral. O CA-125 é uma glicoproteína similar à mucina que é expresso em cerca de 50% dos casos de tumores epiteliais no estádio I e em 90% dos casos avançados. Nas pacientes mais jovens, a gonadotrofina coriônica humana (hCG), a desidrogenase láctica (LDH) e a alfafetoproteína (AFP) devem ser solicitadas para excluir tumores de células germinativas. A utilização de marcadores de modo isolado ou em associação a outros parâmetros e com métodos de imagem ainda não se mostrou eficaz para o rastreamento do câncer de ovário.

A ultrassonografia transvaginal (USTV) é o método de imagem mais utilizado para diagnóstico das massas anexiais e apresenta alta acurácia para diagnóstico quando realizada por profissionais experientes. Variáveis clínicas e ultrassonográficas podem ser consideradas para distinção entre massas anexiais benignas e malignas no pré-operatório (Quadro 11.2). Nos casos duvidosos à USTV, a ressonância magnética (RM) se mostra superior à tomografia computadorizada (TC) e ao Doppler para diferenciação dos casos benignos e malignos. Os aspectos morfológicos presentes na USTV que sugerem malignidade são: paredes e septos irregulares e grossos, projeções papilares, lesões sólidas e ecogenicidade moderada à ultrassonografia. O Doppler apresenta resultados heterogêneos e mostra grande sobreposição nos valores dos índices avaliados em massas malignas e benignas; por isso, seus resultados devem ser avaliados com cautela. Mais recentemente tem sido utilizada a tomografia computadorizada com emissão de pósitrons (PET/TC) para determinar a extensão da doença com câncer de ovário avançado.

A biópsia por congelação pode ser utilizada no peroperatório para definição terapêutica nos casos de massa anexial, apresentando altas sensibilidade e especificidade, especialmente quando associada aos dados clínicos e laboratoriais. Os erros diagnósticos são mais comuns nos casos de tumores mucinosos e *borderlines*.

Quadro 11.2 Variáveis clínicas e ultrassonográficas para distinção entre massas anexiais benignas e malignas no pré-operatório

1. História pessoal de câncer de ovário
2. Terapia hormonal
3. Idade
4. Diâmetro máximo da lesão
5. Dor
6. Ascite
7. Projeção papilar sólida com presença de fluxo sanguíneo
8. Tumor sólido
9. Diâmetro máximo do componente sólido
10. Paredes císticas irregulares
11. Sombras acústicas
12. Fluxo sanguíneo intratumoral positivo ao Doppler

Fonte: adaptado de Hennessy e cols., 2009.

ESTADIAMENTO

O estadiamento do câncer de ovário é de grande importância para o prognóstico e o tratamento da doença. O câncer de ovário é classificado primariamente nos estádios de I a IV de acordo com os sistemas de classificação da Federação Internacional de Ginecologia e Obstetrícia (FIGO – Quadro 11.3). O Quadro 11.4 mostra os princípios gerais do estadiamento cirúrgico do câncer de ovário. O estadiamento completo inclui coleta de material para exame citológico, omentectomia infracólica, linfadenectomia pélvica e paraórtica seletivas, biópsia e/ou ressecção de lesões suspeitas, biópsias peritoneais das regiões subdiafragmáticas, reflexão vesicouterina, fundo de saco, recessos paracólicos e paredes pélvicas e histerectomia total com salpingooforectomia bilateral. Nos casos de tumores mucinosos, a apendicectomia deve ser realizada.

TRATAMENTO

As pacientes com suspeita de câncer de ovário devem ser tratadas por profissionais com treinamento e experiência na condução desses casos. As mulheres operadas por profissionais

Quadro 11.3 Estadiamento dos cânceres de ovário, tubário e peritoneal primário (FIGO)

Estádio I: tumor restrito aos ovários ou às tubas uterinas
IA – tumor restrito ao interior de um ovário ou tuba uterina. Ausência de doença na superfície ovariana ou tubária ou em abdome
IB – tumor em ambos os ovários ou tubas uterinas. Ausência de doença na superfície ovariana ou tubária ou no líquido ou lavado peritoneais
IC – tumor em um ou em ambos os ovários ou tubas uterinas com um dos seguintes achados: IC1 – rotura intraoperatória do tumor IC2 – rotura pré-operatória da parede do tumor ou doença na superfície do ovário ou tuba uterina IC3 – células neoplásicas no líquido ascítico ou no lavado peritoneal
Estádio II: tumor envolvendo um ou ambos os ovários ou tubas uterinas com extensão para pelve ou peritônio
IIA – tumor acometendo útero e/ou tubas uterinas e/ou ovários
IIB – tumor acometendo outros tecidos pélvicos
Estádio III: tumor acometendo um ou ambos os ovários ou tubas uterinas ou peritônio. Presença de acometimento peritoneal extrapélvico e/ou linfonodal no retroperitônio (linfonodos ao longo de grandes vasos, como a aorta)
IIIA – tumor acometendo linfonodos retroperitoneais sem acometimento da superfície peritoneal IIIA(i) – metástases ≤ 10mm IIIA(ii) – metástases > 10mm IIIA2 – invasão microscópica da pelve para o abdome com ou sem linfonodos retroperitoneais acometidos
IIIB – implantes na parede posterior do abdome com 2cm ou menos com ou sem acometimento de linfonodos retroperitoneais
IIIC – implantes na parede posterior do abdome > 2cm com ou sem acometimento de linfonodos retroperitoneais
Estádio IV: tumor com metástases à distância
IVA – presença de derrame pleural com células neoplásicas
IVB – tumor com disseminação extra-abdominal, incluindo linfonodos inguinais

Fonte: adaptado de NCCN (2017) e Prat (2015).

Quadro 11.4 Princípios do estadiamento cirúrgico do câncer de ovário

Laparotomia mediana
Coleta do líquido ascítico ou lavado peritoneal para citologia oncótica
Notificação e biópsias das aderências
Avaliação criteriosa de toda a superfície peritoneal com biópsia de lesões suspeitas
Biópsias peritoneais da pelve, das goteiras cólicas e superfícies diafragmáticas
Pacientes sem evidências de lesões extrapélvicas ou ainda lesões < 2cm: proceder à linfadenectomia pélvica e paraórtica
A linfadenectomia paraórtica deve ser realizada bilateralmente até pelo menos o nível da mesentérica superior e idealmente até os vasos renais
Considerar ooforectomia unilateral em pacientes com desejo de preservação da fertilidade em casos muito bem selecionados
Remoção de massas tumorais encapsuladas sem rotura
Considerar sempre a histerectomia abdominal com salpingooforectomia bilateral para uma citorredução ótima
Realizar omentectomia
Linfonodos suspeitos devem ser retirados sempre que possível
Sempre que possível proceder à citorredução ótima (não evidenciadas lesões abdominais > 1cm), levando em consideração a possibilidade de ressecção de segmento intestinal, peritoniectomia pélvica e esplenectomia, dentre outras operações

Fonte: adaptado de NCCN, 2017.

Os pilares da terapia das neoplasias malignas do ovário se encontram em duas modalidades principais: a cirurgia e a quimioterapia, as quais podem ser usadas de maneira isolada ou em diversas associações, como mostra o fluxograma apresentado na Figura 11.1.

O tratamento primário consiste no estadiamento cirúrgico apropriado e na citorredução, seguidos por quimioterapia sistêmica na maioria das pacientes. O objetivo inicial da citorredução é a remoção da maior quantidade de tecido tumoral possível, assim como da doença metastática. Atualmente, a cirurgia citorredutora é considerada ótima na ausência de doença residual macroscópica pós-operatória. Evidências mostram que a sobrevida livre de doença nas pacientes que tiveram citorredução completa é significativamente maior do que nas pacientes que ainda apresentavam alguma doença macroscópica residual pós-operatória. A incorporação de procedimentos radicais no abdome superior na cirurgia citorredutora para o câncer de ovário avançado aumenta consideravelmente as taxas de citorredução completa e melhora a sobrevida. O Quadro 11.5 mostra os principais fatores prognósticos no câncer epitelial de ovário precoce e no avançado.

As seguintes informações devem ser detalhadas na descrição cirúrgica para fins de planejamento terapêutico, prognóstico e estudos científicos:

- Extensão da doença inicial antes da citorredução na pelve e nos andares inferior e superior do abdome.
- Volume de doença residual após citorredução.

especializados apresentam maiores intervalo livre de doença e sobrevida, além de menor necessidade de reoperação precoce. O American College of Obstetricians and Gynecologists (ACOG) e a Society of Gynecologic Oncology (SGO) recomendam que as pacientes que apresentarem pelo menos uma das seguintes características devem ser referenciadas a um especialista em ginecologia oncológica:

- **Na pós-menopausa:** elevação dos níveis de CA-125, ascite, massa fixa ou nodular, evidência de metástases abdominais ou à distância e história familiar de uma ou mais parentes de primeiro grau com câncer de ovário ou de mama.
- **Na pré-menopausa:** níveis de CA-125 muito elevados (> 200UI/mL), ascite, evidência de metástase abdominal ou à distância e história familiar de uma ou mais parentes de primeiro grau com câncer de ovário ou de mama.

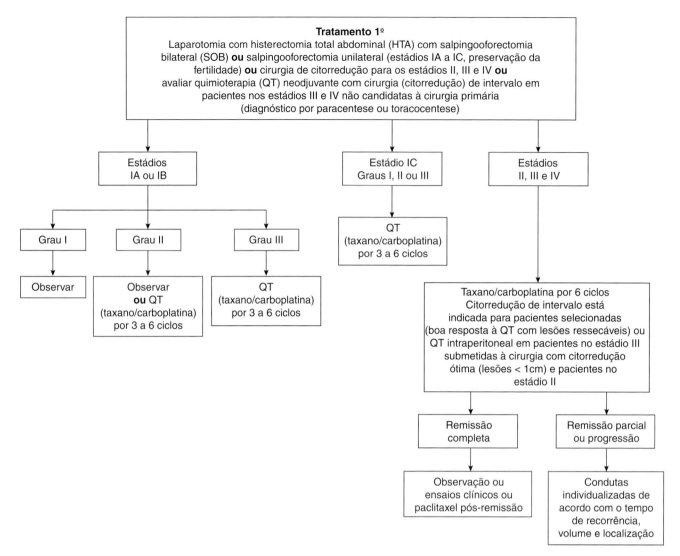

Figura 11.1 Fluxograma do tratamento das neoplasias malignas do ovário.

Quadro 11.5 Fatores prognósticos no câncer epitelial de ovário precoce e avançado

Estádios precoces (I e II)
Estadiamento (IA-IB vs. IC vs. II)
Rotura da cápsula ovariana (quando considerado o estádio II da doença)
Grau do tumor
Tipo histológico
Idade
Citologia do líquido ascítico (positivo ou negativo)
Estádios avançados (III e IV)
Tamanho do tumor residual após a cirurgia (≤ 1cm vs. > 1cm)
Estadiamento (III vs. IV)
Tipo histológico
Idade
Grau do tumor
Acometimento linfonodal

Fonte: adaptado de Hennessy e cols., 2009.

- Ressecção completa ou incompleta; se incompleta, indicar o tamanho da lesão maior e o número total de lesões residuais.

As pacientes não candidatas à cirurgia citorredutora como abordagem inicial podem se beneficiar da quimioterapia neoadjuvante seguida de citorredução de intervalo. Essa estratégia consiste na administração de quimioterapia antes da cirurgia, na avaliação da resposta terapêutica e na indicação de cirurgia citorredutora no intervalo, seguida de complementação do tratamento sistêmico. A recomendação é que a cirurgia de intervalo seja realizada após três ciclos de quimioterapia; no entanto, a cirurgia pode ser realizada após quatro a seis ciclos com base no julgamento clínico do ginecologista oncológico.

Recomenda-se sempre que as mulheres com câncer de ovário sejam avaliadas por um ginecologista oncológico antes do início da quimioterapia. As evidências sugerem que a avaliação primária, o estadiamento e a cirurgia citorredutora realizados por esse profissional resultam em ganhos significativos na sobrevida. As pacientes candidatas à quimioterapia neoadjuvante também devem ser avaliadas por um ginecologista oncológico antes de serem consideradas não candidatas à cirurgia de citorreduçao primária.

A cirurgia com preservação da fertilidade pode ser uma possibilidade em casos selecionados de mulheres sem prole definida. Seriam candidatas as portadoras de carcinomas epiteliais estádio IA G1-2 (ocasionalmente no grau 3 ou estádio IC), tumores *borderlines* de ovário nos estádios I-III e tumores germinativos malignos (todos os estádios). Esse procedimento consiste em estadiamento cirúrgico completo e preservação do útero e de todo ou de parte de um ovário. Nesses casos, a biópsia do ovário preservado não é indicada.

Para pacientes selecionadas, as cirurgias minimamente invasivas, por via laparoscópica e robótica, têm sido cada vez mais empregadas para diagnóstico, predição de ressecabilidade, estadiamento e cirurgia citorredutora. Naquelas situações em que não é possível uma citorredução ideal ou em que há a possibilidade de rotura da massa tumoral, a via cirúrgica deve ser convertida para laparotomia. A rotura da massa inadvertidamente durante a cirurgia pode alterar o estadiamento de uma paciente com tumor IA para IC1. A mudança no prognóstico dessas pacientes é controvertida; no entanto, torna-se um fator decisivo na indicação de tratamento adjuvante. Também não se pode estabelecer o risco de disseminação intraperitoneal e metástase no sítio de punção após a cirurgia laparoscópica, embora estudos experimentais sugiram alto risco.

A cirurgia de *second look* consiste em uma relaparotomia programada após o término da quimioterapia em mulheres assintomáticas sem evidências clínica ou por métodos complementares de doença em atividade. Não tem mais indicação na abordagem atual do câncer de ovário.

O câncer de tuba uterina em estádio inicial ou avançado é tratado do mesmo modo que as neoplasias malignas de ovário, com a combinação ou não de cirurgia e quimioterapia. A maioria das mulheres com doença no estádio I é tratada com quimioterapia adjuvante em virtude da estrutura luminal do órgão com consequente risco de derramamento de células na cavidade abdominal. Os objetivos da intervenção cirúrgica incluem estadiamento e citorredução ótimos. A cirurgia consiste na remoção de ambas as tubas uterinas e dos ovários, útero, colo do útero, omentectomia infracólica e linfadenectomia retroperitoneal, além de lavado peritoneal e biópsias peritoneais.

Os dados relativos ao tratamento dos cânceres de tuba uterina são limitados e retirados da literatura sobre câncer de ovário; nenhum ensaio randomizado abordou especificamente os cânceres de tubas uterinas. Consequentemente, a quimioterapia utilizada para tratar câncer de tuba uterina primário se baseia no manejo padrão do câncer de ovário.

Ainda há poucas recomendações de como deve ser feito o seguimento das pacientes com câncer de ovário após o tratamento inicial porque tanto a detecção precoce de recidiva da doença por métodos de imagem como pela elevação do CA-125 não mostrou alterar os resultados finais. Ainda não se sabe se a dosagem seriada do CA-125 traz algum benefício.

PREVENÇÃO

Entre as mulheres da população geral, o rastreamento por exame pélvico, CA-125 ou outros marcadores, USTV ou combinação de testes não reduz a mortalidade do câncer de ovário. O resultado falso-positivo do rastreamento foi associado a complicações. Assim, não existem evidências que indiquem a utilização rotineira desses testes para o rastreamento do câncer de ovário.

A evidência atual acerca do potencial para prevenção do câncer ovariano se encontra em dados epidemiológicos. Esses dados atestam fortemente um papel protetor dos contraceptivos orais no desenvolvimento do carcinoma ovariano. Os agentes quimiopreventivos devem estar associados à baixa toxicidade e a uma fácil administração. Devem também estar isentos de efeitos carcinogênicos de outros tumores, como câncer do cólon e do pulmão, dentre outros. Os anti-inflamatórios não esteroides provocaram um entusiasmo significativo como agentes de quimioprevenção, particularmente no carcinoma do cólon.

A salpingooforectomia redutora de risco em mulheres com mutação *BRCA1* e/ou *BRCA2* pode reduzir em 71% a 96% o risco de câncer de ovário, de tuba uterina e de peritônio, além da diminuição de 50% a 68% no risco de câncer de mama. Existe um risco residual para câncer peritoneal primário após esse procedimento nessas mulheres com alto risco para câncer. O câncer ovariano oculto é às vezes encontrado após a salpingooforectomia, enfatizando a necessidade da revisão histopatológica cuidadosa das tubas uterinas e dos ovários. Em razão da provável origem tubária do carcinoma seroso de ovário, mulheres com prole definida e risco habitual para câncer de ovário são candidatas à salpingectomia redutora de risco no momento de cirurgias abdominais ou pélvicas.

CONSIDERAÇÕES FINAIS

O câncer de ovário constitui um grande desafio para a ginecologia oncológica. A maioria das mulheres é diagnosticada em estádios avançados da doença, o que implica alta letalidade. A abordagem dessas mulheres exige uma equipe multiprofissional em centros de referência altamente especializados e com grande volume. O tratamento deve ser feito por um ginecologista oncológico, sendo a citorredução ótima ainda o grande objetivo na abordagem de mulheres com câncer de ovário. A incorporação de procedimentos radicais na cirurgia citorredutora para o câncer de ovário avançado aumenta consideravelmente as taxas de citorredução completa e a melhora da sobrevida. O sucesso do tratamento depende da citorredução associada ao tratamento sistêmico. Avanços no rastreamento, um melhor entendimento da patogênese molecular do câncer de ovário e o desenvolvimento de novas terapias sistêmicas mais eficazes podem modificar a história natural dessa neoplasia.

Leitura complementar

Daum H, Peretz T, Laufer N. BRCA mutations and reproduction. Fertil Steril 2018; 109(1):33-8.

NCCN. Ovarian cancer 2017 – 16 de janeiro de 2017.

Instituto Nacional de Câncer. Coordenação Geral de Ações Estratégicas. Coordenação de Prevenção e Vigilância. Estimativa 2016: Incidência de Câncer no Brasil. Rio de Janeiro: INCA, 2016.

Patel AG, Sarkaria JN, Kaufmann SH. Nonhomologous end joining drives poly (ADP-ribose) polymerase (PARP) inhibitor lethality in homologous recombination-deficient cells. Proc Natl Acad Sci USA 2011; 108(8):3406-11.

Klotz DM, Wimberger P. Cells of origin of ovarian cancer: ovarian surface epithelium or fallopian tube? Arch Gynecol Obstet 2017; 296(6):1055-62.

Derchain PARFLFTASLOSLALDAAS. Carcinoma de ovário seroso e não seroso: tipo histológico em relação ao grau de diferenciação e prognóstico. RBGO 2012; 34(5):6.

Kurman RJ, Shih le M. The origin and pathogenesis of epithelial ovarian cancer: a proposed unifying theory. Am J Surg Pathol 2010; 34(3):433-43.

Kohn EC, Hurteau J. Ovarian cancer : making its own rules-again. Cancer 2013; 119(3):474-6.

Institute NC. Ovarian Epithelial, Fallopian Tube, and Primary Peritoneal Cancer Treatment (PDQ®) – Health Professional Version. Disponível em: https://www.cancer.gov.

Isaacs C PB. Management of hereditary breast and ovarian cancer syndrome and patients with BRCA mutations. 2015 – 23 de setembro de 2015. Disponível em: www.uptodate.com/contents-risk-reducing-bilateral-salpingo-oophorectomy-in-women-at-high-risk-of-epithelial-ovarian-and-fallopian-tubal-cancer.

Nakonechny QB, Gilks CB. Ovarian cancer in hereditary cancer susceptibility syndromes. Surg Pathol Clin 2016; 9(2):189-99.

Randall LM, Pothuri B. The genetic prediction of risk for gynecologic cancers. Gynecol Oncol 2016; 141(1):10-6.

Morch LS, Lokkegaard E, Andreasen AH, Kruger-Kjaer S, Lidegaard O. Hormone therapy and ovarian cancer. JAMA 2009; 302(3):298-305.

Lin HW, Tu YY, Lin SY et al. Risk of ovarian cancer in women with pelvic inflammatory disease: a population-based study. Lancet Oncol 2011; 12(9):900-4.

Silva-Filho AL FM, Lamaita RM, Rocha ALL, Cândido EB, Carneiro MM. Endometriosis and ovarian cancer: from molecular evidences to clinical implications. J Endometr Pelvic Pain Disord 2016; 8(3):5.

Sopik V, Iqbal J, Rosen B, Narod SA. Why have ovarian cancer mortality rates declined? Part I. Incidence. Gynecol Oncol 2015; 138(3):741-9.

DiSaia PJ, Creasman WT, Mannel RS et al. Clinical Gynecologic Oncology. 9. ed. Elvesier, 2017.

Constantinou P, Tischkowitz M. Genetics of gynaecological cancers. Best Pract Res Clin Obstet Gynaecol 2017.

Guppy AE, Nathan PD, Rustin GJ. Epithelial ovarian cancer: a review of current management. Clin Oncol (R Coll Radiol) 2005; 17(6):399-411.

Williams SD, Kauderer J, Burnett AF, Lentz SS, Aghajanian C, Armstrong DK. Adjuvant therapy of completely resected dysgerminoma with carboplatin and etoposide: a trial of the Gynecologic Oncology Group. Gynecol Oncol 2004; 95(3):496-9.

Cho KR, Shih le M. Ovarian cancer. Annu Rev Pathol 2009; 4:287-313.

Tsunematsu R, Saito T, Iguchi H, Fukuda T, Tsukamoto N. Hypercalcemia due to parathyroid hormone-related protein produced by primary ovarian clear cell adenocarcinoma: case report. Gynecol Oncol 2000; 76(2):218-22.

Ebell MH, Culp MB, Radke TJ. A systematic review of symptoms for the diagnosis of ovarian cancer. Am J Prev Med 2016; 50(3):384-94.

van Nagell JR, Jr., Ueland FR. Ultrasound evaluation of pelvic masses: predictors of malignancy for the general gynecologist. Curr Opin Obstet Gynecol 1999; 11(1):45-9.

Lima RVLV, Cândido EB, Silva-Filho AL. Abordagem das massas anexiais com suspeita de câncer de ovário. Femina 2005:4.

Yousef GM, Polymeris ME, Yacoub GM et al. Parallel overexpression of seven kallikrein genes in ovarian cancer. Cancer Res 2003; 63(9):2223-7.

Duffy MJ. Clinical uses of tumor markers: a critical review. Crit Rev Clin Lab Sci 2001; 38(3):225-62.

Prat J, Oncology FCoG. Staging classification for cancer of the ovary, fallopian tube, and peritoneum: Abridged republication of guidelines from the International Federation of Gynecology and Obstetrics (FIGO). Obstet Gynecol 2015; 126(1):171-4.

Chang SJ, Bristow RE, Ryu HS. Impact of complete cytoreduction leaving no gross residual disease associated with radical cytoreductive surgical procedures on survival in advanced ovarian cancer. Ann Surg Oncol 2012; 19(13):4059-67.

Schwartz PE, Rutherford TJ, Chambers JT, Kohorn EI, Thiel RP. Neoadjuvant chemotherapy for advanced ovarian cancer: long term survival. Gynecol Oncol 1999; 72(1):93-9.

Loizzi V, Cormio G, Resta L et al. Neoadjuvant chemotherapy in advanced ovarian cancer: a case-control study. Int J Gynecol Cancer 2005; 15(2):217-23.

Barnes MN, Grizzle WE, Grubbs CJ, Partridge EE. Paradigms for primary prevention of ovarian carcinoma. CA Cancer J Clin 2002; 52(4):216-25.

Cramer DW, Harlow BL, Titus-Ernstoff L, Bohlke K, Welch WR, Greenberg ER. Over-the-counter analgesics and risk of ovarian cancer. Lancet 1998; 351(9096):104-7.

Society of Gynecologic Oncologists Clinical Practice Committee Statement on Prophylactic Salpingo-oophorectomy. Gynecol Oncol 2005; 98(2):179-81.

Hennessy BT, Coleman RL, Markman M. Ovarian cancer. Lancet 2009; 374(9698):1371-82.

Hiperplasia e Câncer do Endométrio

CAPÍTULO 12

Délzio Salgado Bicalho
Suelen Peixoto Marinho de Deus

HIPERPLASIA ENDOMETRIAL

A hiperplasia do endométrio (HE) é definida como proliferação anormal do endométrio, apresentando desorganização estrutural, estratificação epitelial e atipia citológica. Caracteriza-se pela multiplicação excessiva das glândulas endometriais, acompanhada de alterações da arquitetura tecidual, variando desde endométrio proliferado desordenado até proliferação complexa com diagnóstico diferencial de adenocarcinoma bem diferenciado. Essa proliferação glandular pode progredir ou coexistir com o carcinoma endometrial.

A HE pode ser simples ou complexa, com ou sem atipias. As hiperplasias complexas com atipias (HCCA) estão mais frequentemente associadas ao câncer de endométrio. A HE constitui a expressão morfológica da estimulação estrogênica prolongada, endógena ou exógena, não contrabalançada pela ação da progesterona, quadro comum em mulheres obesas, com disfunção ovulatória crônica, como na síndrome do ovário policístico (SOP) e na síndrome de Lynch (risco genético aumentado de câncer de endométrio).

A maioria das mulheres com HE apresenta sangramento uterino anormal. O manejo da HE é determinado por fatores clínicos e pela classificação diagnóstica. A classificação é fundamentada nas características histológicas e no risco de progressão para carcinoma endometrial, mas os sistemas de classificação das HE ainda carecem de padronização internacional para orientação propedêutica e terapêutica.

Fatores de risco

Os fatores de risco são os mesmos para todos os tipos de HE e para o carcinoma endometrial. Portanto, qualquer mulher com fatores de risco para neoplasia endometrial necessita de avaliação cuidadosa.

Diagnóstico

Investigação endometrial

Apenas o espessamento endometrial detectado à ultrassonografia não estabelece o diagnóstico de hiperplasia, particularmente na menacme. Já na pós-menopausa, as pacientes com espessura do eco endometrial > 4mm, quando não usuárias de terapia hormonal, são candidatas à investigação com procedimento invasivo. Como a HE é um conceito definido histologicamente, facilmente se percebe que o diagnóstico é sempre histológico, sendo então necessária uma amostra de tecido endometrial, a qual pode ser obtida sob visão direta, em histeroscopia, através de uma biópsia dirigida, cegamente, por meio de curetagem, aspiração e biópsia fracionada, ou simplesmente, e a baixo custo, por meio de cateter de Pipelle, cureta de Novak ou similar.

Diagnóstico histopatológico

As decisões acerca do tratamento dependem da classificação histopatológica da HE. Para o diagnóstico histopatológico são utilizados os novos critérios de classificação da Organização Mundial da Saúde (OMS) de 2015. As categorias diagnósticas são embasadas principalmente em dois fatores: atipia nuclear-grau de aglomeração glandular e complexidade. A presença ou ausência de atipia nuclear é o principal fator na determinação do risco de carcinoma endometrial concomitante ou de progressão para carcinoma endometrial, que informa ainda o tratamento inicial, a terapia de manutenção e a vigilância a longo prazo (Quadro 12.1).

Quadro 12.1 Nova classificação da OMS para hiperplasia endometrial

Novo termo	Sinônimos	Mudanças genéticas	Coexistência de carcinoma endometrial invasor	Progressão para carcinoma invasor
Hiperplasia sem atipia	Hiperplasia endometrial benigna; hiperplasia endometrial simples não atípica; hiperplasia endometrial simples sem atipia; hiperplasia endometrial complexa sem atipia	Nível baixo de mutações somáticas em glândulas dispersas com morfologia na coloração HE, sem alterações	< 1%	RR: 1,01 a 1,03
Hiperplasia atípica/ neoplasia intraepitelial endometrioide	Hiperplasia endometrial complexa atípica; hiperplasia endometrial atípica simples; neoplasia intraepitelial endometrial (EIN)	Muitas das alterações genéticas típicas do câncer endometrial endometrioide estão presentes, incluindo instabilidade do microssatélite; inativação de *PAX2* e mutação de *PTEN*, *KRAS* e *CTNNB1* (β-catenina)	25 a 33%* 59%**	RR: 14 a 45

Fonte: modificado de Geburtshilfe Frauenheilkd 2015 Feb; 75(2):135-6.
*Antonsen SL, Ulrich L, Hogdall C. Patients with atypical hyperplasia of the endometrium should be treated in oncological centers. Gynecol Oncol 2012; 125:124-8.
**Zaino R, Carinelli SG, Ellenson LH. Tumours of the uterine corpus: epithelial tumours and precursors. Lyon: WHO Press, 2014:125-6.

Opções de tratamento na HE

As opções para o manejo da HE incluem vigilância, terapia com progesterona ou histerectomia. O tratamento da HE tem dois propósitos: controlar a hemorragia e prevenir a progressão para câncer. Devem ser avaliados previamente a idade, o desejo de preservar a fertilidade, a menopausa, o índice de massa corporal (IMC), a exclusão de alguma fonte de estrogênio endógeno ou exógeno e o tipo de HE. A terapêutica pode ser medicamentosa ou cirúrgica. Quando se opta pelo tratamento medicamentoso, os progestogênios são os fármacos de primeira linha. Os vários esquemas existentes, com diferentes tipos, durações e dosagens, estão resumidos nos Quadros 12.2 e 12.3.

O sistema intrauterino de levonorgestrel (SIU) é considerado a primeira linha de tratamento pelas sociedades científicas ACOG (American College of Obstetricians and Gynecologists) e RCOG (Royal College of Obstetriciano and Gynecologists). Em um estudo de Gallos e cols., a taxa de regressão com o SIU foi de 92% na HE complexa e de 90% na HE com atipia (*versus* 66% e 69% com progestogênio, respectivamente). Esses medicamentos desencadeiam a decidualização do estroma, diminuindo a espessura do endométrio mediante um triplo mecanismo de ação: ativam os receptores de progesterona, diminuem os receptores de estrogênios e de progesterona e ativam a hidroxilase, que converte estradiol em estrona. A resposta parece ser melhor na HE sem atipia (50% *vs.* 84%) e quando o tratamento é realizado no mínimo durante 12 a 14 dias/mês. Não é o fato de a hiperplasia ser simples ou complexa que determina a escolha do tipo e da dose de progestogênio, mas sim a presença ou não de atipia.

Todas as estratégias de manejo devem ser acompanhadas também de remoção da fonte extrínseca ou intrínseca de estrogênio sem oposição, uma vez que a exposição excessiva ao estrogênio é a principal etiologia da neoplasia endometrial. Essa medida pode identificar e interromper o uso de medicamentos sem receita médica ou produtos tópicos que contenham estrogênio, interrompendo a terapia estrogênica sem oposição, corrigindo a disfunção ovulatória (p. ex., devido à síndrome do ovário policístico ou à hiperprolactinemia), perdendo peso ou, raramente, removendo uma neoplasia produtora de estrogênio. A perda de peso em mulheres obesas tem múltiplos benefícios para a saúde, além de reduzir os altos níveis de estrogênios endógenos em razão da produção de estradiol e estrona pelos adipócitos. A cirurgia bariátrica pode ser benéfica na redução desse risco.

CÂNCER DO ENDOMÉTRIO

Epidemiologia

O câncer de endométrio é o tumor maligno da pelve mais frequente nos países desenvolvidos. A American Cancer Society estima em 63.230 a incidência de novos casos em 2018 nos

Quadro 12.2 Esquemas de tratamento com progestogênios

Baixa dosagem (12 a 14 dias/mês)
- Acetato de medroxiprogesterona – 10 a 20mg/dia
- Acetato de noretisterona – 5mg/dia
- Progesterona micronizada – 200mg/dia
- Acetato de megestrol – 20 a 40mg/dia

Alta dosagem (21 dias/mês)
- Acetato de medroxiprogesterona – 40 a 100mg/dia
- Progesterona micronizada – 300 a 400mg/dia
- Acetato de megestrol – 80 a 160mg/dia

SIU-levonorgestrel – 20µg/dia

Quadro 12.3 Terapêutica de prevenção/manutenção

1. **Contraceptivo hormonal combinado**
2. **Progestogênios cíclicos ou contínuos**
   - AMP – 5 a 10mg/dia por 12 a 14 dias
   - Acetato de noretisterona – 5 a 15mg/dia por 12 a 14 dias
   - Progesterona micronizada vaginal – 200mg/dia por 12 a 14 dias
   - Medroxiprogesterona – 150mg IM trimestral
   - SIU-levonorgestrel

AMP: acetato de medroxiprogesterona.

EUA. Cerca de 11.350 dessas mulheres morrerão por causa da doença. Essas estimativas incluem cânceres endometriais e sarcomas uterinos. No Brasil, o câncer de endométrio ocupa o terceiro lugar entre os tumores ginecológicos primários, logo após os cânceres de mama e do colo do útero. Estimativas do Instituto Nacional de Câncer (INCA) mostram que 6.600 casos novos de câncer do corpo do útero serão registrados no Brasil para cada ano do biênio 2018-2019, com risco estimado de 6,22 casos a cada 100.000 mulheres, ocupando a sétima posição.

Sem considerar os tumores de pele não melanoma, o câncer do corpo do útero é o sexto mais incidente na região Sudeste (7,66/100.000) e o sétimo na região Sul (7,17/100.000). Ocupa a oitava posição nas regiões Centro-Oeste (5,65/100.000) e Nordeste (4,98/100.000) e a décima posição na região Norte (2,11/100.000). Estima-se que 2% a 3% das mulheres desenvolverão câncer do corpo do útero durante sua vida. Apenas 4% dos casos ocorrem em mulheres com menos de 40 anos de idade, muitas delas com desejo de preservação da fertilidade.

O pico de incidência acontece na sexta década de vida e na maioria dos casos se deve ao estímulo prolongado do estrogênio, seja endógeno, seja exógeno, sem alternância e contraposição da progesterona. Esses tumores incidem com mais frequência em mulheres caucasianas, mas a mortalidade é maior entre as afro-americanas. As taxas de mortalidade maiores em mulheres negras são explicadas pela incidência aumentada de subtipos mais agressivos, bem como, infelizmente, pelo menor acesso aos serviços de saúde de qualidade para as populações de baixo nível socioeconômico. Constata-se maior prevalência em sociedades com hábitos de vida ocidentais.

Existem dois tipos diferentes de tumores com características genéticas e clínicas distintas. O tipo I, endometrioide (cerca de 80% a 85% dos casos), está relacionado com a exposição prolongada aos estrogênios e ocorre em mulheres na perimenopausa, é bem diferenciado e evolui com melhor prognóstico. O tipo II, não endometrioide, acomete mulheres mais velhas, na pós-menopausa tardia, e correspondem a 15% a 20% dos casos, desenvolvendo-se em endométrios atróficos sem correlação com estímulo estrogênico. Esses tumores são predominantemente do tipo seroso, de células claras e carcinomas indiferenciados (carcinossarcomas, neoplasia maligna mülleriana mista), apresentando baixo grau de diferenciação, maior profundidade de invasão miometrial, metástases linfáticas mais precoces e, portanto, pior prognóstico.

Os adenocarcinomas endometriais hereditários costumam ocorrer em famílias com câncer de cólon por hiperplasia hereditária não polipoide (HNPCC) ou síndrome de Lynch (SL).

Fatores de risco e prevenção

Os carcinomas endometriais podem se apresentar como tipo I ou tipo II com fatores de risco e comportamento diferentes (Quadro 12.4).

Na maioria das pacientes com câncer endometrial é identificada alguma fonte de estímulo excessivo de estro-

Quadro 12.4 Fatores de risco para o câncer de endométrio

Fator de risco	Risco relativo*
Idade avançada	2 a 3
Alto nível educacional	1,5 a 2
Raça branca	2
Nuliparidade	3
Infertilidade	2 a 3
Menopausa tardia	2 a 3
Menarca precoce	1,5 a 2
Terapia estrogênica exclusiva por 5 anos ou mais	10 a 20
Doses cumulativas de tamoxifeno	3 a 7
Síndrome metabólica	1,89
Sobrepeso e obesidade	1,32 e 2,54
Hipertensão	1,81
Hipertrigliceridemia	1,17
Diabetes mellitus tipo II	2,1
Anovulação crônica	> 5

*IC 95% – risco relativo: em múltiplos.

gênio. As evidências de aumento da gordura corporal e de câncer de endométrio são convincentes, e o risco é facilmente identificado clinicamente por meio do cálculo do IMC (divisão do peso pela altura ao quadrado), sendo considerado sobrepeso o IMC entre 25 e 30 e obesidade quando > 30. Em geral, é acompanhado de outros componentes da síndrome metabólica (hipertensão arterial, hipertrigliceridemia, diabetes e aumento da circunferência abdominal). De acordo com uma recente metanálise que envolveu seis estudos e 3.132 pacientes com câncer endometrial, o risco relativo (RR) de desenvolver câncer de endométrio em pacientes com síndrome metabólica é de 1,89, e em pacientes com sobrepeso e obesidade isolados o RR é de 1,32 e 2,54, respectivamente. O *diabetes mellitus*, principalmente do tipo 2 (DM2), é um fator de risco independente. Outros fatores incluem estrogenoterapia sem oposição (aumento do risco em 10 a 30 vezes em tratamentos contínuos por 5 anos ou mais), tumores produtores de estrogênio, menacme precoce (RR = 2,4 < 12 *vs.* > 15 anos) e menopausa tardia (RR = 1,8 para mulheres ≥ 55 *vs.* < 50 anos).

Nas pacientes com câncer de mama em uso de tamoxifeno, o RR para o desenvolvimento do câncer de endométrio é 2,53 vezes maior e é dose-dependente. Quando usado após a menopausa, o risco é maior com RR = 4,0 (IC 95%). O ACOG não recomenda a triagem de rotina para o carcinoma endometrial em mulheres em uso do tamoxifeno, mas sugere que sejam aconselhadas sobre os riscos associados ao tamoxifeno, monitorizadas rigorosamente quanto aos sintomas de hiperplasia endometrial ou carcinoma e passem por avaliação caso estejam presentes sintomas de endométriocarcinoma.

A LS e a HNPCC, desordem autossômica dominante, têm 40% a 60% mais chances de levar ao desenvolvimento de

Quadro 12.5 Carcinoma endometrial tipos I e II

Tipo I	Compreendem aproximadamente 80% dos carcinomas endometriais Incluem tumores de histologia endometrioide do grau 1 ou 2 Esses tumores tipicamente têm prognóstico favorável Podem preceder uma neoplasia intraepitelial – atipias e/ou hiperplasia endometrial complexa São responsivos ao estrogênio
Tipo II	Compreendem 20% dos carcinomas endometriais Incluem os tumores grau 3, bem como os tumores não endometrioides: seroso, células claras, mucinoso, escamoso, células transitórias, mesonéfricos e indiferenciados Pior prognóstico Não associados à estimulação estrogênica Raramente é identificado um precursor da lesão

câncer de cólon e de endométrio durante a vida, bem como 9% a 12% de chance de provocar câncer de ovário. Outros fatores estão associados a esse tipo de câncer, como maior expectativa de vida, mudanças no padrão alimentar e nuliparidade (Quadro 12.5).

Prevenção

Muitos casos de câncer de endométrio não podem ser prevenidos, porém todas as mulheres devem receber recomendações a respeito das mudanças de hábitos de vida para redução dos fatores de risco. Devem ser informadas quanto aos sintomas, encorajadas a reportar qualquer tipo de sangramento na pós-menopausa e incentivadas a realizar atividades físicas regulares e a manter um peso saudável, diminuindo o risco de desenvolver doenças que aumentem a incidência do câncer de endométrio, como hipertensão arterial, DM2, hipertrigliceridemia e obesidade (nível de evidência III). O uso de anticoncepcionais combinados está associado à redução do risco, e esse benefício aumenta com o tempo de uso.

Rastreamento e diagnóstico

Nas pacientes assintomáticas, o câncer de endométrio pode ser suspeitado por meio da ultrassonografia na presença de espessamento endometrial ou, mais raramente, diante de atipias glandulares de significado indeterminado (AGUS) na citologia oncótica cervicovaginal de rotina. A detecção de células endometriais na colpocitologia de mulheres menopausadas é indicação para estudo histológico do endométrio. Apesar disso, a citologia cervicovaginal não pode ser considerada procedimento satisfatório para rastreamento ou como método diagnóstico.

Os procedimentos para rastreamento na população assintomática, mesmo entre as mulheres de alto risco, não se mostraram eficazes em diminuir a mortalidade. Mesmo assim, alguns grupos de mulheres que usam terapia hormonal e tamoxifeno podem se beneficiar da avaliação periódica com a ultrassonografia transvaginal. O rastreio de pacientes assintomáticas é recomendado apenas para as mulheres portadoras de LS e HNPCC.

Em cerca de 80% dos casos, o diagnóstico do câncer de endométrio é estabelecido nos estádios iniciais (I e II), em virtude dos sinais e sintomas precoces, como sangramentos anormais, principalmente na menopausa, o que leva a mulher a procurar os serviços médicos. Nesses estádios, a sobrevida em 5 anos ultrapassa os 95%.

Toda mulher na menopausa com sangramento genital deve ser submetida à propedêutica do endométrio para afastar câncer endometrial. As pacientes mais jovens com sangramento abundante, irregular ou acíclico também devem ser investigadas.

A ultrassonografia pode selecionar as pacientes que devem ser submetidas à biópsia ou à curetagem. O risco de câncer do endométrio é inferior a 1% no caso de espessura endometrial < 5mm. Para mulheres menopausadas com queixa de sangramento vaginal, a ultrassonografia transvaginal (4mm como ponto de corte) tem sensibilidade de 96% a 98% e especificidade de 36% a 68%. As mulheres em uso de tamoxifeno antes da menopausa não necessitam de investigação adicional além dos cuidados ginecológicos de rotina. Na pós-menopausa está indicada biópsia de endométrio na presença de sangramento vaginal, independentemente da espessura do endométrio. O uso de dispositivo intrauterino hormonal com levonorgestrel se mostrou eficaz na prevenção da recidiva de HE polipoide, porém ainda há evidências insuficientes quanto a seu efeito na incidência de lesões atípicas.

Em mulheres com grande risco de desenvolver câncer de endométrio, portadoras de HNPCC e LS, é aceitável a realização anual de biópsia de endométrio para rastreamento, a partir dos 35 anos de idade, que apresenta grande acurácia para o diagnóstico precoce de hiperplasias atípicas e do câncer endometrial, ou o uso de terapias progestogênicas, como o SIU, com o objetivo de preservação da fertilidade.

Após a gestação, deve ser oferecida às mulheres a possibilidade de histerectomia com anexectomia bilateral como medida de prevenção. Para obtenção de amostra tecidual do endométrio, diversos métodos podem ser empregados: coleta ambulatorial com cateter de Pipelle (taxa de detecção do câncer de até 99,6% na pós-menopausa e de 91% na pré-menopausa e de 81% da hiperplasia atípica), cureta de Novak, aspiração endometrial a vácuo, curetagem ou histeroscopia. A partir do fragmento obtido, o patologista deve informar o tipo histológico e o grau de diferenciação.

A histeroscopia possibilita a realização de biópsia no sítio de maior suspeição, a inspeção da endocérvice sob magnificação e a avaliação da extensão do tumor. A histeroscopia pode também estimar o grau de invasão miometrial a partir da avaliação morfológica endoscópica, apresentando sensibilidade de 93,1%, especificidade de 99,96%, valor preditivo positivo de 98,18% e valor preditivo negativo de 99,85% para o diagnóstico do câncer de endométrio. Apesar disso, não apresenta maior sensibilidade para detecção de hiperplasia ou carcinoma quando comparada à curetagem.

Manejo das pacientes com a intenção de preservar fertilidade

Apesar de raramente o câncer de endométrio ser diagnosticado em pacientes com menos de 40 anos de idade (4%), nesses casos não é incomum o desejo de preservação da fertilidade. O tratamento considerado padrão-ouro nessas pacientes continua sendo o cirúrgico, que apresenta altas taxas de sobrevida em 5 anos (93%), porém resultando na perda da fertilidade.

No entanto, o tratamento conservador pode ser proposto em casos selecionados de doença pré-maligna (hiperplasia atípica) e câncer inicial de baixo grau (carcinoma endometrioide estádio IA) acompanhados por profissionais especializados. São usados progestogênios como acetato de megestrol, medroxiprogesterona, SIU ou análogos de GnRH e realizadas periodicamente biópsias do endométrio, a cada 3 ou 6 meses. Após os primeiros 3 a 6 meses de seguimento, na ausência de evidência de progressão da doença, a concepção pode ser encorajada. Com tratamento conservador, a taxa de remissão chega a 70%, e a recidiva ou progressão pode chegar a 30% a 40%. Apesar da boa resposta, após definição da prole deve ser proposta a histerectomia com salpingooforectomia bilateral.

Histologia

Mais de 90% dos tumores do endométrio são adenocarcinomas, que podem ser endometrioides (80%), mucinosos, de células claras, serosos ou adenoacantomas. São classificados como de graus I, II e III, dependendo da diferenciação tumoral (G) determinada pelo padrão de crescimento arquitetural e aspectos nucleares. Cerca de 20% dos tumores são bem diferenciados, 60%, moderadamente diferenciados, e 20%, pouco diferenciados. A invasão do miométrio guarda relação direta com o grau de diferenciação e a metástase linfonodal. São encontrados mais raramente os seguintes carcinomas: epidermoide, adenoescamoso, misto, indiferenciado e carcinossarcoma (Figura 12.1).

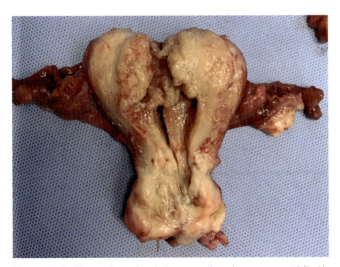

Figura 12.1 Câncer de endométrio – grande volume, mas estádio IA. (Clínica Délzio Bicalho.)

Quadro 12.6 Estadiamento FIGO 2009

Estádio I (G1, G2, G3): tumor confinado ao corpo uterino IA: invasão de menos da metade da espessura do miométrio IB: invasão de mais da metade da espessura do miométrio
Estádio II (G1, G2, G3): tumor invade estroma cervical, mas não se estende além do útero (o envolvimento glandular endocervical deve ser considerado estádio I)
Estádio III (G1, G2, G3): tumor com extensão local e/ou regional IIIA: invasão de serosa e/ou anexos (citologia de lavado peritoneal deve ser relatada, mas não altera o estádio) IIIB: metástases vaginais e/ou parametriais IIIC: metástase em linfonodos pélvicos e/ou paraórticos IIIC1: linfonodos pélvicos positivos IIIC2: linfonodos paraórticos positivos com ou sem acometimento de linfonodos pélvicos
Estádio IV (G1, G2, G3): tumor com invasão de bexiga/reto ou metástase à distância IVA: invasão de bexiga e/ou mucosa intestinal IVB: metástase à distância, incluindo intra-abdominal e/ou linfonodos inguinais

Estadiamento

Desde 1989, o estadiamento do câncer de endométrio é cirúrgico, mas muito se aprendeu sobre as variáveis envolvidas no prognóstico do câncer de endométrio nos últimos 20 anos. Assim, a Federação Internacional de Ginecologia e Obstetrícia (FIGO) propôs novo estadiamento cirúrgico em 2009 (Quadro 12.6).

A avaliação pré-operatória da paciente deve incluir, além do exame ginecológico, colposcopia e citologia, exames de imagem, biópsia endometrial e exames laboratoriais. Os exames imaginológicos, como ultrassom, ressonância magnética ou tomografia computadorizada de abdome e pelve, tomografia com emissão de pósitrons (PET/TC), radiografias de tórax, cistoscopia e retossigmoidoscopia, são individualizados, personificando a propedêutica de acordo com o caso e também levando em consideração a suspeita de doença localmente avançada ou de doença metastática. O PET-TC é útil na avaliação de doença extrauterina e aumenta a acurácia diagnóstica de metástase linfonodal abdominal e pélvica.

Existem evidências de que o marcador tumoral CA-125 e, mais recentemente, a proteína epididimal humana HE-4 têm correlação com grau histológico, estádio, metástase linfonodal, invasão miometrial e envolvimento cervical, porém não foram estabelecidos nem valor de corte dos marcadores nem evidências para seu uso clínico rotineiro.

O CA-125 também se mostrou importante como marcador prognóstico no pré-operatório e no pós-operatório e para detecção de recorrência após tratamento locorregional (Figura 12.2).

Abordagem cirúrgica

O estadiamento do câncer de endométrio é cirúrgico e consiste inicialmente na histerectomia total extrafascial com anexectomia bilateral. As técnicas minimamente invasivas, como videolaparoscopia e robótica, não demonstram inferio-

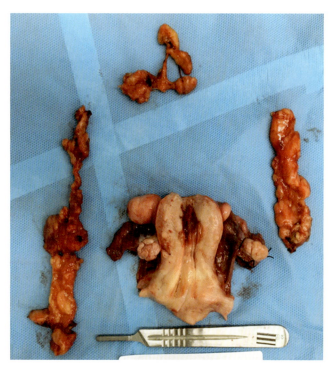

Figura 12.2 Estadiamento cirúrgico – histerectomia, anexectomia, parametrectomia, lifadenectomia pélvica e paraórtica. (Clínica Délzio Bicalho.)

ridade quanto ao risco de recorrência e tempo livre de doença e na sobrevida global e possibilitam a avaliação visual de peritônio, cúpulas diafragmáticas, serosas e biópsia de qualquer lesão suspeita a fim de descartar doença extrauterina. A citologia oncótica de líquido peritoneal não faz mais parte do estadiamento FIGO, mas pode ser considerada um fator de prognóstico.

Nos casos de carcinomas serosos, de células claras e carcinossarcomas, a omentectomia está indicada. Linfadenectomia pélvica e paraórtica inframesentérica e infrarrenal deve ser realizada nos casos de tumores de alto risco com invasões miometriais profundas, alto grau histológico, carcinomas serosos e de células claras e carcinossarcomas. A pesquisa de linfonodo sentinela pode ser considerada em pacientes selecionadas.

A equipe deve contar com cirurgião habilitado para realizar os procedimentos oncológicos, como a linfadenectomia. O serviço deve contar com patologista especializado em oncologia para garantir a verificação correta dos fatores de risco, com radioterapia acessível com acelerador de partículas e radiomoldagem e com quimioterapia, caso a adjuvância terapêutica se faça necessária com base nos fatores prognósticos.

Fatores prognósticos

Os fatores prognósticos são: tipo histológico, diferenciação, invasão miometrial, extensão tumoral, invasão linfovascular, presença de células tumorais no líquido peritoneal e, principalmente, o acometimento linfonodal. Esses fatores são interdependentes, ou seja, quanto mais indiferenciado é o tumor,

mais frequente é a invasão do miométrio e, por conseguinte, mais altas são as chances de ocorrência de metástases linfonodais.

Linfonodo sentinela

Apesar de não existirem estudos prospectivos randomizados que tenham avaliado essa técnica, seu emprego pode ser utilizado em tumores iniciais, confinados ao útero, com baixo grau histológico.

A injeção de corante azul patente ou tecnécio-99m na região cervical otimiza a penetração do corante ou marcador nas regiões dos troncos linfáticos parametriais, hipogástricos, pélvicos e, ocasionalmente, paraórticos. O sucesso do mapeamento do linfonodo sentinela se dá pela possibilidade de dissecção de linfonodos em locais específicos marcados pelo corante ou marcador com a vantagem de identificar pequenas metástases em linfonodos que seriam dificilmente identificadas no estudo histológico e de linfonodos fora das cadeias habituais e poupar extensas linfadenectomias com o consequente aumento da morbidade.

Tratamento recomendado

O tratamento inicial do câncer de endométrio é a histerectomia total com salpingooforectomia bilateral. A linfadenectomia pélvica e paraórtica tem indicação nos casos de médio e alto risco. Alguns estudos relataram aumento da sobrevida de pacientes submetidas a extensas linfadenectomias. Outros estudos demonstraram a associação entre a extensão da linfadenectomia e o ganho em termos de sobrevida em casos de doenças de alto risco. Apesar de extensas linfadenectomias estarem associadas ao aumento da morbidade e de linfedema, uma parcela significativa das pacientes submetidas à linfadenectomia é estadiada como IIIC quando supostamente estariam em estádios iniciais. O estudo ASTEC (*A Study in the Treatment of Endometrial Cancer*) revelou que a linfadenectomia pélvica não traz benefício na sobrevida e no tempo livre de doença nos estádios iniciais. Os autores demonstraram que não houve benefício na sobrevida global das pacientes no estádio I que receberam radioterapia adjuvante.

Categorias de risco

Estudos tentam determinar a probabilidade de recorrência em pacientes com doença restrita ao útero. Os tumores são subdivididos em categorias de risco de acordo com o nível de invasão e o grau tumoral. Tumores com extensa invasão miometrial e com alto grau histológico apresentam grande risco de recorrência mesmo sem doença extrauterina. Convém também levar em consideração, na avaliação do risco de recorrência, a idade da paciente e a presença de invasão linfovascular (Quadro 12.7).

Em caso de a adenocarcinoma endometrioide com invasão < 50% do miométrio, sem invasão do espaço linfovascular e com citologia peritoneal negativa, basta a histerectomia com

Quadro 12.7 Categorias de risco do câncer de endométrio

Baixo risco	IAG1, IAG2, IBG1, IBG2 O grupo de baixo risco inclui as pacientes com tumores sem invasão miometrial e as com invasão de menos do que a metade da espessura do miométrio com baixo e moderado graus histológicos
Médio risco	IAG3, IBG3 O grupo de médio risco inclui as pacientes com tumores que invadem o miométrio até a metade, porém com alto grau histológico
Alto risco	ICG3, IB-IC O grupo de alto risco inclui as pacientes com tumores que invadem mais da metade do miométrio, com alto grau histológico (ICG3), pacientes com qualquer grau histológico e com invasão do espaço linfovascular e tumores com qualquer profundidade de invasão de alto grau histológico e invasão do espaço linfovascular

ooforectomia e salpigectomia bilateral, sem a necessidade de linfadenectomia (< 3% de risco de metástase linfática) ou radioterapia adjuvante. A preservação dos ovários é possível em casos selecionados de pacientes jovens com tumores em estádios iniciais de baixo grau, sem impacto na sobrevida global.

A histerectomia vaginal com anexectomia bilateral pode ser realizada nas pacientes cujos exames complementares demonstram doença inicial e que não possam ser submetidas à cirurgia de estadiamento. A radioterapia não traz benefício para essas pacientes.

A crítica ao uso da radioterapia em pacientes com doença inicial não é fundamentada nas taxas de recidiva local, mas, principalmente, nos efeitos colaterais e no custo. Complicações leves e moderadas associadas ao tratamento atingem até 18% e as graves, até 4%, sendo na maioria das vezes intestinais. O estudo PORTEC-1 incluiu apenas pacientes com carcinoma endometrioide IBG2, IBG3, ICG1, ICG2 (estadiamento na época do estudo). A taxa de recorrência após 5 anos de seguimento foi de 21% nas pacientes que não receberam terapia adjuvante. Dessas pacientes, 14% apresentaram recorrência locorregional, a maior parte na vagina. Esses resultados são concordantes com os obtidos pelo estudo GOG 99. Nas pacientes com estádios ICG3, a radioterapia externa promoveu melhora do controle da doença pélvica, porém sem nenhuma vantagem na sobrevida global.

O estudo PORTEC-2, ao avaliar pacientes com doença confinada ao útero de médio e alto risco que após cirurgia foram submetidas exclusivamente à radioterapia externa ou à braquiterapia, verificou taxas semelhantes de recidiva vaginal nos dois grupos (0,9% *vs.* 2,0%, respectivamente), porém com taxa maior de recidiva pélvica no grupo submetido à braquiterapia (3,6% *vs.* 0,7%). Essa diferença não foi associada à variação na taxa de sobrevida global. Como no estudo PORTEC-1, a taxa de recidiva vaginal foi de 19%. Os autores concluíram que a braquiterapia vaginal é efetiva em prevenir recidivas vaginais com menor morbidade e melhor qualidade de vida, comparada à radioterapia externa, nas pacientes com doença confinada ao útero, excluindo aquelas com ICG3, que não fizeram parte do estudo.

Há praticamente o consenso de que nenhuma terapia adjuvante deve ser instituída em pacientes com baixo risco de recidivas (IA, IBG1, IBG2). Nas pacientes com doença confinada ao útero com características de alto risco, não há evidência de nível I de que alguma terapia adjuvante melhore a taxa de sobrevida. Nessas pacientes, a opção por não realizar qualquer terapia adjuvante é aceitável, e a opção por radioterapia para reduzir a recorrência local deve ser individualizada. Nas pacientes com estadiamento IBG3 é aceitável o uso da braquiterapia (Quadro 12.8).

Tratamento adjuvante nos estádios avançados

As pacientes com carcinoma endometrial avançado nos estádios II e III são candidatas à radioterapia externa adjuvante associada ou não à braquiterapia com o objetivo de diminuir a recorrência local. A quimioterapia deve ser associada para diminuir a recorrência à distância, principalmente nas pacientes com estádio IIIC com linfonodos acometidos.

Estádio II A

A invasão superficial da endocérvice é, na maioria dos casos, achado em peça cirúrgica, sendo de difícil detecção no pré-operatório. O tratamento é idêntico ao adotado no estádio I de alto risco.

Estádio II B

Ocorre invasão estromal do colo, que pode ser suspeitada ao exame físico. As opções de tratamento são: histerectomia radical (Piver III) com linfadenectomia pélvica e paraórtica,

Quadro 12.8 Tratamento adjuvante – Estádio I

Grau histológico		G1	G2	G3
Estádio IA	Sem fatores de risco	Observar	Observar ou braquiterapia	Observar ou braquiterapia
	Com fatores de risco	Observar ou braquiterapia	Observar ou braquiterapia e/ou RTe*	Observar ou braquiterapia e/ou RTe
Estádio IB	Sem fatores de risco	Observar ou braquiterapia	Observar ou braquiterapia	Braquiterapia e/ou RTe
	Com fatores de risco	Observar ou braquiterapia e/ou RTe	Observar ou braquiterapia e/ou RTe	Observar ou braquiterapia e/ou RTe com quimioterapia

*RTe: radioterapia externa.

seguida de radioterapia externa e radiomoldagem ou ainda, dependendo do caso e do serviço, radioterapia externa e braquiterapia seguidas de histerectomia extrafascial com linfadenectomia seletiva.

Estádio III

Se o tumor for detectado pelo estadiamento cirúrgico apenas com o envolvimento anexial, como doença extrauterina, G1 e G2, sem lesões macroscópicas na cavidade abdominal, o tratamento pode ser complementado com radioterapia externa e braquiterapia. Na doença extrauterina, além dos anexos ou de doença residual macroscópica, podem ser realizados tratamento sistêmico quimioterapêutico e irradiação das áreas específicas de tumor, as quais devem ser marcadas com clipe metálico durante a cirurgia. Não existe tratamento quimioterapêutico padrão; entretanto, os esquemas devem se basear no uso de platina. Pacientes sem doença residual macroscópica, mas com linfonodos positivos, devem ser submetidas à radioterapia completa acrescida de campos estendidos para a cadeia paraórtica. A incidência de complicações é alta. A quimioterapia tem papel limitado. O estudo PORTEC-3 mostrou que a sobrevida global em 5 anos foi de 81,8% (IC 95%: 77,5 a 86,2) no braço que utilizou quimiorradioterapia *versus* 76,7% (IC 95%: 72 a 88,1) no que utilizou somente radioterapia (razão de chances ajustada [HR]: 0,66; IC 95%: 0,54 a 1,06; p = 0,11). A sobrevida livre de falha de 5 anos foi de 75,5% (IC 95%: 70,7 a 79,9) *versus* 68,6% (63 a 73; HR: 0,71; IC 95%: 0,53 a 0,95; p = 0,022). Eventos adversos durante o tratamento ocorreram em 198 (60%) das 330 mulheres que receberam quimiorradioterapia *versus* 41 (12%) das 330 que receberam radioterapia (p < 0,0001). A quimioterapia adjuvante administrada durante e após a radioterapia para câncer endometrial de alto risco não melhorou a sobrevida global em 5 anos, embora tenha aumentado a sobrevida livre de doença. As mulheres com câncer endometrial de alto risco devem ser aconselhadas individualmente sobre esse tratamento combinado.

Se a doença se apresentar avançada, sem a possibilidade de tratamento cirúrgico, pode ser tentada a abordagem combinada da quimioterapia neoadjuvante com a radioterapia. As pacientes com respostas satisfatórias podem ser beneficiadas com a cirurgia (Quadro 12.9).

Estádio IV e doença recorrente

A abordagem deve ser individualizada, podendo ser empregadas radioterapia, quimioterapia e cirurgia citorredutora nos casos de boa *performance status*. A radioterapia pode melhorar a dor e o sangramento. Não há benefícios comprovados com o uso de progestogênios no tratamento adjuvante do câncer de endométrio, porém pode ser considerado o uso de medroxiprogesterona, 200mg/dia. Os estudos, no entanto, não estratificaram as pacientes conforme a presença de receptores para estrogênios e progesterona no tumor (Figura 12.3).

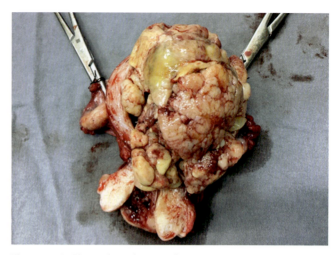

Figura 12.3 Câncer de endométrio formando grande massa intrauterina estádio III. (Clínica Délzio Bicalho.)

Situações especiais

As pacientes com doença associada que impossibilite a cirurgia, como doença cardiopulmonar grave e obesidade mórbida, devem receber estadiamento clínico (FIGO, 1971) e ser tratadas com radioterapia e quimioterapia, porém as taxas de resposta são baixas. O carcinoma recorrente pode ser tratado com radioterapia, quimioterapia e eventualmente com cirurgia – exenteração pélvica anterior e/ou posterior, se a recorrência for central, sem evidência de metástases à distância.

Sobrevida

A sobrevida depende principalmente do estadiamento e do grau de diferenciação do tumor. No estádio I, a sobrevida com cirurgia exclusiva é de aproximadamente 75%, e com radioterapia exclusiva, 78%. A sobrevida em estádios avançados da doença é precária com sobrevida de 60% a 70% no estádio II, em torno de 30% no estádio III e entre 3% e 9% no estádio IV.

O acompanhamento das pacientes é feito a cada 3 meses no primeiro ano e, a seguir, a cada 6 meses, devendo incluir citologia oncótica vaginal, exames de imagem da pelve e do abdome, como ultrassonografia, tomografia computadorizada ou ressonância magnética, e radiografia de tórax.

Quadro 12.9 Tratamento adjuvante – Estádios II e III

Grau histológico	G1	G2	G3
Estádio II	Braquiterapia e/ou RTe*	Braquiterapia e/ou RTe	Braquiterapia e/ou RTe com quimioterapia
Estádio IIIA	Quimioterapia e RTe ou QT e RT direcionada ou RTe e braquiterapia	Quimioterapia e RTe ou QT e RT direcionada ou RTe e braquiterapia	Quimioterapia e RTe ou QT e RT direcionada ou RTe e braquiterapia

*RTe: radioterapia externa.

Leitura complementar

Ali AT. Reproductive factors and the risk of endometrial cancer. Int J Gynecol Cancer 2014; 24:384-93.

Antonsen SL, Høgdall E, Christensen IJ et al. HE4 and CA125 levels in the preoperative assessment of endometrial cancer patients: a prospective multicenter study (ENDOMET). Acta Obstet Gynecol Scand 2013; 92:1313-22.

Boer SM, McCormack M et al. Adjuvant chemoradiotherapy versus radiotherapy alone for women with high-risk endometrial cancer (PORTEC-3): final results of an international, open-label, multicentre, randomised, phase 3 trial. The Lancet Oncology. 19(3):295-309.

Chan JK, Cheung MK, Huh WK et al. Therapeutic role of lymph node resection in endometrioid corpus cancer: a study of 12,333 patients. Cancer 2006; 107(8):1823-30.

Committee Opinion No. 601: Tamoxifen and uterine cancer. Obstet Gynecol 2014; 123:1394.

Cragun JM, Havrilesky LJ, Calingaert B et al. Retrospective analysis of selective lymphadenectomy in apparent early-stage endometrial cancer. J Clin Oncol 2005; 23(16):3668-75.

Creutzberg CL, van Putten WLJ, Koper PCM et al. Surgery and postoperative radiotherapy versus surgery alone for patients with stage-1 endometrial carcinoma: multicentre randomized trial. Lancet 2000; 355(9213):1404-11.

Cunha V, Redondo L, Fatela A, Marques C. Hiperplasia endometrial. Artigo de revisão Acta Obstet Ginecol Port 2014; 8(1):38-44.

Esposito K, Chiodini P, Capuano A et al. Metabolic syndrome and endometrial cancer: a meta-analysis. Endocrine 2014; 45:28-36.

FDG-PET Assessment of Other Gynecologic Cancers. Radiology 2017; 283:450; J Nucl Med 2015; 56:1191.

Felix AS, Weissfeld JL, Stone RA et al. Factors associated with Type I and Type II endometrial cancer. Cancer Causes Control 2010; 21:1851.

Fisher B, Costantino JP, Wickerham DL et al. Tamoxifen for prevention of breast cancer: report of the National Surgical Adjuvant Breast and Bowel Project P-1 Study. J Natl Cancer Inst 1998; 90:1371-88.

Fu Y, Zhuang Z. Long-term effects of levonorgestrel-releasing intrauterine system on tamoxifen-treated breast cancer patients: a meta-analysis. Int J Clin Exp Pathol 2014; 7:6419-29.

Gallos ID, Yap J, Rajkhowa M et al. Regression, relapse, and live birth rates with fertility-sparing therapy for endometrial cancer and atypical complex endometrial hyperplasia: a systematic review and metaanalysis. Am J Obstet Gynecol 2012; 207:266.e1-e12.

Humber CE, Tierney JF, Symonds RP et al. Chemotherapy for advanced, recurrent or metastatic endometrial cancer: a systematic review of Cochrane collaboration. Ann Oncol 2007; 18(3): 409-20.

Jiang T, Huang L, Zhang S. Preoperative serum CA125: a useful marker for surgical management of endometrial cancer. BMC Cancer 2015; 15:396.

Keys HM, Roberts JA, Brunetto VL et al. A phase III trial of surgery with or without adjunctive external pelvic radiation therapy in intermediate risk endometrial adenocarcinoma: a Gynecologic Oncology Group study. Gynecol Oncol 2004; 92(3):744-51.

Kitchener H, Swart AMC, Qian W, Amos C, Parmar MKB. Efficacy of systematic pelvic lymphadenectomy in endometrial cancer (MRC ASTEC trial): a randomized study. Lancet 2009; 373(9658):125-36.

Kong A, Simera I, Collingwood M, Williams C, Kitchener H. Adjuvant radiotherapy for stage I endometrial cancer: systematic review and meta-analysis. Ann Oncol 2007; 18(10):1595-604.

Lancaster JM, Powell CB, Chen LM, Richardson DL. Society of Gynecologic Oncology statement on risk assessment for inherited gynecologic cancer predispositions. Gynecol Oncol 2015; 136:3-7.

Manchanda R, Saridogan E, Abdelraheim A et al. Annual outpatient hysteroscopy and endometrial sampling (OHES) in HNPCC/Lynch syndrome (LS). Arch Gynecol Obstet 2012; 286:1555-62.

Minig L, Franchi D, Boveri S et al. Progestin intrauterine device and GnRH analogue for uterus-sparing treatment of endometrial precancers and well-differentiated early endometrial carcinoma in young women. Ann Oncol 2011; 22:643-9.

Mutz-Dehbalaie I, Egle D, Fessler S et al. HE4 is anindependent prognostic marker in endometrial cancer patients. Gynecol Oncol 2012; 126:186-91.

Nicklin J, Janda M, Gebski V et al. The utility of serum CA-125 in predicting extra-uterine disease in apparent early-stage endometrial cancer. J Cancer 2012; 131:885.

Nout RA, Putter H, Jurgenliemk-Schulz IM et al. Quality of life after pelvic radiotherapy or vaginal brachytherapy for endometrial cancer: first results of the randomized PORTEC-2 trial. Oncol 2009; 27(21):3547-56.

Panici PB, Basile S, Maneschi F et al. Systematic pelvic lymphadenectomy vs no lymphadenectomy in early-stage endometrial carcinoma: randomized clinical trial. J Natl Cancer Inst 2008; 100(23):1707-16.

Park JY, Kim DY, Kim JH et al. Long-term oncologic outcomes after fertility-sparing management using oral progestin for young women with endometrial cancer (KGOG 2002). Eur J Cancer 2013; 49:868-74.

Stovall TG, Ling FW, Morgan PLA. A prospective randomized comparison off the Pipelle endometrial sampling device with the Novack curette. Am J Obstet Gynecol 1991; 165:1287-90.

Sun C, Chen G, Yang Z et al. Safety of ovarian preservation in young patients with early-stage endometrial cancer: aretrospective study and meta-analysis. Fertil Steril 2013; 100:782-7.

Thigpen JT, Brady MF, Alvarez RD et al. Oral medroxyprogesterone acetate in the treatment of advanced or recurrent endometrial carcinoma: a dose-response study by the Gynecologic Oncology Group. J Clin Oncol 1999; 17(6):1736-44.

WHO. GLOBOCAN 2016: Estimated cancer incidence, mortality and prevalence worldwide in 2016. Disponível em: http://globocan.iarc.fr/Pages/fact_sheets_population.aspx.

World Cancer Research Fund/American Institute for Cancer Research. Continuous Update Project Report. Food, Nutrition, Physical Activity, and the Prevention of Endometrial Cancer. 2013. Disponível em: http://www.dietandcancerreport.org.

Yap OW, Matthews RP. Racial and ethnic disparities in cancers of theuterine corpus. J Natl Med Assoc 2006; 98(12):1930.

Yildiz A, Yetimalar H, Kasap B et al. Preoperative serum CA125 level in the prediction of the stage of disease in endometrial carcinoma. Eur J Obstet Gynecol Reprod Biol 2012; 164:191-5.

Zhang Y, Liu H, Yang S et al. Overweight, obesity and endometrial cancer risk: results from a systematic review and meta-analysis. Int J BiolMarkers 2014; 29:e21-e29.

Sarcomas Uterinos

CAPÍTULO 13

Diocésio Alves Pinto de Andrade
Ricardo dos Reis

INTRODUÇÃO

Os sarcomas uterinos abrangem uma pequena parcela dos tumores originários no útero e têm prognóstico reservado em virtude da agressividade de suas apresentações. Diferentemente dos carcinomas, que têm origem epitelial, os sarcomas do útero têm origem em células mesenquimais.

Os tumores uterinos são a neoplasia ginecológica mais frequente, representando a quarta causa de tumores no sexo feminino e afetando mais de 60.000 mulheres a cada ano nos EUA. No Brasil, representam a sexta causa de tumores nas mulheres, com quase 7.000 casos novos no ano de 2016, segundo dados do Instituto Nacional de Câncer (INCA). No entanto, quando se consideram apenas os sarcomas, eles representam entre 3% e 7% dos tumores originários do útero.

Os sarcomas, em razão de sua origem embrionária nas células mesenquimais, podem surgir em vários outros órgãos, sobretudo nos tecidos moles (músculos e ossos de modo geral). Ao se considerar o sítio de origem dos sarcomas, o útero é o terceiro órgão mais frequentemente acometido, ocupando a sétima posição entre todos os sarcomas.

Trata-se de uma neoplasia de diagnóstico difícil, pois muitos dos sintomas iniciais se confundem com doenças benignas, como leiomioma e disfunções uterinas hormonais, entre outras. Por isso, esses tumores já se apresentam em estádios mais tardios, impactando sobretudo a chance de cura e sobrevida das pacientes. Algumas séries estimam uma taxa de mortalidade de até 30% entre todos os sarcomas uterinos.

O sarcoma uterino é uma neoplasia bastante heterogênea, compreendendo vários subtipos histológicos, dentre os mais frequentes: leiomiossarcoma, sarcoma de estroma endometrial (SEE) de baixo e alto grau, sarcoma uterino indiferenciado e adenossarcoma. Independentemente do subtipo histológico, o prognóstico dessa doença estará sempre associado à precocidade de seu diagnóstico, com sobrevida em 5 anos variando de 76% para as pacientes com diagnóstico de leiomiossarcoma em estádio I até 29% para as pacientes em estádio IV.

CLASSIFICAÇÃO DA ORGANIZAÇÃO MUNDIAL DA SAÚDE (OMS) E PATOLOGIA MOLECULAR

Do ponto de vista da origem celular, os sarcomas são originários das células mesenquimais. Com isso, a partir de 2009, os carcinossarcomas, também conhecidos como tumor mülleriano misto maligno (TMMM), tiveram sua classificação revista para o grupo dos carcinomas de endométrio de alto grau. Essa mudança decorreu da provável origem monoclonal desse tumor, onde o componente sarcomatoso se origina de uma diferenciação do componente carcinomatoso. Trata-se, portanto, de um carcinoma metaplásico, um carcinoma de endométrio tipo II com áreas de metaplasia sarcomatosa.

Consequentemente, a nova classificação da OMS contempla oito subtipos de sarcomas do útero (Quadro 13.1).

Os tumores mais prevalentes são, por ordem, leiomiossarcomas, SEE de baixo grau, SEE de alto grau/sarcoma uterino indiferenciado e adenossarcomas.

Por muitas vezes mimetizarem os sintomas dos leiomiomas, a imuno-histoquímica é peça fundamental no diagnóstico dos leiomiossarcomas, sendo necessário diferenciar também sua origem (útero vs. outros tecidos moles). Estudo canadense com 245 casos de leiomiossarcoma, sendo 102 de

Quadro 13.1 Classificação dos sarcomas uterinos (OMS)

Leiomiossarcoma
Leiomiossarcoma epitelioide
Leiomiossarcoma mixoide
Sarcoma de estroma endometrial de baixo grau
Sarcoma de estroma endometrial de alto grau
Sarcoma uterino indiferenciado
Adenossarcoma
Tumor de células epitelioides perivascular

origem ginecológica e mais 49 casos de leiomioma, demonstrou que os leiomiossarcomas ginecológicos apresentam positividade para p53 e p16 e um alto Ki67, diferenciando-se, assim, dos tumores benignos do útero. Quanto à diferenciação do sítio de origem dos leiomiossarcomas, os provenientes do trato ginecológico apresentam positividade de 50% para o receptor de estrogênio, diferentemente dos provenientes de outros tecidos moles, cuja positividade se aproxima de 0%.

Os SEE de baixo grau também apresentam sintomas semelhantes aos dos leiomiomas ou leiomiossarcomas. Dentre todos os sarcomas de útero, são os de comportamento mais indolente e apresentam alta expressão de receptores hormonais (60% a 80%). Além disso, apresentam positividade para o CD10 e negatividade para três marcadores de imuno-histoquímica (actina de músculo liso, desmina e h-Caldesmon – uma proteína de ligação à actina e à tropomiosina). Esse painel de imuno-histoquímica diferencia os SEE de baixo grau dos leiomiomas e leiomiossarcomas, visto que ambos apresentam quase 100% de positividade para actina e desmina e próximo de 70% para o h-Caldesmon. Uma outra característica molecular dos SEE de baixo grau é que mais de 50% dos casos apresentam rearranjo genético através de translocações pontuais entre dois ou mais genes. A mais frequente dessas translocações ocorre entre os cromossomos 7 e 17 e é conhecida como rearranjo JAZF1 ou JAZF1-SUZ12. Outras translocações, bem menos frequentes, são EPC1-PHF1 e JAZF1-PHF1.

Os SEE de alto grau e os sarcomas uterinos indiferenciados têm prognóstico reservado, sendo ambos altamente agressivos. Contudo, existem algumas diferenças histopatológicas no painel de imuno-histoquímica e no rearranjo genético que diferenciam esses dois subtipos de sarcomas uterinos. Os sarcomas indiferenciados apresentam pleomorfismo nuclear acentuado, enquanto os SEE de alto grau ainda mantêm certa uniformidade nuclear. No painel de imuno-histoquímica, os sarcomas indiferenciados não expressam qualquer positividade para receptores hormonais e nos SEE de alto grau esses receptores são positivos em aproximadamente 40% a 50% dos casos. Além disso, há também um rearranjo genético relacionado com os sarcomas indiferenciados. Esse subgrupo apresenta uma translocação entre os cromossomos 10 e 17, gerando o rearranjo YWHAE-FAM22, que confere pior prognóstico e maior chance de recidiva/metástase quando comparado ao rearranjo JAZF1-SUZ12.

Os adenossarcomas são tumores mistos müllerianos compostos de uma parte epitelial benigna e uma parte mesenquimal maligna de baixo grau. Não há um painel típico de imuno-histoquímica, e os marcadores que apresentam maior positividade nesse subgrupo de sarcomas uterinos são vimentina e desmina (próximo a 100%), CD10, WT1 (gene 1 do tumor de Wilms) e receptores de estrogênio (entre 50% e 60%) e Ki67 relativamente baixo (entre 5% e 20%).

ESTADIAMENTO

Com a retirada dos carcinossarcomas do grupo dos sarcomas uterinos, o novo estadiamento da American Joint Committee on Cancer (AJCC) publicado em 2016 é subdividido em dois grandes grupos: estadiamento para leiomiossarcomas e sarcomas do estroma endometrial e estadiamento para adenossarcomas (Quadros 13.2 e 13.3).

Quadro 13.2 Estadiamento para leiomiossarcomas e sarcomas do estroma endometrial

TNM Categorias	FIGO Estádios	Achados cirúrgicos/patológicos
Tumor primário (T)		
Tx		Tumor primário não pode ser avaliado
T0		Sem evidências de tumor primário
T1	I	Tumor confinado ao corpo uterino
T1a	IA	Tumor com até 5cm de extensão
T1b	IB	Tumor > 5cm de extensão
T2	II	Tumor se estende além do útero, mas confinado à pelve
T2a	IIA	Tumor envolve anexos uterinos
T2b	IIB	Tumor envolve outros tecidos pélvicos
T3	III	Tumor infiltra tecidos abdominais
T3a	IIIA	Envolve um sítio apenas
T3b	IIIB	Envolve mais de um sítio
T4	IVA	Tumor invade bexiga ou reto
Linfonodos regionais (N)		
Nx		Linfonodos regionais não podem ser avaliados
N0		Ausência de metástases em linfonodos regionais
N0(i+)		Células tumorais isoladas em linfonodos regionais (< 2mm)
N1	IIIC	Metástases em linfonodos regionais
Metástases (M)		
M0		Ausência de metástases à distância
M1	IVB	Metástases à distância (excluindo anexos e tecidos pélvicos e abdominais)

Quadro 13.3 Estadiamento para adenossarcomas

TNM Categorias	FIGO Estádios	Achados cirúrgicos/patológicos
Tumor primário (T)		
Tx		Tumor primário não pode ser avaliado
T0		Sem evidências de tumor primário
T1	I	Tumor confinado ao corpo uterino
T1a	IA	Tumor limitado ao endométrio/endocérvice
T1b	IB	Tumor invade < 50% do miométrio
T1c	IC	Tumor invade > 50% do miométrio
T2	II	Tumor se estende além do útero, mas confinado à pelve
T2a	IIA	Tumor envolve anexos uterinos
T2b	IIB	Tumor envolve outros tecidos pélvicos
T3	III	Tumor infiltra tecidos abdominais
T3a	IIIA	Envolve um sítio apenas
T3b	IIIB	Envolve mais de um sítio
T4	IVA	Tumor invade bexiga ou reto
Linfonodos regionais (N)		
Nx		Linfonodos regionais não podem ser avaliados
N0		Ausência de metástases em linfonodos regionais
N0(i+)		Células tumorais isoladas em linfonodos regionais (< 2mm)
N1	IIIC	Metástases em linfonodos regionais
Metástases (M)		
M0		Ausência de metástases à distância
M1	IVB	Metástases à distância (excluindo anexos e tecidos pélvicos e abdominais)

FATORES DE RISCO E DIAGNÓSTICO

Não há estudos importantes que demonstrem fortes indícios de fatores de risco para o desenvolvimento dos sarcomas uterinos. As pequenas evidências existentes atestam que muito dos possíveis fatores de risco são os mesmos relacionados com os carcinomas uterinos, como presença de síndrome plurimetabólica (obesidade, hipertensão e diabetes), fatores hormonais (menarca precoce) e exposição ao tamoxifeno. Outros dois fatores que podem se correlacionar com o diagnóstico dos sarcomas de útero são história prévia de radioterapia pélvica e mutações germinativas no *p53* e no gene do retinoblastoma.

A sobreposição de sintomas com o leiomioma, como sangramento, fluxo anormal e crescimento de massas uterinas na pós-menopausa, dor pélvica e/ou abdominal e distensão do abdome de difícil resolução, dificulta o diagnóstico dos sarcomas uterinos. Convém aumentar a suspeição para o diagnóstico de sarcomas quando há crescimento rápido de uma massa uterina, perda de peso pronunciada ou quando a massa uterina apresenta invasão em estruturas adjacentes.

Exames de imagem, como ultrassonografia, tomografia computadorizada e ressonância magnética de abdome, identificam massas uterinas em crescimento. No entanto, nenhuma das três modalidades de exames apresenta boa acurácia para diferenciar um leiomioma de um sarcoma uterino. Recentemente, novas técnicas de ressonância magnética passaram a utilizar imagens ponderadas por difusão e coeficientes de difusão aparente para classificar as pacientes em baixo e alto risco para sarcomas. As pacientes que apresentam imagens ponderadas por difusão com sinal intermediário a alto e coeficientes de difusão aparente baixo têm maior chance de serem diagnosticadas com sarcoma uterino. Uma outra técnica também em estudo consiste na utilização da ressonância magnética convencional e dinâmica associada à dosagem da desidrogenase láctica (LDH) sérica para diferenciar leiomiomas degenerados dos leiomiossarcomas.

LEIOMIOSSARCOMA

O leiomiossarcoma (LMS) é um tumor raro que ocorre em aproximadamente 1% de todas as neoplasias uterinas, mas que responde por 70% dos casos de sarcomas uterinos e contribui para um número significativo de mortes nesses casos. Em virtude de seu comportamento biológico mais agressivo e de sua quimiorresistência, são poucas as terapias eficazes em prolongar a sobrevida em estádios iniciais e avançados. A cirurgia permanece como a base do tratamento de todos os sarcomas de tecidos moles. Além disso, esse tumor apresenta dificuldade de diagnóstico pré-operatório e comumente é confundido com leiomiomas uterinos. Várias considerações e discussões estão em pauta a respeito do papel e do risco dos morceladores para retirada uterina em fragmentos. O estadiamento da doença é o fator de risco mais frequentemente relacionado com a sobrevida nos casos de LMS.

A incidência do LMS é de 0,36 a cada 100.000 mulheres por ano, a maioria com mais de 40 anos de idade. As mulheres negras apresentam o dobro de incidência das brancas, sendo forte a associação à obesidade e ao diabetes. A maioria desses tumores não é associada a leiomiomas preexistentes, não existindo nenhuma evidência biológica que associe os LMS aos tumores de músculo liso benignos.

Em 40% a 50% dos casos, esse tumor expressa receptores de estrogênio, progesterona e androgênicos. Na avaliação anatomopatológica, diferentemente dos leiomiomas, os LMS apresentam áreas extensas de hemorragia e necrose e núcleos atípicos com múltiplas figuras de mitose (15 por 10 campos de grande aumento). A presença de certos fatores anatomopatológicos, como bordas infiltrativas, necrose coagulativa e atipias nucleares, diferencia um LMS de um leiomioma benigno.

O tratamento cirúrgico primário é a principal forma de tratamento, promovendo ganho de sobrevida. Segundo o National Comprehensive Cancer Network (NCCN), o tratamento padrão dos sarcomas uterinos deve ser realizado com remoção do tumor intacto, em monobloco e com margens livres. Para as mulheres com doença limitada ao útero está indicada a histerectomia abdominal total com remoção do útero intacto. Na presença de sarcomatose, deve ser objetivada, se possível, citorredução completa, oferecendo com isso melhor prognóstico oncológico. Como os LMS apresentam disseminação hematogênica predominante, não é recomendada linfadenectomia pélvica e/ou paraórtica. A incidência de metástases linfonodais é menor do que 5%. Durante o procedimento cirúrgico, deve-se realizar inspeção das cadeias linfonodais de drenagem uterina e, se encontrado algum linfonodo clinicamente suspeito, este deve ser removido. Com relação ao papel da salpingooforectomia bilateral em pacientes com menos de 50 anos de idade, os estudos demonstram que esse procedimento não oferece vantagens em termos de sobrevida. Em caso de doença inicialmente irressecável, a histerectomia total deverá ser realizada apenas como medida paliativa para conter sangramento uterino após falha terapêutica de medidas conservadoras, como embolização das artérias uterinas. Na presença de metástases pulmonares isoladas, está indicada metastasectomia, demonstrando melhor prognóstico oncológico em comparação com o de pacientes que não realizam esse procedimento.

Com o avanço das técnicas minimamente invasivas para remoção de úteros de maior volume e de nódulos uterinos, é frequente o uso de morceladores para retirada uterina em fragmentos. As pacientes que inicialmente seriam manejadas por meio de laparotomia podem ser abordadas por técnicas minimamente invasivas (laparoscopia ou robótica). O risco do morcelador eletromecânico para fragmentação uterina é potencializar uma disseminação tumoral abdominal que impactará negativamente na sobrevida da paciente. Várias sociedades ginecológicas (American College of Obstetricians and Gynecologists, Society of Gynecologic Oncology, American Association of Gynecologic Laparoscopy e Society of Gynecologic Surgeons) publicaram as seguintes recomendações: (1) evitar morcelação em mulheres na pós-menopausa ou quando uma malignidade é conhecida ou suspeitada; (2) utilizar os morceladores apenas em pacientes na pré-menopausa que realizaram avaliação pré-operatória completa; (3) envolver a paciente na decisão de consentir ou não com o uso de morceladores com base nos achados pré-operatórios, sabendo dos riscos e benefícios. Uma opção para remoção das peças cirúrgicas em cirurgias minimamente invasivas consiste no uso da morcelação dentro de sacos coletores apropriados.

Após miomectomia ou histerectomia subtotal com diagnóstico inadvertido de LMS, deve-se completar a histerectomia ou traquelectomia, além de omentectomia, biópsias peritoneais e revisão cuidadosa da cavidade abdominal. Como a via de disseminação do LMS é hematogênica, deve-se realizar uma avaliação pré-operatória com imagens de fígado, pulmão e ossos antes de nova reabordagem cirúrgica em razão do risco de até 30% das pacientes já poderem apresentar metástases nesses sítios.

O papel da radioterapia adjuvante no tratamento do leiomiossarcoma é extremamente controverso. Estudo de fase III europeu incluiu 224 pacientes com sarcomas uterinos (103 leiomiossarcomas) que foram randomizadas para radioterapia pélvica ou observação. Houve diminuição da recidiva local (12,5% vs. 21,4%) favorável ao grupo que recebeu radioterapia, sem impacto na sobrevida global ou livre de progressão. O papel da quimioterapia adjuvante também é extremamente controverso, sendo o regime com docetaxel e gencitabina o mais comumente utilizado nesse cenário. Não há um estudo de fase III randomizado para embasar essa indicação, porém várias coortes prospectivas demonstraram que a quimioterapia adjuvante com esse regime pode aumentar a sobrevida global mediana, sobretudo para os estádios iniciais e com tumores mais indiferenciados. Apesar de os LMS apresentarem positividade para receptores hormonais, não há estudos que demonstrem benefício do uso de inibidores de aromatase.

Na doença avançada ou recorrente, as opções de tratamento dependem da condição clínica da paciente. Se a doença é ressecável e a paciente apresenta boas condições clínicas, convém considerar a opção de cirurgia radical com citorredução completa, ou seja, não deixar doença macroscópica. Nos casos de doença irressecável ou metastática, a opção é a quimioterapia paliativa. As melhores taxas de resposta observadas consistiram na combinação de docetaxel e gencitabina (27% a 53%), seguida do esquema de doxorrubicina e ifosfamida (30%). Entretanto, estudo de fase II publicado em 2015 demonstrou taxa de resposta objetiva de 59,6% e de controle de doença de 91,8% com a associação de doxorrubicina e trabectedin.

Alguns estudos têm avaliado o papel das terapias-alvo para o tratamento do LMS. Inibidores da tirosinocinase, como o sunitinibe e o sorafenibe, demonstraram alguma atividade contra o LMS. O pazopanibe, um bloqueador dos receptores VEGFR (*vascular endotelial growth factor receptor*), PDGFR (*platelet-derived growth factor receptor*), FGFR (*fibroblast growth factor receptor*) e c-KIT, promoveu ganho de sobrevida livre de progressão de 3 meses quando comparado ao placebo após progressão a uma linha de quimioterapia. O olaratumabe, um anticorpo monoclonal humano contra a subunidade α do PDGFR, demonstrou ganho de sobrevida global associado à doxorrubicina quando comparado ao tratamento em monoterapia com esse quimioterápico. A sobrevida global mediana da associação foi de 26,5 meses *versus* 14,7 meses para doxorrubicina em monoterapia. Estudos de fase III em andamento sugerem que essa associação será o novo tratamento padrão dos sarcomas uterinos.

SARCOMA DE ESTROMA ENDOMETRIAL DE BAIXO GRAU

Os SEE de baixo grau são os tumores de melhor prognóstico dentre todos os subtipos histológicos existentes. Caracterizam-se por crescimento lento e indolente, afetando as mulheres na quinta e sexta décadas da vida. São responsáveis por aproximadamente 10% a 15% dos sarcomas uterinos, com taxa de incidência de 0,3 para cada 100.000 mulheres.

Quando diagnosticados no estádio I, a sobrevida global em 5 anos ultrapassa os 90% em virtude da grande expressão de receptores hormonais nesse subtipo histológico, o qual é considerado um tumor com boa resposta ao tratamento hormonal, sobretudo com progestogênios.

O tratamento padrão para esse subtipo histológico consiste na histerectomia total associada à salpingooforectomia bilateral. Não há benefício com a realização de omentectomia e/ou linfadenectomia. Diferentemente dos leiomiossarcomas, a preservação dos ovários nos SEE acarreta aumento da recidiva locorregional. Estudo retrospectivo chinês com 57 pacientes com diagnóstico de SEE de baixo grau mostrou aumento da recidiva de 75% nas pacientes que realizaram histerectomia com preservação de ovários. Em razão dos efeitos colaterais e da piora da qualidade de vida das pacientes jovens submetidas à ooforectomia bilateral, pode ser discutida a preservação dos ovários nessa parcela da população.

Por se tratar de um tumor raro, não há estudos prospectivos e randomizados que avaliem o benefício do tratamento adjuvante com radioterapia, quimioterapia ou hormonoterapia. Algumas séries de casos demonstram que o tratamento adjuvante com hormonoterapia e/ou radioterapia teria efeito benéfico na diminuição do número de recorrências. Estudo retrospectivo francês com 54 pacientes com estádio inicial relatou que não houve nenhuma recidiva no grupo de pacientes que recebeu hormonoterapia ou radioterapia adjuvante, enquanto no grupo sem tratamento adjuvante a taxa de recorrência foi de 42%, sobretudo locorregional. Entretanto, persistem várias dúvidas a respeito sobretudo da hormonoterapia, como doses ideais, regimes de tratamento (progestogênios ou inibidores de aromatase) e duração da terapia.

Nas pacientes recidivadas, se houver a possibilidade de resgate cirúrgico, este deve ser sempre indicado. Caso esse procedimento não seja possível, o tratamento paliativo consiste na hormonoterapia. Ainda não há consenso quanto ao melhor regime de tratamento a ser escolhido dentre dois principais: progestogênios e inibidores de aromatase. Na prática clínica, os progestogênios são normalmente a primeira escolha de tratamento.

SARCOMA DE ESTROMA ENDOMETRIAL DE ALTO GRAU/ SARCOMA UTERINO INDIFERENCIADO

Os SEE de alto grau e os sarcomas uterinos indiferenciados são os dois subtipos histológicos de pior prognóstico, sendo os indiferenciados ainda mais agressivos em razão do alto grau de pleomorfismo nuclear. Apresentam elevadas taxas de recidiva, tanto local como à distância, e a sobrevida global mediana desses tumores se aproxima de 2 anos, à exceção dos tumores no estádio I, que apresentam melhores resultados.

O tratamento padrão é a histerectomia total com salpingooforectomia bilateral. Apesar do comportamento agressivo, o papel da linfadenectomia e do *debulking* de possíveis massas extrauterinas ainda é incerto e controverso. Estudo americano com 31 pacientes demonstrou que a sobrevida global das pacientes que conseguiram ser submetidas a ressecções completas (doença residual < 2cm) foi 50 meses maior do que nas que permaneceram com tumor residual > 2cm.

Não há indicação formal de tratamento adjuvante (radioterapia e/ou quimioterapia) nesses tumores, tendo em vista o padrão de recidiva locorregional e à distância. Na doença metastática, os regimes de quimioterapia mais utilizados consistem em doxorrubicina, ifosfamida ou gencitabina/docetaxel, com taxas de resposta objetiva próximas de 40%.

ADENOSSARCOMA

Os adenossarcomas são o subtipo histológico mais raro, representando 6% dos sarcomas uterinos diagnosticados. Acometem pacientes em uma ampla faixa etária, desde jovens até mulheres na pós-menopausa. Como apresentam alta taxa de crescimento, podem ser diagnosticados como grandes massas uterinas, inclusive com exteriorização pelo orifício cervical (sarcoma parido). Quando diagnosticados no estádio inicial, apresentam sobrevida global próxima de 80%. Os dois fatores prognósticos mais importantes dos adenossarcomas são a extensão tumoral e a profundidade da invasão miometrial.

Quadro 13.4 Tratamento para SEE de baixo grau, SEE de alto grau/indiferenciado e adenossarcomas

	SEE de baixo grau	SEE de alto grau/indiferenciado	Adenossarcoma
Cirurgia	**HTA + SOOB** ↑ recorrência se preservação dos ovários	**HTA + SOOB** Linfadenectomia	**HTA + SOOB** Pode ser considerada a preservação dos ovários
Adjuvância	**Controversa** HT e/ou Rxt	**Controversa** QT com ifosfamida	**Sem indicação**
Recidiva/metastático	**Hormonoterapia**	**Quimioterapia** Ifosfamida Doxorrubicina Gencitabina/docetaxel	**Hormonoterapia** **Quimioterapia**

SEE: sarcoma de estroma endometrial; HTA + SOOB: histerectomia + salpingooforectomia bilateral; HT: hormonoterapia; QT: quimioterapia; Rxt: radioterapia.

O tratamento padrão é a histerectomia total associada à salpingooforectomia bilateral. Em virtude de seu baixo potencial de metástases à distância, não há indicação de tratamento adjuvante com quimioterapia, radioterapia e/ou hormonoterapia. A recidiva está associada ao supercrescimento sarcomatoso do tumor, sendo o tratamento fundamentado em hormonoterapia, se houver expressão de receptores hormonais, ou quimioterapia (doxorrubicina ou ifosfamida), caso os receptores hormonais sejam negativos.

CONSIDERAÇÕES FINAIS

Os sarcomas uterinos compreendem um grupo raro e heterogêneo de tumores, acarretando uma dificuldade enorme na realização de estudos científicos para definição do melhor tratamento. Com a mudança da classificação dos carcinossarcomas para o grupo dos carcinomas endometriais houve maior homogeneização dos sarcomas uterinos, visto que os leiomiossarcomas passaram a representar 75% dos diagnósticos desses tumores. Há uma perspectiva de estudos prospectivos nesse subgrupo com o intuito de responder questões ainda obscuras no tratamento.

Independentemente do subtipo histológico, o tratamento dos sarcomas uterinos é cirúrgico. Com exceção dos SEE de baixo grau, que apresentam alta expressão de receptores hormonais e respondem muito bem ao tratamento hormonal, os demais subtipos histológicos respondem muito mal a outros tratamentos sistêmicos (quimioterapia ou hormonoterapia) ou terapia local (radioterapia).

O melhor prognóstico dessas pacientes está relacionado sobretudo com o manejo em centros de excelência que contam com equipes multidisciplinares para o manejo inicial e a oportunidade de oferecer *clinical trials* em eventuais recidivas.

Leitura complementar

AAGL Advancing Minimally Invasive Gynecology Worldwide. AAGL position statement: route of hysterectomy to treat benign uterine disease. J Minim Invasive Gynecol 2011; 18(1):1-3.

Abeler VM, Royne O, Thoresen S, Danielsen HE, Nesland JM, Kristensen GB. Uterine sarcomas in Norway. A histopatological and prognostic survey of a total population from 1970 to 2000 including 419 patients. Histopatology 2009; 54(3):355-64.

Amant F, De Kniif A, Van Calster B et al. Clinical study investigating the role of lymphadenectomy, surgical castration and adjuvant hormonal treatment in endometrial stromal sarcoma. Br J Cancer 2007; 97(9):1194-9.

Amant F, Floquet A, Friedlander M et al. Gynecologic Cancer InterGroup (GCIG) consensus review for endometrial stromal sarcoma. Int J Gynecol Cancer 2014; 24(9 Suppl 3):S67-72.

Arend R, Bagaria M, Lewin SN et al. Long-term outcome and natural history of uterine adenosarcomas. Gynecol Oncol 2010; 119(2):305-8.

Barney B, Tward JD, Skidmore T, Gaffney DK. Does radiotherapy or lymphadenectomy improve survival in endometrial stromal sarcoma? Int J Gynecol Cancer 2009; 19(7):1232-8.

Brasil – Ministério da Saúde [home page on the Internet]. Instituto Nacional do Câncer (Brasil). Estimativa 2016: incidência de câncer no Brasil. Coordenação de Prevenção e Vigilância. Rio de Janeiro, 2016. Disponível em: http://www.inca.gov.br/estimativa/2016. Citado em 11/11/2017.

Brooks SE, Zhan M, Cote T, Baquet CR. Surveillance, epidemiology, and end results analysis of 2677 cases of uterine sarcoma 1989-1999. Gynecol Oncol 2004; 93(1):204-8.

Cantrell LA, Blank SV, Duska LR. Uterine carcinosarcoma: A review of the literature. Gynecol Oncol 2015; 137(3):581-8.

Chiang S, Ali R, Melnyk N et al. Frequency of known gene rearrangements in endometrial stromal tumors. Am J Surg Pathol 2011; 35(9):1364-72.

Chu MC, Mor G, Lim C, Zheng W, Parkash V, Schwartz PE. Low-grade endometrial stromal sarcoma: hormonal aspects. Gynecol Oncol 2003; 90(1):170-6.

Clement PB, Scully RE. Mullerian adenosarcoma of the uterus: a clinicopathologic analysis of 100 cases with a review of the literature. Hum Pathol 1990; 21(4):363-81.

Corpus uteri. In: Edge SB, Byrd DR, Compton CC et al. eds. AJCC Cancer Staging Manual. 8 ed. New York, NY: Springer, 2016:481-91.

D'Angelo E, Prat J. Uterine sarcomas: a review. Gynecol Oncol 2010; 116(1):131-9.

Einstein MH, Barakat RR, Chi DS et al. Management of uterine malignancy found incidentally after supracervical hysterectomy or uterine morcellation for presumed benign disease. Int J Gynecol Cancer 2008; 18(5):1065-70

Felix AS, Cook LS, Gaudet MM et al. The etiology of uterine sarcomas: a pooled analysis of the epidemiology of endometrial cancer consortium. Br J Cancer 2013; 108(3):727-34.

Feng W, Hua K, Malpica A, Zhou X, Baak JP. Stages I to II WHO 2003-defined low-grade endometrial stromal sarcoma: how much primary therapy is needed and how little is enough? Int J Gynecol Cancer 2013; 23(3):488-93.

Foley OW, Rauh-Hain JA, Clemmer J et al. Trends in the treatment of uterine leiomyosarcoma in the Medicare population. Int J Gynecol Cancer 2015; 25(3):453-8.

Garcia-Martínez E, Egea Prefasi L, García-Donas J, Escolar-Pérez PP, Pastor F, González-Martín A. Current management of uterine sarcomas. Clin Transl Oncol 2011; 13(5):307-14.

Giuntoli RL 2nd, Metzinger DS, DiMarco CS et al. Retrospective review of 208 patients with leiomyosarcoma of the uterus: prognostic indicators, surgical management, and adjuvant therapy. Gynecol Oncol 2003; 89(3):460-9.

Gonzalez KD, Noltner KA, Buzin CH et al. Beyond Li Fraumeni syndrome: clinical characteristics of families with p53 germline mutations. J Clin Oncol 2009; 27(8):1250-6.

Goto A, Takeuchi S, Sugimura K, Maruo T. Usefulness of Gd-DTPA contrast-enhanced dynamic MRI and serum determination of LDH and its isozymes in the differential diagnosis of leiomyosarcoma from degenerated leiomyoma of the uterus. Int J Gynecol Cancer 2002; 12(4):354-61.

Hensley ML. Update on gemcitabine and docetaxel combination therapy for primary and metastatic sarcomas. Curr Opin Oncol 2010; 22(4):356-61.

Hensley ML, Blessing JA, Mannel R, Rose PG. Fixed-dose rate gemcitabine plus docetaxel as first-line therapy for metastatic uterine leiomyosarcoma: a Gynecologic Oncology Group phase II trial. Gynecol Oncol 2008; 109(3):329-34.

Hensley ML, Ishill N, Soslow R et al. Adjuvant gemcitabine plus docetaxel for completely resected stages I-IV high grade uterine leiomyosarcoma: Results of a prospective study. Gynecol Oncol 2009; 112(3):563-7.

Hensley ML, Sill MW, Scribner DR Jr et al. Sunitinib malate in the treatment of recurrent or persistent uterine leiomyosarcoma: a Gynecologic Oncology Group phase II study. Gynecol Oncol 2009; 115(3):460-5.

Kapp DS, Shin JY, Chan JK. Prognostic factors and survival in 1396 patients with uterine leiomyosarcomas: emphasis on impact of lymphadenectomy and oophorectomy. Cancer 2008; 112(4):820-30.

Kelley TW, Borden EC, Goldblum JR. Estrogen and progesterone receptor expression in uterine and extrauterine leiomyosarcomas: an immunohistochemical study. Appl Immunohistochem Mol Morphol 2004; 12(4):338-41.

Koh WJ, Greer BE, Abu-Rustum NR et al. Uterine sarcoma, Version 1.2016: Featured Updates to the NCCN guidelines. J Natl Compr Cancer Netw 2015; 13(11):1321-31.

Koivisto-Korander R, Martinsen JI, Weiderpass E, Leminen A, Pukkala E. Incidence of uterine leiomyosarcoma and endometrial stromal sarcoma in Nordic countries: results from NORDCAN and NOCCA databases. Maturitas 2012; 72(1):56-60.

Kurihara S, Oda Y, Ohishi Y et al. Endometrial stromal sarcomas and related high-grade sarcomas: immunohistochemical and molecular genetic study of 31 cases. Am J Surg Pathol 2008; 32(8):1228-38.

Kurman RJ, Carcangiu ML, Herrington CS, Young RH (ed.) WHO Classification of Tumours of Female Reproductive Organs. 4. ed. IARC, 2014: 307.

Lange SE, Liu J, Adkins DR, Powell MA, Van Tine BA, Mutch DG. Improved clinical trial enrollments for uterine leiomyosarcoma patients after gynecologic oncology partnership with a sarcoma center. Gynecol Oncol 2016; 140(2):307-12.

Leath CA 3rd, Huh WK, Hyde J Jr et al. A multi-institutional review of outcomes of endometrial stromal sarcoma. Gynecol Oncol 2007; 105(3):630-4.

Lee CH, Mariño-Enriquez A, Ou W et al. The clinicopathologic features of YWHAE-FAM22 endometrial stromal sarcomas: a histologically highgrade and clinically aggressive tumor. Am J Surg Pathol 2012; 36(5):641-53.

Lee CH, Turbin DA, Sung YC et al. A panel of antibodies to determine site of origin and malignancy in smooth muscle tumors. Mod Pathol 2009; 22(12):1519-31.

Leitao MM, Brennan MF, Hensley M et al. Surgical resection of pulmonary and extrapulmonary recurrences of uterine leiomyosarcoma. Gynecol Oncol 2002; 87(3):287-94.

Leitao MM, Sonoda Y, Brennan MF, Barakat RR, Chi DS. Incidence of lymph node and ovarian metastases in leiomyosarcoma of the uterus. Gynecol Oncol 2003; 91(1):209-12.

Li HM, Liu J, Qiang JW, Zhang H, Zhang GF, Ma F. Diffusion-weighted imaging for differentiating uterine leiomyosarcoma from degenerated leiomyoma. J Comput Assist Tomogr 2017; 41(4):599-606.

Major FJ, Blessing JA, Silverberg SG et al. Prognostic factors in early-stage uterine sarcoma. A Gynecologic Oncology Group study. Cancer 1993; 71(4 Suppl):1702-9.

Maki RG, D'Adamo DR, Keohan ML et al. Phase II study of sorafenib in patients with metastatic or recurrent sarcomas. J Clin Oncol 2009; 27(19):3133-40.

Malouf GG, Duclos J, Rey A et al. Impact of adjuvante treatment modalities on the management of patients with stages I-II endometrial stromal sarcoma. Ann Oncol 2010; 21(10):2102-6.

Nordal RR, Thoresen SO. Uterine sarcomas in Norway 1956-1992: incidence, survival and mortality. Eur J Cancer 1997; 33(6):907-11.

Pautier P, Floquet A, Chevreau C et al. Trabectedin in combination with doxorubicin for first-line treatment of advanced uterine or soft-tissue leiomyosarcoma (LMS-02): a non-randomised, multicentre, phase 2 trial. Lancet Oncol 2015; 16(4):457-64.

Reed NS, Mangioni C, Malmström H et al. Phase III randomised study to evaluate the role of adjuvante pelvic radiotherapy in the treatment of uterine sarcomas stages I and II: an European Organisation for Research and Treatment of Cancer Gynaecological Cancer Group Study (protocol 55874). Eur J Cancer 2008; 44(6):808-18.

Rush DS, Tan J, Baergen RN, Soslow RA. h-Caldesmon, a novel smooth muscle-specific antibody, distinguishes between cellular leiomyoma and endometrial stromal sarcoma. Am J Surg Pathol 2001; 25(2):253-8.

Sampath S, Hitchcock YJ, Shrieve DC, Randall RL, Schultheiss TE, Wong JY. Radiotherapy and extent of surgical resection in retroperitoneal soft-tissue sarcoma: multi-institutional analysis of 261 patients. J Surg Oncol 2010; 101(5):345-50.

Shi Y, Liu Z, Peng Z, Liu H, Yang K, Yao X. The diagnosis and treatment of Mullerian adenosarcoma of the uterus. Aust N Z J Obstet Gynaecol 2008; 48(6):596-600.

Siegel RL, Miller KD, Jemal A. Cancer Statistics, 2017. CA Cancer J Clin 2017; 67(1):7-30.

Skorstad M, Kent A, Lieng M. Preoperative evaluation in women with uterine leiomyosarcoma. A Nationwide cohort study. Acta Obstet Gynecol Scand 2016; 95(11):1228-34.

Soslow RA, Ali A, Oliva E. Mullerian adenosarcomas: an immunophenotypic analysis of 35 cases. Am J Surg Pathol 2008; 32(7):1013-21.

Sutton G, Blessing JA, Malfetano JH. Ifosfamide and doxorubicin in the treatment of advanced leiomyosarcomas of the uterus: a Gynecologic Oncology Group study. Gynecol Oncol 1996; 62(2):226-9.

Sutton G, Blessing JA, Park R, DiSaia PJ, Rosenshein N. Ifosfamide treatment of recurrent or metastatic endometrial stromal sarcomas previously unexposed to chemotherapy: a study of the Gynecologic Oncology Group. Obstet Gynecol 1996; 87(5 Pt 1):747-50.

Tanner EJ, Garg K, Leitao MM Jr, Soslow RA, Hensley ML. High grade undifferentiated uterine sarcoma: surgery, treatment, and survival outcomes. Gynecol Oncol 2012; 127(1):27-31.

Tanner EJ, Toussaint T, Leitao MM Jr et al. Management of uterine adenosarcomas with and without sarcomatous overgrowth. Gynecol Oncol 2013; 129(1):140-4.

Tap WD, Jones RL, Van Tine BA et al. Olaratumab and doxorubicin versus doxorubicin alone for treatment of soft-tissue sarcoma: na open-label phase 1b and randomised phase 2 trial. Lancet 2016; 388(10043):488-97.

Thanopoulou E, Aleksic A, Thway K, Khabra K, Judson I. Hormonal treatments in metastatic endometrial stromal sarcomas: the 10-year experience of the sarcoma unit of Royal Marsden Hospital. Clin Sarcoma Res 2015; 5:8.

Toro JR, Trayis LB, Wu HJ, Zhu K, Fletcher CD, Devesa SS. Incidence patterns of soft tissue sarcomas, regardless of primary site, in the surveillance, epidemiology and end results program, 1978-2001: An analysis of 26758 cases. Int J Cancer 2006; 119(12):2922-30.

van der Graaf WT, Blay JY, Chawla SP et al. Pazopanib for metastatic soft-tissue sarcoma (PALETTE): a randomised, double-blind, placebo-controlled phase 3 trial. Lancet 2012; 379(9829):1879-86.

Wysowski DK, Honig SF, Beitz J. Uterine sarcomas associated with tamoxife use. N Engl J Med 2002; 346(23):1832-3.

Zivanovic O, Jacks LM, Iasonos A et al. A nomogram to predict postresection 5-year overall survival for patients with uterine leiomyosarcoma. Cancer 2012; 118(3):660-9.

Neoplasia Trofoblástica Gestacional

CAPÍTULO 14

Antonio Braga
Gabriel Costa Osanan

INTRODUÇÃO

Neoplasia trofoblástica gestacional (NTG) é a expressão utilizada para designar lesões malignas que se originam das vilosidades coriais e do trofoblasto extraviloso. Estão sob esse epíteto quatro formas clínico-histopatológicas distintas com diferentes graus de proliferação, invasão, disseminação e prognóstico, representadas por mola invasora (MI – Figura 14.1), coriocarcinoma (CCA – Figura 14.2), tumor trofoblástico do sítio placentário (TTSP – Figura 14.3) e tumor trofoblástico epitelioide (TTE – Figura 14.4).

Aproximadamente 50% dos casos de NTG se originam de gestações molares, 25% de abortamentos ou gravidez ectópica e 25% de gestações de termo ou pré-termo. Já o TTSP e o TTE seguem gestações a termo ou abortamentos não molares em 95% das vezes.

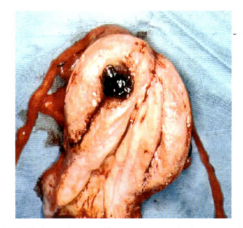

Figura 14.2 Coriocarcinoma. Observa-se grande área necro-hemorrágica ocupando grande parte do útero. Histerectomia em razão de quimiorresistência.

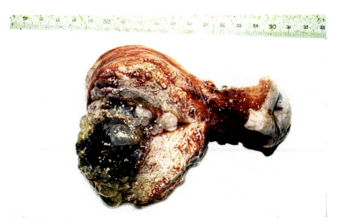

Figura 14.1 Mola invasora. Note a presença de vesículas ocupando a intimidade miometrial. Histerectomia realizada em razão de rotura uterina e hemoperitônio.

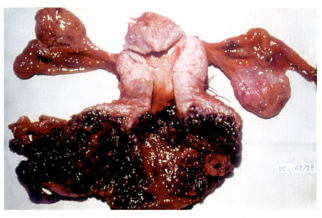

Figura 14.3 Tumor trofoblástico do sítio placentário. Presença de grande metástase vaginal sangrante. Tentou-se a exérese da área tumoral sem sucesso, levando a paciente ao óbito por choque hemorrágico.

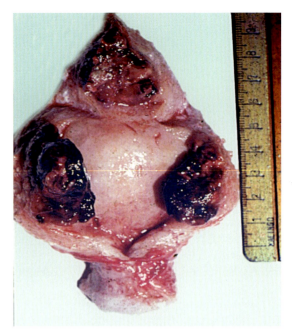

Figura 14.4 Tumor trofoblástico epitelioide. Pode-se observar área neoplásica uterina. Histerectomia em razão de quimiorresistência na vigência de níveis baixos/persistentes de β-hCG.

O maior estudo epidemiológico realizado no Brasil observou evolução para NTG em 24,6% das pacientes com mola hidatiforme completa e em 7,6% após mola hidatiforme parcial.

A maior parte dos casos de NTG é representada por MI e CCA, formas da doença que cursam com níveis elevados da fração beta da gonadotrofina coriônica humana (β-hCG), altamente responsivas à quimioterapia (QT), com taxas de cura superiores a 90%. Por outro lado, o TTSP e o TTE, mais raros, têm produção escassa de β-hCG e são relativamente resistentes à QT, tornando a cirurgia a primeira linha de tratamento.

EPIDEMIOLOGIA E PREVALÊNCIA

A incidência dos coriocarcinomas também varia expressivamente, indo de 1 a cada 14.000 gestações, segundo Hooper (1960), a 1 a cada 660.000, de acordo com Hertig (1956). Essas flutuações são aceitáveis em razão dos numerosos casos falsamente positivos, dos diferentes critérios para o diagnóstico e, sobretudo, do condicionamento dos blastomas aos diversos fatores ambientais: estado nutricional, clima e condições socioeconômicas.

Especula-se que a paridade talvez condicione maior índice de coriocarcinoma ou que o elevado número de multíparas propicie a frequência mais alta desses tumores. Todavia, isso parece estar mais relacionado com a idade, o que refletiria apenas a maior frequência do câncer em geral nesse grupo.

A instalação e a manutenção de condição pró-oxidante na MH poderiam levar à progressão para NTG. Sabe-se que o nível persistentemente diminuído de retinol pode ser responsável pela proliferação de células trofoblásticas após o esvaziamento uterino do tecido molar, determinando o surgimento de NTG.

PATOGÊNESE E HISTOPATOLOGIA

A apresentação clínica da NTG é mais importante do ponto de vista do tratamento e do prognóstico do que o diagnóstico histológico preciso.

A MI, outrora também denominada *corioadenoma destruens*, é doença confinada ao útero, caracterizada pela presença de vilosidades coriônicas hidrópicas com proliferação trofoblástica que invadem diretamente o miométrio. Raramente alcançam locais extrauterinos. A MI é sempre sequela da mola hidatiforme. As pacientes com mola invasora podem apresentar resolução espontânea em 40% dos casos. O diagnóstico da mola invasora é habitualmente clínico (NTG não metastática) e não histológico. A ultrassonografia (US) fornece subsídios de valor ao mapear, pelo Doppler colorido, a invasão do miométrio pelo trofoblasto, como mostra a Figura 14.5. A dilatação e a curetagem diagnóstica devem ser evitadas em virtude da possibilidade de perfusão uterina.

Já a constituição celular do CCA é dimórfica com a presença de sincício e citotrofoblasto, mas não forma estrutura vilosa. Muito invasivo e metastático, procede de qualquer tipo de gravidez: 50% de gestação normal, 25% de mola hidatiforme e 25% de abortamento e até de gravidez ectópica.

Os CCA se localizam em qualquer parte do útero e têm superfície vermelho-escura (em razão das hemorragias frequentes, repetidas, e à destruição de vasos). As dimensões variam de massas exíguas a volumosas que deformam o órgão e podem ser únicas ou múltiplas, irrompendo ou não para o peritônio. Algumas vezes, mantêm relação com a cavidade do órgão; em outras oportunidades, isso não ocorre e é impossível o diagnóstico pela curetagem.

A consistência é diminuída (há necrose em graus variados), podendo os tumores desagregar-se à realização do estudo anatomopatológico.

O TTSP foi inicialmente descrito por Kurman e cols. (1976) como "pseudotumor trofoblástico" – uma lesão trofoblástica invasiva que se comportava benignamente e que surgia após gestação tópica normal. Mais tarde, Scully e Young

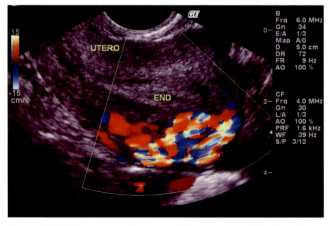

Figura 14.5 Ultrassonografia mostrando intensa vascularização miometrial em paciente com história de gravidez molar que cursa com hemorragia genital e níveis ascendentes de β-hCG.

(1981) denominaram esse blastoma de TTSP, caracterizado essencialmente por um trofoblasto intermediário (citotrofoblasto extravilositário) que infiltrava o útero e os vasos; raramente estão presentes vilos.

Macroscopicamente, o TTSP forma uma massa branco-amarelada que invade o miométrio, podendo se projetar para a cavidade uterina, assumindo aspecto polipoide. Forma rara de NTG, pode se originar de qualquer tipo de gestação, sendo caracterizado pela ausência de vilosidades com proliferação de trofoblasto intermediário (extraviloso), apresentando constituição celular monomórfica, o trofoblasto intermediário, caracterizado por célula grande, poligonal e irregular. O número de células de sinciciotrofoblasto está diminuído no TTSP, o que se reflete nos níveis baixos de β-hCG usualmente encontrados.

No TTSP, ao contrário do que ocorre no CCA, não há tendência à invasão vascular precoce e generalizada. O CCA compreende células trofoblásticas de origem vilosa, produtoras de β-hCG, com concentração variável de células sinciciotrofoblásticas multinucleadas secretoras de β-hCG-regular. O TTSP, por outro lado, é neoplasia maligna do trofoblasto não viloso (intermediário), tecido morfológico e funcionalmente distinto, com citoplasma difuso denso. Muitas vezes, o TTSP não é sensível à QT como as outras formas de NTG, e por isso é importante sua distinção histológica.

O TTSP geralmente apresenta quadro clínico de amenorreia ou de sangramento vaginal 2 a 5 anos após uma gestação normal, abortamento ou mola hidatiforme. O TTSP está associado a níveis baixos de β-hCG (< 200mUI/mL) e não cresce com o tempo, o que pode levá-lo a ser confundido com a DTG quiescente. Embora o lactogênio placentário humano (hPL) possa ser útil para diagnosticar o TTSP, seu uso está limitado à imuno-histoquímica e não como marcador tumoral plasmático. Maestá e cols. acreditam ser valiosa sua caracterização imuno-histoquímica com positividade para o hPL. A necrose celular está usualmente ausente.

Forma rara de NTG, apresenta características clínicas e terapêuticas diferenciadas, necessitando de estudo imuno-histoquímico de tecido tumoral para seu diagnóstico. O TTSP apresenta positividade difusa para hPL e MEL-CAM (CD146 – anticorpo específico do trofoblasto intermediário), sendo fracamente positivo para β-hCG e PLAP (fosfatase alcalina placentária). O TTSP é produtor de β-hCG-livre, o que se traduz na urina pela elevada concentração do fragmento *b-core* nessas pacientes. O β-hCG-livre > 35% é diagnóstico de TTSP (associado a níveis imuno-histoquímicos elevados de hPL [> +++]), o que o diferencia da DTG quiescente e do CCA. A cirurgia assume papel crítico nesses casos e, felizmente, na maioria das pacientes a doença está confinada ao útero e é curada pela histerectomia, pois, comparado com outras neoplasias trofoblásticas, o TTSP é menos responsivo à QT.

Já o TTE é uma neoplasia rara e representa a mais nova categoria dentre as NTG, sendo reportada inicialmente como múltiplos nódulos uterinos de trofoblasto intermediário ou ainda como CCA atípico. Sua denominação foi determinada por Mazur e Kurman em 1994. Acomete, em geral, mulheres em idade reprodutiva, entre 15 e 48 anos, sendo raro na pós-menopausa. A apresentação clínica comum dos TTE consiste em sangramento transvaginal irregular após algum tipo de gravidez, notadamente gravidez de termo, abortamento espontâneo e mola hidatiforme, embora a presença de amenorreia tenha sido recentemente relatada.

Metástases, geralmente em pulmões, ocorrem em 25% dos casos. Existe elevação persistente de β-hCG em praticamente todos os casos de TTE, mas com valores baixos (< 2.500mUI/mL). Apesar do prognóstico favorável, a evolução para o óbito é observada em 10% das pacientes com TTE. O intervalo entre a gravidez precedente e a manifestação do tumor varia de 1 a 18 anos (média de 6,2).

O diagnóstico diferencial do TTE é feito entre CCA, TTSP e carcinoma de células escamosas, utilizando-se, além da avaliação clínica e ginecológica, o exame histopatológico e a imuno-histoquímica. O estudo imuno-histoquímico do TTE mostra imunoexpressão focal dos marcadores trofoblásticos hPL e hCG e positividade para citoqueratina 18, antígeno epitelial de membrana (EMA), *p63*, *PLAP* e inibina-α e taxa de proliferação celular (Ki-67) > 10%.

Chamam a atenção relatos sobre pacientes com TTE associado a focos de TTSP ou de CCA, em metade das vezes. Nesses casos, considera-se que os elementos trofoblásticos epitelioides levam à persistência de doença localmente invasiva e de resistência ao tratamento quimioterapêutico. Por causa das semelhanças no comportamento biológico entre TTSP e TTE, o tratamento primário do TTE deve ser cirúrgico, sendo considerada a quimioterapia em caso de falha do tratamento cirúrgico.

REPERCUSSÕES SOBRE A GESTANTE

A apresentação clínica da NTG é variável, dependendo do evento gestacional que a originou, da extensão da doença e de seu diagnóstico anatomopatológico.

Útero aumentado de volume, sangramento transvaginal irregular e persistência dos cistos tecaluteínicos nos ovários são sinais sugestivos de NTG. No entanto, mais de 50% das pacientes com NTG pós-molar não apresentam nenhum achado clínico, e o diagnóstico é estabelecido somente a partir do platô ou do aumento do β-hCG sérico dosado durante o seguimento após o esvaziamento uterino.

Quando o CCA está associado a antecedente gestacional não molar, não há sinais e sintomas típicos, e estes são, em sua maioria, relacionados com a invasão tumoral no útero ou sítios de metástases, notadamente nos pulmões e na pelve.

A disseminação da NTG ocorre via hematogênica, mais frequentemente para pulmão (80% – Figura 14.6), vagina (30% – Figura 14.7), cérebro (10% – Figura 14.8) e fígado (10% – Figura 14.9).

As mestástases pulmonares são em geral assintomáticas, porém, quando extensas, podem provocar dispneia, tosse, hemoptise e dor torácica.

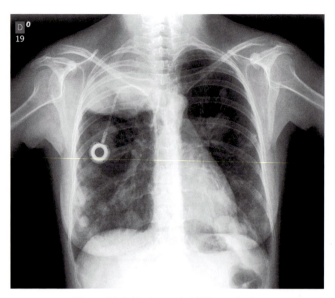

Figura 14.6 Metástase de NTG no pulmão.

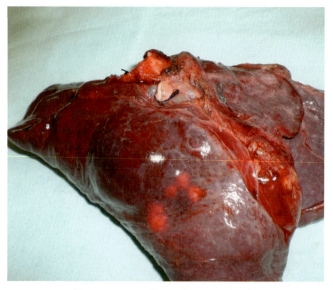

Figura 14.9 Metástase de NTG no fígado.

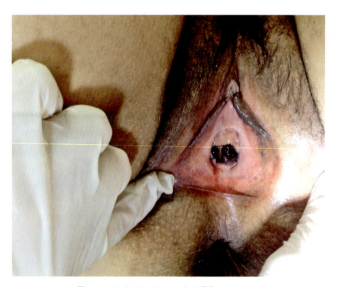

Figura 14.7 Metástase de NTG na vagina.

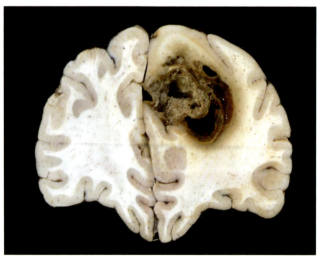

Figura 14.8 Metástase de NTG no cérebro.

Nódulos vaginais metastáticos ocorrem mais frequentemente nos fórnices e na região suburetral, podendo causar leucorreia purulenta e sangramento de difícil controle, uma vez que apresentam vascularização exuberante.

Sangramento resultante de perfuração uterina ou lesões metastáticas cursam com dor abdominal, hemoptise, melena e sinais e sintomas de aumento da pressão intracraniana, como cefaleia, convulsões, alterações na fala, distúrbios visuais e hemiplegia, caracterizando a NTG perfundida por circulação anômala, aberrante, com vasos frágeis que apresentam tendência ao sangramento. Em razão do risco elevado de hemorragia, biópsias de sítios metastáticos não são recomendadas.

Em quase todas as pacientes com TTSP e TTE há sangramento uterino anormal após longo período do evento gestacional anterior. São descritas também, ainda que em raras apresentações, virilização e síndrome nefrótica.

Uma vez que os sintomas podem ser mínimos ou até mesmo ausentes e o antecedente gestacional remoto, o diagnóstico de NTG deve ser suspeitado em toda mulher em idade reprodutiva com sintomas pulmonares ou sistêmicos inexplicáveis, notadamente na presença de metástases com sítio desconhecido de neoplasia primária.

DIAGNÓSTICO CLÍNICO, LABORATORIAL E RADIOLÓGICO

A avaliação sérica quantitativa de β-hCG é o pilar diagnóstico da NTG pós-molar, cujos critérios diagnósticos são apresentado a seguir:

1. Quatro valores ou mais de β-hCG em platô em um período superior a 3 semanas, ou seja, nos dias 1, 7, 14 e 21.
2. Aumento nos níveis de hCG por três medidas consecutivas ou mais pelo menos por 2 semanas, ou seja, nos dias 1, 7 e 14.

3. Diagnóstico histológico de CCA.
4. Níveis elevados de β-hCG por 6 meses ou mais.

Vale citar o estudo de Agarwal e cols., em que foi avaliado o rigoroso seguimento clínico-laboratorial de pacientes com níveis elevados de β-hCG por 6 meses ou mais em detrimento da QT. Os resultados dessa investigação mostraram ser aceitável apenas o acompanhamento prolongado, evitando-se a utilização desnecessária de QT. Os mesmos resultados foram encontrados em mulheres brasileiras nas quais o seguimento expectante evitou que a QT fosse empregada de modo desnecessário em 80% das pacientes com níveis de β-hCG persistentes por mais de 6 meses após esvaziamento uterino. Cabe salientar que essa espera não piorou o prognóstico das pacientes que vieram a precisar de QT mais tarde.

Outra questão interessante com relação aos critérios diagnósticos da Federação Internacional de Ginecologia e Obstetrícia (FIGO) foi levantada pelo estudo brasileiro que mostrou segurança na adoção da conduta inicialmente conservadora em pacientes com diagnóstico histopatológico de CCA não metastático cujos níveis de β-hCG se encontram em queda ou mesmo normais.

Ademais, podem ser incluídos como critérios diagnósticos de NTG os seguintes elementos clínicos considerados pelo Charing Cross Trophoblastic Disease Center como indicativos de tratamento: hemorragia vaginal abundante, evidência de hemorragia gastrointestinal ou intraperitoneal, evidência de metástase no cérebro, fígado ou trato gastrointestinal e opacidades radiológicas > 2cm na radiografia de tórax.

A US é ferramenta fundamental para o diagnóstico de NTG, e os vários tipos da doença podem apresentar aparência semelhante nos exames de imagem. Massa miometrial focal é a imagem mais comum. Pode ser uniformemente hipo ou hiperecogênica, complexa ou ainda multicística. Espaços anecoicos intramiométricos resultam de hemorragia e necrose dos tecidos ou espaços vasculares. Na doença mais extensa, pode-se observar também útero volumoso, heterogêneo e lobulado ou massa pélvica indiferenciada.

Ao mapeamento com Doppler colorido, encontra-se vascularização intensa e caótica com perda da continuidade dos vasos. O fluxo sanguíneo apresenta alta velocidade e baixa resistência, padrão inverso ao das artérias miometriais normais. Exceção se faz ao TTSP, que pode ser hipo ou hipervascular.

A radiografia de tórax é o método de imagem recomendado pela FIGO para avaliação de metástases pulmonares. Até 41% das pacientes com metástases pulmonares apresentam radiografia de tórax normal. Em geral, as micrometástases são mais bem avaliadas pela tomografia computadorizada (TC), porém com importância questionável, uma vez que sua presença não parece afetar a sobrevida a longo prazo.

Outros exames de imagem, como ressonância magnética (RM) e TC, não fazem parte da avaliação rotineira da NTG, ficando reservados para casos duvidosos ou de suspeita de metástases. A TC é o método mais adequado para avaliação dos sítios mais comuns de metástases, exceto para lesões vaginais e cerebrais, mais bem visualizadas à RM. Apesar de existirem poucos estudos a respeito, parece que a TC com emissão de pósitrons tem a capacidade de identificar sítios de doença metabolicamente ativa não evidenciados por outros exames. Outrossim, também pode ser útil na diferenciação de cicatrizes uterinas e doença recidivante.

DIAGNÓSTICO DIFERENCIAL

A malformação arteriovenosa uterina (MAVU) é uma alteração vascular rara, havendo menos de uma centena de casos relatados na literatura. Trata-se de dilatação no espaço interviloso da intimidade miometrial que permite fluxo direto do sistema arterial para o venoso sem participação capilar.

A MAVU é comumente classificada como congênita ou adquirida. É congênita quando há diferenciação anômala no plexo capilar primitivo, resultando em comunicação anormal entre artérias e veias (fístula). Histopatologicamente, essas malformações são classificadas em cirsoides ou cavernosas conforme o diâmetro da fístula vascular. Nos casos congênitos, é habitual a presença dessas alterações vasculares em diversas áreas do organismo, notadamente no cérebro; quando no útero, não costuma se associar a hemorragia. Já a MAVU adquirida tem etiopatogenia relacionada com episódios traumáticos na matriz (curetagem uterina), carcinoma endometrial e cervical, cicatriz uterina de cesariana e exposição da mulher ao dietilestilbestrol. A DTG é considerada a causa mais importante da MAVU adquirida.

Exibindo clínica variável, a hemorragia transvaginal é considerada o elemento sintomatológico mais frequente na MAVU. Vale citar a metrorragia cataclísmica que se segue após curetagem, iatrogênica, que pode conduzir ao choque hipovolêmico se não instauradas de pronto medidas para a estabilização hemodinâmica.

Ainda que o método padrão para o diagnóstico da MAVU seja a angiografia pélvica, a US com doplerfluxometria tem se mostrado recurso semiótico de valor com a vantagem de ser procedimento inócuo e não invasivo. A TC, a histeroscopia e a RM ganham espaço no diagnóstico dessa anomalia vascular.

O tratamento contempla desde a conduta expectante, reservada às pacientes assintomáticas, até a histerectomia, naquelas refratárias ao tratamento farmacológico, desde que presente hemorragia. Atualmente, a terapêutica com embolização seletiva da vasculatura uterina tem mostrado resultados promissores, principalmente naquelas que, jovens, mantêm desejo reprodutivo.

CLASSIFICAÇÃO E ESTADIAMENTO

Ao longo do tempo, diversos estadiamentos, classificações e sistemas prognósticos foram utilizados para NTG em todo o mundo, o que tornava difíceis as comparações entre os resultados de trabalhos realizados em diferentes centros de referência.

Diante da necessidade de uma linguagem universal, critérios comuns de tratamento e um sistema de estadiamento mundialmente aceito, a FIGO publicou em 2002 um novo sistema de classificação para NTG (Quadro 14.1), que combinou seu antigo sistema de estadiamento anatômico com um sistema modificado de pontuação de fatores de risco da Organização Mundial da Saúde (OMS).

Nessa nova classificação, o grupo sanguíneo foi excluído dos fatores de risco, atribuiu-se à metástase hepática a pontuação 4 em vez de 3 e foi eliminado o grupo doença de médio risco. Por meio desse sistema, a paciente poderá ter seu tumor classificado em dois grupos: NTG de baixo risco, em caso de pontuação ≤ 6, e NTG de alto risco, com pontuação ≥ 7. O estadiamento é designado por um número romano seguido por um número arábico, que representam o estadiamento anatômico da FIGO e o escore modificado da OMS, respectivamente. Os TTSP e os TTE são classificados separadamente.

O tratamento se baseia no escore total dos fatores de risco, o qual representa a chance de a paciente desenvolver resistência aos medicamentos de primeira linha.

TRATAMENTO

Há 50 anos, antes da introdução da QT no manejo da NTG, a taxa de mortalidade por MI chegava a 15%, ocorrendo mais frequentemente por hemorragia, sepse, fenômenos embólicos ou complicações cirúrgicas. Na presença de metástases, o CCA apresentava taxa de mortalidade de quase 100% e de aproximadamente 60% quando se realizava histerectomia por doença aparentemente não metastática.

Atualmente, mesmo com doença disseminada, a taxa de cura é superior a 90%. Estudo multicêntrico realizado no Brasil observou que das 5.250 pacientes com DTG estudadas, 21,79% evoluíram para NTG, sendo 81,3% dos casos classificados como de baixo risco, 17,5% de alto risco e 1,2% de TTSP.

Metotrexato (MTX), actinomicina-D (ActD), ciclofosfamida, vincristina, etoposídeo, cisplatina e paclitaxel são exemplos de medicamentos bastante efetivos no tratamento da NTG.

Após a normalização do β-hCG, os ciclos de QT, ditos QT de consolidação, são repetidos mais três a quatro vezes, principalmente na doença de alto risco, na tentativa de evitar recidivas.

Estudo recente realizado por Lybol e cols. observou maior taxa de recidiva em pacientes com NTG de baixo risco tratadas com dois em vez de três cursos de QT de consolidação. No entanto, trata-se de dados retrospectivos, havendo a necessidade de mais estudos, prospectivos e randomizados, para confirmação desses resultados.

Tratamento da neoplasia trofoblástica gestacional de baixo risco

A NTG de baixo risco inclui doença não metastática (estádio I) e doença metastática com escore FIGO/OMS < 7. Essas pacientes devem ser tratadas inicialmente com agente quimioterapêutico único, MTX ou ActD.

Estudo retrospectivo relatou diminuição no número de ciclos de QT necessários para alcançar remissão e taxa de cura sem necessidade de QT adicional de 9,4% em mulheres submetidas a um segundo esvaziamento uterino. O benefício parece ser maior quando o β-hCG se encontra < 1.500UI/L no momento do esvaziamento. No entanto, essa recomendação

Quadro 14.1 Estadiamento e classificação da FIGO/OMS para neoplasia trofoblástica gestacional (NTG)

NTG: estadiamento e classificação FIGO (Washington, 2000)				
Estadiamento anatômico da FIGO				
Estádio I: doença confinada ao útero				
Estádio II: doença que se estende além do útero, porém limitada a estruturas genitais				
Estádio III: doença que se estende aos pulmões com ou sem envolvimento do trato genital				
Estádio IV: todos os outros sítios metastáticos				
Sistema de escore prognóstico da OMS modificado pela FIGO				
Fatores prognósticos	Pontuação			
	0	1	2	4
Idade	< 40	≥ 40	–	–
Gestação anterior	Mola	Aborto	Termo	–
Intervalo (meses)*	< 4	4 a 6	7 a 12	> 12
β-hCG sérico pré-tratamento (mUI/mL)	< 10^3	10^3 a < 10^4	10^4 a < 10^5	> 10^5
Maior tumor, incluindo útero (cm)	< 3	3 a 4	≥ 5	–
Local de metástases	Pulmão	Baço, rim	TGI	Cérebro, fígado
Número de metástases	–	1 a 4	5 a 8	> 8
Falha à primeira quimioterapia	–	–	Monoterapia	2 fármacos ou mais

* Intervalo (em meses) entre o fim do antecedente gestacional (quando conhecido) e o início dos sintomas.
Fonte: FIGO Oncology Committee Report. FIGO staging for gestational trophoblastic neoplasia 2000. International Journal of Gynaecology and Obstetrics 2002; 77:285-7.

permanece controversa, e estudos prospectivos e randomizados são necessários para confirmar os benefícios do esvaziamento uterino repetido.

Para esse grupo de pacientes, a terapia de primeira linha depende do desejo de preservar a fertilidade. Para as pacientes com prole constituída pode ser oferecida histerectomia total abdominal (HTA) associada a um ciclo de monoquimioterapia adjuvante com intuito de eliminar metástases ocultas.

Apesar da extensa experiência com o tratamento da NTG de baixo risco acumulada ao longo dos anos e da descrição de mais de 14 tipos diferentes de regimes quimioterapêuticos, não há consenso acerca da primeira linha de tratamento. Na ausência de fortes evidências que confirmem a superioridade de um método, diversos tratamentos são arbitrariamente utilizados por diferentes centros. No entanto, há consenso sobre o uso de monoquimioterapia com MTX ou ActD para essas pacientes, sendo relatadas taxas de indução de remissão entre 50% e 90% para esses fármacos.

Três regimes são mais frequentemente utilizados: (1) MTX semanal intramuscular (IM) em baixas doses; (2) pulsos de ActD endovenosa (EV) a cada 2 semanas; e (3) várias outras dosagens de MTX com ou sem ácido folínico (AF) de resgate.

O Quadro 14.2 mostra as taxas de remissão primária de acordo com o regime de QT utilizado.

A variabilidade na resposta primária reflete diferenças nas dosagens, horários e vias de administração, bem como na seleção das pacientes. De modo geral, injeção IM semanal ou infusão EV intermitente de MTX e protocolos com ActD a cada 2 semanas são menos efetivos do que protocolos com MTX e ActD por 5 dias e MTX/AF por 8 dias. Entretanto, apesar das diferentes taxas de remissão inicial com a QT primária, quase todas as pacientes são curadas com preservação da fertilidade.

Quadro 14.2 Taxas de remissão primária na neoplasia trofoblástica gestacional de baixo risco de acordo com o regime utilizado

Regime de QT	Taxa de remissão primária (%)
1) MTX 0,4mg/kg (máximo 25mg) por dia EV ou IM por 5 dias; repetir a cada 14 dias	87 a 93
2) MTX 30 a 50mg/m^2 IM semanalmente	49 a 74
3) MTX 1mg/kg IM dias 1, 3, 5, 7; ácido folínico 0,1mg/kg IM dias 2, 4, 6, 8; repetidos a cada 15 a 18 dias ou quando necessário	74 a 90
4) MTX 100mg/m^2 *push* EV, seguidos por 200mg/m^2 em 500mL SG 5% a cada 12h; ácido folínico 15mg IM ou VO a cada 12h por quatro doses, começando 24h após o início do MTX; repetir a cada 18 dias ou quando necessário	69 a 90
5) ActD 10 a 13μg/kg EV diariamente por 5 dias; repetidos a cada 14 dias	77 a 94
6) ActD 1,25mg/m^2 EV a cada 2 semanas	69 a 90
7) Regimes 1 e 5 alternados (MTX/ActD)	100

Fonte: Lurain. Gestational trophoblastic disease II. Am J Obstet Gynecol 2011.

O regime semanal com MTX 30 a 50mg/m^2 tem como vantagens a comodidade, o baixo custo e a baixa toxicidade, porém apresenta menor taxa de resposta completa quando comparado a qualquer outro regime e não é terapia apropriada para doença metastática ou CCA.

A ActD tem sido utilizada como terapia primária quando há comprometimento renal ou hepático ou contraindicações ao uso do MTX e como terapia secundária quando há resistência ao MTX. Apresenta mais efeitos adversos (náusea, alopecia) do que o MTX, e há risco de dano tissular local em caso de extravasamento durante a aplicação EV. Os regimes mais eficazes são ActD 10 a 12mg/kg EV diariamente por 5 dias a cada 2 semanas ou dose única de 1,25mg/m^2 EV a cada 2 semanas.

Diversos estudos têm comparado a eficácia de MTX *versus* ActD para o tratamento da NTG de baixo risco, a maioria retrospectiva e não randomizada.

Um estudo randomizado prospectivo recente do Gynecologic Oncology Croup mostrou que ActD 1,25mg/m^2 EV a cada 2 semanas foi significativamente superior ao regime com MTX 30mg/m^2 IM semanal, com taxa de resposta completa de 70% *versus* 53% (p = 0,01), respectivamente. Contudo, ambos os regimes foram menos efetivos quando o escore era 5 ou 6 ou havia o diagnóstico histopatológico de CCA.

Outros estudos também relataram taxas superiores de remissão primária com ActD em pulsos quando comparada a regimes com MTX semanal, MTX por 5 dias e MTX/AF por 8 dias.

A atualização dos dados sobre tratamento da NTG no John I. Brewer Trophoblastic Disease Center, em Chicago, com 359 pacientes tratadas entre 1979 e 2006, encontrou taxas de remissão completa com agente único de 79% (78% com MTX e 86% com ActD), com 92% de resposta completa com terapia de agente único sequencial. Os 8% restantes alcançaram remissão com agentes múltiplos e/ou cirurgia adjuvante.

Estudo brasileiro comparou três regimes de QT para NTG de baixo risco: MTX por 5 dias, ActD por 5 dias e combinação de MTX e ActD (MACT), e encontrou taxas de remissão primária de 69%, 71,4% e 79,1%, respectivamente, diferenças não significativas. Efeitos adversos foram significativamente mais frequentes no grupo MACT do que naqueles tratados com agente único. Os autores afirmam que regimes com agentes únicos são tão efetivos quanto a combinação de medicamentos estudada e sugerem que a ActD é o fármaco menos tóxico e com melhor custo-efetividade para o tratamento da NTG de baixo risco. No entanto, ressaltam que o MTX, em virtude da facilidade de administração, pode ser a primeira escolha em áreas com baixos recursos.

Embora o sistema de estadiamento da FIGO/OMS seja útil na determinação do tipo de QT a ser utilizada, diversos autores sugerem que alguns pontos ainda precisam ser refinados, como, por exemplo, a pontuação atribuída ao nível pré-tratamento de β-hCG.

Estudo recente observou o desenvolvimento de resistência à primeira linha de QT quando a classificação da FIGO/OMS apresentava escore 6 ou quando o nível de β-hCG era > 100.000UI/L. Com base nesses achados, os autores sugerem a mudança no ponto de corte para doença de baixo risco de 6 para 5 ou a atribuição de pontuação 6 em vez de 4 para pacientes com β-hCG pré-tratamento > 100.000UI/L.

Há evidências sugerindo que as pacientes com β-hCG > 400.000 UI/L devem iniciar tratamento quimioterapêutico com agentes múltiplos em razão da resistência significativamente mais alta à monoquimioterapia.

Estudo realizado no Charing Cross Trophoblastic Disease Center também demonstrou redução da eficácia do esquema MTX/AF com o aumento do escore prognóstico. A taxa de resposta completa para pacientes com escore 0 e 1 foi de 75%, com queda para menos de 50% quando o escore estava entre 3 e 5 e para 31% quando o escore era 6.

Independentemente do esquema de monoquimioterapia utilizado, a QT deve continuar até que o β-hCG retorne aos valores normais, e pelo menos mais três cursos de QT têm sido administrados após o primeiro β-hCG normal. O fármaco em uso deve ser substituído por outro, caso seja observado platô de β-hCG ou se instale toxicidade que não possibilite dose ou frequência adequada de tratamento. Se houver elevação significativa de β-hCG, aparecimento de metástases ou resistência sequencial aos agentes únicos, deve-se instituir poliquimioterapia.

Ao que parece, qualquer regime de ActD promove taxas de remissão primária superiores aos esquemas com MTX, porém a maioria dos estudos compara ActD pulsada ao MTX semanal, regime que tem sido visto como menos efetivo do que aqueles com 5 e 8 dias de tratamento.

Quanto aos efeitos adversos, a comparação entre os estudos é difícil diante da heterogeneidade das pacientes envolvidas. Os efeitos adversos mais comuns para ambos os fármacos são náuseas, anemia e fadiga, semelhantes em ambos os regimes: pulsado de ActD e MTX em doses baixas. No entanto, Lertkhachonsuk e cols. relataram efeitos adversos mais graves, como alopecia e mucosite, no grupo que utilizou ActD.

Aguardam-se os resultados, previstos para 2018, de um estudo prospectivo e randomizado que está sendo realizado pelo Gynecologic Oncology Group, comparando MTX/AF por 8 dias e MTX por 5 dias com ActD pulsada na tentativa de definir qual o melhor medicamento para terapia de primeira linha.

Tratamento da neoplasia trofoblástica gestacional de alto risco

As pacientes com NTG metastática de alto risco (FIGO estádio IV e estádios II e II com escore > 7) devem ser tratadas com agentes quimioterapêuticos múltiplos, com ou sem radioterapia e cirurgia adjuvantes.

Ao longo dos anos, a terapia de escolha para agentes múltiplos tem sofrido mudanças. Nas décadas de 1970 e 1980, MTX, ActD e ciclofosfamida ou clorambucil (MAC) constituíam a primeira linha de tratamento, alcançando taxas de cura de 63% a 71%. No início dos anos 1980, foi sugerido que o regime contendo ciclofosfamida, hidroxiureia, ActD, MTX/AF, vincristina e doxorrubicina (CHAMOCA) aumentava as taxas de remissão primária para 82%, porém foi observado que tanto a cura final como a taxa de remissão primária eram inferiores com CHAMOCA quando comparado ao regime MAC e que aquele resultava em maior toxicidade.

Em 1980, descobriu-se que o etoposídeo era um agente muito efetivo para NTG e que esquemas contendo esse agente em associação a alta dose de MTX, AF, ActD, ciclofosfamida e vincristina (EMA-CO) resultavam em aumento das taxas de remissão e sobrevida.

O regime EMA-CO (Quadro 14.3) tornou-se, então, a primeira escolha para o tratamento da NTG de alto risco por sua baixa toxicidade e altas taxas de resposta completa e sobrevida.

A HTA primária ou secundária não é efetiva na redução da necessidade de QT ou taxas de indução de cura em mulheres com NTG de alto risco metastática, provavelmente em razão da maior carga de doença extrauterina presente nessas pacientes.

Quadro 14.3 Protocolos dos regimes EMA/CO e EMA/EP

Dia	Fármaco	Dose
EMA/CO		
1	Etoposídeo	100mg/m² diluídos em 200mL de solução salina e infundidos EV em 30 minutos
	ActD	0,5mg em *push* EV
	MTX	100mg/m² em *push* EV 200mg/m² por infusão EV em 12 horas
2	Etoposídeo	100mg/m² diluídos em 200mL de solução salina e infundidos EV em 30 minutos
	ActD	0,5mg em *push* EV
	Ácido folínico	15mg IM a cada 12 horas (quatro doses) ou VO, começando 24 horas após o início do MTX
8	Ciclofosfamida	600mg/m² diluídos em solução salina e infundidos em 30 minutos
	Vincristina	1mg/m² em *push* EV
EMA/EP		
1	Etoposídeo	100mg/m² diluídos em 200mL de solução salina e infundidos EV em 30 minutos
	ActD	0,5mg em *push* EV
	MTX	100mg/m² em *push* EV 200mg/m² por infusão EV em 12 horas
2	Etoposídeo	100mg/m² diluídos em 200mL de solução salina e infundidos EV em 30 minutos
	ActD	0,5mg em *push* EV
	Ácido folínico	15mg IM a cada 12 horas (quatro doses) ou VO, começando 24 horas após o início do MTX
8	Cisplatina	60mg/m² EV com hidratação prévia
	Etoposídeo	100mg/m² diluídos em 200mL de solução salina e administrados em 30 minutos

ActD: actinomicina D; MTX: metotrexato; EV: endovenoso; IM: intramuscular; VO: via oral.
Fonte: Goldstein DP, Berkowitz RS. Current management of gestational trophoblastic neoplasia. Hematol Oncol Clin N Am 2012.

As taxas de remissão primária para o regime EMA/CO variam de 54% a 91% e, apesar de ser o esquema mais comumente empregado no tratamento de pacientes com NTG de alto risco, as evidências atualmente disponíveis são incompletas, pois não há na literatura estudos de alta qualidade que confirmem a superioridade desse regime em comparação a outros esquemas de QT com agentes múltiplos.

Evidências sugerem que QT de indução com EP (etoposídeo 100mg/m^2 e cisplatina 20mg/m^2) por um a dois ciclos antes do início do EMA/CO, em pacientes selecionadas de alto risco (β-hCG > 100.000UI/L e escore FIGO/OMS > 12), é capaz de aumentar a sobrevida global e diminuir os óbitos precoces.

Para a determinação do tratamento mais eficaz e menos tóxico para esses casos é necessária a realização de estudos bem conduzidos, multicêntricos e com controle de variáveis que possam influenciar as taxas de remissão e sobrevida, como escore de risco, presença de metástases hepáticas e cerebrais e uso de terapias adjuvantes (cirurgias, radioterapia, fator estimulador de colônia de granulócitos).

Tratamento do tumor trofoblástico do sítio placentário e do tumor trofoblástico epitelioide

Em virtude da raridade, o tratamento desses tumores tem sido fundamentado em pequenas séries de casos descritas retrospectivamente.

Esses tumores relativamente resistentes à QT têm propensão à disseminação linfática. Por esse motivo, a HTA com ou sem linfadenectomia e salpingooforectomia bilateral ocupa o papel principal no tratamento quando a doença está confinada ao útero e é, por si só, curativa em dois terços dos casos.

Pode haver resposta ao regime EP-EMA ou paclitaxel/cisplatina-paclitaxel/etoposídeo (TE-TP), esquemas indicados para pacientes com fatores prognósticos adversos ou doença disseminada.

Tratamento da neoplasia trofoblástica gestacional resistente ou recidivante

Quimiorresistência ocorre quando há platô ou aumento nos níveis de β-hCG, com ou sem desenvolvimento de novas metástases, frequentemente enquanto a paciente está recebendo terapia. Por outro lado, o diagnóstico de recidiva exige pelo menos duas elevações nos níveis de β-hCG, na ausência de gestação, após alcançado um período de titulação normal. Ambas as condições representam um desafio no tratamento da NTG.

Dados recentes relataram que o número de cursos de QT de consolidação administrados, o diagnóstico clínico-patológico de CCA, o nível inicialmente alto de β-hCG, a extensão da doença (metástases em cérebro, fígado e sistema gastrointestinal) e um alto escore de risco OMS são fatores de risco associados às maiores taxas de doença resistente.

Aproximadamente 5% das pacientes com NTG de baixo risco sem metástases e 10% a 15% daquelas com metástases desenvolverão resistência à QT primária. Para doença de baixo risco, tratamento de resgate com outro agente único (p. ex., ActD após QT com MTX) usualmente é tudo o que é preciso quando o β-hCG está em platô. Quando há falha da terapia sequencial com agente único, deve-se instituir poliquimioterapia, sendo EMA-CO o regime de segunda linha mais comumente utilizado.

Estudos recentes sugerem que o índice de pulsatilidade da artéria uterina ≤ 1 prediz aumento no risco de resistência ao MTX/AF em mulheres com NTG de baixo risco, podendo ser útil na estratificação das pacientes para terapia de primeira linha. Estudos prospectivos estão em andamento para confirmar esse achado.

Quimiorresistência e doença recidivante ocorrem mais frequentemente em pacientes com NTG de alto risco.

Cerca de 20% a 30% das pacientes de alto risco terão resposta incompleta à QT de primeira linha ou recidiva após remissão e necessitarão de QT de resgate. Em geral, esquemas com agentes alternativos, especialmente contendo cisplatina, são necessários após falha da QT inicial combinada.

Em razão das altas taxas de cura e poucos casos de resistência à QT, a maioria dos estudos nesse grupo de pacientes é retrospectiva e embasada em séries de casos. Vários esquemas de resgate (Quadro 14.4) são utilizados em todo o mundo, e não está claro quais são os regimes mais efetivos e menos tóxicos, porém o regime EP-EMA é o preferido e recomendado pela FIGO. A taxa de resposta completa com esse esquema é superior na resistência (81,8%) quando comparada às recidivas (42,9%), e os efeitos adversos mais comuns são mielossupressão, náuseas, vômitos e hepatotoxicidade.

Para predição de resistência à QT com EMA/CO, estudos recentes sugerem a utilização de nomogramas de regressão de β-hCG e início de QT com agente platínico em vez de EMA-CO quando o β-hCG pré-tratamento estiver acima do percentil 90.

Além da QT de resgate, procedimentos auxiliares, como HTA, ressecção cirúrgica de sítios de doença resistente, radioterapia e técnicas de quimioembolização, fazem parte do tratamento adjuvante dessas pacientes.

Powles e cols. relataram sobrevida global em 5 anos de 93% para pacientes com recidivas e de 43% para aquelas com doença quimiorresistente.

Quadro 14.4 Quimioterapia de resgate para NTG resistente ou recaída

EP-EMA	etoposídeo, MTX, ActD, etoposídeo, cisplatina
BEP	bleomicina, etoposídeo, cisplatina
TE/TP	paclitaxel, etoposídeo, paclitaxel, cisplatina
FA	5-fluorouracil, ActD
FAEV	floxuridina, ActD, etoposídeo, vincristina
MBE	MTX, bleomicina, etoposídeo
VIP/ICE	ifosfamida, cisplatina, etoposídeo

Fonte: Ngu SF, Chan KKL. Management of chemoresistant and quiescent gestational trophoblastic disease. Curr Obstet Gynecol Rep 2014.

Quimioterapia profilática

A quimioterapia profilática é proposta no sentido de reduzir o risco de malignização após o esvaziamento molar. Uberti e Fajardo (2009), do Centro de Doenças Trofoblásticas de Porto Alegre, à semelhança do que fazem alguns centros mundiais de referência, recomendam a adoção de quimioterapia profilática com uma dose de ActD (1,25mg/m^2) no momento do esvaziamento uterino em pacientes com mola completa que preencham os critérios de alto risco para desenvolvimento de sequelas trofoblásticas.

Todavia, em pacientes disciplinadas, as baixas morbidade e mortalidade alcançadas com o monitoramento seriado com β-hCG e a instituição da quimioterapia apenas naquelas com a NTG pós-molar superam o risco potencial e o pequeno benefício da QT profilática. Por isso, não é utilizada.

ACOMPANHAMENTO PÓS-TRATAMENTO

Após três dosagens consecutivas semanais de β-hCG indetectável e completada a QT, faz-se seguimento com dosagem sérica mensal de β-hCG por 12 meses. Alguns centros recomendam acompanhamento adicional após esse período. No New England Trophoblastic Disease Center (Harvard Medical School), especialistas recomendam 2 anos de seguimento para doença de alto risco, e no Charing Cross Trophoblastic Disease Center (Reino Unido) o seguimento é realizado por toda a vida, com dosagem urinária de β-hCG a cada 6 meses após 5 anos de seguimento.

A contracepção é obrigatória durante o seguimento, preferencialmente com anticoncepcionais orais combinados. Dispositivos intrauterinos não devem ser inseridos até que os níveis de β-hCG se tornem indetectáveis.

RECIDIVA

O risco global de recidiva é de 3% a 9% no primeiro ano após a terapia e é incomum após 12 meses de β-hCG normal.

IMPACTO NO FUTURO REPRODUTIVO

No que se refere ao futuro reprodutivo após NTG, há muito se sabe do potencial mutagênico e teratogênico dos agentes quimioterapêuticos. Sabe-se que até 50% das pacientes tratadas com QT para linfoma de Hodgkin cursam com falência ovariana permanente e infertilidade. Os fatores associados aos efeitos gonadotóxicos da QT incluem a idade da paciente, o regime quimioterapêutico, a dose e a duração do tratamento.

Sabe-se que a quota de folículos ovarianos é determinada antes do nascimento, de modo que na menacme as células germinativas ovarianas não mais se proliferam, diferentemente do que ocorre nos testículos. Assim, agentes citotóxicos que necessitam da proliferação celular para atuar causam menos lesões ovarianas do que os agentes alquilantes que lesam o ácido desoxirribonucleico (DNA) na intimidade celular. Dos quimioterápicos frequentemente empregados no tratamento da NTG, são antiblásticos citotóxicos o MTX, a ActD, o etoposídeo e a vincristina, ao passo que a cisplatina e a ciclofosfamida são alquilantes. Em caso de uma eventual lesão ovariana, por vezes com destruição folicular, por outras com fibrose ovariana, algumas pacientes experimentam elevação do hormônio folículo-estimulante (FSH) e do hormônio luteinizante (LH) com queda dos níveis de estradiol, o que pode levar a uma amenorreia temporária. Trata-se de fenômeno passageiro que logo cede aos ciclos ovulatórios. Desse modo, são consignadas muitas gravidezes após QT para NTG.

Coube a Van Thiel e cols. (1970) a primeira investigação de gravidez após QT para tratamento de NTG. Os autores analisaram 88 gravidezes em 50 mulheres que receberam antiblásticos para NTG e concluíram não haver aumento de complicações obstétricas ou perinatais. Ainda assim, diagnosticaram três casos (4%) de anomalias congênitas: síndrome de Pendred, tetralogia de Fallot e hemangiomas múltiplos. Dois anos mais tarde, Van Thiel e cols. (1972) especularam que mulheres que cursaram com NTG poderiam ter mecanismo de invasão placentária anômalo, pois observaram quatro casos (4%) de acretismo placentário em 90 gestações após NTG.

Ross procedeu à investigação sobre a evolução de gravidezes em mulheres tratadas para NTG. Das 96 gravidezes consignadas, resultaram 77 (81%) partos a termo com recém-nascidos saudáveis, 15 (16%) abortamentos espontâneos, dois (3%) natimortos e duas (3%) anomalias congênitas.

Importante trabalho foi apresentado por Song e cols. acerca do futuro reprodutivo após QT para MI e CCA. Entre 1959 e 1980, 256 pacientes foram submetidas à QT para NTG, das quais 205 (80%) engravidaram após a remissão, totalizando 355 gravidezes. Vinte e três (6,4%) interromperam deliberadamente a gravidez, 26 (7,3%) abortaram espontaneamente, duas (0,5%) gravidezes foram ectópicas, 20 (6,7%) tiveram partos pré-termo e cinco (1,4%) conceptos foram natimortos, sendo dois por causa não determinada e três por prolapso de cordão, placenta prévia total e anoxia intrauterina. Dos 303 (85,3%) nascidos vivos, seis (1,9%) morreram: três no período neonatal por anomalia congênita incompatível com a vida (anencefalia, hidrocefalia e cardiopatia) e três durante o primeiro ano de vida. As 295 (97,3%) crianças restantes apresentaram crescimento e desenvolvimento normais, tendo a mais velha 25 anos à época da elaboração do trabalho. Noventa e quatro crianças foram submetidas a estudo citogenético de linfócitos periféricos, não sendo encontrado aumento de aberrações cromossômicas, o que demonstra ser a QT indene à prole.

Com relação ao período em que ocorreram as gravidezes, os autores observaram que 40,6% das pacientes gestaram dois anos após a remissão e 8,5% no primeiro ano após a remissão, sendo de 3 meses o menor intervalo de gravidez após a alta. Complicação obstétrica foi representada pelo acretismo placentário, presente em 26 (7,3%) gravidezes, responsável por 16 casos de hemorragia pós-parto e 10 casos de retenção placentária. Concluíram os autores que a QT não exerce efeito deletério nas gerações subsequentes à QT por NTG nem altera o prognóstico materno. Creditaram o elevado índice de acretismo placentário às curetagens sucessivas, lesivas ao endométrio, não atribuindo ônus algum à QT.

Nos casos de NTG de alto risco, o tratamento é feito com esquemas contendo vários agentes quimioterapêuticos, a constituir poliquimioterapia. São regimes por vezes tóxicos, mas que têm conduzido a taxas de cura satisfatórias mesmo em pacientes com múltiplas metástases. Uma vez curadas, mantendo a matriz reprodutiva, desejosas por nova gravidez, essas pacientes têm engravidado e o resultado de suas gravidezes tem sido objeto de análise de vários estudos.

Ayhan e cols. analisaram 65 gravidezes de 49 mulheres tratadas para NTG. Ainda que os autores não comparassem os resultados entre mono-QT (45 pacientes) e poli-QT (quatro pacientes), as gravidezes ocorridas no mínimo 12 meses após o último ciclo de QT resultaram em 42 (64,7%) partos a termo com recém-nascidos saudáveis, oito (12,3%) abortamentos espontâneos, sete (10,7%) abortamentos eletivos, quatro (6,1%) partos pré-termo, três (4,6%) gravidezes molares recorrentes e um (1,5%) natimorto, não sendo observada nenhuma malformação congênita nesse estudo.

Dados do J. I. Brewer Trophoblastic Disease Center, de Chicago, mostraram 176 gravidezes ocorridas em 122 pacientes tratadas com QT (esquemas de monoquimioterapia e QT com múltiplos agentes, não estudados separadamente pelos autores) para NTG não metastática entre 1962 e 1982. Das gravidezes analisadas, 128 (72,7%) evoluíram para parto a termo com recém-nascidos saudáveis, 28 (15,9%) abortamentos espontâneos, 15 (8,5%) abortamentos eletivos, quatro (2,3%) partos pré-termo, um (0,7%) caso de DTG recorrente e um feto (0,7%) com anomalia congênita.

Importante trabalho foi realizado por Woolas e cols. no Charing Cross Gestational Trophoblastic Disease Center, em Londres, a fim de determinar a influência da QT, por agente único ou por múltiplos agentes, no futuro reprodutivo das pacientes após tratamento de NTG. O estudo incluiu 728 mulheres com NTG atendidas entre 1957 e 1990. Das 392 pacientes que receberam mono-QT (MTX), apresentando seguimento médio de 11,5 (2,7 a 27,2) anos, 327 (83,4%) cursaram com gravidez normal a termo e recém-nascidos hígidos, havendo o registro de 38 (9,7%) abortamentos espontâneos, 12 (3%) natimortos e 27 (6,9%) pacientes que não conseguiram engravidar. Das 336 pacientes que receberam poli-QT (incluindo regimes com ActD, ciclofosfamida, 6-mercaptopurina, vincristina, etoposídeo e cisplatina), apresentando seguimento médio de 12,8 (2,7 a 32) anos, 280 (83,3%) cursaram com gravidez normal a termo e recém-nascidos hígidos, 35 (10,4%) com abortamentos espontâneos, sete (2%) natimortos e 21 (6,2%) pacientes não conseguiram engravidar. Os autores concluíram não haver diferença significativa nos parâmetros obstétricos ou perinatais naquelas tratadas por mono-QT ou poli-QT. Contudo, salientaram o elevado número de natimortos quando se analisa o perfil perinatal global após QT, independentemente do número de agentes utilizados. Foram consignados 19 (2,6%) casos de natimortos na série apresentada, o que é estatisticamente significativo quando comparado à população inglesa.

Garner e cols. analisaram 581 gestações em pacientes que receberam QT para NTG entre 1965 e 2001 no New England Trophoblastic Disease Center, em Boston. Observaram 393 (67,7%) gravidezes normais com partos a termo e recém-nascidos saudáveis, 99 (17%) abortamentos espontâneos, 35 (6%) partos pré-termo, 28 (4,8%) abortamentos eletivos, 10 (2,3%) casos de anomalias congênitas, nove (1,5%) natimortos e sete (1,2%) gravidezes ectópicas. Ainda que não estudassem as gravidezes considerando o número de agentes quimioterapêuticos usados no tratamento da NTG ou mesmo apresentassem o intervalo em que essas gravidezes ocorreram em relação ao término da QT, os autores concluíram não haver diferença significativa entre os resultados obstétricos e perinatais das gravidezes após QT para tratar NTG. Contudo, reiteraram a observação de Woolas e cols. no que tange à incidência elevada de natimortos.

Recomenda-se para essas pacientes seguimento pré-natal normal com ultrassonografia no primeiro trimestre, cuidadosa avaliação da placenta e dosagem quantitativa do β-hCG 42 dias após o parto.

Sevitz relatou a primeira gravidez após CCA tratado com regime EMA/CO. Tratava-se de caso de mola recorrente com evolução para CCA metastático, em que foram necessários oito ciclos de EMA/CO para obter a cura. A paciente engravidou 12 meses após o término do regime EMA/CO e teve pré-natal normal e recém-nascido saudável.

Há de salientar, entretanto, o possível potencial teratogênico dos quimioterápicos agrupados no regime EMA/CO. Bower e cols. verificaram três (2,6%) casos de anomalias congênitas ao analisarem 112 recém-nascidos de mulheres tratadas com EMA/CO para NTG. Ainda assim, os autores concluíram que as gravidezes após 12 meses do término da QT não cursam com incidência aumentada de malformações congênitas.

Lok e cols. investigaram os resultados obstétricos e a incidência de infertilidade em pacientes com NTG tratadas com regime EMA/CO. Nesse estudo, o seguimento após a alta foi mantido em 27 pacientes, das quais 18 (66,6%) retornaram aos ciclos ovulatórios normais, seis (22,2%) apresentaram ciclos irregulares e três (11,1%) tiveram amenorreia persistente. Dentre as 18 pacientes que retornaram aos ciclos ovulatórios, 12 conceberam, resultando em 20 gravidezes: 16 (76,1%) partos a termo com recém-nascidos saudáveis, dois (9,5%) abortamentos espontâneos e dois (9,5%) partos pré-termo com recém-nascidos malformados (cardiopatia congênita e anencefalia). Esses resultados não apresentaram significância estatística quando comparados à população da Holanda.

Durante o seguimento para NTG, as pacientes fazem dosagens periódicas do β-hCG para detecção de formas persistentes e metastáticas da doença. Após três dosagens consecutivas normais, dosa-se o hormônio em 15 dias e depois mensalmente até completar 12 meses, quando as pacientes são liberadas para engravidar. Contudo, não são raros os casos de gravidez antes da alta do seguimento.

A gravidez ainda no seguimento pós-NTG representa importante óbice à detecção precoce das recidivas dessa neoplasia. Recomenda-se, criteriosamente, que as gravidezes após QT ocorram depois de 12 meses do último ciclo de QT de modo a detectar NTG recidivante, o que é mais frequente no primeiro ano do seguimento. Ademais, deve-se propiciar intervalo suficiente para que os oócitos lesionados pelos agentes antiblásticos possam ser substituídos pelo recrutamento de novos oócitos. Ainda que 12 meses após o término da QT seja o intervalo de tempo recomendado pela maioria dos autores, salientando que 90% das recidivas ocorrem nesse período (Kohorn, 1999), outros autores, como Mutch e cols. e Kjer e Iversen (1990), recomendam período ainda maior para uma nova gravidez após QT para NTG. Mutch e cols. sugerem que esse período deva ser de no mínimo três anos, uma vez que 50% das recidivas de NTG, em sua casuística, ocorreram em 3 meses, 85% antes de 18 meses, e foram necessários 36 meses para que todos os casos de recidiva se manifestassem.

Tuncer e cols. analisaram 41 pacientes com NTG que engravidaram antes de 1 ano após o último ciclo de QT. Todas as pacientes tinham pelo menos um valor de β-hCG normal, ocorrendo a gravidez, em média, 6,3 meses após o tratamento quimioterapêutico. Dessas 41 gravidezes, resultaram 24 (58,5%) partos a termo com recém-nascidos saudáveis, três (7,3%) partos pré-termo, 10 (24,4%) abortamentos eletivos, três (7,3%) abortamentos espontâneos e uma (2,4%) gravidez molar recorrente. Houve um (2,4%) caso de recidiva de NTG durante a gravidez; tratava-se de CCA com metástase pulmonar que determinou a antecipação do parto com 28 semanas de gravidez para dar início à QT. Ainda assim, os autores concluíram não haver risco aumentado nas gestações iniciadas com menos de 12 meses do último ciclo de QT, classificando essas gestações como "razoavelmente seguras".

Kohorn destacou a segurança da gravidez com menos de 1 ano pós-tratamento quimioterapêutico para NTG. Consignou 230 gestações antes de completar 1 ano de seguimento pós-NTG, cujos resultados evidenciaram 166 (72,2%) partos a termo com recém-nascidos saudáveis, 57 (25%) abortamentos eletivos, uma (2,2%) gravidez molar recorrente, cinco (2,2%) casos de recidiva de NTG e nenhum aborto espontâneo. A despeito dos resultados favoráveis, recomenda o autor que as pacientes aguardem no mínimo 12 meses após a QT para engravidar.

Entre 1966 e 1996, Lan e cols. avaliaram 22 pacientes que engravidaram menos de 1 ano após a QT para NTG. Dessas gravidezes resultaram nove (40,9%) partos a termo com recém-nascidos saudáveis, um (4,5%) parto pré-termo, seis (27,2%) abortamentos eletivos, quatro (18,1%) abortamentos espontâneos, um natimorto (4,5%) e dois (9%) casos de DTG recorrente: um de gravidez molar e o outro de CCA pós-parto. O intervalo médio entre o final da QT e a gravidez foi de 10,2 meses no grupo em que prevaleceram os partos a termo com recém-nascidos saudáveis e de 5,8 meses naquele em que predominaram as perdas fetais, com diferença estatística significativa entre esses grupos. Os autores concluíram que gravidezes com menos de 1 ano após tratamento quimioterapêutico para NTG apresentam melhor prognóstico se a concepção ocorrer mais de 6 meses depois do término da QT; por outro lado, quando em menos de 6 meses, maiores são as chances de perdas fetais.

Blagden e cols. estudaram 230 mulheres que engravidaram antes de completar 1 ano após o tratamento da NTG, das quais 164 (71,3%) evoluíram para parto a termo com recém-nascido saudável, havendo o registro de 35 (15%) abortamentos eletivos, 26 (11%) abortamentos espontâneos, três (1,3%) casos de DTG recorrente, dois (0,8%) natimortos, três (1,3%) anomalias congênitas e 15 (7%) casos de recidiva da NTG, dos quais quatro (2%) no grupo de monoquimioterapia e 11 (5%) no de poliquimioterapia. Houve diferença significativa na incidência de gravidezes entre aquelas que receberam monoquimioterapia (22%) e as que foram tratadas com poliquimioterapia (10%), o que se atribui ao fato de o MTX – principal agente da monoquimioterapia – apresentar menos toxicidade, propiciando melhor recuperação ovariana, diferentemente dos esquemas com multiagentes.

Abortamento espontâneo foi mais frequente naquelas tratadas com poliquimioterapia. Ainda assim, a incidência de abortamento espontâneo foi menor do que a habitualmente esperada para a população geral. Também não foi significativa a presença de anomalias congênitas registradas nos produtos dessas gravidezes. Os autores assinalaram por fim que, a despeito de não ter ocorrido morte materna em virtude das complicações decorrentes de NTG recidivante, uma paciente cursou a gravidez com dispneia intensa em razão da extensa metástase pulmonar de CCA diagnosticada na gravidez. Assim, postergar a gravidez para 12 meses após o término da QT garante, além da segurança da gestação e do concepto, intervalo suficiente para detectar NTG recidivante e suas complicações vigentes na gravidez.

Matsui e cols. analisaram 137 pacientes que engravidaram durante o seguimento pós-NTG no Hospital Universitário de Chiba, no Japão. As gravidezes iniciadas com menos de 6 meses do último ciclo de QT cursaram com mais anormalidades gestacionais, quando comparadas àquelas após 12 meses da última QT. Os autores verificaram maior proporção de abortamentos espontâneos, natimortos e DTG recorrentes nas pacientes que engravidaram dentro de 6 meses após a QT (6/16 – 37,5% vs. 11/99 – 10,5%).

Atualmente, os especialistas preconizam a contracepção pelo menos durante 1 ano em pacientes com NTG depois do sucesso da QT. Entretanto, no caso de uma paciente conceber antes de completar 1 ano pós-tratamento, não é necessária a interrupção da gravidez, aconselhando-se pré-natal cuidadoso para vigilância do desenvolvimento e da vitalidade do feto.

Leitura complementar

Abrão RA, Andrade JM, Tiezzi DG, Marana HRC, Reis FJC, Clagnan WS. Treatment for low-risk gestational trophoblastic disease: Comparasion of single-agent methotrexate, dactinomycin and combination regimens. Gynecol Oncol 2008; 108:149-53.

Agarwal R, Harding V, Short D, et al. Uterine artery pulsatility index: a predictor of methotrexate resistance in gestational trophoblastic neoplasia. BJOG 2012; 106:1089-94.

Agarwal R, Teoh S, Short D, Harvey R, Savage PM, Seckl MJ. Chemotherapy and human chorionic gonadotropin concentrations 6 months after uterine evacuation of molar pregnancy: a retrospective cohort study. Lancet 2012; 379:130-5.

Alazzam M, Tidy J, Hancock BW, Osborne R, Lawrie TA. First-line chemotherapy in low-risk gestational trophoblastic neoplasia. Cochrane Database of Systematic Reviews 2012, Issue 7. Art. No. CD007102. DOI: 10.1002/14651858.CD007102.pub3

Alifrangis C, Agarwal R, Short D et al. EMA/CO for high-risk gestational trophoblastic neoplasia: Good outcomes with induction low-dose etoposide-cisplatin and genetic analysis. J Clin Oncol 2013; 31(2):280-6.

Allen SD, Lim AK, Seckl MJ, Blunt DM, Mitchell AW. Radiology of gestacional trophoblastic neoplasia. Clin Radiol 2006; 61(4):301-13.

Andrijono A, Muhilal M. Prevention of post-mole malignant trophoblastic disease with vitamin A. Asian Pac J Cancer Prev 2010; 11(2):567-70.

Ayhan A, Ergeneli MH, Yüce K, Yapar EG, Hüsnü AK. Pregnancy after chemotherapy for gestational trophoblastic disease. J Reprod Med 1990; 35:522-4.

Belfort P, Freire NS, Braga A. Malformação arteriovenosa uterina após doença trofoblástica gestacional. Rev Bras Ginecol Obstet 2006; 28(2):112-21.

Berkowitz RS, Goldstein DP. Current advances in the management of gestational trophoblastic disease. Gynecol Oncol 2013; 128(1):3-5.

Berkowitz RS, Goldstein DP. Current management of gestational trophoblastic diseases. Gynecol Oncol 2009; 112:654-62.

Blagden SP, FoskTTE MA et al. The effect of early pregnancy following chemotherapy on disease relapse and foetal outcome in women treated for gestational trophoblastic tumours. Br J Cancer 2002; 86:26-30.

Bower M, Newlands ES, Holden L et al. EMA/CO for high-risk gestational trophoblastic tumours: results from a cohort of 272 patients. J Clin Oncol 1997; 15:2636-43.

Braga A, Campos V, Filho JR et al. Is chemotherapy always necessary for patients with nonmetastatic gestational trophoblastic neoplasia with histopathological diagnosis of choriocarcinoma? Gynecol Oncol 2017. pii: S0090-8258(17)31554-8.

Braga A, Torres B, Burlá M et al. Is chemotherapy necessary for patients with molar pregnancy and human chorionic gonadotropin serum levels raised but falling at 6months after uterine evacuation? Gynecol Oncol 2016; 143(3):558-64.

Braga A, Uberti EMH, Fajardo MC et al. Epidemiological report on the treatment of patients with gestational trophoblastic disease in 10 Brazilian referral centers. Results after 12 years since International FIGO 2000 consensus. J Reprod Med 2014; 59:241-7.

Braga A. Doença trofoblástica gestacional. In: Montenegro CAB, Rezende-Filho (eds). Rezende-Obstetrícia. Rio de Janeiro: Gen 2014.

Chapman DR, Lutz HM. Report of a successful delivery after nonsurgical management of a choriocarcinoma-related pelvic arteriovenous fistula. Am J Obstet Gynecol 1985; 153(2):155-7.

Chapman-Davis E, Hoekstra AV, Rademaker AW, Schink JC, Lurain JR. Treatment of nonmetastatic and metastático low-risk gestational trophoblastic neoplasia: Factors associated with resistance to single-agent methotrexate chemotherapy. Gynecol Oncol 2012; 125:572-5.

Clark ST, Radford JA, Crowther D, Swindell R, Shalet SM. Gonadal function following chemotherapy for Hodgkin's disease: a comparative study of MVPP and a seven-drug hybrid regimen. J Clin Oncol 1995; 13:134-9.

Cole LA, Dai D, Butler SA, Leslie KK, Kohorn EI. Gestational trophoblast diseases: 1. Pathophysiology of hyperglycosylated hCG. Gynecol Oncol 2006; 102:145-50.

Cyriac S, Rajendranath R, Sridevi V, Sagar TG. Etoposide, cisplatin-etoposide, methotrexate, actinomycin-D as primary treatment for management of very-high-risk gestational trophoblastic neoplasia. Int J Gynaecol Obstet 2011; 115(1):37-9.

Deng L, Zhang J, Wu T, Lawrie TA. Combination chemotherapy for primary treatment of high-risk gestational trophoblastic tumour. Cochrane Database of Systematic Reviews, 2013. Art. No. CD005196. DOI: 10.1002/14651858.CD005196.pub4.

El-Helw L, Hancock BW. Treatment of metastatic gestational trophoblastic neoplasia. Lancet Oncol 2007; 8:715-24.

Ferraz L, Burlá M, Lopes P, Braga A. Impacto da ingestão dietética e do estresse oxidativo em pacientes com doença trofobástica gestacional. Femina 2014; 42:153.

FIGO Committee. FIGO staging for gestational trophoblastic neoplasia 2000. FIGO Oncology Committee. Int J Gynaecol Obstet 2002; 77(3):285-7.

Garner EIO, Lipson E, Bernstein M, Goldstein DP, Berkowitz RS. Subsequent pregnancy experience in patients with molar pregnancy and gestational trophoblastic tumor. J Reprod Med 2002; 47:380-6.

Gilani MM, Yarandi F, Eftekhar Z, Hanjani P. Comparasion of pulse metrotrexate and pulse dactinomycin in the treatment of low-risk gestacional trophoblastic neoplasia. Aust N Z J Obstet Gynaecol 2005; 45(2):161-4.

Goldstein DP, Berkowitz RS. Current management of gestational trophoblastic neoplasia. Hematol Oncol Clin N Am 2012; 26:111-31.

Hanna RK, Soper JT. The role of surgery and radiation therapy in the management of Gestational Trophoblastic Disease. Oncologist 2010; 15:593-600.

Hickey M, Fraser IS. Clinical implications of disturbances of uterine vascular morphology and function. Bailliers Best Pract Res Clin Obstet Gynecol 2000; 14(6):937-51.

Hoekstra AV, Lurain JR, Rademaker AW, Schink JC. Gestational trophoblastic neoplasia: treatment outcomes. Obst Gynecol 2008; 112:251-8.

Hui P, Martel M, Parkash V. Gestational trophoblastic diseases. Adv Anat Pathol 2005; 12(3):116-25.

Hyman DM, Bakios L, Gualtiere G et al. Placental site trophoblastic tumor: Analysis of presentation, treatment and outcome. Gynecol Oncol 2013; 129:58-62.

Kani KK, Lee JH, Dighe M, Moshiri M, Kolokythas O, Dubinsky T. Gestational trophoblastic disease: Multimodality imaging assessment with special emphasis on spectrum of abnormalities and value of imaging in stanging and management of disease. Curr Probl Diagn Radiol 2012; 41:1-10.

Khoo SK, Sidhu M, Baartz D, Yip WL, Tripcony L. Persistance and malignant sequelae of gestational trophoblastic disease: Clinical presentation, diagnosis, treatment and outcome. Aust N Z J Obstet Gynaecol 2010; 50(1):81-6.

Kjer JJ, Iversen T. Malignant trophoblastic tumours in Norway. Fertility rate after chemotherapy. Br J Obstet Gynaecol 1990; 97:623-5.

Kohorn EI. How soon is it safe to undertake pregnancy after trophoblastic tumor? Gynecol Oncol 1999; 73:343-4.

Kohorn EI. Worldwide survey of the results of treating gestational trophoblastic disease. J Reprod Med 2014; 59(3-4):145-53.

Kurman RJ, Scully RE, Norris HJ. Trophoblastic pseudotumor of the uterus: an exaggerated form of "syncytial endometritis" simulating a malignant tumor. Cancer 1976; 38(3):1214-26.

Lan Z, Hongzhao S, Xiuyu Y, Yang X. Pregnancy outcomes of patients who conceived within 1 year after chemotherapy for gestational trophoblastic tumor: a clinical report of 22 patients. Gynecologic Oncology 2001; 83:146-8.

Lertkhachonsuk AA, Israngura N, Wilailak S, Tangtrakul S. Actinomycin d versus methotrexate-folinic acid as the treatment of stage I, low-risk gestational trophoblastic neoplasia: a randomizes controlled trial. Int J Gynecol Cancer 2009; 19(5)985-8.

Lima LL, Parente RC, Maestá I et al. Clinical and radiological correlations in patients with gestational trophoblastic disease. Radiol Bras 2016; 49(4):241-250.

Lok CA, van der Houwen C, tem Kate-Booij MJ, van Eijkeren MA, Ansink AC. Pregnancy after EMA/CO for gestational trophoblastic disease: a report from The Netherlands. Br J Obstet Gynecol 2003; 110:560-6.

Lurain JR, Nejad B. Secondary chemotherapy for high-risk gestational trophoblastic neoplasia. Gynecol Oncol 2005; 97:618-23.

Lurain JR, Sciarra JJ. Study and treatment of gestational trophoblastic diseases at the John I. Brewer Trophoblastic Disease Center, 1962-1990. Eur J Gynaecol Oncol 1991; 12:425-8.

Lurain JR. Gestational trophoblastic disease II: classification and management of gestational trophoblastic neoplasia. Am J Obstet Gynecol 2011; 204(1):11-8.

Lybol C, Sweep FCGJ, Harvey R et al. Relapse rates alter two versus three consolidation courses of methotrexate in the treatment of low-risk gestational trophoblastic neoplasia. Gynecol Oncol 2012; 125:576-9.

Lybol C, Westerdijk K, Sweep FCGJ, Ottevanger PB, Massuger LFAG, Thomas CMG. Human chorionic gonadotropin (hCG) regresión normograms for patients with high-risk gestacional trophoblastic neoplasia treated with EMA/CO (etoposide, methotrexate, actinomycin D, cyclophosphamide and vincristine) chemotherapy. Ann Oncol 2012; 23(11):2903-6.

Maesta I, Braga A. Challenges of the treatment of patients with gestational trophoblastic disease. Rev Bras Ginecol Obstet 2012; 34(4):143-6.

Mao Y, Wan X, Lv Weiguo, Xie X. Relapsed or refractory gestational neoplasia treated with the etoposide and cisplatin/etoposide, methotrexate, and actinomycin D (EP-EMA) regimen. Int J Gynaecol Obstet 2007; 98:44-7.

Matsui H, Litsuka Y, Suzuka K et al. Early pregnancy outcomes after chemotherapy for gestational trophoblastic tumor. J Reprod Med 2004; 49:531-4.

Mazur MT, Kurman RJ. Gestational trophoblastic disease. In: Kurman RJ (ed.) Blaustein's pathology of the female genital tract, 4. ed. New York: Springer, 1994:1049-93.

McGrath S, Short D, Harvey R, Schmid P, Savage PM, Seckl MJ. The management and outcome of women with post-hydatidiform mole low-risk gestational trophoblastic neoplasia, but hCG levels in excess of 100.000IUl^{-1}. Br J Cancer 2010; 102(5):810-4.

Mousavi A, Cheraghi F, Yarandi F, Gilani MM, Shojaei H. Comparasion of pulsed actinomycin D verus 5-day methotrexate for the treatment of low-risk gestational trophoblastic disease. Int J Gynaecol Obstet 2012; 116:39-42.

Mutch DG, Soper JT, Babcock CJ, Clarke-Pearson DL, Hammond CB. Recurrent gestational trophoblastic disease; experience of the southeastern regional trophoblastic disease center. Cancer 1990; 66:978-82.

Ngu SF, Chan KKL. Management of chemoresistant and quiescent gestational trophoblastic disease. Curr Obstet Gynecol Rep 2014; 3:84-90.

Osborne RJ, Filiaci V, Schink JC et al. Phase III Trial of weekly metrotrexate or pulsed dactinomycin for low-risk gestational trophoblastic neoplasia: A Gynecologic Oncology Group Study. J Clin Oncol 2011; 29(7):825-31.

Pezeshki M, Hancock BW, Silcocks P et al. The role of repeat uterine evacuation in the management of persistent gestational trophoblastic disease. Gynecol Oncol 2004; 95:423-9.

Powles T, Savage PM, Stebbing J et al. A comparison of patientes with relapsed and chemo-refractory gestational trophoblastic neoplasia. Br J Cancer 2007; 96(5)732-7.

Ross GT. Congenital anomalies among children born of mothers receiving chemotherapy for gestational trophoblastic neoplasms. Cancer 1976; 37:1043-7.

Scully RE, Young RH. Trophoblastic pseudotumor: a reappraisal. Am J Surg Pathol 1981; 5(1):75-6.

Seckl MJ, Sebire NJ, Fisher RA, Golfier F, Massuger L, Sessa C. Gestational trophoblastic disease: ESMO Clinal Practice Guidelines for diagnosis, treatment and follow-up. Ann Oncol 2013; 24(Suppl 6):vi39-50.

Sevitz H. Term pregnancy after three trophoblastic disease events. Gynecol Oncol 1988; 29:255-6.

Sita-Lumsden A, Medani H, Fisher R et al. Uterine artery pulsatility index improves prediction of methotrexate resistance in women with gestational trophoblastic neoplasia with FIGO score 5-6. BJOG 2013; 120(8):1012-5.

Sita-Lumsden A, Short D, Lindsay I et al. Treatment outcomes for 618 women with gestational trophoblastic tumours following a molar prenancy at the Charing Cross Hospital, 2000-2009. Br J Cancer 2012; 107:1810-4.

Song HZ, Wu PC, Wang YE, Yang XY, Dong SY. Pregnancy outcomes after successful chemotherapy for choriocarcinoma and invasive mole: long term follow-up. Am J Obstet Gynecol 1988; 158:538-45.

Sung WJ, Shin HC, Kim MK, Kim MJ. Epithelioid trophoblastic tumor: clinicopathologic and immunohistochemical analysis of three cases. Korean J Pathol 2013; 47(1):67-73.

Taylor F, Grew T, Everard J et al. The outcome of patients with low risk gestational trophoblastic neoplasia treated with single agent intramuscular methotrexate and oral folinic acid. Eur J Cancer 2013; 49:3184-90.

Timmerman D, Van den Bosch T, Peeraer K et al. Vascular malformationsin the uterus: ultrasonographic diagnosis and conservative management. Eur J Obstet Gynecol Reprod Biol 2000; 92(1):171-8.

Tuncer ZS, Bernstein MR, Goldstein DP, Berkowitz RS. Outcome of pregnancies occurring before completion of human chorionic gonadotropin follow-up in patients with persistent gestational trophoblastic tumor. Gynecol Oncol 1999; 73:45-7.

Uberti EM, Fajardo Mdo C, da Cunha AG et al. Prevention of postmolar gestational trophoblastic neoplasia using prophylactic single bolus dose of actinomycin D in high-risk hydatidiform mole: a simple, effective, secure and low-cost approach without adverse effects on compliance to general follow-up or subsequent treatment. Gynecol Oncol. 2009; 114(2):299-305.

Van Thiel DH, Grodin JM, Ross GT, LipsTTE MB. Partial placenta accreta in pregnancies following chemotherapy for gestational trophoblastic neoplasms. Am J Obstet Gynecol 1972; 112:54-8.

Van Thiel DH, Ross GT, LipsTTE MB. Pregnancies after chemotherapy of trophoblastic neoplasms. Science 1970; 169:1326-7.

van Trommel NE, Massuger LF, Verheijen RH, Sweep FC, Thomas CM. The curative effect of a second curettage in persistent trophoblastic disease: a retrospective cohort survey. Gynecol Oncol 2005; 99(1):6-13.

Woolas RP, Bower M, Newlands ES, Seckl MJ, Short D, Holden L. Influence of chemotherapy for gestational trophoblastic disease on subsequent pregnancy outcome. Br J Obstet Gynecol 1998; 105:1032-5.

Yarandi F, Eftekhar Z, Shojaei H, Kanani S, Sharifi A, Hanjani P. Pulse methotrexate versus pulse actinomycin D in the treatment of low-risk gestational trophoblastic neoplasia. Int J Gynaecol Obstet 2008; 103:33-7.

Princípios de Radioterapia no Câncer Ginecológico

CAPÍTULO 15

Alexandre Vasconcellos Alvim Ambrósio
Inês Vilela Costa Pinto

INTRODUÇÃO

A radioterapia é uma modalidade de tratamento fundamentada no uso de fótons de alta energia (radiação X ou gama), radiações particuladas (elétrons, prótons, íons de carbono e ferro) e fontes radioativas (como iodo, césio, iridium e ouro).

O tratamento de diversas condições benignas e malignas sofreu uma drástica mudança após a descoberta dos raios-X, por Wilhelm Conrad Röntgen, em 1895, e do fenômeno da radioatividade, por Henri Becquerel, em 1896, e pelo casal Marie e Pierre Curie, em 1898. Antes mesmo do entendimento de suas propriedades físicas e efeitos biológicos, a radiação foi empregada no tratamento de uma neoplasia gástrica por Victor Despeignes, em 1896.

O termo *radiação* se refere à energia que se propaga de um ponto a outro no espaço ou em um meio material qualquer. A expressão *radiação ionizante* indica que a energia da radiação é suficiente para retirar um elétron de um átomo, transformando-o em um íon. Esse processo leva à formação de grande quantidade de radicais livres, que são lesivos aos diversos componentes celulares, em especial o DNA.

A radioterapia pode lesionar células normais e patológicas. A ação terapêutica se deve à evidência de que as células normais apresentam maior capacidade de recuperação de danos provocados pela radiação do que as células patogênicas.

A unidade terapêutica empregada em radioterapia é o Gray (Gy), que indica a quantidade de radiação absorvida por massa de tecido. A dose de radiação a ser utilizada e a forma como essa será entregue dependem de diversos fatores, como a patologia da doença, a finalidade do tratamento, a radiossensibilidade da neoplasia, a dimensão tumoral e a proximidade/tolerância dos tecidos normais.

Com o intuito de padronizar as prescrições em radioterapia tridimensional, a Comissão Internacional de Unidades e Medidas Radiológicas (ICRU), em seu relatório de número 50, definiu os seguintes volumes em radioterapia:

- *Gross Tumor Volume* **(GTV):** área grosseira de neoplasia visível ou palpável (p. ex., tumor visível do colo do útero).
- *Clinical Target Volume* **(CTV):** trata-se de um conceito anatomoclínico, sendo definido pelo volume de tecido que contém o GTV e/ou áreas de doença microscópica subclínica que devem ser tratadas visando à cura ou à paliação (p. ex., drenagem linfonodal em um tumor de colo do útero).
- *Planning Target Volume* **(PTV):** é um conceito geométrico definido pelos arranjos de campos utilizados no tratamento que levam em conta todas as inacurácias (como a movimentação do paciente e do volume-alvo) durante e entre as frações de tratamento, visando garantir que a dose prescrita seja entregue no CTV.
- **Órgãos de risco:** tecidos sadios cuja sensibilidade à radiação poderá influenciar significativamente o plano de tratamento e/ou a dose prescrita (p. ex., a bexiga, o reto e o intestino delgado).

O principal objetivo de todo o planejamento radioterapêutico é a entrega de altas doses de radiação em um volume específico, poupando os órgãos sadios circunjacentes. Diversas modalidades terapêuticas podem ser utilizadas objetivando uma maior conformação na entrega da dose.

MODALIDADES DE RADIOTERAPIA

Há duas modalidades de radioterapia: a teleterapia, também chamada de radioterapia externa, e a braquiterapia, as quais podem ser utilizadas isoladamente ou em conjunto. Em tumores ginecológicos, é comum o emprego de ambas as técnicas combinadas.

Teleterapia ou radioterapia externa

A teleterapia (do grego *tele*, "à distância") é uma modalidade de tratamento em que a fonte de radiação está a uma determinada distância do paciente. Exemplos dessa modalidade são os aceleradores lineares e as unidades de cobalto 60.

Para a realização da radioterapia externa podem ser utilizadas diversas técnicas, como o planejamento convencional em duas dimensões (2D), o planejamento conformacional em três dimensões (3D), a radioterapia com intensidade modulada (IMRT), a radioterapia guiada por imagens (IGRT), a radioterapia estereotáxica fracionada (SBRT), a radiocirurgia, a radioterapia intraoperatória, a radioterapia da pele total (*total skin irradiation*) e a radioterapia do corpo total (*total body irradiation*). Em tumores ginecológicos, as modalidades de teleterapia mais utilizadas são a 2D, a 3D e a IMRT.

Inicialmente, a radioterapia era realizada por meio do planejamento 2D, sendo os campos de irradiação determinados por referências ósseas e anatômicas. Um grande volume de tecido e órgãos normais era irradiado, ocasionando maior incidência de complicações agudas e crônicas (Figura 15.1).

Na década de 1970, a difusão da tomografia computadorizada (TC) promoveu um avanço na radioterapia. Em 1983, o planejamento 3D foi estabelecido, possibilitando o delineamento e o controle do volume irradiado com a consequente proteção dos órgãos de risco. O planejamento 3D (Figura 15.2) possibilita a visualização tridimensional do paciente, um maior número de campos de tratamento e a avaliação de doses de radiação nos volumes de órgãos críticos e em volumes-alvo (histograma dose-volume).

Na década de 1990 surgiram os primeiros aparelhos capazes de modular o feixe de radiação. Em 2000, o IMRT passou a ser utilizado. Com essa técnica, manipula-se a intensidade dos feixes individuais, possibilitando maior controle sobre a distribuição de dose no volume-alvo e nos órgãos de risco (Figura 15.3).

Diversas séries retrospectivas demonstraram a capacidade do IMRT de reduzir a dose nos órgãos de risco, em especial o intestino delgado, a bexiga e a medula óssea. Esses achados sugerem uma possível redução na toxicidade do tratamento.

Estão em andamento dois estudos randomizados (RTOG 1203/TIME-C e PARCER) para avaliar o impacto do IMRT no tratamento adjuvante de tumores ginecológicos (colo do útero e endométrio). A análise interina do TIME-C, apresentada no Congresso Americano de Radioterapia (ASTRO) em 2016, demonstrou redução significativa das toxicidades urinária e gastrointestinal agudas. Mais tempo de seguimento ainda é necessário para avaliação do impacto na toxicidade tardia.

Braquiterapia

Modalidade de tratamento em que a fonte de radiação está em contato com o paciente, a braquiterapia (do grego *brachys*, que significa curta distância) torna possível que altas doses de radiação sejam aplicadas em um volume restrito de tecido com rápida redução da dose nos tecidos vizinhos.

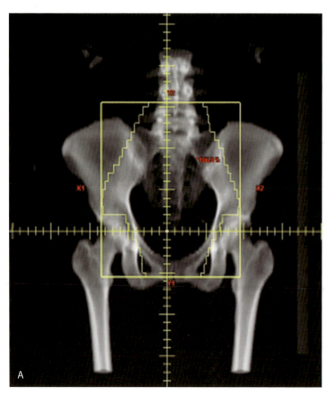 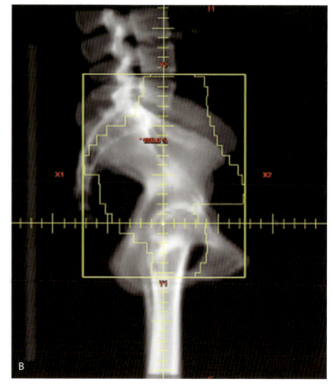

Figura 15.1A e B Visualização de um campo anterior e lateral em um planejamento 2D de carcinoma do colo do útero.

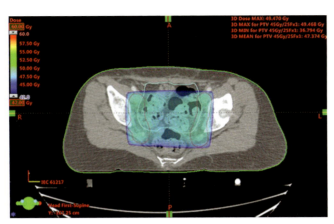

Figura 15.2 Corte axial de um planejamento conformado em paciente portadora de adenocarcinoma do endométrio operado (linha em vermelho: PTV; linha em ciano: cavidade peritoneal).

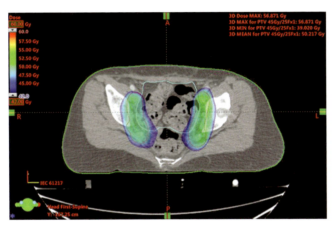

Figura 15.3 Corte axial de um planejamento de IMRT em paciente portadora de adenocarcinoma do endométrio operado (linha em vermelho: PTV; linha em ciano: cavidade peritoneal).

Há três modalidades de braquiterapia: intersticial, intracavitária e endoluminal. Na terapia intersticial, a fonte radioativa é colocada diretamente no tecido a ser tratado, como a mama ou a próstata. Na abordagem intracavitária, a fonte é introduzida em uma cavidade como a uterina. Na endoluminal, a fonte radioativa é colocada dentro do lúmen de um órgão, como esôfago ou brônquio.

A fonte radioativa pode ser implantada de modo temporário ou permanente. No implante temporário, a fonte é deixada por determinado tempo até a obtenção da dose desejada. No implante permanente, a fonte é deixada de maneira definitiva, levando em conta sua atividade, meia-vida e decaimento.

A depender da taxa de dose utilizada, a braquiterapia pode ser subdividida em baixa taxa de dose (LDR), quando < 2Gy/h, ou alta taxa de dose (HDR), quando > 12Gy/h.

A LDR é empregada no tratamento do carcinoma do colo do útero desde 1903. No entanto, em virtude da maior rapidez no tratamento, das possibilidades de carregamento remoto e da otimização do planejamento após o implante, a HDR vem tomando seu espaço desde a década de 1980.

Alguns questionamentos com relação à segurança oncológica na mudança da LDR para a HDR foram inicialmente levantados, uma vez que os primeiros ensaios clínicos randomizados de radioquimioterapia para o colo do útero utilizaram a LDR. Contudo, diversos estudos de fase III demonstraram equidade no controle tumoral, além de menor toxicidade para a HDR.

RADIOTERAPIA NAS NEOPLASIAS DO COLO DO ÚTERO

A neoplasia do colo do útero é a mais frequente neoplasia genital feminina em países subdesenvolvidos. Estimativas indicam que mais de 90% das neoplasias do colo do útero estão relacionadas com a presença do papilomavírus humano (HPV) e são contraídas via relação sexual. Fatores sociais relacionados com o câncer do colo do útero incluem aqueles associados à infecção pelo HPV, como idade precoce da primeira relação sexual, história de múltiplos parceiros sexuais, grande número de gestações e história de doenças sexualmente transmissíveis, incluindo gonorreia, clamídia, herpes e HIV.

A escolha terapêutica leva em consideração o estadiamento, a idade, as condições clínicas da paciente, seu desejo com relação ao planejamento familiar e a preservação da fertilidade e os recursos locais disponíveis.

Desde o início do século XX a radioterapia tem sido usada no manejo curativo do câncer do colo do útero, em uma combinação de radioterapia externa e braquiterapia, resultando em taxas mais altas de sobrevida. Vários métodos têm sido desenvolvidos para ajudar na conformação da dose e na proteção dos órgãos normais.

A incorporação da braquiterapia após a radioterapia externa seguiu-se ao conhecimento de que a probabilidade de controle tumoral se relaciona com a dose de radiação e o volume tumoral. Desse modo, a braquiterapia é parte padrão do tratamento primário para neoplasias do colo do útero. A braquiterapia de alta taxa de dose está incorporada à rotina assistencial e apresenta resultados similares aos da baixa taxa de dose, mas com vantagens operacionais de proteção radiológica.

Idealmente, o tempo de tratamento deve ser inferior a 8 semanas. Anthony Fyles e cols. encontraram perda no controle local de 1% por dia de atraso no tratamento após 6 semanas em pacientes tratadas exclusivamente com radioterapia. A série de radioquimioterapia de Song também encontrou perda no controle local em pacientes cujo tratamento teve mais de 8 semanas de duração.

Diversos autores encontraram anemia/hipoxia como fator de pior prognóstico, sendo recomendada a manutenção de hemoglobina > 12mg/dL.

Tratamentos recomendados

Alguns poucos estudos randomizados compararam os resultados obtidos com a histerectomia radical e com a radioterapia definitiva; entretanto, nenhum comparou os resultados cirúrgicos com a radioquimioterapia. As séries publicadas por Newton e Roddick na década de 1970 e mais recentemente por Landoni para pacientes com estádio FIGO IB a IIA não encontraram diferenças na sobrevida livre de progressão e na sobrevida global.

No estudo de Landoni, as pacientes do braço cirúrgico que apresentaram doença > pT2a, margens positivas, margem do estroma cervical < 3mm ou linfonodos positivos receberam radioterapia adjuvante. Além da ausência de benefício oncológico, o tratamento combinado resultou em maior toxicidade de graus 2 e 3 (28% × 12%).

Recentemente apresentado no Congresso Europeu de Oncologia (ESMO), um estudo de fase III voltado para pacientes com tumores mais avançados (FIGO IB2, IIA e IIB) submetidas à quimioterapia neoadjuvante seguida por radioquimioterapia ou histerectomia radical (associada à radioterapia adjuvante) relatou maior sobrevida livre de progressão para o braço de radioquimioterapia (60,3% *vs.* 76,7%, p = 0,038).

Diante desses achados, para as pacientes com doença avançada ou inicial que apresentam risco maior de necessitar de tratamento adjuvante, o tratamento radioterapêutico ou radioquimioterapêutico *upfront* deve ser o de escolha.

O risco de acometimento linfonodal aumenta de acordo com o estadiamento local. Séries de histerectomia radical com linfadenectomia demonstraram risco de acometimento linfonodal pélvico de <1%, 5%, 15%, 30%, 50% e 60% para as pacientes nos estádios IA1, IA2, IB, II, III e IV. O risco de acometimento nodal paraórtico representa aproximadamente a metade do risco de acometimento pélvico.

A propedêutica complementar com metodologias de imagem modernas é de grande valia no planejamento terapêutico. A ressonância magnética é considerada o exame padrão-ouro para avaliação local da doença, com acurácia de 90% a 100%, sendo o exame de escolha para o planejamento de braquiterapia tridimensional. O PET/TC apresenta sensibilidade, especificidade e valor preditivo negativo de 75%, 92% e 92%, respectivamente, para doença linfonodal nos casos avançados.

Existe o racional de que o tratamento dos linfonodos paraórticos poderia esterilizar focos de doença micrometastática e resultar na redução da progressão sistêmica. Uma metanálise demonstrou aumento da sobrevida livre de metástase e da sobrevida livre de falha paraórtica com o uso da radioterapia de campos estendidos, porém esse ganho foi acompanhado de incremento na toxicidade.

Por outro lado, o RTOG 9001, estudo que randomizou radioterapia com campos paraórticos com radioquimioterapia pélvica, não encontrou ganho em sobrevida livre de progressão ou controle paraórtico para as pacientes submetidas ao tratamento com campo estendido.

Dados os resultados distintos encontrados pelos estudos anteriores, o aumento expressivo da toxicidade para o tratamento paraórtico e o uso sistemático da quimioterapia concomitante no tratamento dos tumores localmente avançados, não existe consenso quanto à indicação da radioterapia paraórtica profilática.

Para os casos localmente avançados e/ou com suspeita de acometimento linfonodal pélvico, recomenda-se a complementação propedêutica com PET/TC ou estadiamento linfonodal invasivo. Caso seja comprovada doença linfonodal paraórtica, recomenda-se o tratamento dessa drenagem com radioterapia de intensidade modulada, visando à redução da toxicidade. Caso se opte pela associação cisplatina-gencitabina, conforme descrito por Dueñas-González, não está recomendado o tratamento paraórtico.

Doença inicial (FIGO IA a IIA)

Estádio IA

O tratamento é primordialmente cirúrgico, porém a braquiterapia isolada, em virtude do baixo risco de acometimento linfonodal, pode ser indicada em casos de contraindicações clínicas ou recusa da paciente, promovendo controle tumoral de 100%.

Estádio IB1

O tratamento cirúrgico é a escolha, porém pode ser indicada a radioterapia externa associada à braquiterapia, em razão do risco maior de acometimento linfonodal.

Estádios IB2 e IIA

O tratamento cirúrgico é factível, mas deve ser sempre levada em consideração a grande possibilidade de necessidade de tratamento adjuvante (veja *Radioterapia pós-operatória*). Uma série do Gynecologic Oncology Group (GOG) demonstrou que cerca de 25% das pacientes no estádio clínico IB com acometimento linfonodal apresentam indicação de radioterapia adjuvante. Outros grupos (Duenas-Gonzales e cols., 2011) encontraram cerca de 15% de acometimento linfonodal, o que demandaria o uso de radioquimioterapia adjuvante.

A associação de quimioterapia à radioterapia no tratamento primário de pacientes com doença *bulky* (> 4cm) é sempre desejada. Os primeiros estudos de quimioirradiação utilizaram poliquimioterapia, porém séries posteriores demonstraram a não inferioridade da cisplatina isolada. Uma metanálise de 2010 registrou ganho na sobrevida global absoluto de 10% para o uso da quimioterapia concomitante com aumento da toxicidade gastrointestinal.

Doença localmente avançada (FIGO IIB a IVA)

A radioterapia associada à quimioterapia é o tratamento padrão em casos de doença localmente avançada.

Estádio IVB

Quimioterapia paliativa e radioterapia paliativa são consideradas o tratamento padrão nesses casos.

Radioterapia pós-operatória

Com base nos resultados de dois estudos randomizados, o tratamento adjuvante (radioterapia externa) é indicado nos seguintes cenários:

- Na presença de dois ou mais fatores de risco intermediário (critérios de Sedlis): invasão estromal profunda

(mais de um terço do colo do útero), invasão angiolinfática, tumor > 4cm.
- Na presença de mais de um fator de alto risco, deve-se oferecer radioquimioterapia adjuvante (fatores de alto risco: linfonodo positivo, margens positivas e comprometimento parametrial).

Dose recomendada

Quando a doença está presente, recomenda-se uma dose equivalente de 85 a 90Gy no ponto A (planejamento de braquiterapia 2D) ou no CTV de alto risco (planejamento de braquiterapia 3D). Em geral, utiliza-se a dose de 45 a 50,4Gy em frações de 1,8 a 2Gy/dia na radioterapia externa com doses de 28Gy em quatro frações ou 30Gy em cinco frações durante a braquiterapia. O uso de braquiterapia 3D é recomendado principalmente nos casos de tumores > 4cm, uma vez que apresenta maior cobertura do tumor pela dose prescrita.

Para o tratamento adjuvante, recomenda-se o uso exclusivo da radioterapia externa com doses que variam de 45 a 50Gy.

Complicações

A incidência de complicações maiores do tratamento radioterapêutico para os estádios I e IIA do colo do útero varia entre 3% e 5% e para os estádios IIB e III, entre 10% e 15%. As complicações incluem proctite, cistite, estenose vaginal, fístulas, obstrução intestinal e estreitamento ureteral, dentre outros.

RADIOTERAPIA NA NEOPLASIA DE ENDOMÉTRIO

A neoplasia de endométrio é a neoplasia ginecológica mais comum em países desenvolvidos. Não existe um fator de risco ou fatores etiológicos estabelecidos para o surgimento de neoplasia de endométrio. Os fatores de risco podem aumentar a chance de câncer do corpo de útero: idade > 50 anos, reposição hormonal, uso de tamoxifeno, infertilidade (anovulação crônica) obesidade, hipertensão arterial sistêmica, *diabetes mellitus*, puberdade precoce, menopausa tardia, nuliparidade, hiperplasia ou pólipo endometrial prévios.

A cirurgia é o tratamento considerado padrão-ouro, porém as pacientes com contraindicação podem ser tratadas com radioterapia exclusiva com boas taxas de sobrevida global e sobrevida livre de doença. A radioterapia também pode ser usada em caso de recidiva da doença.

A radioterapia adjuvante na neoplasia de endométrio contribui para o controle local da doença, porém sem benefícios na sobrevida. Isso se deve à possibilidade de tratamento de resgate com a radioterapia associada ou não à quimioterapia. A preferência pelo tratamento adjuvante sobre o de resgate se deve à altíssima morbidade associada a este.

A indicação do tratamento radioterapêutico adjuvante depende do estadiamento da doença, do tipo histológico e dos fatores de risco observados.

Tratamentos recomendados

Apesar das inúmeras publicações dedicadas ao tratamento adjuvante do adenocarcinoma de endométrio, permanecem diversas lacunas a respeito da melhor abordagem dessas pacientes em virtude das diferenças na classificação das pacientes e nas terapêuticas utilizadas pelos diversos grupos de estudo.

Por representar grande parcela das pacientes, a maioria dos estudos de radioterapia adjuvante inicialmente se restringiu às pacientes no estádio I. Mais recentemente, o estádio IIIC passou a ser muito estudado.

Cinco estudos prospectivos randomizados (o PORTEC-1, o GOG-99, o de Aalders e cols., o ASTEC/EN.5 e o PORTEC-2) foram conduzidos desde a década de 1980 com o objetivo de elucidar o papel da radioterapia adjuvante no adenocarcinoma de endométrio. Esses trabalhos, com exceção do de Aalders e cols., foram voltados para pacientes de risco intermediário (veja classificação adiante). Nessas séries, as histologias de alto risco (células claras, serosa e carcinoma indiferenciado) foram pouco representadas, sendo recomendada a condução desses casos como tumores de alto grau. Apesar das diferenças metodológicas, esses estudos chegaram às seguintes conclusões: a radioterapia adjuvante reduz a recaída locorregional em 5 anos (de 14% para 4% pelos dados do PORTEC-1); para pacientes de risco intermediário, a braquiterapia de cúpula vaginal pode substituir a teleterapia com os mesmos resultados oncológicos, porém com menor toxicidade geniturinária e gastrointestinal.

Estádio I

Os tumores FIGO I são classificados em tumores de risco baixo, intermediário e alto.

Historicamente, o carcinoma endometrial de baixo risco foi definido como FIGO IA, graus 1 ou 2, e o de alto risco como FIGO IB, grau 3. Outras combinações são classificadas como de risco intermediário (Quadro 15.1). Os grupos cooperativos (GOG e PORTEC) subdividiram as pacientes de risco intermediário em intermediário-baixo e intermediário-alto com base em fatores distintos.

A classificação genômica demonstrou valor prognóstico em algumas séries observacionais, porém não foi incorporada a nenhum estudo prospectivo publicado. O PORTEC-4 está incluindo essa classificação em sua randomização.

Quadro 15.1 Classificação de risco e tratamentos recomendados para os tumores iniciais

Grupo de risco	Descrição	Tratamento recomendado
Baixo	FIGO IA, baixo grau, IVL negativa	Observação
Intermediário	FIGO IA, alto grau	Braquiterapia de cúpula vaginal
	FIGO IB, baixo grau	Considerar teleterapia se IVL positiva e amostragem linfonodal inadequada
Alto	FIGO IB, alto grau	Teleterapia

IVL: invasão vascular linfática.

Estádio II

O estádio II é associado a aumento da frequência da invasão miometrial profunda e a alto grau histológico, o que torna difícil concluir se a invasão do estroma cervical por si só é responsável pelo maior risco de recorrência e pela menor sobrevida.

Recomenda-se o tratamento adjuvante com teleterapia pélvica. O uso de *boost* com braquiterapia de cúpula vaginal está formalmente indicado nos casos com margem vaginal positiva.

Estádio III

Apesar do grande risco de progressão sistêmica, principalmente no caso de acometimento linfonodal, o emprego da radioterapia pélvica é acompanhado pela redução de falha linfonodal e vaginal, conforme os dados do GOG-258 apresentados na American Society of Clinical Oncology (ASCO) de 2017.

O uso de *boost* com braquiterapia é, mais uma vez, controverso. No entanto, um estudo utilizando a National Cancer Data Base (NCDB) demonstrou ganho na sobrevida global para pacientes FIGO IIIC que apresentavam acometimento do estroma cervical e que receberam o *boost* com braquiterapia.

Estádio IV

O tratamento é paliativo, estando indicada a radioterapia somente no intuito de melhorar os sintomas, como dor intratável e sangramento.

Pacientes inoperáveis

As pacientes consideradas inoperáveis em razão do alto risco cirúrgico podem ser tratadas com radioterapia exclusiva.

Os estudos têm mostrado pior resultado em pacientes tratadas com radioterapia exclusiva, porém a avaliação desses resultados é difícil, uma vez que as pacientes consideradas para irradiação primária já apresentam inicialmente pior prognóstico em virtude das morbidades que tornaram proibitivo o procedimento cirúrgico.

Uma revisão realizada por Kupelian e cols. avaliou 152 pacientes com câncer de endométrio inoperável e tratadas apenas com radioterapia, relatando sobrevida específica para a doença de 85% em 5 anos para os estádios I e II e taxa de recidiva local de 14% com a utilização de braquiterapia com ou sem radioterapia externa.

Recorrência local

A radioterapia pode ser curativa em uma parcela das pacientes com recidivas vaginais que não receberam radioterapia prévia. A taxa de controle local em 5 anos varia de 42% a 65%, e a taxa de sobrevida geral em 5 anos, de 31% a 53%.

Doses recomendadas

Para a teleterapia é recomendada a dose de 45 a 50Gy em 25 frações de 1,8 a 2Gy por dia.

Os esquemas de braquiterapia são variados, geralmente visando reproduzir uma dose de 60Gy LDR equivalente na mucosa vaginal. O esquema utilizado no PORTEC-2 foi de três frações de 7Gy prescritos a 5mm de profundidade. Fracionamentos com dose maior por fração estão relacionados com maior taxa de estenose e encurtamento vaginal.

RADIOTERAPIA NAS NEOPLASIA DE VULVA

O câncer vulvar é uma neoplasia rara, representando 3% a 5% de todas as malignidades ginecológicas. Dois mecanismos primários estão envolvidos na carcinogênese da doença: o HPV e a distrofia vulvar.

O tratamento do câncer vulvar é desafiador por inúmeros fatores, como: as pacientes têm idade mais avançada e apresentam mais comorbidades; o tumor pode facilmente envolver órgãos adjacentes, como bexiga e reto; a frequência de envolvimento nodal é alta, e o impacto psicossexual do tratamento nas pacientes é elevado.

O manejo do carcinoma vulvar sofreu mudanças significativas nas últimas décadas. Os refinamentos na técnica cirúrgica tornaram o procedimento mais tolerável, assim como surgiram avanços significativos na radioterapia. Os recursos atualmente disponíveis tornaram possível a distribuição de radiação para as regiões vulvar e inguinal com menor morbidade aguda e crônica.

Talvez o avanço mais significativo no manejo das neoplasias de vulva tenha sido o uso de mais de um tratamento concomitante ou sequencialmente. Quimioterapia, radioterapia e cirurgia em sequência ou concomitantes diminuem o impacto de uma modalidade isoladamente e podem promover a preservação funcional de órgãos com controle local e sobrevida comparáveis ou melhores.

Tratamentos recomendados

Radioterapia definitiva

O tratamento recomendado para lesões iniciais é cirúrgico. Entretanto, as pacientes com lesões centrais pequenas podem ser consideradas para radioterapia definitiva, principalmente quando as lesões estão próximas à uretra, ao clitóris e ao ânus.

Existem poucas séries publicadas sobre o uso de radioterapia exclusiva, as quais incluem pacientes com doença recidivada com contraindicação cirúrgica ou que recusam a cirurgia. As taxas de sobrevida geral são muito baixas, em torno de 25% em 5 anos, assim como as de controle local (40% em 5 anos).

Radioquimioterapia

A radioquimioterapia é uma opção para as pacientes não candidatas à excisão local ampla, visando reduzir a morbidade de uma vulvectomia radical. Depois de radioquimioterapia concomitante inicial, é avaliada a resposta do tumor primário e dos linfonodos. Em caso de regressão completa da doença no local do tumor primário, uma opção é realizar biópsia, seguida de ressecção quando a resposta é completa.

Um estudo de fase II do GOG com 58 pacientes com tumores irressecáveis (mesmo por vulvectomia radical) encontrou taxa de resposta clínica completa de 64% (a análise *per protocol* foi de 82%), e 78% dessas pacientes apresentaram biópsias cirúrgicas persistentemente negativas.

Radioterapia adjuvante

A recorrência local é o principal mecanismo de morbimortalidade do carcinoma vulvar. Diversos fatores adversos foram encontrados em séries retrospectivas, porém os mais frequentemente aceitos como indicação de adjuvância são: margens positivas ou exíguas (< 8mm), invasão linfovascular, tumores > 4cm, profundidade de invasão > 5mm e acometimento linfonodal.

Técnicas de radioterapia

O volume-alvo engloba a vulva e os linfonodos inguinais e pélvicos inferiores, devendo ser evitado o uso de bloco colimador para poupar o períneo e a vagina, pois pode aumentar o risco de recorrência local.

A pelve deve ser incluída no campo, pois as pacientes com linfonodos inguinais positivos têm incidência de 28% de envolvimento linfonodal pélvico.

Doses recomendadas:

- **Tratamento definitivo:** 60 a 70Gy.
- **Tratamento adjuvante:** 45 a 50Gy no leito tumoral e de 50 a 60Gy em caso de extensão extracapsular em linfonodos ou margens positivas.

Complicações

A morbidade aguda mais significativa da radioterapia é a radiodermite de vulva, períneo e inguinais. A toxicidade hematológica também é comum.

As complicações tardias incluem telangiectasias, atrofia da pele, ressecamento da mucosa da vagina e estreitamento do introito vaginal.

RADIOTERAPIA NAS NEOPLASIAS DA VAGINA

O câncer primário da vagina é uma malignidade rara, constituindo 1% a 2% de todas as malignidades ginecológicas. A maioria das lesões malignas da vagina representa metástases de outras neoplasias ginecológicas ou envolve a extensão direta de sítios adjacentes. Existe uma relação causal com o HPV na maioria dos casos. Outras causas incluem exposição intrauterina ao dietilestilbestrol (ligada ao surgimento de adenocarcinoma de células claras da vagina) e verrugas genitais prévias.

A cirurgia é factível em grande número de casos, mas na maioria das vezes não é indicada em razão da morbidade importante. Na maior parte dos casos, a radioterapia possibilita a preservação da função do órgão.

A sobrevida em 5 anos das pacientes tratadas com radioterapia isolada é similar à das pacientes com estádio semelhante de neoplasia do colo do útero: 100% no estádio 0, 85% no estádio I e 75% no estádio II. Apenas 30% a 50% das pacientes no estádio III serão curadas. A sobrevida no estádio IV supera os 20%, não sendo observada sobrevida a longo prazo.

Tratamentos recomendados

Estádio I

A braquiterapia é uma ótima opção terapêutica, sendo geralmente usada a braquiterapia intracavitária para tumores < 5mm de invasão de profundidade, enquanto os maiores podem ser cobertos com a braquiterapia intersticial.

Em virtude do risco de recaída linfonodal quando a braquiterapia é utilizada de maneira exclusiva, recomenda-se a associação da radioterapia externa.

Estádios II a IV

Apesar da ausência de estudos prospectivos randomizados, é recomendada a associação de quimioterapia, extrapolando-se os resultados dos estudos de colo do útero.

Convém sempre associar a braquiterapia à radioterapia externa. Recomenda-se iniciar o tratamento com a radioterapia externa, visando à redução do volume tumoral e à maior cobertura das doses prescritas com a braquiterapia.

Caso a espessura tumoral ao final da radioterapia externa seja > 5mm, deve ser utilizada a braquiterapia intersticial.

Técnicas de radioterapia

Radioterapia externa

O volume-alvo inclui o canal vaginal, os tecidos paravaginais e os linfonodos pélvicos bilaterais com ou sem linfonodos inguinais (em caso de envolvimento do terço inferior da vagina).

As técnicas 3D e IMRT têm preferência. A IMRT possibilita a redução da dose em órgãos normais, mas não há benefício em termos de sobrevida.

As doses recomendadas são de 45 a 50,4Gy na pelve/*boost* parametrial em casos selecionados (até 50 a 65Gy).

Braquiterapia

A técnica intracavitária é adotada em caso de tumores < 5mm de invasão de profundidade, enquanto os tumores com invasão maior podem ser cobertos com a braquiterapia intersticial.

Dose recomendada: de maneira isolada, 60 a 70Gy; após radioterapia externa para complementação até dose cumulativa equivalente de 75 a 80Gy. Um fracionamento recomendado é o de 28Gy em quatro frações.

Complicações

As principais complicações incluem estenose e/ou encurtamento de vagina, proctite, cistite e fístulas.

Leitura complementar

Aalders J, Abeler V, Kolstad P et al. Postoperative external irradiation and prognostic parameters in stage I endometrial carcinoma: Clinical and histopathologic study of 540 patients. Obstet Gynecol 1980; 56:419-27.

Alektiar KM, Endometrial cancer. In: Perez CA, Brady LW. Principles and practice of radiation oncology. 6. ed. Philadelphia: Lippincott, 2014: 1426-46.

Benedetti-Panici et al. Lymphatic spread of cervical cancer: An anatomical and pathological study based on 225 radical hysterectomies with systematic pelvic and aortic lymphadenectomy. Gynecologic Oncology 1996; 62(1):19-24.

Bingham B, Orton A, Boothe D et al. Brachytherapy improves survival in patients from a large national database with stage III endometrial cancer with cervical involvement. Int J Radiat Oncol Biology Phys 2017 Apr 1; 97(5):1040-50.

Blake P, Swart AM, Orton J et al., for the ASTEC/EN.5 Study Group. Adjuvant external beam radiotherapy in the treatment of endometrial cancer (MRC ASTEC and NCIC CTG EN.5 randomised trials): Pooled trial results, systematic review and meta-analysis. Lancet 2009; 373:137-46.

Brixey CJ, Roeske JC, Lujan AE et al. Impact of intensity-modulated radiotherapy on acute hematologic toxicity in women with gynecologic malignancies. Int J Radiat Oncol Biol Phys 2002; 54:1388-96.

Chemoradiotherapy for Cervical Cancer Meta-analysis Collaboration (CCCMAC). Reducing uncertainties about the effects of chemoradiotherapy for cervical cancer: individual patient data meta-analysis. Cochrane Database of Systematic Reviews 2010, Issue 1. Art. No.: CD008285. DOI: 10.1002/14651858.CD008285.

Cheron H, Rubens-Duval H. Apercu sur les resultants de la radium therapie des cancers d l'uerus et du vagin. Bull Soc d'Obst et de Gynec de Par 1913; 2:418-29.

Chino JP, Havrilesky LJ, Montana GS. Carcinoma of the vulva. In: Perez CA, Brady LW. Principles and practice of radiation oncology. 6. ed. Philadelphia: Lippincott, 2014: 1502-15.

Clifford Chao KS, Mohan R, Marinetti TD, Dong L. Intensity-modulated radiation treatment techniques and clinical applications. In: Perez CA, Brady LW. Principles and practice of radiation oncology. 6. ed. Philadelphia: Lippincott, 2014: 221-46.

Colombo N, Creutzberg C, Amant F et al. ESMO-ESGO-ESTRO Consensus Conference on Endometrial Cancer: Diagnosis, Treatment and Follow-up. Int J Gynecol Cancer 2016; 26:2.

Creasman WT, Rutledge FN. Carcinoma in situ of the cervix. Obstet Gynecol 1982; 60:378-84.

Creutzberg CL, van Putten WL, Koper PC et al. Surgery and postoperative radiotherapy versus surgery alone for patients with stage-1 endometrial carcinoma: Multicentre randomised trial. PORTEC Study Group. Postoperative radiation therapy in endometrial carcinoma. Lancet 2000; 355:1404-11.

D'Souza WD, Ahamad AA, Iyer RB et al. Feasibility of dose escalation using intensity-modulated radiotherapy in posthysterectomy cervical carcinoma. Int J Radiat Oncol Biol Phys 2005; 61:1062-70.

Datta N. et al. Concurrent chemoradiotherapy vs. radiotherapy alone in locally advanced cervix cancer: A systematic review and meta-analysis. Gynecologic Oncology 2017; 145(2):374-85.

Delgado G, Bundy B, Zaino R, Sevin BU, Creasman WT, Major F. Prospective surgical pathological study of disease-free interval in patients with stage IB squamous cell carcinoma of the cervix: A Gynecologic Oncology Group study. Gynecol Oncol 1990; 38:352-7.

Du X et al. Intensity-modulated radiation therapy versus para-aortic field radiotherapy to treat para-aortic lymph node metastasis in cervical cancer: Prospective study. Croatian Medical Journal 2010; 51(3):229-36.

Duenas-Gonzalez et al. Phase III, open-label, randomized study comparing concurrent gemcitabine plus cisplatin and radiation followed by adjuvant gemcitabine and cisplatin versus concurrent cisplatin and radiation in patients with stage IIB to IVA carcinoma of the cervix. Journal of Clinical Oncology 2011; 29(13):1678-85.

Eifel P et al. Pelvic irradiation with concurrent chemotherapy versus pelvic and para-aortic irradiation for high-risk cervical cancer: An Update of Radiation Therapy Oncology Group Trial (RTOG) 90-01. Journal of Clinical Oncology 2004; 22(5):872-80.

Esteves SCB, Bonfim AMM. Endométrio. In: Radioterapia baseada em evidências – Recomendações da Sociedade Brasileira de Radioterapia. 1.ed. SBRT, 2011: 279-83.

Fyles A et al. The effect of treatment duration in the local control of cervix cancer. Radiotherapy and Oncology 1992; 25(4):273-9.

Getz G, Gabriel S, Cibulskis K et al. Integrated genomic characterization of endometrial carcinoma. Nature 2013; 497:67-73.

Gianfaldoni S et. al. An overview on radiotherapy: From its history to its current applications in dermatology. Open Access Maced J Med Sci 2017 Jul 25; 5(4):521-5.

Grazziotin RZ. Vulva. In: Radioterapia baseada em evidências – Recomendações da Sociedade Brasileira de Radioterapia. 1.ed. SBRT, 2011: 261-5.

Gupta S et al. Neoadjuvant chemotherapy followed by surgery (NACTsurgery) versus concurrent cisplatin and radiation therapy (CTRT) in patients with stage IB2 to IIB squamous carcinoma of cervix: A randomized controlled trial (RCT). Annals of Oncology 2017; 28(Suppl5):1.

Hall EJ. Radiobiology for de radiologist. 6. ed. Philadelphia: JB Lippincott, 2006.

Halperin EC, Wazer De, Perez CA. The discipline of radiation oncology. In: Perez CA, Brady LW. Principles and practice of radiation oncology. 6. ed. Philadelphia: Lippincott, 2014: 2-60.

Heron DE, Gerszten K, Selvaraj RN et al. Conventional 3D conformal versus intensity-modulated radiotherapy for the adjuvant treatment of gynecologic malignancies: a comparative dosimetric study of dose-volume histograms small star, filled. Gynecol Oncol 2003; 91:39-45.

Herrera F, Prior J. The role of PET/CT in cervical cancer. Frontiers in Oncology 2013; 3:34.

Hristov B, Lin SH, Christodouleas JP. Radiation oncology: A quest-based review. 2. ed. Philadelphia: Lippincott, 2014.

Jones D. ICRU Report 50 – Prescribing, recording and reporting photon beam therapy. Med Phys 1994; 21:833-4

Kang J, Viswanathan AK. Vaginal cancer. In: Perez CA, Brady LW. Principles and practice of radiation oncology. 6. ed. Philadelphia: Lippincott, 2014: 1465-91.

Keys HM, Roberts JA, Brunetto VL et al. A phase III trial of surgery with or without adjunctive external pelvic radiation therapy in intermediate risk endometrial adenocarcinoma: A Gynecol Oncol Group study. Gynecol Oncol 2004; 92:744-51.

Klopp A, Yeung A, Deshmukh S et al. A randomized phase III study (NRG Oncology's RTOG 1203) of standard vs. IMRT pelvic radiation for post-operative treatment of endometrial and cervical cancer (TIME-C). Presented at: 2016 ASTRO Annual Meeting; Boston, Massachusetts, September 25-28, 2016.

Landoni F, Maneo A, Colombo A et al. Randomised study of radical surgery versus radiotherapy for stage Ib-IIa cervical cancer. Lancet 1997; 350:535-40.

Lorvidhaya V et al. Concurrent mitomycin C, 5-fluorouracil, and radiotherapy in the treatment of locally advanced carcinoma of the cervix: a randomized trial. International Journal of Radiation Oncology Biology Physics 2003; 55(5):1226-32.

Manual de Condutas em Ginecologia Oncológica – Hospital AC Camargo, Departamento de Ginecologia. 1. ed. São Paulo: FAP, 2010.

Matei D et al. A randomized phase III trial of cisplatin and tumor volume directed irradiation followed by carboplatin and paclitaxel vs. carboplatin and paclitaxel for optimally debulked, advanced endometrial carcinoma. J Clin Oncol 35, 2017 (suppl; abstr 5505).

Moore D, Ali S, Barnes M et al. A phase II trial of radiation therapy and weekly cisplatin chemotherapy for the treatment of locally advanced squamous cell carcinoma of the vulva: A Gynecologic Oncology Group study. Gynecol Oncol 2011; 120:S2.

Morrow CP, Bundy BN, Kurman RJ et al. Relationship between surgicalpathological risk factors and outcome in clinical stage I and II carcinoma of the endometrium: a Gynecologic Oncology Group study. Gynecol Oncol 1991; 40:55Y65.

National Comprehensive Cancer Network. Uterine Neoplasms (Version 1.2018). Disponível em: https://www.nccn.org/professionals/physician_gls/pdf/uterine.pdf

Newton M. Radical hysterectomy or radiotherapy for stage I cervical cancer. A prospective comparison with 5 and 10 years follow-up. Am J Obstet Gynecol 1975; 123:535-42.

Nout RA, Smit VT, Putter H et al. Vaginal brachytherapy versus pelvic external beam radiotherapy for patients with endometrial cancer of highintermediate risk (PORTEC-2): An open-label, non-inferiority, randomised trial. Lancet 2010; 375:816-23.

Novaes PERS. Colo uterino. In: Radioterapia baseada em evidências; Recomendações da Sociedade Brasileira de Radioterapia. 1. ed. SBRT, 2011:273-8.

Patel FD, Sharma SC, Negi PS et al. Low dose rate vs. high dose rate brachytherapy in the treatment of carcinoma of the uterine cervix: a clinical trial. Int J Radiat Oncol Biol Phys 1993; 28:335-41.

Peters WA et al. Concurrent chemotherapy and pelvic radiation therapy compared with pelvic radiation therapy alone as adjuvant therapy after radical surgery in high-risk early-stage cancer of the cervix. Journal of clinical oncology: official journal of the American Society of Clinical Oncology 2000; 18(8):1606-13.

Petignat P et al. Salvage treatment with high-dose-rate brachytherapy for isolated vaginal endometrial cancer recurrence. Gynecologic Oncology 2006; 101(3):445-9.

Poorvu P et al. Duodenal and other gastrointestinal toxicity in cervical and endometrial cancer treated with extended-field intensity modulated radiation therapy to paraaortic lymph nodes. International Journal of Radiation Oncology Biology Physics 2013; 85(5):1262-8.

Prescribing, recording, and reporting brachytherapy for cancer of the cervix. Journal of the ICRU 2013; 13(1-2).

Racine M et al. Adjuvant high-dose-rate brachytherapy alone for stage I/II endometrial adenocarcinoma using a 4-gray versus 6-gray fractionation scheme. International Journal of Radiation Oncology Biology Physics. 72(1):S362.

Roddick JW Jr, Greenelaw RH. Treatment of cervical cancer. A randomized study of operation and radiation. Am J Obstet Gynecol 1971; 109:754-64.

Rose et al. Long-term follow-up of a randomized trial comparing concurrent single agent cisplatin, cisplatin-based combination chemotherapy, or hydroxyurea during pelvic irradiation for locally advanced cervical cancer: A Gynecologic Oncology Group Study. Journal of Clinical Oncology 2007; 25(19):2804-10.

Rotman M et al. A phase III randomized trial of postoperative pelvic irradiation in Stage IB cervical carcinoma with poor prognostic features: follow-up of a gynecologic oncology group study. International Journal Of Radiation Oncology, Biology, Physics, 2006.

Russel AH, Zee AGJV. Vulvar and vaginal carcinoma. In: Gunderson, LL, Tepper JE. Clinical radiation oncology. 3. ed. Philadelphia: Elsevier Saunders, 2012: 1241-76.

Sapienza L et al. Does para-aortic irradiation reduce the risk of distant metastasis in advanced cervical cancer? A systematic review and meta-analysis of randomized clinical trials. Gynecologic Oncology 2001; 144(2):312-7.

Scaff LAM. Física da radioterapia: a base analógica de uma era digital. São Paulo: Editora Projeto Saber, 2010.

Small W, Beriwal S, Demanes J et al. American Brachytherapy Society consensus guidelines for adjuvant vaginal cuff brachytherapy after hysterectomy. Brachytherapy 2012; 11:58-67.

Song S et al. The effect of treatment time in locally advanced cervical cancer in the era of concurrent chemoradiotherapy. Cancer 2013; 119(2):325-31.

Souhami L. Câncer de endométrio. In: Salvajoli JV, Souhami L, Faria SL. Radioterapia em oncologia. 2. ed. Atheneu, 2013: 975-95.

Viani GA, Manta GB, Stefano EJ et al. Brachytherapy for cervix cancer: low-dose rate or high-dose rate brachytherapy — A meta-analysis of clinical trials. J Exp Clin Cancer Res 2009; 28(1):47.

Viégas CM, Morais DCR, Araújo CMM. Câncer de vagina In: Salvajoli JV, Souhami L, Faria SL. Radioterapia em oncologia. 2.ed. Atheneu, 2013: 1011-26.

Webb S, Evans PM. Innovative techniques in radiation therapy: editorial, everview, and crystal ball gaze to the future. Semin Radiat Oncol 2006; 16(4):193-8.

Williamson FJ, Li XA, Brenner DJ. Physics and biology of brachytherapy. In Perez CA, Brady LW. Principles and Practice of Radiation Oncology. 6th ed. Philadelphia: Lippincott, 2014: 422-67.

Wiswanathan AK. Uterine cervix. In: Perez CA, Brady LW. Principles and practice of radiation oncology. 6. ed. Philadelphia: Lippincott, 2014: 1355-425.

Princípios e Avanços no Tratamento Sistêmico dos Tumores Ginecológicos

CAPÍTULO 16

Enaldo Melo de Lima

INTRODUÇÃO

Atualmente, vem sendo observada uma importante transição nas estratégias do tratamento sistêmico com o uso de agentes quimioterapêuticos citotóxicos (a tradicional quimioterapia) para a incorporação de terapias-alvo moleculares como mecanismo de ação antitumoral. Mesmo com essas mudanças, vários agentes citotóxicos quimioterapêuticos ainda cumprem um papel central no cuidado prestado à mulher com câncer ginecológico.

O desenvolvimento dos agentes quimioterapêuticos no princípio da década de 1940, mais precisamente em 1942, com a mostarda nitrogenada que agia em linfomas, levou nos anos seguintes à inclusão de diversos novos agentes e classes de quimioterapêuticos com ação também nos tumores ginecológicos. Em 1948, a aminopterina, um antifolato, induziu remissão temporária em crianças com leucemias. Essa medicação se tornou a precursora dos antimetabólitos, uma das principais categorias de agentes desenvolvidos nas décadas de 1950 e 1960. O metotrexato foi associado à cura de mulheres com coriocarcinoma em 1963 e até hoje é a medicação considerada o padrão-ouro para tratamento curativo dessa doença.

AGENTES CITOTÓXICOS CONVENCIONAIS (QUIMIOTERÁPICOS)

As dezenas de agentes utilizados nos tumores ginecológicos pertencem a diferentes classes com mecanismos de ação distintos, como agentes alquilantes, antibióticos antitumorais, antimetabólitos, agentes platínicos, agentes antimicrotúbulos e inibidores da topoisomerase I e II, com a atenção voltada às formulações alternativas desses mesmos agentes, como as lipossomadas, que reduzem o potencial de toxicidade.

Quadro 16.1 Agentes quimioterapêuticos

Altretamina (hexametilmelamina)	Gencitabina
Bleomicina	Hidroxiureia
Capecitabina	Ifosfamida
Carboplatina	Irinotecano
Cisplatina	Melfalano
Ciclofosfamida	Mitomicina
Dacarbazina	Oxaliplatina
Dactinomicina	Paclitaxel
Docetaxel	Pemetrexed
Doxorrubicina (adriamicina)	Temozolomida
Doxorrubicina lipossomal peguilada	Topotecano
Epirrubicina	Vimblastina
Etoposídeo	Vincristina
5-Fluorouracil	Vinorelbina

O Quadro 16.1 lista os agentes quimioterapêuticos utilizados em tumores ginecológicos.

RACIONAL DO TRATAMENTO QUIMIOTERAPÊUTICO SISTÊMICO

Com a disponibilidade de múltiplos agentes com diferentes alvos moleculares, mecanismos de ação, padrões de resistência e espectros de toxicidade, passaram a ser adotados programas de tratamento com a combinação de quimioterapêuticos (poliquimioterapia) ou mesmo medicamentos isolados (monoquimioterapia) com objetivos diversos, como:

- **Tratamento com intenção curativa:** o programa empregado de tratamento sistêmico objetiva a cura e a erradicação completa da doença com controle a longo prazo. Exemplos clássicos em tumores ginecológicos são os tratamentos do coriocarcinoma e dos tumores germinativos.

- **Tratamento neoadjuvante:** o programa de tratamento empregado objetiva a redução do volume dos tumores em casos localmente avançados, quando é difícil ou impossível a realização de cirurgia ou radioterapia imediata. Com a resposta à quimioterapia inicial, espera-se a redução de morbidade por meio do programa de tratamento global e da diminuição do volume de radioterapia necessária, bem como da extensão da cirurgia.
- **Tratamento adjuvante:** o programa de tratamento é utilizado após cirurgia ou radioterapia com intuito curativo e sem nenhuma evidência de doença residual.

  Trata-se a doença microscópica residual e leva-se em conta o risco de recidiva após o tratamento definitivo inicial (cirurgia ou radioterapia). Em geral, o risco de recidiva em tumores ginecológicos deve ser maior do que 20% para que seja considerada a indicação de tratamento adjuvante, não havendo recomendação formal quando o risco de recidiva é inferior a 10%. Câncer de ovário epitelial, mesmo nos estádios iniciais, câncer de endométrio e carcinossarcoma uterino apresentam evidente benefício documentado na sobrevida global com a utilização da quimioterapia adjuvante.
- **Tratamento concorrente ou concomitante:** o programa de quimioterapia e radioterapia (quimioirradiação) consiste no uso da quimioterapia para sensibilizar o tumor aos efeitos da radioterapia administrada geralmente com objetivo curativo. Esse programa de tratamento é mais extensamente estudado em câncer do útero para abordagem inicial da doença localmente avançada em que a quimioirradiação com base em platina foi superior à radioterapia isolada.
- **Tratamento paliativo:** o programa de quimioterapia tem por objetivo a melhora da qualidade de vida, o controle da doença, a paliação de sintomas e o ganho em termos de sobrevida, sendo utilizado em geral nos casos de tumores ginecológicos com doença recidivada cirurgicamente irressecável e doença disseminada.

Os programas de tratamento com múltiplas combinações de quimioterapêuticos são particularmente utilizados para tratamento paliativo de doença avançada. Com base na combinação de fatores tumorais intrínsecos, fatores adquiridos e tolerância e toxicidade cumulativa aos quimioterapêuticos, a maioria dos tumores ginecológicos eventualmente demonstra resistência à quimioterapia convencional, havendo atualmente um interesse renovado pelos novos agentes biológicos, imunoterapêuticos e inibidores de reparo do DNA que não apresentam resistência cruzada com os quimioterapêuticos, além do melhor entendimento desses novos mecanismos de ação antitumoral.

A exploração dos mecanismos biológicos associados ao crescimento tumoral, à manutenção, às metástases e à resistência aos quimioterapêuticos levou ao desenvolvimento de terapias-alvo moleculares. Em geral, esses novos agentes exibem toxicidade distinta da terapia citotóxica convencional e frequentemente poupam compartimentos proliferativos, como a medula óssea e o epitélio das mucosas. Entretanto, podem ocorrer novos efeitos colaterais e interações medicamentosas, como alteração da função renal ou hepática, sangramento, trombose, pneumonite, leucoencefalopatia e autoimunidade.

HISTÓRIA NATURAL

Os agentes antineoplásicos devem ser utilizados apenas em pacientes com diagnóstico de malignidade estabelecido por meio de exame anatomopatológico. Uma das poucas exceções em que é permitido o tratamento específico sem o diagnóstico histológico é a doença trofoblástica gestacional. Nesse caso, a história clínica associada aos exames de imagem e a elevação persistente da fração beta do hormônio gonadotrofina coriônica humana (β-hCG) possibilitam o diagnóstico e o tratamento sistêmico sem a necessidade obrigatória da anatomia patológica. Além dos fatores associados ao tumor, como sítio, extensão e taxa de progressão da doença, os fatores individuais têm impacto na tolerância ao tratamento e devem ser incluídos no contexto global de decisão, sobretudo idade fisiológica, saúde geral, *performance status*, estado nutricional, desejo e aderência ao tratamento e presença de morbidades associadas.

AVALIAÇÃO CLÍNICA INICIAL

Como no tratamento adjuvante (após cirurgia ou radioterapia) não existe doença mensurável, recomenda-se a realização dos exames clínicos e físicos associados a exames de imagem e marcadores tumorais séricos, quando disponíveis, como em casos de câncer do ovário (CA-125), antes do início da adjuvância como parâmetros referenciais para comparação posterior em casos de recidiva da doença.

No caso de tratamento de doença ativa (doença avançada ou disseminada) mensurável, para a administração da quimioterapia é necessária a verificação regular e periódica do benefício do tratamento administrado em curso com a realização de exames de imagem e marcadores tumorais, se disponíveis para o caso em questão.

EXPECTATIVAS RELACIONADAS COM O TRATAMENTO

A probabilidade de benefício clínico influencia a escolha do tratamento e o potencial de toxicidade aceitável.

As pacientes com doença curativa, como coriocarcinoma e tumores de células germinativas ovarianos, devem ser tratadas de maneira agressiva com intuito curativo.

Um segundo grupo de pacientes, como aquelas com carcinomas epiteliais de ovário, com alta taxa de resposta inicial ao tratamento primário (> 75% de resposta objetiva) e ganho de sobrevida livre de doença e sobrevida global, deve receber tratamento primário sem reduções arbitrárias de dose, a menos que haja alguma contraindicação específica.

Um terceiro grupo de pacientes com tumores com resposta baixa a intermediária, como doença avançada em câncer de endométrio, câncer do colo do útero, carcinoma seroso de baixo grau, carcinossarcoma uterino (tumor mülleriano misto), em que há curta duração de resposta e ganho de sobrevida limitado, o tratamento inicial é razoável e aceitável com cuidadosa monitorização da toxicidade e da resposta.

No último grupo, o das pacientes com leiomiossarcomas uterinos que são em geral resistentes ao tratamento primário, os pacientes devem evitar tratamento quimioterapêutico ou deve ser avaliada a inclusão em estudos clínicos de tratamentos inovadores.

ESCOLHA DO REGIME QUIMIOTERAPÊUTICO ESPECÍFICO

Após decidido o tratamento, o oncologista clínico deve selecionar o regime mais apropriado. Essa decisão deve ser fundamentada em estudos randomizados que envolvam cuidados padrões, incluindo os manuais de condutas publicados.

Inúmeras combinações têm sido avaliadas em tumores ginecológicos e algumas delas têm sido amplamente adotadas como cuidado padrão para manejo primário de doença avançada ou recidivada. Estudos de fase III demonstraram a superioridade de regimes específicos, como paclitaxel com cisplatina ou carboplatina no câncer de ovário; a combinação de carboplatina e paclitaxel no câncer de endométrio; cisplatina e bevacizumabe com paclitaxel ou topotecano no câncer do colo do útero e ifosfamida e paclitaxel no carcinossarcoma uterino.

MONITORIZAÇÃO DE RESPOSTA AO TRATAMENTO

Como relatado anteriormente, na adjuvância não existe doença mensurável, e os exames iniciais servem como parâmetros para seguimento e comparação em caso de recidiva da doença.

Nos casos de doença ativa tratada com intenção curativa ou doença avançada ou recidivada tratada com intenção paliativa é necessária a adoção de critérios gerais de avaliação de resposta para facilitar as decisões acerca do tratamento e as comparações com diferentes regimes. Entre os vários padrões de avaliação utilizados, os principais são os critérios desenvolvidos pela Organização Mundial da Saúde (OMS). No ano 2000, um grupo de trabalho internacional, que incluiu a European Organization for Research and Treatment of Cancer (EORTC), o National Cancer Institute of Canada (NCIC) e o National Cancer Institute (NCI) dos EUA, desenvolveu, validou e publicou um novo critério, chamado RECIST 1.0 (*Response Evaluation Criteria in Solid Tumours*), o qual foi amplamente adotado em estudos clínicos e atualizado em 2009 como RECIST 1.1.

O PET/TC não foi incluído no RECIST, mas a tomografia computadorizada do PET/TC pode ser usada segundo os critérios do RECIST se for de qualidade diagnóstica suficiente. Critérios de resposta em tumores sólidos pelo PET (PERCIST) estão em desenvolvimento, mas ainda não foram amplamente adotados.

Se algum marcador tumoral, como o CA-125, estiver disponível em casos de tumores epiteliais de ovário, ele não será suficiente para que seja considerada resposta, mas, se inicialmente elevado, deve normalizar para que seja considerado como resposta completa. Tem sido adotado um critério internacional para considerar a progressão de doença com base na elevação seriada do CA-125, mas não se chegou a um consenso quanto ao critério para definição da resposta parcial durante o tratamento. Mudanças no CA-125 isoladamente, sem outras evidências de doença, não são reconhecidas segundo os critérios do RECIST e não são aprovadas nos regulamentos federais das agências regulatórias para aprovação de novos tratamentos. Vale ressaltar que a elevação do CA-125 precede em média 4 meses a imagem radiológica e os sintomas de recidiva do câncer de ovário, mas isso não tem impacto na sobrevida quando o tratamento é instituído no momento da elevação do CA-125 ou quando da evidência radiológica. Esse importante estudo de Rustin e Van der Burg foi apresentado na sessão plenária da ASCO em 2009 e ainda é usado para balizamento do tratamento das pacientes com câncer de ovário recidivado.

Globalmente, o RECIST é mais detalhado e específico do que os critérios prévios de avaliação da resposta da OMS, mas exige a disponibilidade de uma equipe clínica e radiológica para essa avaliação.

Um dado clínico fundamental consiste na melhora subjetiva e na remissão completa do câncer em tratamento, que estarão associadas ao prolongamento da sobrevida global. Remissões parciais costumam ser acompanhadas por melhora do bem-estar e por melhora subjetiva geral por certo período, mas não é esperada melhora na sobrevida global. Já outras respostas menores raramente são associadas a qualquer benefício clínico, sendo a estabilização da doença um objetivo aceitável na terapia paliativa para os casos de doença recidivada, desde que não ocorra piora dos sintomas e a paciente possa tolerar a terapia contínua.

Modificações no volume da ascite e do derrame pleural não são consideradas nas medidas de resposta, uma vez que inúmeros outros fatores não relacionados com o câncer podem influenciar o acúmulo de líquido no terceiro espaço, como *status* nutricional, função renal e toxicidade ao tratamento. Entretanto, o surgimento de uma nova coleção líquida com citologia positiva para malignidade pode representar progressão de doença. Similarmente, o surgimento de novos sintomas, como obstrução parcial do intestino delgado, pode indicar progressão de doença. A monitorização global de pequeno volume de doença intraperitoneal, diafragmática ou intrapleural não é adequadamente respondida pelo RECIST.

AVANÇOS NO TRATAMENTO SISTÊMICO DOS TUMORES GINECOLÓGICOS

A cada dia, novos conhecimentos de biologia molecular e biologia tumoral aumentam o entendimento da doença neoplásica, assim como a identificação de novas vias de progressão e proliferação possibilitou o desenvolvimento de novas tecnologias de tratamento sistêmico com a inclusão de tratamento dirigido ao alvo com anticorpos monoclonais, medicamentos que atuam no reparo do DNA, imunoterapias, alvos já validados em outros sítios, direcionando o tratamento mais para a base genética do tumor do que para a localização, e métodos locais de tratamento, como a quimioterapia intraperitoneal com base na hipertermia.

Os principais avanços no tratamento dos tumores ginecológicos entre 2015 e 2018 são discutidos a seguir.

Terapia de manutenção em câncer de ovário recidivado

Em 2017, a Food and Drug Administration (FDA) e a Agência Nacional de Vigilância Sanitária (ANVISA) aprovaram a terapia de manutenção para câncer de ovário recidivado, tendo em vista a alta taxa de recidiva a despeito da resposta inicial com quimioterapia à base de platina.

O primeiro fármaco aprovado foi o olaparibe, um inibidor da PARP (poli [ADP-ribose]polimerase). A inibição da PARP é uma potencial estratégia terapêutica de letalidade sintética para tratamento de pacientes com câncer caracterizadas por defeitos específicos no reparo do DNA, como as pacientes com mutação germinativa em BRCA1 ou BRCA2 ou com deficiência na chamada recombinação homóloga. Em tumores deficientes de recombinação homóloga, a inibição da PARP elimina uma via alternativa de reparo do DNA que é essencial para a manutenção da viabilidade tumoral, ocasionando a morte das células tumorais. A prevalência estimada de pacientes com carcinoma ovariano seroso de alto grau com mutação BRCA1 e 2 no diagnóstico inicial está em torno de 20% a 25%, podendo ser mais elevada em pacientes recidivadas sensíveis à platina, alcançando de 40% a 45% dos casos. Cabe ressaltar que a mutação do BRCA1 ou 2 encontrada no exoma tumoral (mutação somática) também pode representar um alvo terapêutico com os inibidores da PARP.

O estudo de fase III SOLO2/ENGOT-Ov21 comparou a manutenção com olaparibe 300mg duas vezes ao dia com placebo na proporção de 2:1. A sobrevida livre de progressão foi de 19,1 meses no braço do olaparibe *versus* 5,1 meses no braço do placebo (p < 0,0001). Foi relatada boa tolerância à medicação com manutenção da qualidade de vida. Os efeitos colaterais mais comuns foram anemia e fadiga. O olaparibe promoveu uma marcante redução no crescimento tumoral.

Outros inibidores da PARP, como rucaparibe e niraparibe, apresentaram resultados clínicos semelhantes aos do olaparibe e foram aprovados pela FDA segundo os mesmos critérios.

Quimioterapia intraperitoneal hipertérmica (HIPEC) no tratamento do câncer epitelial de ovário avançado

A grande maioria das mulheres com câncer de ovário apresenta sintomas abdominais específicos, como distensão e desconforto ao diagnóstico, e elas frequentemente são diagnosticadas em estádio avançado: 60% a 70% estão no estádio III ou IV. A mediana de sobrevida nesses casos é menor do que 50% em 5 anos, caindo para menos de 25% em caso de câncer de ovário avançado. Mais de 70% das pacientes recidivam e morrem da doença. Entretanto, houve progressos no tratamento, e a mortalidade tem sido reduzida gradativamente. A abordagem convencional consiste em cirurgia citorredutora ótima e quimioterapia adjuvante com platina e taxanos.

A expressão *citorredução ótima*, introduzida pelo Gynecologic Oncology Group (GOG) em 1986, define a doença residual < 1cm deixada após cirurgia. A doença residual consiste na estimativa do maior diâmetro de doença que permanece após a cirurgia. Foi estabelecida uma relação direta entre a sobrevida das pacientes com doença avançada e a citorredução completa. Hoskins e cols. conduziram um estudo com mais de 600 pacientes e apresentaram o seguinte resultado:

Volume de doença residual	Sobrevida de 5 anos
Nenhuma doença residual	60%
0 a 1cm	35%
> 2cm	20%

O diâmetro máximo de doença residual foi um fator preditor de sobrevida global independente das outras variáveis controladas.

A ressecção máxima da doença locorregional com quimioterapia intraperitoneal hipertérmica foi concebida há cerca de 30 anos com o objetivo de intensificar a abordagem combinada para o controle da doença peritoneal quando o peritônio é o único local de metástase. Essa estratégia é considerada o padrão-ouro em casos de tumores mucinosos do apêndice e mesoteliomas.

A HIPEC foi introduzida no início dos anos de 1980 para tratamento da carcinomatose peritoneal. O acréscimo da hipertermia à quimioterapia intraperitoneal aumentou a penetração da quimioterapia nas células tumorais e o acúmulo intracelular do fármaco. O efeito citotóxico parece ser sinérgico, com a hipertermia, mediante a redução da capacidade de reparo do dano do DNA, exercendo um grande efeito antiblástico. A hipertermia também induz apoptose e ativa as proteínas de choque térmico que servem como receptoras para as células *natural killer*, inibe a angiogênese e tem efeito citotóxico direto por meio da promoção de desnaturação proteica.

A HIPEC pode ser realizada por meio de técnica aberta ou fechada e tem duração de 30 minutos a 2 horas. Os mais frequentes quimioterapêuticos utilizados são cisplatina, oxaliplatina, doxorrubicina, mitomicina C e paclitaxel.

A abordagem do câncer de ovário avançado evoluiu com a introdução da quimioterapia intraperitoneal em 2006. O GOG 172 foi um estudo de fase III que demonstrou as vantagens da quimioterapia venosa + quimioterapia intraperitoneal (sobrevida mediana global de 65,6 meses) sobre a quimioterapia venosa isolada (sobrevida mediana global de 49,7 meses) em pacientes no estádio III de câncer de ovário. O problema desse tipo de administração é que menos de 50% das pacientes conseguiram cumprir esse programa de tratamento em virtude da complexidade do formato do protocolo.

Em janeiro de 2018, o estudo de fase III com HIPEC após tratamento quimioterapêutico venoso primário de citorredução revelou benefício na sobrevida global e na sobrevida livre de recidiva, sem aumento dos efeitos colaterais. As pacientes receberam três ciclos de quimioterapia com paclitaxel e carboplatina e deveriam ter pelo menos doença estável, sendo submetidas à cirurgia citorredutora com ou sem HIPEC com cisplatina 100mg/m² e mais três ciclos administrados após a cirurgia citorredutora, com ou sem HIPEC. A sobrevida livre de recidiva foi de 14,2 para HIPEC e de 10,7 meses para cirurgia exclusiva (p = 0,003), e a sobrevida global foi de 45,7 meses para HIPEC e de 33,9 meses para cirurgia (HR: 0,67).

O estudo concluiu que nas mulheres com câncer de ovário avançado a HIPEC associada à cirurgia citorredutora completa ou em intervalo ótimo resulta em sobrevida mais longa do que uma cirurgia citorredutora isolada.

Tratamento mais com base na genética do tumor do que na localização do sítio tumoral

Historicamente, as terapias para câncer têm sido aprovadas com base na localização do tumor e no estádio do câncer.

O segundo semestre de 2017 e o início de 2018 representaram um marco histórico na medicina de precisão e aprovação de fármacos para o tratamento do câncer. Em maio de 2017 a FDA aprovou o primeiro tratamento para tecido agnóstico, ou seja, o uso é aprovado somente com base na genética do tumor e não no tipo de câncer ou na localização do tumor.

O pembrolizumabe foi aprovado para tratamento de adultos ou crianças com tumores sólidos avançados que têm alteração genômica específica (*mismatch repair deficiency* [MMR] – deficiência de reparo de incompatibilidade) ou instabilidade microssatélite alta (MSI-H). No estudo de base para aprovação houve redução tumoral em 40% das pacientes e em 78% dos casos a resposta durou pelo menos 6 meses ou mais. Em um dos estudos, que incluiu 12 diferentes tipos de tumor, 21% das pacientes alcançaram remissão completa.

As células com MMR têm baixa capacidade de reparar o dano de seu material genético ou do DNA e, como resultado, há um acúmulo de mutações e a produção de proteínas anômalas. Recentes pesquisas demonstraram que inibidores do PD-L1 desencadeiam uma resposta no sistema imune que é particularmente efetiva em tumores que apresentam MMR. Acredita-se que a razão para isso seja uma resposta imunológica mais forte em tumores com mais proteínas anormais dp que o sistema imunológico reconhece como estranhas.

Testes para MMR e instabilidade microssatélite ou rastreio do exoma tumoral incluindo a carga mutacional tumoral (TMB).

Modificação do tratamento relacionado com a mutação e a acessibilidade a esse tratamento (papel da terapia-alvo em tumores ginecológicos) e os sequenciamentos de nova geração (NGS)

Como descrito no tópico referente à evolução do tratamento dos tumores, há uma importante migração do tratamento com base no sítio da doença e no subtipo histológico para um tratamento dirigido a uma aberração molecular específica. O advento de tecnologias de sequenciamento altamente específicas tem levado a um número inacreditavelmente alto de mutações somáticas que podem direcionar o tratamento fármaco-específico.

Além da mutação *BRCA* para a utilização dos inibidores da PARP em câncer de ovário e da instabilidade microssatélite para pembrolizumabe, não há nenhum outro fármaco aprovado pela FDA para malignidades ginecológicas. Entretanto, um grande número de estudos se encontra em andamento. Qual painel escolher e o que deve ser sequenciado ainda é um desafio a ser superado nos próximos anos, mas, com certeza, representará o futuro do tratamento personalizado em ginecologia oncológica.

Leitura complementar

Armstrong DK, Bundy B, Wenzel L et al. Intraperitoneal cisplatin and paclitaxel in EOC. N Engl J Med 2006; 354:34-43.

Chua TC, Moran BJ, Sugarbaker PH et al. Early-and-long-term outcome data of patients with pseudomyxoma peritoei from appendiceal origin treated by strategy of cytoreductive surgery and hyperthermic intraperitoneal chemotherapy. J Clin Oncol 2012; 30(20);2449-56.

Coleman RL, Monk BJ, Sood AK, Herzog TJ. Latest research and treatment of advanced-stage epithelial ovarian cancer. Nature Reviews Clinical Oncology 2013; 10:211-24.

Dann RB, DeLoia JA, Timms KM et al. BRCA1/2 mutations and expression: response to platinum chemotherapy in patients with advanced stage epithelial ovarian cancer. Gynecol Oncol 2012; 125:677-82.

Eisenhauer EA, Therasse P, Bogaerts J et al. New response evaluation criteria in solid tumours: revised RECIST guideline (version 1.1). Eur J Cancer 2009; 45(2):228-47.

Gilman A. The initial clinical trial of nitrogen mustard. Am J Surg 1963; 105:574-8.

Hertz R, Ross GT, Lipsett MB. Primary chemotherapy of nonmetastatic trophoblastic disease in women. Am J Obstet Gynecol 1963; 86:808-14.

Homesley HD, Filiaci V, Markman M et al. Phase III trial of ifosfamide with or without paclitaxel in advanced uterine carcinosarcoma; a Gynecology Oncology Group study. J Clin Oncol 2007; 25(5):526-31.

Horner MJ, Ries LA, Krapcho M et al. SEER cancer statistics review, 1975-2006.

Hoskins WJ, Bundy BN, Thigpen JT, Omura GA. The influence of cytoreductive surgery on recurrence-free interval and survival in small-volume stage III epithelial ovarian cancer: A Gynecologic Oncology Group study. Gynecol Oncol 1992; 47:159-66.

Kusamura S, Dominique E, Baratti D, Younan R, Deraco M. Drugs, carrier solutions and temperature in hyperthermic intraperitoneal chemotherapy. J Surg Oncol Sep 2008; 98(4):247-52.

Le DT, Durham JN, Smith KN et al. Mismatch repair deficienecy predicts response of solid tumors to PD-1 blockade. Science 2017; 357:409-13.

McGuire WP, Hoskins WJ, Brady MF et al. Cyclophosphamide and cisplatin compared with paclitaxel and cisplatin in patients with stage III and stage IV ovarian cancer. N Engl J Med 1996; 334(1):1-6.

Miller D, Filiaci V, Fleming G et al. Randomized phase III noninferiority trial of first line chemotherapy for metastatic or recurrent endometrial carcinoma: A Gynecologic Oncology Group study. Gynecol Oncol 2012; 125(3):771.

Pujade-Lauraine E, Ledermann JA, Selle F et al. Olaparib tablets as maintenance therapy in patients with platinum-sensitive, relapsed ovarian cancer and a BRCA1/2 mutation (SOLO2/ENGOT-Ov21): A double-blind, randomised, placebo-controlled, phase 3 trial. Lancet Oncol 2017; 18:1274-84.

Raphael BJ, Dobson JR, Oesper L et al. Identifying driver mutations in sequenced cancer genomes: computational approaches to enable precision medicine. Genome Med 2014; 6:5.

Rose PG, Ali S, Watkins E et al. Long-term follow-up of a randomized trial comparing concurrent single agent cisplatin, cisplatin-based combination chemotherapy, or hydroxyurea during pelvic irradiation for locally advanced cervical cancer: a Gynecologic Oncology Group study. J Clin Oncol 2007; 25(19):2804-10.

Rustin GJ, van der Burg ME. A randomized trial in ovarian cancer (OC) of early treatment of relapse based on CA125 level alone versus delayed treatment based on conventional clinical indicators (MRC OV05/EORTC 55955 trials). J Clin Oncol 2009; 27(18s).

Saladino E, Flere F, Irato S, Famulari C, Macri A. The role of cytoreductive surgery and hyperthermic intraperitoneal chemotherapy in the treatment of ovarian cancer relapse. Updates in surgery 2014; 66:109-13.

Tewari KS, Sill MW, Long HJ III et al. Improved survival with bevacizumab in advanced cervical cancer. N Engl J Med 2014; 370(8):734-43.

Trimbos JB, Vergote I, Bolis G et al. Impact of adjuvant chemotherapy and surgical staging in early-stage ovarian carcinoma: European Organisation for Research and Treatment of Cancer-Adjuvant ChemoTherapy in Ovarian Neoplasm Trial. J Natl Cancer Inst 2003; 95(2):113-25.

US Food and drug Administration: FDA grants accelerated approval to pembrolizumab for first tissue/site agnostic indication. Disponível em: https://www.fda.gov/Drugs/InformationOnDrugs/ApprovedDrugs/ucm560040.htm.

van Driel WJ, Koole SN, Sikorska K et al. Hyperthermic intraperitoneal chemotherapy in ovarian cancer. N Engl J Med 2018; 378:230-40.

Wahl RL, Jacene H, Kasamon Y et al. From RECIST to PERCIST: evolving considerations for PET response criteria in solid tumors. J Nucl Med 2009; 50(Suppl 1):122S-150S.

Wolfson AH, Brady MF, Rocereto T et al. A gynecologic oncology group randomized phase III trial of whole abdominal irradiation (WAI) vs. cisplatin-ifosfamide and mesna (CIM) as post-surgical therapy in stage I-IV carcinosarcoma (CS) of the uterus. Gynecol Oncol 2007; 107(2):177-85.

Yan TD, Deraco M, Barati D et al. Cytoreductive surgery and hyperthermic intraperitoneal chemotherapy for malignant peritoneal mesothelioma; Multi-institucional experience. J Clin Oncol Dec 2009; 27(36):6237-42.

Cuidado Paliativo no Câncer Ginecológico

CAPÍTULO 17

Angélica Nogueira-Rodrigues
Carolina Martins Vieira
Fernanda Brasil
Flávia Amaral Duarte

INTRODUÇÃO

A estimativa do Instituto Nacional de Câncer (INCA) para o biênio 2018-2019 é que os tumores ginecológicos representem cerca de 15% do total de novos casos de câncer entre as mulheres, sendo o de colo do útero o mais incidente na mulher brasileira, com 16.370 casos novos por ano, seguido pelos cânceres de corpo de útero e ovário, com 6.600 e 6.150 casos, respectivamente. Em países em desenvolvimento como o Brasil, a maioria dos diagnósticos ocorre em estádios mais avançados, em um contexto clínico em que costumam estar presentes sintomas como dor pélvica, sangramento vaginal, ascite, oclusão/suboclusão intestinal, fístulas retovaginais e vesicovaginais e dispneia. Além dessas complicações comumente presentes nas neoplasias avançadas, efeitos adversos dos tratamentos cirúrgico, rádio e/ou quimioterapêutico conduzem ao declínio da capacidade funcional das pacientes, e a introdução precoce dos cuidados paliativos é imprescindível na tentativa de manter a qualidade de vida e respeitar a dignidade da doente.

Os cuidados paliativos em câncer ginecológico devem seguir os princípios preconizados pela Organização Mundial da Saúde (OMS), para a qual o cuidado paliativo consiste na assistência promovida por uma equipe multidisciplinar com o objetivo de melhorar a qualidade de vida da paciente e de seus familiares, diante de uma doença ou agravo que ameace a continuidade da vida, por meio da prevenção e alívio do sofrimento, da identificação precoce, avaliação impecável e tratamento da dor e dos demais sintomas físicos, sociais, psicológicos e espirituais.

O cuidado paliativo moderno foi introduzido por uma inglesa com formação humanista e que veio a se tornar médica, Dame Cicely Saunders. Em 1967, Cicely Saunders fundou o St. Christopher's Hospice, cuja estrutura não só permitiu a assistência aos doentes oncológicos fora de possibilidade terapêutica, mas também o desenvolvimento de ensino e pesquisa sobre o tema. Na década de 1970, profissionais de outros países, principalmente dos EUA e do Canadá, após períodos de experiência no St. Christopher's Hospice, levaram a prática dos cuidados paliativos para seus países de origem. No Brasil, o cuidado paliativo foi iniciado na década de 1980 e passou por um crescimento significativo a partir do ano 2000 com a consolidação dos serviços pioneiros já existentes e a criação de novos. Apesar dos avanços, o Brasil ainda ocupa a 42ª posição entre os 80 países avaliados pelo Índice de Qualidade de Morte 2015 (*Death Quality Index 2015*) e muito ainda há a ser conquistado para a melhoria do cuidado paliativo no país.

Nove princípios básicos devem reger a atuação da equipe multiprofissional e delinear o planejamento de ações voltadas à paciente:

1. Promover o alívio da dor e de outros sintomas desagradáveis.
2. Afirmar a vida e considerar a morte como um processo normal da vida.
3. Não acelerar e não adiar a morte.
4. Integrar aspectos psicológicos e espirituais ao cuidado à paciente.
5. Oferecer um sistema de suporte que possibilite à paciente viver tão ativamente quanto possível até o momento de sua morte.
6. Oferecer um sistema de suporte para auxiliar os familiares durante a doença da paciente e a enfrentar o luto.

7. Promover abordagem multiprofissional para focar as necessidades das pacientes e de seus familiares, incluindo acompanhamento no luto.
8. Melhorar a qualidade de vida e influenciar positivamente o curso da doença.
9. Iniciar o cuidado paliativo o mais precocemente possível, em conjunto com outras medidas de prolongamento da vida, como a quimioterapia e a radioterapia, e incluir todas as investigações necessárias para melhor compreender e controlar situações clínicas estressantes.

Neste capítulo serão abordados os principais sintomas físicos e psíquicos apresentados por pacientes com cânceres ginecológicos e as recomendações quanto à melhor abordagem atual para esses casos.

EQUIPE MULTIPROFISSIONAL

Em vista da alta complexidade envolvida no cuidado às pacientes oncológicas, é importante que os centros de referência disponham de equipe multiprofissional que englobe as seguintes áreas, além da equipe médica assistente: enfermagem, serviço social, psicologia, nutrição, fisioterapia, fonoaudiologia, farmácia, terapia ocupacional e odontologia. A assistência multidisciplinar visa oferecer acompanhamento diferenciado às pacientes oncológicas e a seus familiares, devendo ser iniciada por acolhimento, preferencialmente realizado por enfermeiro, psicólogo ou assistente social, a fim de avaliar as diferentes necessidades e direcionar a paciente para atendimento especializado o mais precocemente possível. Desse modo poderá ser traçado um plano terapêutico para a paciente e sua família.

A abordagem específica por profissional da equipe multidisciplinar amplia potencialmente o espectro de atuação. A avaliação do serviço social procura detectar pacientes com vulnerabilidade social aumentada que necessitarão de intervenções, além de oferecer orientações de acordo com as características de cada paciente e de seu núcleo familiar, incluindo auxílios socioassistenciais e previdenciário. A avaliação nutricional visa à identificação de pacientes sob risco nutricional para intervenções específicas, além de fornecer explicações sobre alimentação saudável durante o tratamento oncológico e a adaptação da dieta às condições físicas e às necessidades da paciente, tentando melhorar a aceitação alimentar e reduzindo os episódios de náuseas e vômitos.

A equipe de enfermagem deve orientar as pacientes e seus familiares a respeito de cuidados gerais tanto durante a internação como em domicílio, incluindo curativos, administração de medicamentos, cuidados com sondas, prevenção de lesões por pressão, além do manejo de toxicidades agudas ou tardias de tratamentos químio e radioterapêuticos. Por estar próximo das doentes, muitas vezes o enfermeiro é o primeiro a detectar alterações e trazê-las à tona para discussão dentro da equipe.

Do ponto de vista fisioterapêutico, busca-se identificar alterações funcionais provocadas pela própria doença, pelas repercussões do tratamento, ou ambas, investigando restrições e limitações em atividades. As principais alterações observadas são dor, restrição da amplitude de movimento, alteração da sensibilidade, fraqueza muscular, linfedema e alterações cicatriciais. A fisioterapia oncológica busca preservar ou recuperar a integridade cinético-funcional, utilizando-se de técnicas como exercícios físicos e alongamentos, drenagem linfática, terapia manual e eletroterapia.

O terapeuta ocupacional avalia a rotina da paciente (e o impacto da doença sobre ela), tentando determinar atividades para manter sua autonomia e funcionalidade.

Além de tentar estabelecer soluções para as demandas identificadas, sintomas psíquicos e/ou físicos, a equipe deve agir para evitar a introdução de medidas fúteis, como procedimentos diagnósticos ou terapêuticos inúteis diante de uma situação irreversível de doença e que podem causar mais sofrimento à doente e à família.

DIAGNÓSTICO E ABORDAGEM DE SINTOMAS PSÍQUICOS

Cada paciente tem uma maneira de reagir ao sofrimento, e sua capacidade de tolerá-lo é subjetiva e pessoal. Na avaliação desse sofrimento devem ser considerados não apenas os danos físicos, mas também as consequências emocionais, sociais e espirituais que a proximidade da morte traz à doente. Portanto, todas as pacientes oncológicas devem passar por uma avaliação psicológica de modo a verificar o grau de compreensão da doença e a presença de suporte emocional e identificar a necessidade de abordagens psicoterapêuticas específicas.

Medo, depressão e alteração do sono têm sido relatados como fatores que aumentam a dor e o sofrimento da paciente com câncer. Às pacientes que apresentam sinais de angústia deve ser dada a oportunidade de expressar suas emoções, pensamentos, medos e expectativa em relação à sua dor. Em algumas situações, o suporte deve ser estendido aos familiares. O sofrimento pode desempenhar um papel importante na perda da qualidade de vida da paciente, e ignorá-lo pode ser tão desastroso quanto ignorar a dor somática.

Humor deprimido e tristeza são respostas esperadas em pacientes com neoplasias avançadas. Entretanto, sentimentos de excesso de culpa, desesperança completa, perda de interesse e ideação suicida podem ser indicadores de depressão, assim como sinais vegetativos (anorexia, falta de concentração e insônia). Os primeiros passos no tratamento da depressão são providenciar o alívio dos sintomas, principalmente da dor, e iniciar a psicoterapia. Caso não sejam suficientes, o médico deverá avaliar de maneira criteriosa a introdução de antidepressivos.

Próximo do fim de vida deve-se estar atento ao *delirium*, que é uma complicação neuropsiquiátrica comum nesse contexto e que está associada a desfechos desfavoráveis. Vários fatores podem contribuir para o *delirium*, incluindo metástases cerebrais, medicamentos (psicotrópicos, opioides, corticoides e anticolinérgicos), fatores metabólicos (desidratação, hipercalcemia e outros distúrbios hidroeletrolíticos, insuficiência renal) e infecções. Além de atuar especificamente nesses fatores, pode ser necessária intervenção medicamentosa, sendo o haloperidol o agente de escolha (em doses baixas, de 0,5 a 1mg via oral [VO] ou intramuscular [IM], com repetições se necessário), especialmente no caso de agitação psicomotora. As pacientes em fim de vida que não obtêm melhora com essas medidas podem se beneficiar de sedação parenteral com benzodiazepínicos de meia-vida curta, como o midazolam.

Terapias complementares, e não alternativas, podem ser discutidas no intuito de melhorar a qualidade de vida das pacientes, dentre as quais estão incluídas a acupuntura e as técnicas de relaxamento, como meditação, *mindfulness* e yoga. Embora a qualidade dos estudos que avaliaram essas modalidades seja heterogênea e seja desejável a realização de mais estudos, essas estratégias têm o potencial de amenizar sintomas como dor, insônia, ansiedade e até mesmo vômitos.

DIAGNÓSTICO E ABORDAGEM DE SINTOMAS FÍSICOS

Dor

De todos os sintomas que uma paciente com diagnóstico de câncer apresenta, a dor é o mais temido, constituindo o fator mais determinante de sofrimento relacionado com a doença, mesmo quando comparado à expectativa da morte. A dor acomete 60% a 80% das pacientes com câncer, sendo 25% a 30% na ocasião do diagnóstico e 70% a 90% com doença avançada. O manejo adequado da dor é essencial para melhorar a qualidade de vida, mas também pode levar ao aumento da sobrevida da doente.

A dor pode ser provocada pela ação direta do tumor (relacionada com a invasão tumoral) ou estar associada ao tratamento (p. ex., neuropatia periférica induzida por quimioterapêuticos e síndromes pós-cirúrgicas crônicas).

Em uma anamnese completa, a dor deve ser detalhada, incluindo localização, temporalidade, caráter (em queimação, pontada, cólica, aperto), intensidade (incluindo escalas), fatores desencadeantes e atenuantes, tratamentos prévios e impactos na qualidade de vida.

O tratamento da dor deve possibilitar, além de seu alívio, o retorno da paciente às suas atividades. Para isso, deve englobar uma abordagem multidisciplinar, incluindo medicamentos, procedimentos cirúrgicos, técnicas anestésicas, fisioterapia e psicoterapia.

Com relação ao tratamento medicamentoso, a OMS desenvolveu em 1986 uma escada de três degraus (já revista) em que a escolha do analgésico seria determinada pela intensidade da dor. Os medicamentos são usualmente divididos entre analgésicos opioides e não opioides. Uma terceira classe, chamada adjuvante, é constituída por medicamentos com outras indicações primárias, mas que podem servir como analgésicos efetivos em circunstâncias específicas.

Os cinco princípios básicos da escada analgésica são:

- **Pela boca:** a medicação, sempre que possível, deve ser administrada pela via oral.
- **Pelo relógio:** respeitando os intervalos de administração de acordo com a meia-vida de cada medicamento, individualizado para cada paciente.
- **Pela escada:** incluindo reavaliações frequentes que permitem reajuste de doses de maneira mais eficiente.

Algumas medidas devem ser introduzidas para um bom controle da dor oncológica, como antecipação à piora da dor e prevenção e tratamento dos efeitos colaterais.

No tratamento da dor leve são utilizados analgésicos não opioides, como anti-inflamatórios não esteroides (AINE – p. ex., paracetamol e dipirona). O AINE é usualmente utilizado em caso de dor aguda e dor crônica por curto tempo (em virtude do risco de efeitos colaterais, como insuficiência renal e sangramento gastrointestinal).

A partir do segundo degrau da escada da dor, deve ser avaliado o uso de opioides (Tabela 17.1), que têm ação em receptores presentes no sistema nervoso central e no sistema nervoso periférico. Há muita controvérsia em relação à eficácia da combinação de opioides fracos (como codeína e tramadol) com analgésicos não opioides em comparação com o uso isolado desses últimos. Assim, muitos autores sugerem a abolição do segundo degrau da escada analgésica da OMS a favor do uso precoce de opioides fortes em doses baixas, os quais, no Brasil, necessitam de notificação de receita tipo "A" (receita amarela).

Os efeitos colaterais dos opioides, como náuseas, vômitos, sonolência e prurido, são esperados no início ou com o aumento da dose e tendem a melhorar em 7 a 10 dias, exceto a constipação, que deve ser precocemente abordada com o uso de laxativos. A depressão respiratória é um efeito colateral potencialmente letal, podendo ser revertida com o antagonista naloxona.

A tolerância aos opioides é previsível, ocorrendo inicialmente para efeitos colaterais e, depois, para efeitos analgésicos, com necessidade de aumento da dose ou rotação de medicamentos. Ao ser indicada a rotação, que consiste na troca por outro opioide, devem ser usadas tabelas de doses equianalgésicas (Tabela 17.2).

Tabela 17.1 Doses iniciais e intervalos de uso dos opioides

Fármacos	Dose inicial	Intervalo (horas)
Codeína	15 a 30mg	4 a 6
Tramadol	50mg	4 a 6
Morfina	5 a 10mg	3 a 4
Metadona	5 a 10mg	8 a 12
Hidromorfona	8mg	24
Fentanil transdérmico	12 a 24µg	72
Oxicodona	10 a 20mg	12

Fonte: Kraychete DC, Siqueira JTT, Garcia JBS. Recomendações para uso de opioides no Brasil: parte I. Revista Dor 2013; 14(4):295-300.

Tabela 17.2 Equivalência para opioides

Opioide	Dose equianalgésica aproximada
Dose de referência de morfina	30mg
Codeína	200mg
Tramadol	150mg
Metadona	4mg
Oxicodona	20mg
Fentanil transdérmico	12,5µg/h
Hidromorfona	7,5mg

Fonte: Kraychete DC, Siqueira JTT, Garcia JBS. Recomendações para uso de opioides no Brasil: parte I. Revista Dor 2013; 14(4):295-300.

Tabela 17.3 Coadjuvantes

Principais antidepressivos		
Tricíclicos	Amitriptilina	25 a 75mg/dia
	Nortriptilina	25 a 150mg/dia
Inibidores da recaptação de serotonina e noradrenalina	Duloxetina	30 a 120mg/dia
	Venlafaxina	75 a 225mg/dia
	Desvenlafaxina	50 a 100mg/dia
Inibidores de recaptação de serotonina	Sertralina	50 a 200mg/dia
	Paroxetina	10 a 20mg/dia
	Citalopram	10 a 20mg/dia
	Escitalopram	10 a 20mg/dia
	Fluoxetina	10 a 80mg/dia
Principais anticonvulsivantes		
Gabapentina		300 a 900mg/dia (em três tomadas)
Pregabalina		75 a 300mg/dia (em uma ou duas tomadas, até 600mg/dia)
Topiramato		25 a 600mg/dia (em duas tomadas)
Lamotrigina		25 a 50mg/dia (em duas tomadas, até 400mg/dia)
Carbamazepina		100 a 200mg/dia (em duas a quatro tomadas, até 1,6g/dia)
Fenitoína		300mg/dia (em duas tomadas, até 500mg/dia)
Outros coadjuvantes		
Corticoides	Dexametasona	4 a 8mg/dia (VO, EV ou SC)
	Metilprednisolona	30 a 50mg/dia (VO ou EV)
Neurolépticos	Haloperidol	2 a 5mg (VO ou IM) duas a três vezes ao dia
	Clorpromazina	2 a 100mg/dia (VO ou IM)
Miorrelaxantes	Ciclobenzaprina	5 a 30mg/dia em até três tomadas
	Baclofeno	5 a 90mg/dia em até três tomadas
Bifosfonatos (no caso de metástases ósseas ou hipercalcemia)	Pamidronato Ácido zoledrônico	

Fonte: Santos M et al. Diretrizes oncológicas. 1. ed. Rio de Janeiro: Elsevier, 2017.

Medicamentos adjuvantes podem ser utilizados em todos os degraus da escada com o objetivo de reduzir a dose necessária de analgésicos e aumentar o controle da dor. São exemplos de adjuvantes: antidepressivos, relaxantes musculares, benzodiazepínicos e corticoides (Tabela 17.3).

Cerca de 10% das pacientes que não atinjam analgesia adequada com o tratamento medicamentoso poderão necessitar de tratamentos intervencionistas, que incluem analgesia espinhal, vertebroplastias, bloqueio de nervos e plexos e procedimentos neurocirúrgicos, podendo chegar à indicação de cordotomia.

Dentre os tratamentos não medicamentosos, é possível citar a radioterapia antálgica. Metástases ósseas são uma complicação comum em pacientes com câncer, com risco de fraturas e/ou compressões nervosas que podem comprometer a qualidade de vida. Nesse contexto, o tratamento radioterapêutico pode ter papel importante, alcançando o controle álgico ósseo em cerca de 60% dos casos e auxiliando a manutenção da funcionalidade. Diferentes esquemas de fracionamento, que variam desde a aplicação de uma dose única de radiação de 6 a 8Gy até esquemas com 20 frações diárias, foram extensivamente testados ao longo das últimas décadas, devendo haver a discussão individualizada do caso com o radioterapeuta. A radioterapia paliativa pode também ser indicada no contexto de metástases cerebrais (estima-se que cerca de 20% a 25% das pacientes com câncer as desenvolvam), auxiliando o controle da cefaleia, das crises convulsivas e de outros sintomas neurológicos.

Sangramento

O registro de eventos relacionados com o sangramento é maior nos casos de tumores do colo do útero. Em países em desenvolvimento, uma parcela maior de mulheres com câncer do colo do útero é diagnosticada em estádios avançados da doença na comparação com países desenvolvidos, e nesse cenário o sangramento vaginal é uma constante. Raramente pacientes com câncer de ovário avançado apresentam sangramento vaginal, o que pode ocorrer na presença de envolvimento do útero ou da vagina pela neoplasia. No câncer de corpo do útero, o sangramento vaginal é frequente ao diagnóstico em todos os estádios, quando o útero ainda não foi submetido a nenhuma forma de controle local com cirurgia e/ou radioterapia, e o sangramento pode recorrer em pacientes com doença recidivada na vagina.

Especialmente nos casos de câncer do colo do útero e endométrio recorrentes, em que o tratamento oncológico disponível é limitado, a escolha do manejo paliativo apropriado do sangramento é fundamental. É importante identificar a paciente em risco de hemorragia e prepará-la, assim como seus familiares, uma vez que se trata de um evento extremamente angustiante.

Devem ser consideradas medidas como colocação de tampão vaginal, uso de agentes hemostáticos e transfusões sanguíneas. O ácido tranexâmico pode ser administrado VO ou via endovenosa (EV – 1g), três a quatro vezes por dia, para controle/paralisação do sangramento vaginal de pequena a moderada monta.

O tampão vaginal com gaze é uma medida simples para o controle do sangramento. Para ser efetivo o tampão deve ser colocado em posição de litotomia, com uso do espéculo. Sedação ou anestesia geral de curta duração podem ser necessárias. Enquanto a mulher tiver o tampão *in situ*, pode ser necessário cateterismo vesical. Outras medidas simples, como a elevação do pé e o uso de agentes hemostáticos, podem maximizar a eficácia do tampão. Com o uso de tampão, a hipótese de exacerbação de infecção de sítio tumoral deve ser aventada e antibióticos de largo espectro, incluindo metronidazol, podem ser necessários no tratamento de infecções que comumente acometem o tecido necrótico tumoral e contribuem para o sangramento.

A radioterapia hemostática também pode ser efetiva no tratamento do sangramento vaginal. Esquemas paliativos comuns, como administração de 20Gy divididos em cinco frações ou 30Gy em 10 frações, são opções terapêuticas.

Quando o tampão vaginal falha e a radioterapia não é uma opção possível ou disponível, devem ser consideradas medidas que visem reduzir a pressão nos vasos sanguíneos nutridores do tumor. Essas abordagens compreendem basicamente intervenção cirúrgica, como o ligamento das artérias ilíacas internas, ou procedimentos de radiologia intervencionista. Entretanto, na doença avançada existe comumente extensa neovascularização com grande variedade de vasos nutridores, limitando a utilidade dessas medidas. Desse modo, para um benefício mais significativo é essencial a seleção apropriada das pacientes.

A hematúria também pode ocorrer nas pacientes com câncer ginecológico, seja pela invasão vascular do trato geniturinário pelo tumor, seja por cistite hemorrágica decorrente do tratamento rádio ou quimioterapêutico. A hematúria pode ser tratada inicialmente com irrigação vesical e, se não resolvida, avaliação com cistoscopia e coagulação são apropriadas. Se a hematúria é refratária à irrigação vesical e não pode ser coagulada durante a cistoscopia, é recomendada a infusão de solução de alumínio a 1%. Se a terapia com alumínio falhar, deve ser tentada a administração de PGE2 e nitrato de prata.

Se ocorrer sangramento excessivo em uma situação de fase final de vida, deve ser considerada a sedação da paciente com a finalidade de aliviar seu desconforto. O midazolam é um sedativo de ação rápida e deve estar disponível para sedação de pacientes em fase terminal com hemorragia na dose de 2,5 a 5mg EV ou subcutânea (SC), podendo ser repetido a cada 10 a 15 minutos, conforme a necessidade, ou em infusão contínua.

Ascite

A ascite em geral surge em um cenário de doença avançada ou recorrente, sendo uma das condições mais incapacitantes de pacientes com câncer ginecológico avançado e tendo um impacto significativo na qualidade de vida por causar distensão abdominal, dor, dispneia, náusea, anorexia, saciedade precoce, edema de membros inferiores e fadiga. Tumores epiteliais de ovário comumente evoluem com carcinomatose peritoneal e, nesses casos, o acúmulo de fluidos é resultado do bloqueio da drenagem dos canais linfáticos, os quais normalmente mantêm em equilíbrio o líquido peritoneal e o aumento da permeabilidade capilar.

As pacientes com diagnóstico prévio de câncer não necessitam frequentemente de avaliação extensiva. Nesses casos, a abordagem deve se concentrar em rápida avaliação e condução do caso com o tratamento focado na melhora da qualidade de vida. O melhor controle da ascite secundária à carcinomatose peritoneal é conseguido quando há resposta terapêutica ao tratamento antitumoral instituído (cirurgia e/ou medicamentos). As pacientes em início de tratamento podem necessitar de drenagens peritoneais até obterem resposta objetiva do tratamento, e paracenteses de alívio são frequentemente necessárias em pacientes resistentes ao tratamento específico.

A paracentese terapêutica no manejo da ascite maligna tem o objetivo de drenar pronta e eficientemente a maior quantidade de líquido peritoneal possível, dentro dos limites de segurança para a paciente. Ao contrário das pacientes com ascite de origem portal, aquelas com ascite relacionada com malignidade podem apresentar volumes maiores de líquido ascítico drenado, sendo menos frequentes complicações hemodinâmicas. A necessidade de reposição de coloide para prevenção da deterioração hemodinâmica após a drenagem de grande volume de líquido ascítico é controversa. Não há estudos clínicos randomizados que tenham abordado a reposição de albumina em pacientes com ascite relacionada com malignidade. Entretanto, a experiência clínica sugere que não seja necessária.

Shunts peritoniovenosos e cateteres peritoneais podem ser implantados para facilitar a realização de paracenteses de repetição. Esses dispositivos possibilitam a retirada do líquido ascítico em domicílio por um enfermeiro ou pela própria paciente e familiares. Apesar de a infecção ser uma complicação potencial, seu risco parece ser baixo, podendo ser comumente tratada com a retirada do cateter.

Nos casos sem possibilidade, as metástases peritoneais progridem e podem se proliferar como novos implantes. Esses implantes aderem aos sítios de paracenteses prévias, tornando o procedimento cada vez mais difícil. A realização da paracentese guiada por imagem pode ajudar nesse cenário.

O uso de diuréticos pode ser efetivo em pacientes nas quais o desenvolvimento da ascite está relacionado com hipertensão portal (p. ex., metástases hepáticas maciças, síndrome de Budd-Chiari), embora não haja estudos clínicos randomizados que avaliem a efetividade da medicação nesse cenário. Por outro lado, pacientes com ascite relacionada com carcinomatose peritoneal exclusiva tendem a não responder à administração de diuréticos e podem evoluir com desidratação e insuficiência renal pré-renal.

Como mencionado, as pacientes com ascite por malignidade apresentam redução importante do apetite, e suplementos dietéticos podem ser oferecidos de modo a maximizar a ingestão calórica. Já as restrições alimentares, como dietas pobres em sódio, não devem ser preconizadas, uma vez que podem afetar a qualidade de vida da paciente e não têm impacto significativo nas ascites dessas etiologias.

Oclusão, suboclusão intestinal e vômitos de difícil controle

A obstrução ao trânsito intestinal é uma complicação comum nas pacientes com câncer em estádios avançados, principalmente naquelas com neoplasia primária da pelve. A frequência da oclusão intestinal no câncer de ovário avançado varia de 5% a 42%. Diversos mecanismos podem estar envolvidos em seu desenvolvimento, como obstáculos causados por massas tumorais, aderências formadas pela própria doença e tratamentos cirúrgicos e radioterapêuticos, uso de opioides e outros medicamentos constipantes, e repouso prolongado, dentre outros.

As manifestações clínicas mais frequentes são náuseas, vômitos, distensão abdominal, dor e constipação intestinal, mas a paciente pode apresentar diarreia paradoxal. A oclusão pode ser confirmada por radiografias do abdome, demonstrando níveis hidroaéreos. Tomografia computadorizada e ressonância magnética de abdome e pelve são mais sensíveis para definição etiológica e da extensão do acometimento e podem auxiliar a definição terapêutica.

Medidas clínicas devem ser instituídas precocemente em pacientes com constipação intestinal e carcinomatose peritoneal para tentar evitar a progressão para obstrução total. Nenhuma forte evidência é conclusiva no tocante ao valor da cirurgia paliativa *versus* manejo clínico, também não havendo comprovação da eficácia de um tratamento específico que melhore a qualidade ou prolongue significativamente o tempo de vida. A decisão quanto à realização de uma intervenção cirúrgica exige uma avaliação cuidadosa dos riscos e benefícios, além da estimativa do tempo de vida e dos objetivos do tratamento. A cirurgia não deve ser realizada de rotina em pacientes com câncer em estádio terminal em que a causa da oclusão não seja benigna. As pacientes que mais se beneficiam da cirurgia em caso de obstrução intestinal são aquelas com tumores limitados, com único sítio de obstrução, e aquelas que apresentam uma chance razoável de obterem resposta à terapia antineoplásica.

Recentemente, *stents* metálicos vêm sendo cada vez mais usados no manejo da obstrução intestinal. O *stent* pode ser útil em pacientes com doença avançada metastática com alto risco cirúrgico e naquelas com obstrução do intestino grosso nas quais a descompressão pelo *stent* permitirá que a cirurgia ocorra após estadiamento e preparo adequados. As presenças de múltiplas estenoses e de carcinomatose peritoneal são contraindicações à passagem do *stent*.

O uso de sonda nasogástrica (SNG) é justificável como medida temporária em pacientes com sintomas sem controle adequado com medicações. A drenagem nasogástrica é invasiva, pode ser estressante para a paciente e levar a complicações como irritação nasal e faríngea, erosão da cartilagem nasal e oclusão, necessitando lavagem ou troca.

O manejo farmacológico da obstrução intestinal em pacientes na fase final da doença deve ser focado no alívio dos episódios de náusea, vômito e dor. A terapia medicamentosa compreende analgésicos, antissecretórios e antieméticos com ou sem o uso da SNG. Para avaliação da eficácia das medicações e ajuste imediato, os sintomas devem ser monitorizados diariamente. O vômito pode ser avaliado em termos de quantidade e frequência.

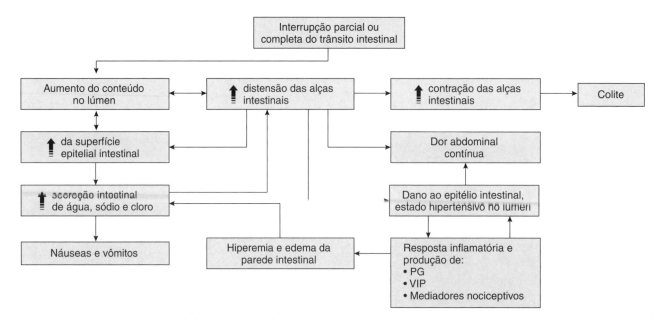

Figura 17.1 Distensão, secreção e atividade motora causando sintomas gastrointestinais. (PG: prostaglandinas; VIP: polipeptídeo vasoativo intestinal.)

O vômito pode ser controlado por meio de duas medidas distintas: fármacos que reduzem a secreção gastrointestinal, como anticolinérgicos (butilbrometo de escopolamina) e/ou análogos da somatostatina (octreotide), e antieméticos, sozinhos ou em combinação. A escopolamina diminui os vômitos por seu efeito antissecretório, sendo indicada mesmo na ausência de cólicas. O octreotide inibe a secreção de diversos hormônios gastrointestinais, reduzindo a motilidade intestinal e aumentando a absorção de água e eletrólitos. Entre os antieméticos, a metoclopramida é a medicação de escolha em pacientes com obstrução funcional; entretanto, seu uso não é recomendado em caso de oclusão completa, uma vez que pode aumentar as cólicas, as náuseas e o próprio vômito. Tanto o haloperidol, antogonista da dopamina, como a clorpromazina, da classe das fenotiazidas, são efetivos nesses cenários.

A combinação de diferentes antieméticos com diferentes sítios de ação é mais eficaz do que o uso de agente isolado. Os corticoides apresentam benefício potencial na obstrução intestinal, agindo primariamente como antieméticos e secundariamente reduzindo o edema perineural e peritumoral. A dexametasona pode ser associada a outros antieméticos, mas seu papel é controverso. A gastrostomia descompressiva (GTT) deve ser considerada nos casos em que a medicação não obteve sucesso na redução dos vômitos, sendo um método preferível para descompressão de longa duração. A abertura intermitente da GTT possibilita à paciente a ingesta oral sem o desconforto e a inconveniência da SNG.

Apesar de em geral a ingesta estar comprometida nas pacientes com obstrução, na fase terminal menos de 50% delas experimentarão fome ou sede mesmo recebendo quantidades inadequadas de comida e de água. O papel da nutrição parenteral total (NPT) no manejo das pacientes com obstrução inoperáveis é bastante controverso, já que pode levar a complicações e prolongar a necessidade de hospitalização. As pacientes em fase final de vida manejadas com terapia medicamentosa devem ser incentivadas a comer e a beber pequenas porções de suas comidas e bebidas favoritas.

A hidratação artificial está indicada para a correção de sintomas relacionados com a desidratação. A intensidade da xerostomia e da sede é independente da quantidade de hidratação EV ou oral. Esse sintoma pode ser otimizado com pequenos goles frequentes de líquidos, sucção de pedras de gelo, lubrificação labial e cuidados constantes com a boca. Grandes quantidades de hidratação EV podem resultar no aumento da secreção intestinal, sendo necessário manter o equilíbrio entre a eficácia do tratamento e seus efeitos adversos. A hidratação EV pode ser difícil e desconfortável para as pacientes em fase final de vida, devendo ser reservada para aquelas que já têm cateter venoso central. Para as demais, a hipodermóclise é uma alternativa válida.

Fístulas

As fístulas secundárias às neoplasias ginecológicas e/ou a seus tratamentos afetam de maneira significativa a qualidade de vida da paciente. Elas podem ocorrer em consequência do estádio avançado da doença ou do tratamento cirúrgico, radioterapêutico ou medicamentoso, como com o uso de inibidores de angiogênese. A avaliação radiológica cumpre um papel vital no estabelecimento do sítio, curso e complexidade das fístulas pélvicas, provendo informações cruciais para o planejamento terapêutico. Fístulas vesicovaginais e enterovaginais são os tipos mais comumente associados aos tumores ginecológicos, seguidas por fístulas uterovaginais, enterovesicais e enterocutâneas. Pacientes com fístula vesicovaginal podem apresentar perda de urina pela vagina, sangramento e dor localizada, ao passo que as pacientes com fístula retovaginal ou colovaginal podem apresentar perda de gases, material fecal e muco pela vagina.

A ressonância magnética e a tomografia computadorizada com multidetectores são atualmente as modalidades de imagem de escolha para avaliação inicial da paciente com suspeita de fístula.

Fístulas secundárias a neoplasias ginecológicas são em sua maioria complexas, e o tratamento deve ser individualizado. O fechamento espontâneo de fístulas vesicovaginais pode ser obtido com o uso prolongado de cateter vesical, embora seja pequena a chance de sucesso.

Por outro lado, a abordagem cirúrgica deve levar em consideração a extensão do procedimento, o estado funcional e o prognóstico da paciente. Cirurgias paliativas, como colostomia permanente e desvio urinário com construção de conduto ureteroileal, são justificáveis nos casos em que há significativa expectativa de vida ou em que a doença não está presente. Já nas pacientes em fase final de vida, com ingesta mínima, fraldas com cateter absortivo podem ser úteis.

Dispneia

A dispneia é caracterizada pela sensação de desconforto respiratório e é um dos sintomas mais relatados em pacientes com câncer terminal. Trata-se de sintoma com componente subjetivo de quantificação, piorado significativamente em vigência de ansiedade, dores e outros desconfortos. Como em caso de dor, é importante avaliar cada paciente individualmente e analisar as possíveis etiologias passíveis de reversão. Para muitas pacientes em fase final de vida, a etiologia da dispneia pode ser intratável. Entretanto, em alguns casos, algumas medidas específicas podem aliviar ou atenuar esse sintoma (Quadro 17.1).

Oxigênio suplementar é o tratamento padrão para as pacientes com hipoxemia e parece ter algum benefício no manejo da dispneia. Entretanto, é importante ressaltar que a presença de hipoxemia não prediz alívio da dispneia com uso de oxigênio suplementar, pois a saturação de oxigênio nem sempre está correlacionada à sensação subjetiva de falta de ar. Assim, é razoável iniciar terapia com oxigênio suplementar nas pacientes hipoxêmicas, mas é igualmente razoável interrompê-la se não houve melhora dos sintomas com seu uso.

Devem ser adotadas medidas de suporte que atenuem a dispneia. Técnicas de relaxamento ou distração, como imaginação

Quadro 17.1 Dispneia: etiologia e possíveis intervenções

Etiologia	Possível intervenção
Pneumonia	Antibióticos
Linfangite	Diuréticos, glicocorticoides
Pneumonite induzida por radioterapia ou quimioterapia	Glicocorticoides
Tromboembolismo venoso	Anticoagulantes, filtro de veia cava
Derrame pleural	Cateter de longa permanência, toracocentese, pleurodese
Obstrução de vias aéreas por tumor ou linfonodomegalia	Radioterapia, glicocorticoides
Broncoconstrição	Broncodilatadores, glicocorticoides
Retenção/excesso de secreção	Anticolinérgicos
Ascite maciça	Paracentese, cateter de longa permanência
Ansiedade	Ansiolíticos, terapia cognitiva comportamental

guiada, terapia cognitiva comportamental e música, podem ser úteis em momentos de exacerbação. Resfriamento facial com uso de ventilador sobre a face também ajuda a diminuir a sensação de dispneia. Fisioterapia respiratória com vibração ou percussão do tórax auxilia as pacientes com dificuldade de mobilização de secreção. Finalmente, técnicas de respiração, como respiração diafragmática ou labial, assim como caminhadas com apoio também podem ajudar a controlar o sintoma.

Quando as medidas citadas são insuficientes ou inadequadas, há opções farmacológicas. Opioides sistêmicos são agentes de primeira linha para alívio da dispneia. Dessas medicações, a morfina é a mais vastamente estudada. A titulação da dose individualizada é importante, uma vez que a sonolência é um efeito colateral comum, assim como a depressão respiratória. Em pacientes virgens de morfina, a dose de 2,5 a 10mg VO a cada 2 horas ou 1 a 3mg EV é geralmente efetiva no início. Estudos clínicos sobre a nebulização com opioides não evidenciaram superioridade em relação ao uso de placebo.

Há ainda diversas outras terapias adjuvantes que, usadas em conjunto com opioides sistêmicos, podem promover alívio adicional da dispneia. Benzodiazepínicos, como lorazepam (0,25 a 1mg VO a cada 4 horas), são particularmente úteis naquelas pacientes com ansiedade relacionada com dispneia.

A identificação e o tratamento adequado de outras comorbidades são fundamentais para otimizar o conforto da paciente. As pacientes com doença pulmonar obstrutiva crônica ou história de tabagismo podem se beneficiar do uso de broncodilatadores e podem necessitar também de corticoide. Diuréticos devem ser usados em pacientes com congestão venosa sistêmica. Em pacientes com linfangite carcinomatosa ou pneumonite induzida por quimioterapia/radioterapia, corticoides devem ser iniciados.

O derrame pleural é uma causa comum de dispneia nas pacientes com câncer de ovário avançado. Outros sintomas relacionados com derrame pleural são tosse e dor torácica. A toracocentese de alívio pode ser tentada, mas a toracocentese de repetição não é a estratégia ideal no manejo a longo prazo, uma vez que aumenta o risco de infecções, aderência e formação de loculações. Opções na paciente resistente ao tratamento quimioterapêutico sistêmico incluem a pleurodese química ou cateteres tunelados de longa permanência.

CONSIDERAÇÕES FINAIS

O tratamento integral da paciente é fundamental tanto para as pacientes com possibilidade de cura, já que pode impactar positivamente em seu bem-estar físico, mental e social após o término da abordagem oncológica, como para o grupo de pacientes sem indicação de terapia modificadora de doença, para amenizar os sintomas e melhorar a qualidade de vida.

Para que isso seja possível é desejável a atuação de uma equipe multidisciplinar composta por ginecologistas, oncologistas clínicos, oncologistas cirúrgicos, radioterapeutas, psicólogos, fisioterapeutas, enfermeiros, nutricionistas e assistentes sociais. É de grande importância que os profissionais de saúde também compreendam o papel da família e envolvam os familiares como provedores de afeto e de apoio físico, emocional e social imprescindíveis para proporcionar melhor assistência à paciente.

Leitura complementar

Baines M, Oliver DJ, Carter RL. Medical management of intestinal obstruction in patients with advanced malignant disease: A clinical and pathological study. Lancet 1985; II:990-3.

Bausewein C, Booth S, Gysels M, Higginson IJ. Non-pharmacological intervervetionsdor breathlessness in advanced stages of malignant and non-malignat diseases. Cochrane Database Syst Rev 2013; 11:CD005623.

Binz S, McCollester J, Thomas S et al. CRASH-2 study of tranexamic acid to treat bleeding in trauma patients: A controversy fueled by science and social media. J Blood Transfus 2015; 2015:874920.

Booth S, Moosavi SH, Higginson IJ. The etiology and management of intractable breathlessness in patients with advanced cancer: A systematic review of pharmacological therapy. Nat Clin Pract Oncol 2008; 5:90-100.

Brooks RA, Herzog TJ. Long-term semi-permanent catheter use for the palliation of malignant ascites. Gynecol Oncol 2006; 101:360.

Caraceni A, Nanni O, Maltoni M et al. Impact of delirium on the short term prognosis of advanced cancer patients. Italian Multicenter Study Group on Palliative Care. Cancer 2000; 89:1145.

Chattopadhyay G, Ray D, Chakravartty S, Mandal S. Formalin instillation for uncontrolled radiation induced haemorrhagicproctitis. Tropical Gastroenterology 2010; 31:291-4.

Chow E, Zeng L, Salvo N, Dennis K, Tsao M, Lutz S. Update on the systematic review of palliative radiotherapy trials for bone metastases. Clin Oncol (R Coll Radiol) 2012; 24(2):112-24.

Cruikshank DP, Buchsbaum HJ. Effects of rapid paracentesis. Cardiovascular dynamics and body fluid composition. JAMA 1973; 225:1361.

Davidson PM, Johnson MJ. Uptodate on the role of palliative oxygen. Curr Opin Support Palliat Care 2011; 5:87-91.

Davies HE, Mishra EK et al. Effect of an indwelling pleura catetervc chest tube and talc pleurodesis for relieving dyspnea in patients with malignant pleural effusio: The TIME2 randomized controlled trial. JAMA 2012; 307:2383-9.

Davits RJ, Miranda SI. Conservative management of vesicovaginal fistulas by bladder drainage alone. Br J Urol 1991; 68:155-6.

Dudgeon DJ, Shadd J. Assessment and management of dyspnea in palliative care. In: Basow, editor. 2013 (UptToDate, Waltham MA, Ref Type: Online Source).

Fainsinger RL, Spachynski K, Hanson J, Bruera E. Symptom control in terminally ill patients with malignant bowel obstruction. J Pain Symptom Manage 1994; 9:12-8.

Farr WC. The use of corticosteroids for symptom management in terminally ill patients. Am J Hospice Care 1990; 1:41-6.

Feins RH, Johnstone DW, Baronos ES, O'Neil SM. Palliation of inoperable esophageal carcinoma with the Wallstent endoprosthesis. Ann Thorac Surg 1996; 62:1603-7.

Forgas I, Macpherson A, Tibbs. Percutaneous endoscopic gastrostomy. The end of the line for nasogastric feeding? BMJ 1992; 304:1395-6.

Garcia MK, McQuade J, Haddad R et al. Systematic review of acupuncture in cancer care: a synthesis of the evidence. J Clin Oncol 2013 Mar; 31(7):952-60.

Grassby PF, Hutchings L. Drugs combinations in syringe drivers: the compatibility and stability of diamorphine with cyclizine and haloperidol. Palliat Med 1997; 11:217-24.

Jatoi A, Giordano KF, Nguyen PL, Sloan J, Hartmann LC. Targeting and palliating malignant ascites: An overview of an upcoming clinical trial from the North Central Cancer Treatment Group. Support Cancer Ther 2005; 3:59-62.

Kim DH, Lee JH, Ki YK et al. Short-course palliative radiotherapy for uterine cervical cancer. Radiation Oncology Journal 2013; 31(4):216-21.

Kraychete DC, Siqueira JTT, Garcia JBS. Recomendações para uso de opioides no Brasil: parte I. Revista Dor 2013; 14(4):295-300.

Landrum LM et al. Comprehensive care in gynecologic oncology: The importance of palliative care. Gynecol Oncol 2015; 137:193-202.

Lawlor PG, Gagnon B, Mancini IL et al. Occurrence, causes, and outcome of delirium in patients with advanced cancer: a prospective study. Arch Intern Med 2000; 160:786.

Lombardi G, Zustovich F, Nicoletto MO, Donach M, Artioli G, Pastorelli D. Diagnosis and treatment of malignant pleural effusion: A systematic literature review and new approaches. Ann J Clin Oncol 2010; 33:420-3.

Lotfi-Jam K, Carey M, Jefford M, Schofield P, Charleson C, Aranda S. Non-pharmacologic strategies for managing common chemotherapy adverse effects: a systematic review. J Clin Oncol 2008; 26(34):5618.

Maltoni M, Scarpi E, Modonesi C et al. A validation study of the WHO analgesic ladder: a two-step vs three-step strategy. Support Care Cancer 2005; 13(11):888-94.

Marinangeli F, Ciccozzi A, Leonardis M et al. Use of strong opioids in advanced cancer pain: a randomized trial. J Pain Symptom Manage 2004; 27(5):409-16.

Matsumoto DY. Cuidados paliativos: conceito, fundamentos e princípios. In: Carvalho RT, Parsons HA (orgs.) Manual de cuidados paliativos ANCP. São Paulo: ANCP, 2012:30.

McCann RM, Hall WJ, Groth-Juncker A. Comfort care for terminally ill patients. The appropriate use of nutrition and hydration. JAMA 1994; 272:1263-6.

Mishra K. Gynaecological malignancies from palliative care perspective. Indian J Palliat Care 2011 Jan; 17(Suppl):S45–S51.

Mohs F. Chemosurgery: a microscopically controlled method of cancer excision. Archives of Surgery 1941; 42:279-96.

Mustian KM, Palesh O, Sprod L et al. Effect of YOCAS yoga on sleep, fatigue, and quality of life: a URCC CCOP randomized controlled clinical trial among 410 cancer survivors (abstract 9013). J Clin Oncol 2010; 28:639s.

Narayanan G, Pezeshkmehr A, Venkat S et al. Safety and efficacy of the PleurX catheter for the treatment of malignant ascites. J Palliat Med 2014; 17:906.

Narayanan P, Nobbenhuis M, Reynolds KM, Sahdev A, Reznek RH, Rockall AG. Fistulas in malignant gynecologic disease: Etiology, imaging, and management. Radio Graphics 2009; 29:1073-83.

National Comprehensive Cancer Network (NCCN). NCCN Clinical Practice Guidelines in Oncology (NCCN Guidelines®). Adult Cancer Pain Version 2.2014.

NCCN Practice Guidelines in oncology: Palliative Care Version 1.2018. Online Source.

Nielsen OS, Munro AJ, Tannock IF. Bone metastases: pathophysiology and management policy. J Clin Oncol 1991; 9(3):509-24.

Nogueira-Rodrigues A, Ferreira CG, Bergmann A, Aguiar SS, Thuler LC. Comparison of adenocarcinoma (ACA) and squamous cell carcinoma (SCC) of the uterine cervix in a sub-optimally screened cohort: A population-based epidemiologic study of 51,842 women in Brazil. Gynecol Oncol 2014; 135(2):292-6.

O'Neill MJ, Weissleder R, Gervais DA et al. Tunneled peritoneal catheter placement under sonographic and fluoroscopic guidance in the palliative treatment of malignant ascites. AJR Am J Roentgenol 2001; 177:615.

Park HS, Do YS, Suh SW et al. Upper gastrointestinal tract malignant obstruction: Initial results of palliation with a flexible covered stent. Radiology 1999; 210:865-70.

Pereira J, Hanson J, Bruera E. The frequency and clinical course of cognitive impairment in patients with terminal cancer. Cancer 1997; 79:835.

Philip J, Depczynski B. The role of total parenteral nutrition for patients with irreversible bowel obstruction secondary to gynecological malignancy. J Pain Symptom Manage 1997; 13:104-11.

Pictus D, Marx MV, Weyman PJ. Chronic intestinal obstruction: value of percutaneous gastrostomy tube placement. Am J Radiol 1988; 150:295-7.

Rangel O, Telles C. Tratamento da dor oncológica em cuidados paliativos. Revista Hospital Universitário Pedro Ernesto 2012; 11(2):32-7.

Ripamonti C, Mercadante S, Groff L, Zecca E, De Conno F, Casuccio A. Role of octreotide, scopolamine butylbromide and hydration in symptom control of patients with inoperable bowel obstruction having a nasogastric tube. A prospective randomized clinical trial. J Pain Symptom Manage 2000; 19:23-34.

Ripamonti C, Twycross R, Baines M et al. Clinical-practice recommendations for the management of bowel obstruction in patients with end-stage cancer. Support Care Cancer 2001 Jun; 9(4):223-33.

Runyon BA, Hoefs JC, Morgan TR. Ascitic fluid analysis in malignancy-related ascite. Hepatology 1988; 8(5):1104.

Santos M et al. Diretrizes oncológicas. 1. ed. Rio de Janeiro: Elsevier, 2017.

Saunders C. Caring to the end. Nurs Mirror 1980; 4:43-7.

Savin MA, Kirsch MJ, Romano WJ et al. Peritoneal ports for treatment of intractable ascites. J Vasc Interv Radiol 2005; 16:363.

Saxon RR, Barton RE, Katon RM et al. Treatment of malignant esophageal obstructions with covered metallic Z stents: long-term results in 52 patients. J Vasc Interv Radiol 1995; 6:747-54.

Simão DAS, Murad M, Vieira CM, Fernandes VF, Captein KM, Teixeira AL. Neuropatia periférica induzida por quimioterapia: revisão para a prática clínica. Rev. dor [Internet]. 2015 Sep [cited 2018 June 04]; 16(3):215-20.

Song HY, Do YS, Han YM et al. Covered, expandable esophageal metallic stent tubes: experiences in 119 patients. Radiology 1994; 193:689-95.

Vargas-Schaffer G. Is the WHO analgesic ladder still valid? Twenty-four years of experience. Canadian Family Physician, 2010; 56(6):514-7.

Varughese J, Richman S. Cancer care inequity for women in resource-poor countries. Reviews in Obstetrics and Gynecology 2010; 3(3):122-32.

Wallis F, Campbell KL, Eremin O, Hussey JK. Self-expanding metal stents in the management of colorectal carcinoma – A preliminary report. Clin Radiol 1988; 53:251-4.

Mindfulness e Medicina Antiestresse no Manejo do Câncer Ginecológico

CAPÍTULO 18

Sara de Pinho Cunha Paiva

INTRODUÇÃO

Receber o diagnóstico de uma doença como o câncer geralmente representa uma experiência muito traumática para uma paciente e exige grande capacidade de se confrontar com as adversidades. Lidar com o câncer e seu tratamento pode ser considerado um evento estressante, tanto por se tratar de uma doença que coloca em risco a vida da paciente como pela falta de certeza quanto aos resultados futuros em relação à doença, cujo tratamento causa sérios efeitos colaterais. De maneira generalizada, mas bastante assertiva, Weisman e Worden descreveram pela primeira vez a situação alarmante vivenciada por um paciente durante os primeiros 100 dias após receber o diagnóstico de câncer. Essa experiência envolve predominantemente conflitos e dúvidas em relação à vida e ao risco de morrer, ultrapassando as dúvidas referentes aos detalhes da doença e dos sintomas a ela associados.

CÂNCER E ESTRESSE

O diagnóstico de uma doença como o câncer suscita reações emocionais associadas ao estresse que vão desde alterações em relacionamentos sociais e afetivos, autoimagem corporal, funcionamento do corpo, até sintomas físicos direta ou indiretamente associados à doença e a seu tratamento. Ter um câncer é tão estressante para algumas pacientes que esses sinais e sintomas podem ser comparados ao diagnóstico de doenças psiquiátricas, como ansiedade, depressão e síndrome de estresse pós-traumático. Os sintomas de estresse estão presentes em pelo menos 20% dos pacientes no estádio inicial do câncer, atingindo até 80% daqueles que apresentam recorrência da doença. Estudos de rastreamento confirmam que cerca de 35% dos pacientes com câncer apresentam sintomas psicológicos associados ao estresse. O termo *distress*, aceito e difundido pelo National Comprehensive Cancer Network, é utilizado para caracterizar o estresse vivido por pacientes que recebem o diagnóstico de câncer. *Distress* corresponde a sintomas como ansiedade extrema e tristeza profunda, muitas vezes traduzidos pelos pacientes como "dor da alma". O estresse crônico cursa com efeitos deletérios ao organismo, como funcionamento inadequado da glândula tireoide, que pode ter como consequência desde alterações no metabolismo e no crescimento até irregularidades no ciclo menstrual e disfunções na fertilidade.

MINDFULNESS COMO OPÇÃO ANTIESTRESSE

O termo *mindfulness* significa "atenção plena" e caracteriza o ato de prestar atenção ao momento presente de maneira consciente e livre de julgamentos. A habilidade de praticar *mindfulness* pode ser adquirida com o auxílio de exercícios de meditação, voltando a atenção para as sensações corporais, os pensamentos e as emoções. Segundo Kabat-Zinn, um dos pioneiros na utilização do *mindfulness* no Ocidente e criador do Programa de Redução do Estresse Baseado em *Mindfulness* (*Mindfulness-Based Stress Reduction* [MBSR] – Massachusetts, EUA), as pessoas que conseguem reconhecer suas emoções e sensações corporais, como pensamentos negativos, raiva, desconforto e dor, apresentam mais mecanismos de enfrentamento quando se encontram em situações difíceis, como ao receber o diagnóstico de câncer. Os praticantes do *mindfulness* conseguem viver melhor o momento presente, prestando atenção aos sentimentos e às sensações em vez de reagir aos fatos de maneira automática, inconsciente e negativa. O programa MBSR foi criado especificamente para pessoas que se encontram em situações de grande estresse, dor ou enfermidade.

A maioria das técnicas e atividades que utilizam *mindfulness* tem como objetivo central a promoção da resposta neuroendócrina e o relaxamento muscular. Esse estado de relaxamento é efetivo contra as respostas físicas e emocionais ao estresse, fazendo o corpo retornar a seu estado de equilíbrio e homeostase. A resposta antiestresse tem um efeito fundamental na diminuição dos níveis de hormônios relacionados com o mecanismo de estresse, como a noridrenalina e o cortisol, promovendo mudanças fisiológicas, como redução da frequência cardíaca, da pressão arterial, da respiração e da tensão muscular, vasodilatação periférica e a consequente elevação da temperatura nas extremidades do corpo.

MINDFULNESS COMO TERAPIA ADJUVANTE EM CÂNCER

As técnicas baseadas em *mindfulness* (*mindfulness-based skills* [MBS]) são amplamente conhecidas por auxiliar a redução dos sintomas psicológicos do estresse associados ao câncer e melhorar a qualidade de vida dos pacientes. A meditação *mindfulness* é a técnica central das MBS e tem como característica fundamental promover efeitos positivos na saúde física e mental, como a diminuição de sintomas associados ao estresse (preocupação, ansiedade, alteração no padrão do sono e na qualidade de vida). A prática de *mindfulness* pode auxiliar a prevenção de pensamentos negativos e ruminações (pensamentos de tristeza recorrentes) mediante maior conscientização quanto ao momento presente, dando ao paciente a capacidade de perceber seus pensamentos e sentimentos como eventos mentais passageiros. Essa técnica se tornou especialmente útil em pacientes oncológicos, uma vez que esses têm grande predisposição para desenvolver ansiedade, medo extremo e pensamentos depressivos.

O objetivo principal da meditação *mindfulness* é levar a pessoa a viver com consciência o momento presente e entrar em contato com suas emoções e sensações. Ao contrário do que muitos pensam, esse tipo de meditação não visa controlar ou modificar emoções desagradáveis, mas tornar a pessoa mais consciente de seus sentimentos e sensações, sem ficar atrelada a ruminações sobre fatos do passado ou antecipações de eventos futuros. A prática da meditação *mindfulness* auxilia a conscientização do momento presente com aceitação e sem julgamento, levando o paciente a cultivar um estado de maior estabilidade emocional com consequente diminuição da reatividade negativa a situações de estresse. Essa técnica propicia um estado de relaxamento físico, o qual, porém, é um benefício secundário da meditação e não seu objetivo. Desse modo, a prática da meditação *mindfulness* propicia uma forma mais tranquila de lidar com o sofrimento que geralmente acompanha a dor e o desconforto emocional. A prática regular de *mindfulness* promove uma mudança de atitude e torna a pessoa menos reativa aos fatores estressores do dia a dia, e ela passa a viver de maneira mais consciente em todos os momentos, não apenas nos momentos estressantes. Viver com atenção plena se torna uma nova forma de viver.

A meditação *mindfulness* pode ser útil como terapia adjuvante para pacientes portadores de câncer desde o período de seu diagnóstico, durante o tratamento e a realização de procedimentos, e até mesmo na cura e na fase de sobrevida após a doença. Essa prática auxilia a redução do estresse e promove relaxamento e alívio do desconforto físico e emocional. Os pacientes oncológicos costumam apresentar momentos de descontrole emocional e sentimento de desesperança. A meditação *mindfulness* propicia retornar o foco ao momento presente, diminuindo a ruminação e promovendo uma sensação de empoderamento.

Os pacientes com câncer podem se beneficiar de várias técnicas baseadas em *mindfulness*, como a conscientização dos sentimentos e sensações, a meditação na posição assentada e o *body scan* (autorrelaxamento).

A meditação *mindfulness* e outras técnicas de MBS foram utilizadas em estudo realizado recentemente com pacientes portadoras de câncer do colo do útero em tratamento com radioterapia, seguindo o protocolo do programa de *Mindfulness* e Medicina Antiestresse do Hospital das Clínicas da UFMG. Como resultado, foram observadas melhora significativa na qualidade de vida e diminuição nos níveis de estresse, resultado confirmado pela redução dos níveis de cortisol salivar – marcador de estresse crônico (Figuras 18.1 e 18.2).

CONSIDERAÇÕES FINAIS

O diagnóstico e o tratamento de câncer podem promover grandes mudanças físicas e psicológicas nos pacientes. A meditação *mindfulness* é uma intervenção simples que vem angariando grande credibilidade para adoção em pacientes oncológicos. Estudos recentes demonstraram os benefícios do *mindfulness* como estratégia de enfrentamento da doença

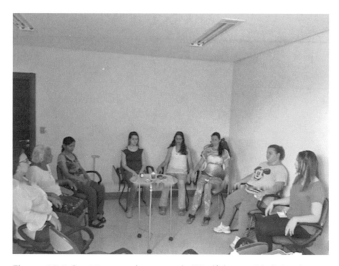

Figura 18.1 Participantes do grupo de *Mindfulness* e Medicina Antiestresse no Hospital das Clínicas da UFMG durante meditação inicial. (Autorizada pelas participantes do grupo.)

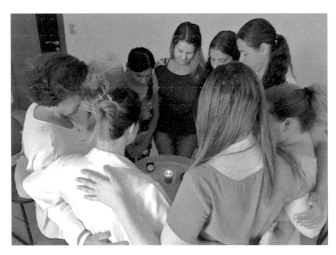

Figura 18.2 Participantes do grupo de *Mindfulness* e Medicina Antiestresse no Hospital das Clínicas da UFMG durante ritual de encerramento da sessão, quando todos se levantam e apagam a vela juntos. (Autorizada pelas participantes do grupo.)

com resultados positivos na melhora física e psicológica dos pacientes, assim como alívio de sintomas associados ao estresse, à ansiedade e à depressão. As técnicas baseadas em *mindfulness* para reduzir o estresse podem e devem ser incorporadas ao manejo do paciente oncológico para auxiliar o enfrentamento da doença, assim como a diminuição dos sintomas e a melhora da qualidade de vida.

Leitura complementar

Aaronson NK, Ahmedzai S, Bergman B et al. The European Organization for Research and Treatment of Cancer QLQ-C30: A quality-of-life instrument for use in international clinical trials in oncology. J Natl Cancer Inst 1993; 85(5):365-76.

Andersen B, Farrar W, Golden-Kreutz D et al. Psychological, behavioral, and immune changes after a psychological intervention: A clinical trial. J Clin Oncol 2004; 22:3570-80.

Andrykowski M, Cordova M, McGrath P, Soan D, Kenady D. Stability and change in posttraumatic stress disorder symptoms following breast cancer treatment: a 1-year follow-up. Psychooncology 2000; 9:69-78.

Baer RA. Mindfulness training as a clinical intervention: A conceptual and empirical review. Clin Psychol Sci Pract 2003; 10:125-43.

Carlson LE, Bultz BD. Cancer distress screening: Needs, models and methods. J Psychosom Res 20013; 55:403-9.

Chrousos GP, Gold PW. The concepts of stress and stress system disorders. Overview of physical and behavioral homeostasis. JAMA 1992; 267(9):1244-52.

Eisenberg MD, Davis RB, Ettner SL et al. Trends in alternative medicine in The United States. 1990-1997: Results of a follow-up national survey. JAMA 1998; 280(18):1569-75.

Ferreira APM, Paiva SPC, Lima SSS et al. The impact of mindfulness-based interventions on the wellbeing of cervical cancer patients on chemoradiotherapy. Obstet Gynecol Int J 2017; 6(6):00091.

Gurevich M, Devins GM, Rodin GM. Stress response syndromes and cancer: Conceptual and assessment issues. Psychosomatic 2002; 43:259-81.

Kabat-Zinn J, Lipworth L, Burney R. The clinical use of mindfulness meditation for the self-regulation of chronic pain. J Behav Med 1985; 8:163-89.

Kabat-Zinn J, Massion AQ, Hebert JR. Meditation Rosenbaum E. In: Holland JC, editor. Psycho-oncology. New York: Oxford University Press, 1998:767-79.

Kabat-Zinn J. Full catastrophe living. New York-NY: Delacorte, 1990.

Kieviet-Stijnen A, Visser A, Garssen B, Hudig W. Mindfulness-based stress reduction training for oncology patients: Patient's appraisal and changes in well-being. Patient Education and Counceling 2008; 72:436-42.

Koopman C, Butler LD, Classen C et al. Traumatic stress symptoms among women with recently diagnosed primary breast cancer. J Trauma Stress 2002; 15:277-87.

McGrath P. Post-traumatic stress and the experience of cancer: A literature review. J Rehabil 1999; 65:17-23.

Miller NH, Taylor CB. Lifestyle management for patients with coronary heart disease. Current issues in cadiac rehabilitation. Monograph 2. Champaign, Ill: Human Kinetics, 1995.

Ott MJ, Norris RL, Bauer-Wu S. Mindfulness meditation for oncology patients: A discussion and critical review. Integrative Cancer Therapies 2006; 5(2):98-108.

Paiva SPC, Nery SF, Magalhães EB et al. Impact of a short-term, mindfulness-based stress reduction program on the well-being of infertile women: a mixed-method study. Journal of Endometriosis 2015; 7(4):136-40.

Saunders PA, Tractenber RE, Chaterji R et al. Promoting self-awareness and reflection through an experiential mind-body skills course for first year medical students. Med Teach 2007; 29(8):778-84.

Smith M, Redd W, Peryser C, Vogl D. Post-traumatic stress disorder in cancer: A review. Psychooncology 1999; 8:315-33.

Teasdale JD, Segal ZV. Williams JM, Ridgeway VA, Soulsby JM, Lau MA. Prevention of relapse/recurrence in major depression by mindfulness-based cognitive therapy. J Consult Clin Psychol 2000; 68:615-23.

Vitek L, Rosenzwig MQ, Stollings S. Distress in patients with cancer: Definition, assessment, and suggested interventions. Clin J Oncol Nurs 2007; 11(3):413-8.

Weisman AD, Worden JW. The existential plight in cancer: significance of the first 100 days. Int J Psychiatry Med 1977; 7(1):1-15.

Zabora J, Brintzenhofeszoc K, Curbow B, Hooker C, Piantadosi S. The prevalence of psychological distress by cancer site. Psychooncology 2001; 10:19-28.

Zwickey H, Schiffke H, Fleishman S et al. Teaching evidence-based medicine at complementary and alternative medicine institutions: strategies, competencies, and evaluation. J Altern Complement Med 2014; 20(12):925-31.

Criopreservação da Fertilidade Feminina – Oncofertilidade

CAPÍTULO 19

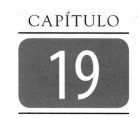

Ines Katerina Damasceno Cavallo Cruzeiro
Rívia Mara Lamaita
Giselle Barandier Teixeira Esmeraldo

INTRODUÇÃO: EPIDEMIOLOGIA DO CÂNCER EM MULHERES

Excluindo-se o câncer de pele não melanoma, a estimativa do Instituto Nacional de Câncer (INCA) para 2016 era de quase 206.000 novos casos de câncer em mulheres brasileiras, cujo sítio primário mais prevalente seria a mama (28,1%), seguida pelo útero (colo ou corpo – 11,3%), trato gastrointestinal e vias aéreas inferiores.

Dados recentes evidenciaram que as taxas de sobrevida vêm crescendo com o passar do tempo, especialmente entre as pacientes mais jovens. O câncer de mama se destaca por sua maior incidência, alcançando sobrevida média em 5 anos de aproximadamente 85% nos países desenvolvidos e 87% no Brasil (entre 2005 e 2009), o que pode ser atribuído ao diagnóstico precoce e ao avanço dos esquemas de quimioterapia no controle e cura do câncer.

Com curvas crescentes de incidência conforme a idade, cerca de 10,5% dos casos de câncer de mama atingem a mulher com até 44 anos e 7,1% dos casos de câncer do útero ocorrem nessa população, grande parte em idade reprodutiva. Estima-se que 1 a cada 46 mulheres desenvolva algum tipo de câncer entre o nascimento e os 39 anos de idade.

Por isso, é importante ressaltar que a toxicidade gonadal dos tratamentos oncológicos é capaz de reduzir drasticamente a capacidade reprodutiva dessas mulheres e que muitas delas não têm prole constituída no momento do diagnóstico de câncer em decorrência da idade precoce ou como resultado do adiamento cada vez mais frequente da maternidade.

Com o avanço da oncofertilidade e das técnicas de reprodução assistida tornou-se possível a utilização de técnicas como criopreservação de embriões, óvulos e tecido ovariano a fim de aumentar as chances de maternidade após o tratamento oncológico, mas essas técnicas devem ser recomendadas e planejadas em curto espaço de tempo, antes do início do tratamento oncológico.

TERAPIA ONCOLÓGICA E FERTILIDADE

Inicialmente é necessário compreender que a reserva ovariana é finita e que a mulher inicia o processo de atresia de seus milhões de folículos primordiais ainda na vida intrauterina, encerrando a fase reprodutiva apenas com cerca de 400 a 500 oócitos liberados (a depender ainda de variações genéticas e intervenções cirúrgicas nos ovários).

Os tratamentos de câncer afetam diretamente a fertilidade ao provocarem aumento da apoptose folicular, fibrose cortical do ovário, dano à vasculatura ovariana e ativação prematura, recrutamento e destruição de folículos. Além disso, os efeitos da doença e do tratamento químio ou radioterapêutico também podem ser nocivos sobre outros órgãos e componentes endócrinos do eixo reprodutivo.

Os efeitos negativos irão depender do tipo de agente administrado, da dose e tempo de tratamento e, principalmente, da idade no momento do diagnóstico de câncer. Quanto maior o tempo de uso e mais altas as doses empregadas, maiores serão os danos aos ovários. Além disso, quanto mais avançada a idade, menor a reserva folicular inicial e maior a probabilidade de evolução para falência ovariana após o tratamento oncológico.

Os agentes mais gonadotóxicos pertencem à classe dos alquilantes, como a ciclofosfamida, frequentemente utilizados na terapia combinada do câncer de mama. O Quadro 19.1 apresenta o risco associado aos diferentes esquemas quimioterapêuticos para o câncer de mama.

Quadro 19.1 Risco de amenorreia associado a esquemas quimioterapêuticos

Risco de amenorreia	Tipo de tratamento
Risco alto (> 80%)	CMF, CEF, CAF, TAC × 6 ciclos em mulheres ≥ 40 anos
Risco intermediário (40% a 60%)	CMF, CEF, CAF, TAC × 6 ciclos em mulheres de 30 a 39 anos AC × 4 ciclos em mulheres ≥ 40 anos FEC × 6 ciclos ddFEC × 6 ciclos AC × 4 ciclos → T × 4 ciclos EC ou FEC × 4 ciclos → P × 4 ciclos ddEC ou ddFEC × 4 ciclos → ddP × 4 ciclos
Risco baixo (< 20%)	CMF, CEF, CAF, TAC × 6 ciclos em mulheres ≤ 30 anos AC × 4 ciclos em mulheres ≤ 40 anos
Risco muito baixo ou ausência de risco	Metotrexato, 5-fluorouracil, tamoxifeno, trastuzumabe
Risco desconhecido	Pertuzumabe, lapatinibe, T-DM1, bevacizumabe, everolimus, inibidores de CDK4/6, inibidores de PARP

AC: doxorrubicina/ciclofosfamida; CAF: ciclofosfamida/doxorrubicina/5-fluorouracil; CEF: ciclofosfamida/epirrubicina/5-fluorouracil; CMF: ciclofosfamida/metotrexato/5-fluorouracil; dd: dose densa; EC: epirrubicina/ciclofosfamida; P: paclitaxel; T: docetaxel; TAC: docetaxel/doxorrubicina/ciclofosfamida.

A radioterapia também produz efeito nocivo à função reprodutiva, já observados com doses < 2Gy diretamente sobre os ovários, além dos efeitos sobre o útero (aumento das taxas de aborto e parto pré-termo) e sobre o eixo hipotálamo-hipófise-gonadal (como na irradiação de sistema nervoso central). O transplante de medula óssea é o tratamento oncológico com maior risco de infertilidade por disfunção ovariana (65% a 84%) porque combina a irradiação de corpo inteiro ao uso de altas doses de agentes alquilantes.

MÉTODOS DE PRESERVAÇÃO DA FERTILIDADE

Os métodos considerados de primeira linha para preservação de fertilidade são ooforopexia para irradiação pélvica (transposição ovariana para os recessos paracólicos por videolaparoscopia), criopreservação de embriões e criopreservação de óvulos. Os métodos experimentais incluem congelamento e transplante de tecido ovariano, maturação *in vitro* de oócitos (MIV) e supressão ovariana com uso de análogos do hormônio liberador de gonadotrofina (GnRH).

Alguns fatores devem ser levados em consideração para a escolha do método, como idade da paciente, tipo de câncer, tipo de tratamento, presença de um parceiro masculino ou preferência pelo uso de sêmen de doador, tempo disponível para a intervenção de preservação da fertilidade e a probabilidade de metástase no ovário.

Congelamento de óvulos e embriões

As pacientes jovens com diagnóstico de câncer de mama são candidatas frequentes à preservação da fertilidade, a grande maioria das quais tem indicação de quimioterapia adjuvante após a cirurgia inicial. Há controvérsia na literatura quanto à influência do atraso do início da quimioterapia na diminuição da taxa de sobrevida, mas os oncologistas se mostram receosos com relação à criopreservação de óvulos ou embriões em virtude da necessidade de aguardar determinada fase do ciclo menstrual para iniciar o estímulo ovariano controlado e em razão do aumento do estrogênio durante o ciclo de indução, especialmente nas pacientes com tumores hormônio-dependentes. Para essas pacientes, a indução com a associação do letrozol (inibidor da aromatase) deve ser empregada a fim de abrandar a elevação do estrogênio, uma vez que o preparo endometrial não é necessário nesses casos, já que os oócitos ou embriões serão congelados para fertilização e/ou transferência somente após a conclusão do tratamento de câncer e a liberação pelo oncologista.

Além disso, o protocolo de indução aleatória utilizado atualmente é dissociado da fase do ciclo menstrual, ou seja, a indução é iniciada em qualquer fase do ciclo, o que acelera o processo. Algumas vezes, são possíveis até duas induções antes do início da quimioterapia, aumentando as chances de congelamento de maior quantidade de óvulos maduros ou de embriões após fertilização *in vitro* (FIV). O emprego de protocolos que utilizem os antagonistas do GnRH é a melhor indicação, pois eles diminuem o risco do desenvolvimento da síndrome do hiperestímulo ovariano por dispensarem o uso da fração beta da gonadotrofina coriônica humana (β-hCG) na maturação oocitária.

O uso de embriões vitrificados é uma técnica amplamente conhecida com resultados semelhantes aos da transferência de embriões a fresco. Para o congelamento de embriões, no entanto, é necessário um parceiro masculino ou o uso de sêmen de doador, o que abre as portas para questões éticas sobre o destino dos embriões órfãos congelados ou de casais que se separam, uma vez que pode ser o único material biológico viável de uma paciente que se torna infértil após o tratamento de câncer.

Nesse contexto, a técnica mais utilizada atualmente tem sido o congelamento de oócitos maduros, que evita essas discussões por minimizar os problemas éticos e ajudar a preservar a fertilidade da paciente e não do casal. A taxa de nascidos vivos por ICSI de oócitos congelados por meio da técnica de vitrificação é semelhante à de oócitos a fresco, porém esses dados devem ser analisados com cautela, uma vez que até o ano de 2014 foram documentados somente três nascidos vivos de ICSI após descongelamento de oócitos de pacientes sobreviventes de câncer.

Criopreservação de tecido ovariano

O método, ainda considerado experimental, tem a vantagem de não necessitar de estimulação ovariana, nem de um parceiro ou sêmen de doador, e é a única opção disponível para pacientes pré-púberes, que ainda não ciclam. Consiste na remoção laparoscópica de tecido cortical ovariano, no congelamento desse tecido e no autotransplante após o fim do tratamento. O autotransplante pode ser ortotópico, incluindo as fossas ovarianas e a cavidade pélvica (com maiores taxas de sucesso na literatura), ou heterotópico, para locais como o antebraço e a parede abdominal.

O risco da criopreservação de tecido ovariano pode estar relacionado com a recidiva de câncer após o autotransplante, sendo maior o risco de metástases ovarianas em casos de leucemias e neuroblastomas. A técnica também é controversa nas pacientes com câncer de mama associado à mutação do *BRCA*, pois essas mutações também são associadas a risco maior de câncer de ovário.

Maturação *in vitro* de oócitos (MIV)

Ainda considerado experimental, esse método inclui a aspiração de oócitos imaturos, seguida pela maturação *in vitro* para a metáfase II e então pela fertilização desses oócitos e/ou criopreservação. Não necessita de estímulo ovariano, nem de parceiro ou sêmen de doador, e se apresenta vantajoso em relação ao congelamento de tecido ovariano por reduzir os riscos de recidiva da doença associados ao autotransplante. No entanto, até o momento apresenta menores taxas de sucesso e necessita de domínio maior e do aprimoramento da técnica.

Supressão hormonal ovariana: uso de análogos de GnRH

O uso de agonistas de GnRH está relacionado com a diminuição dos efeitos deletérios da quimioterapia sobre a reserva ovariana, acarretando taxas menores de falência ovariana, maior probabilidade de preservação da função cíclica ovariana e maior sucesso da gravidez espontânea após o tratamento de câncer, principalmente nos casos de tumores sem receptores de estrogênio. Nas pacientes com doença hormônio-dependente, os resultados ainda são discutíveis. Seu uso deve ser individualizado e discutido com o oncologista, pois ainda é considerado experimental, sendo necessários mais estudos sobre sua eficácia.

TRANSPLANTE DE ÚTERO

O tratamento oncológico, ainda que tenha a preservação da fertilidade como esperança de gestação após o tratamento do câncer, pode causar danos irreparáveis ao útero. Nesse contexto, é importante mencionar o transplante uterino, indicado para o tratamento das causas uterinas de infertilidade, incluindo a histerectomia no tratamento das doenças malignas de corpo e colo do útero, os danos uterinos irreparáveis após radioterapia local e a incompetência istmocervical causada pela traquelectomia ou conizações repetidas.

Iniciadas nas décadas de 1960 e 1970, as pesquisas sobre transplante uterino foram interrompidas por volta de 1980 com o advento da FIV, que tornou possível o tratamento da infertilidade de origem tubária. Retomadas em 2000 com o primeiro transplante uterino documentado em humanos, somente em 2014 os estudos e experimentos alcançaram o primeiro nascido-vivo após transplante de útero.

O procedimento ainda sofre com limitações técnicas. As pacientes são previamente submetidas à FIV a fim de garantir a fertilização mesmo naquelas com função ovariana preservada. Ocorre ainda a baixa aceitação de úteros de doadoras com morte encefálica, mas, ao mesmo tempo, como a anastomose término-lateral com ilíacas externas demanda pedículos vasculares de pelo menos 6cm, há mais dificuldade na dissecção em razão do risco da captação do órgão em doadoras vivas. Outro desafio enfrentado diz respeito ao emprego da técnica em receptoras pós-histerectomia radical que não tiveram seus pedículos vasculares preservados e dissecados na cirurgia inicial por não ter sido aventada a possibilidade de transplante uterino futuro.

Os riscos estão relacionados com a própria cirurgia, a isquemia e a rejeição do enxerto. As receptoras são também pacientes imunossuprimidas e apresentam risco maior de infecção a qualquer momento após o transplante. Os esquemas de imunossupressão aplicados continuam em estudo. O transplante uterino oferece resultados promissores, porém ainda necessita de um longo período de estudos e aprimoramento para ser oferecido rotineiramente às pacientes após tratamento oncológico.

CONSIDERAÇÕES FINAIS: ASPECTOS PSICOLÓGICOS E ABORDAGEM DAS PACIENTES DE ONCOFERTILIDADE

Ainda há muito o que aprender para o sucesso da oncofertilidade. Muitas mulheres associam a maternidade à feminilidade, associação essa algumas vezes tão intensa que a falta da primeira é capaz de aniquilar a segunda. Por outro lado, receber o diagnóstico de câncer coloca em xeque as perspectivas e os objetivos futuros diante das incertezas e dos riscos intrínsecos à doença, apesar dos avanços nas terapias oncológicas com índices crescentes de sobrevida e cura. Além disso, a urgência para o início do tratamento oncológico e as restrições associadas aos tipos de tumor devem ser sempre consideradas, porém não podem impedir a identificação das candidatas à preservação de fertilidade ou a realização do tratamento quando indicado. Então, a despeito do paradigma em que se inserem o diagnóstico e a comunicação sobre o câncer, é papel imprescindível do médico identificar precocemente os anseios dessas pacientes sobre a maternidade, suas chances e riscos de falência ovariana após o tratamento para aconselhamento eficiente e proposta individualizada dos métodos de preservação da fertilidade.

Leitura complementar

American Cancer Society. Cancer Facts and Figures 2005. Atlanta, GA: American Cancer Society, 2005: 1-64.

Azim AA, Costantini-Ferrando M, Oktay K. Safety of fertility preservation by ovarian stimulation with letrozole and gonadotropins in patients with breast cancer: a prospective controlled study. J Clin Oncol 2008; 26:2630-5.

Brännström M, Dahm-Kähler P. Uterus transplantation: Current state and future perspectives. J Endometr Pelvic Pain Disord 2017; 9(1):2-8.

Broekmans FJ, Soules MR, Fauser BC. Ovarian aging: mechanisms and clinical consequences. Endocr Rev 2009; 30:465-43.

Cakmak H, Katz A, Cedars MI, Rosen MP. Effective method for emergency fertility preservation: random-start controlled ovarian stimulation. Fertil Steril 2013; 100:1673-80.

Chian R-C, Huang JYJ, Gilbert L et al. Obstetric outcomes following vitrification of in vitro and in vivo matured oocytes. Fertil Steril 2009; 91:2391-8.

De Vos M, Smitz J, Woodruff TK. Fertility preservation 2: Fertility preservation in women with cancer. Lancet 2014; 384(9950):1302-10.

Donnez J, Dolmans M-M, Pellicer A et al. Restoration of ovarian activity and pregnancy after transplantation of cryopreserved ovarian tissue: a review of 60 cases of reimplantation. Fertil Steril 2013; 99:1503-13.

Duncan FE, Jozefik JK, Kim AM, Hirshfeld-Cytron J, Woodruff TK. The gynecologist has a unique role in providing oncofertility care to young cancer patients. US Obstet Gynecol 2011; 6:24-34.

Dvorak CC, Gracia CR, Sanders JE et al. NCI, NHLBI/PBMTC first international conference on late effects after pediatric hematopoietic cell transplantation: endocrine challenges-thyroid dysfunction, growth impairment, bone health, & reproductive risks. Biol Blood Marrow Transplant 2011; 17:1725-38.

Fujino Y, Nakamura Y, Wakimoto E, Koike K, Ueda J, Matsumoto M. Pregnancy after the embryo transfer developed from unfertilized oocytes frozen for the fertility preservation before the chemotherapy of acute myeloid leukemia. Fertil Steril 2013; 100:S171.

Garcia-Velasco JA, Domingo J, Cobo A, Martínez M, Carmona L, Pellicer A. Five years' experience using oocyte vitrification to preserve fertility for medical and nonmedical indications. Fertil Steril 2013; 99:1994-9.

Instituto Nacional do Câncer [homepage na internet]. Incidência de câncer no Brasil – Estimativa 2016 [acesso em 23 jan 2017]. Disponível em: http://www.inca.gov.br/estimativa/2016.

Jeruss JS, Woodruff TK. Preservation of fertility in patients with cancer. N Engl J Med 2009 Feb; 360(9):902-11.

Kim MK, Lee DR, Han JE et al. Live birth with vitrified-warmed oocytes of a chronic myeloid leukemia patient nine years after allogenic bone marrow transplantation. J Assist Reprod Genet 2011; 28:1167-70.

Lambertini M et al. Controversies about fertility and pregnancy issues in young breast cancer patients: current state of the art. Curr Opin Oncol 2017 Jul.

Lambertini M, Poggio F, Levaggi A et al. Protecting ovaries during chemotherapy through gonad suppression: a systematic review and meta-analysis. Obstet Gynecol 2015; 126:901.

Letourneau JM, Ebbel EE, Katz PP et al. Acute ovarian failure underestimates age-specific reproductive impairment for young women undergoing chemotherapy for cancer. Cancer 2012; 118:1933-9.

Levine J, Canada A, Stern CJ. Fertility preservation in adolescents and young adults with cancer. J Clin Oncol 2010 Nov; 28(32):4831-41.

National Cancer Institute [homepage na internet]. The Surveillance, Epidemiology, and End Results (SEER) Program of the National Cancer Institute. National Cancer Institute [acesso em 23 jan 2018]. Disponível em: https://seer.cancer.gov/statfacts/html.

Oktay K, Türkçüoğlu I, Rodriguez-Wallberg KA. Four spontaneous pregnancies and three live births following subcutaneous transplantation of frozen banked ovarian tissue: what is the explanation? Fertil Steril 2011; 95:804.e7-10.

Pankiewicz K, Szewczyk G, Maciejewski TM, Szukiewicz D. Strategies for overcoming oncological treatment related ovarian dysfunction – Literature review. Gynecol Endocrinol, 2017.

Peto R, Davies C, Godwin J et al. Early Breast Cancer Trialists' Collaborative Group (EBCTCG). Comparisons between different polychemotherapy regimens for early breast cancer: meta-analyses of long-term outcome among 100,000 women in 123 randomised trials. Lancet 2012; 379:432-44.

Practice Committee of American Society for Reproductive Medicine. Fertility preservation in patients undergoing gonadotoxic therapy or gonadectomy: a committee opinion. Fertil Steril 2013; 100:1214-23.

Rienzi L, Romano S, Albricci L et al. Embryo development of fresh 'versus' vitrified metaphase II oocytes after ICSI: a prospective randomized sibling-oocyte study. Hum Reprod 2010; 25:66-73.

Ronn R, Holzer HEG. Oncofertility in Canada: the impact of câncer on fertility. Curr Oncol 2013; 20:338-44.

Shen Y-W, Zhang X-M, Lv M et al. Utility of gonadotropin-releasing hormone agonists for prevention of chemotherapy-induced ovarian damage in premenopausal women with breast cancer: a systematic review and meta-analysis. Onco Targets Ther 2015; 8:3349-59.

Smitz JEJ, Thompson JG, Gilchrist RB. The promise of in vitro maturation in assisted reproduction and fertility preservation. Semin Reprod Med 2011; 29:24-37.

Turan V, Bedoschi G, Moy F, Oktay K. Safety and feasibility of performing two consecutive ovarian stimulation cycles with the use of letrozole-gonadotropin protocol for fertility preservation in breast cancer patients. Fertil Steril 2013; 100:1681.

Von Wolff M, Montag M, Dittrich R et al. Fertility preservation in women – a practical guide to preservation techniques and therapeutic strategies in breast cancer, Hodgkin's lymphoma and borderline ovarian tumours by the fertility preservation network FertiPROTEKT. Arch Gynecol Obstet 2011; 284:427-35.

Wallace WHB, Thomson AB, Kelsey TW. The radiosensitivity of the human oocyte. Hum Reprod 2003; 18:117-21.

Linfonodo Sentinela em Câncer Ginecológico

CAPÍTULO 20

Marcelo de Andrade Vieira
Mileide Maria de Assunção Sousa

INTRODUÇÃO

Linfonodo sentinela é o nome que se dá ao linfonodo que primeiro recebe drenagem linfática do tumor. O sucesso no mapeamento linfático com linfonodo sentinela foi relatado em 1977, utilizando linfoangiografia de pênis. Após o surgimento dos corantes azuis, no final da década de 1980, a técnica de linfonodo sentinela foi se desenvolvendo mais rapidamente para outros tumores, incluindo o melanoma e o câncer de mama. No cenário da ginecologia oncológica, a biópsia do linfonodo sentinela foi inicialmente empregada no tratamento das neoplasias de vulva e, a seguir, de colo do útero e endométrio.

Apesar dos conceitos semelhantes, é difícil estabelecer a uniformização de condutas para o uso do linfonodo sentinela nos diversos sítios de neoplasia em vista das diferenças de incidência, taxa de comprometimento e impacto da metástase linfonodal no prognóstico e tratamento. O estudo da evolução do uso do linfonodo sentinela em outros sítios de neoplasia torna possível compreender melhor seu uso na ginecologia oncológica. Nos casos de melanoma cutâneo, a realização da linfadenectomia sistemática após a biópsia do linfonodo sentinela não tem melhorado as taxas de sobrevida em pacientes com linfonodos clinicamente negativos. Em neoplasia de mama, alguns estudos randomizados também mostraram que a linfadenectomia sistemática complementar ao linfonodo sentinela não resultou em melhor taxa de sobrevida.

O objetivo primário da biópsia do linfonodo sentinela nos casos de câncer de endométrio é identificar os linfonodos sob risco maior de comprometimento neoplásico, diminuindo a necessidade de realização da linfadenectomia pélvica sistemática e as morbidades a ela associadas. Para garantir sua acurácia, a biópsia do linfonodo sentinela necessita de alta taxa de detecção linfonodal, alta sensibilidade, valor preditivo negativo e baixa taxa de falso-negativo.

A técnica do linfonodo sentinela também possibilita a identificação dos "linfonodos ectópicos", ou seja, aqueles que não estão incluídos nos sítios de dissecção padrão da linfadenectomia pélvica sistemática, aumentando a probabilidade de detecção de linfonodos comprometidos em pacientes com padrão de drenagem linfática atípico.

Neste capítulo será discutida a aplicação da pesquisa do linfonodo sentinela no câncer ginecológico, incluindo colo do útero, endométrio e vulva.

MÉTODOS DE DETECÇÃO

A detecção do linfonodo sentinela será realizada com auxílio de marcadores injetados próximo ao tumor primário e que deverão migrar pelos canais linfáticos, chegando até o linfonodo sentinela e produzindo uma reação local pontual para identificação do linfonodo, que pode variar de acordo com o método de detecção utilizado.

Os métodos para detecção do linfonodo sentinela podem ser colorimétricos, radionucleares ou fluorescentes.

Método colorimétrico

O mapeamento linfático pelo método colorimétrico consiste na detecção visual dos canais linfáticos e dos linfonodos utilizando corantes que se destacam na luz branca. O azul patente e o azul de metileno são os mais utilizados no Brasil, podendo ser usados em cirurgias realizadas via laparoscopia, robótica ou laparotomia e também nas neoplasias de vulva.

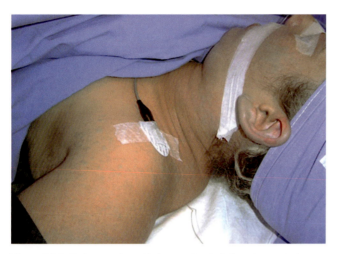

Figura 20.1 Paciente submetida à pesquisa de linfonodo sentinela com corante azul apresentando reação alérgica grave. É possível visualizar as pápulas azuis na pele do ombro e na face.

Essa técnica é a mais acessível, necessitando apenas do corante, que deverá ser injetado pelo cirurgião no início do procedimento cirúrgico. A dose utilizada do corante é de 2mL do corante azul (patente 2,5% ou metileno) diluídos em 2mL de solução salina.

O corante azul tem a característica de migrar e se depositar no linfonodo sentinela rapidamente (média de 10 minutos). Por esse motivo, a pesquisa do linfonodo sentinela deve ser realizada no início da cirurgia, de preferência dentro dos primeiros 30 minutos, uma vez que após esse tempo o corante pode se perder do linfonodo sentinela e começar a corar linfonodos não sentinelas.

Reações tóxicas ao corante azul são incomuns, mas podem ser significativas. O achado mais comum é a urina com tonalidade azulada ou verde até 24 horas após a cirurgia. Ocasionalmente, a pele da paciente se tornará cinza na sala de recuperação, o que também irá desaparecer em até 24 horas. Outro efeito adverso é uma diminuição na saturação de oxigênio medida pela oximetria de pulso, o que nada mais é do que a leitura óptica do aparelho que detecta a tonalidade azulada do sangue em razão da fuga do corante para o interior dos vasos. Reações alérgicas podem ocorrer, mas reações graves, como choque anafilático, são raras (0,1% – Figura 20.1). Recomenda-se que o cirurgião, antes de injetar o corante azul, avise o anestesista do procedimento para que este possa monitorizar mais cuidadosamente a paciente.

Método radionuclear

A injeção de radioisótopos próximo ao tumor é outro método utilizado para detecção do linfonodo sentinela. O tecnécio 99 (Tc99) é o radioisótopo mais utilizado. O Tc99 é injetado em região peritumoral com técnica e local de injeção semelhantes aos dos outros métodos. O momento para injeção do radioisótopo é variável. Para neoplasias de colo do útero são descritos três possíveis protocolos para injeção: longo, curto e ultracurto (Quadro 20.1). No protocolo longo, o radioisótopo

Quadro 20.1 Comparação entre protocolos de injeção de radioisótopo para detecção de linfonodo sentinela em neoplasia do colo do útero

Protocolo	Horário de injeção do radioisótopo	Horário da linfocintilografia	Dose do radioisótopo (mCi)
Longo	20 a 24 horas antes da cirurgia	1 a 3 horas após a injeção	2 a 4
Curto	2 a 4 horas antes da cirurgia	20 a 30 minutos após a injeção	0,2 a 1
Ultracurto	Imediatamente antes da cirurgia	Não realizado	0,4 a 0,55

pode ser injetado no dia anterior à cirurgia com realização da linfocintilografia entre 1 e 3 horas após a injeção. Caso tenha sido injetado em menos de 24 horas antes da cirurgia não há necessidade de uma segunda dose, pois a meia-vida do radioisótopo é de aproximadamente 6 horas e ele permanece mais tempo no linfonodo sentinela, comparado aos outros métodos. De acordo com o protocolo curto, o radioisótopo é injetado na manhã da cirurgia, 2 a 4 horas antes do procedimento, e a linfocintilografia é realizada 20 a 30 minutos após a injeção. O protocolo ultracurto vem ganhando cada vez mais popularidade entre os cirurgiões. Nesse caso, o radioisótopo é injetado logo após a anestesia da paciente, não sendo realizada a linfocintilografia pré-operatória. O linfonodo sentinela é identificado apenas utilizando o *gamma probe* intraoperatório. Não houve nenhuma diferença estatisticamente significativa na taxa de detecção entre os diferentes protocolos de injeção.

Após a injeção do tecnécio na região peritumoral, pode ser realizada a linfocintilografia ou PET/TC, que detecta a localização do linfonodo sentinela antes da cirurgia (Figura 20.2). No intraoperatório, com o uso de um *gamma probe*, é realizada a procura do linfonodo sentinela, que se caracteriza por um nódulo altamente radioativo comparado com a radioatividade basal (no mínimo 10 vezes maior do que o nível

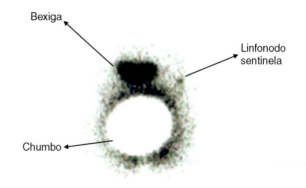

Figura 20.2 Imagem de linfocintilografia realizada em paciente com câncer de vulva estádio IB com lesão do lado esquerdo da vulva distando mais de 1cm da linha média. O exame foi realizado 2 horas após a injeção de 2mCi de Tc99 perilesional. Observe a identificação do linfonodo sentinela à esquerda da paciente.

basal), chamado "nódulo quente". O *gamma probe* está disponível para cirurgias via laparoscópica e via laparotômica.

A localização do linfonodo sentinela pode ser marcada na pele na altura da localização pela linfocintilografia. O tempo de trânsito depende do local da injeção e do radiofármaco. Normalmente, o radiofármaco começará a se depositar no linfonodo sentinela em 20 minutos, porém, muitas vezes, é necessário esperar até 2 horas para obter uma imagem satisfatória.

O uso do método radionuclear é mais limitado, visto que seu custo é mais elevado e necessita de material específico para sua realização. Ele pode ser usado concomitantemente a outros métodos, o que aumenta a taxa de detecção e auxilia a detecção em pacientes obesas, nas quais é mais difícil visualizar os pontos de drenagem linfática. Em um estudo publicado por Roy e cols. com mais de 200 mulheres com câncer do colo do útero, foi encontrada uma taxa de detecção de 99,1% para o uso do Tc99 em conjunto com corante azul, comparada a uma taxa de 92,8% quando foi utilizado o azul isoladamente (p = 0,009).

Estudos extensivos a respeito da exposição à radiação têm sido feitos para determinar a segurança da linfocintilografia para pacientes e trabalhadores da saúde. A quantidade de exposição à radiação por essa técnica é muito pequena, e os efeitos cumulativos de muitos casos estão dentro dos níveis aceitáveis. É importante, no entanto, entender que a exposição à radiação depende de muitos fatores e que as precauções aplicáveis à radiação devem ser observadas. Nenhuma reação adversa grave foi relatada durante o uso do Tc99.

Método de fluorescência

O verde de indocianina (ICG) é utilizado para detecção do linfonodo sentinela por ser um corante que emite um sinal fluorescente na faixa de luz infravermelha. O corante deve ser preparado a uma concentração variando de 0,5 a 1,25mg/mL, utilizando-se 4mL para injeção peritumoral. As imagens são obtidas com o auxílio de um equipamento específico que detecta os pontos de maior concentração do fármaco na faixa de luz infravermelha. Na Figura 20.3A e B, são comparadas a luz normal e a infravermelha com o filtro do verde na cirurgia robótica. A Figura 20.4 mostra a captação da luz infravermelha da câmara laparoscópica (que pode ficar azul ou verde, dependendo do aparelho de captação). O ICG também provoca a coloração esverdeada dos vasos linfáticos na luz branca, somando a aplicabilidade do corante ao da fluorescência.

A desvantagem do ICG é a necessidade de um equipamento específico para elaboração da imagem, o qual tem custo bastante elevado. No entanto, o uso isolado de ICG apresenta taxas maiores de detecção em neoplasias de colo e endométrio quando comparado ao uso isolado do azul patente e do Tc99. A taxa de detecção do ICG isolado se equipara à do uso combinado do azul com tecnécio. Em estudo publicado

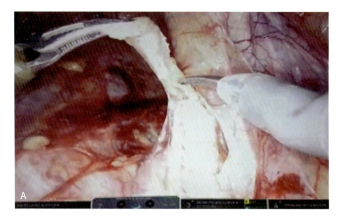
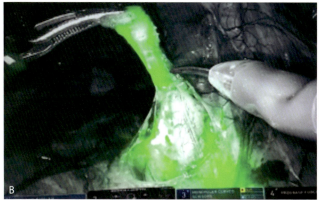

Figura 20.3A e **B** Paciente com neoplasia do colo do útero submetida à pesquisa de linfonodo sentinela com verde de indocianina. Linfonodo em topografia de vasos ilíacos externos.

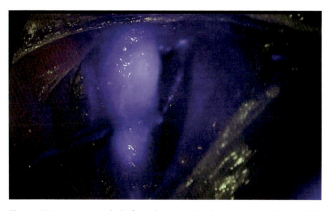

Figura 20.4 Imagem do linfonodo sentinela da paciente da Figura 20.3 com o uso da câmera que detecta o ponto de maior fluorescência após a injeção do verde de indocianina.

por Holloway em 2012, 35 pacientes com câncer de endométrio foram submetidas a mapeamento linfático utilizando ICG e azul de isossulfano. A taxa de detecção do método combinado foi superior à obtida com o uso isolado dos dois marcadores.

Nenhuma reação adversa grave foi reportada com o uso do ICG, o qual já era utilizado em oftalmologia mesmo antes de seu uso para detecção de linfonodo sentinela. O ICG deve ser evitado em pacientes com alergia ao iodo e com insuficiência hepática por ser excretado pelo fígado.

LOCAIS E TÉCNICA PARA INJEÇÃO

Para o correto mapeamento linfático, com altas taxas de detecção e baixa taxa de falso-negativo, o cirurgião deve atentar para os aspectos técnicos da preparação do material, assim como para a técnica de injeção do marcador. Lantzsch e cols. e Li e cols. relataram falhas de detecção em pacientes com inadequada injeção do material para mapeamento. Yuan e cols. e Dargent e cols. mostraram que falha na detecção ocorre mais frequentemente com baixos volumes (1 a 2mL) de azul injetado. A dose do marcador, o local correto e a profundidade da injeção são fatores responsáveis pelo sucesso da detecção linfonodal.

A agulha utilizada para injeção deverá ser longa, se possível a mesma utilizada na raquianestesia número 25.

Para neoplasias do colo do útero, o colo é utilizado como ponto de injeção do marcador em virtude de seu padrão de drenagem linfática, o qual progride gradualmente do estroma cervical e linfáticos da serosa para os grupos de linfonodos no paramétrio, linfonodos pélvicos, linfonodos pararretais e linfonodos paraórticos.

Em neoplasias de endométrio, vários locais foram testados para injeção dos marcadores (via histeroscopia, em região fúndica do útero no intraoperatório e no colo do útero). A reprodutibilidade da injeção no colo, assim como as altas taxa de detecção e o baixo risco de metástases isoladas nos linfonodos paraórticos, tem levado ao uso do colo do útero como ponto de injeção dos marcadores para pesquisa de linfonodo sentinela em neoplasias de endométrio.

Em caso de neoplasia de vulva, o marcador deve ser injetado na região peritumoral, que será variável a depender da localização da lesão. De modo geral, os marcadores devem ser injetados em quatro pontos peritumorais (nas posições de 2, 5, 7 e 10 horas).

Em neoplasias do colo do útero e do endométrio, a injeção do marcador pode ser realizada em diversos pontos no colo do útero: podem ser utilizados quatro pontos de injeção (quatro quadrantes) ou dois pontos (3 e 9 horas), atualmente a técnica mais utilizada (Figura 20.5).

Na injeção dos quatro quadrantes, injeta-se 1mL da solução no estroma em cada um dos quatro quadrantes do colo. Atualmente, a tendência é utilizar a injeção nas posições de 3 e 9 horas, sendo 1mL superficial (1 a 2mm de profundidade) e 1mL profundo (1cm) em cada lado, diminuindo assim

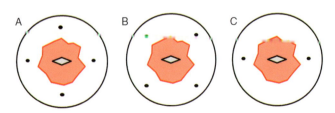

Figura 20.5 Diferentes pontos de injeção do marcador no colo do útero, podendo ser utilizados em neoplasias de colo e endométrio. **A** e **B** Quatro quadrantes. **C** Posições de 3 e 9 horas.

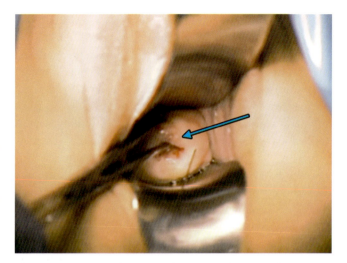

Figura 20.6 Imagem demonstrando o ponto de injeção do marcador no colo do útero na posição de 3 horas, à meia distância entre o orifício cervical externo e o limite da ectocérvice.

a chance de injeção no fundo de saco posterior e anterior, o que dificulta a dissecção dos espaços vesicouterino e retovaginal. A injeção deve ser realizada à meia distância entre o orifício cervical externo e o limite da ectocérvice (Figura 20.6) com pressão leve e constante para evitar o vazamento do corante para dentro da vagina. Em caso de neoplasia de vulva, o marcador deve ser injetado peritumoral, conforme será descrito adiante.

Mesmo conhecendo adequadamente os marcadores utilizados, as doses, o local de injeção e a técnica correta, existe uma curva de aprendizado para detecção adequada do linfonodo sentinela. De acordo com as diretrizes da American Society of Clinical Oncology (ASCO), é necessário realizar aproximadamente 20 cirurgias com pesquisa de linfonodo sentinela e posterior linfadenectomia sistemática antes de adotar o algoritmo do NCCN, que defende a utilização apenas do linfonodo sentinela no caso em que este for identificado e a realização de linfadenectomia sistemática no lado ipsilateral àquele em que não foi identificado o linfonodo. Os resultados de cada cirurgião devem ser constantemente analisados, incluindo taxas de detecção, número de espécimes retirados sem tecido linfonodal e taxa de falso-negativo, até que sejam alcançadas médias aceitáveis (taxa de detecção > 90% e taxa de falso-negativo < 5%). Assim, o número médio de cirurgias que cada cirurgião necessita para alcançar um resultado aceitável pode variar. A curva de aprendizado também varia de acordo com o método empregado para detecção, sendo a maior delas com a utilização do corante azul.

ANÁLISE HISTOPATOLÓGICA DO LINFONODO SENTINELA

A análise histopatológica dos linfonodos sentinelas difere da técnica utilizada nos outros linfonodos (não sentinelas). A rotina tradicional de análise histológica do espécime de linfadenectomia consiste em separar os linfonodos, seccioná-los ao meio e realizar análise anatomopatológica com coloração de hematoxilina-eosina. A análise histopatológica dos linfonodos sentinelas é realizada por meio do procedimento chamado *ultrastaging*, que consiste na multissecção de cada linfonodo e inicialmente na análise anatomopatológica com coloração de hematoxilina-eosina. Caso essa avaliação seja negativa para macrometástases, é realizado exame imuno-histoquímico em busca de micrometástases ou células tumorais isoladas.

A técnica do *ultrastaging* promove assim o aumento na taxa de detecção de metástase linfonodal, citado em vários estudos como de aproximadamente dois terços. As metástases linfonodais são classificadas de acordo com seu tamanho: macrometástases são aquelas > 2mm; as micrometástases têm entre 0,2 e 2mm e a célula tumoral isolada tem < 0,2mm. Micrometástase e célula tumoral isolada juntas são consideradas como baixo volume de metástase. Estudos mostram que o emprego da imuno-histoquímica aumenta a sensibilidade de detecção de metástases quando comparado com o uso isolado da hematoxilina-eosina, principalmente de micrometástases.

LINFONODO SENTINELA EM COLO DO ÚTERO E ENDOMÉTRIO

Nos casos dos tumores ginecológicos de colo e endométrio, o linfonodo sentinela pode ser identificado a partir de três vias de acesso: laparotômica, laparoscópica e laparoscópica robótica-assistida (Figuras 20.7 e 20.8). A identificação laparoscópica do linfonodo sentinela pode ser considerada um símbolo da tendência em minimizar o trauma cirúrgico do estadiamento em tumores ginecológicos e utilizar bem os recursos da cirurgia laparoscópica, conseguindo definir a extensão da doença por uma via menos invasiva. A magnificação associada à visão laparoscópica/robótica é ideal para identificar pequenos canais linfáticos. Além disso, a via laparoscópica, incluindo a robótica-assistida, foi associada a maiores taxa de detecção e sensibilidade comparada com a cirurgia laparotômica, mostrando que o mapeamento linfático pode ser realizado seguramente por meio dos métodos minimamente invasivos.

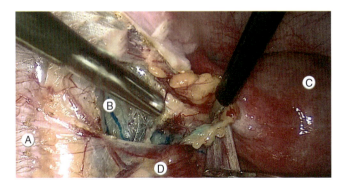

Figura 20.7 Figura demonstrando a identificação do vaso linfático corado pelo azul patente em paciente com neoplasia de endométrio submetida ao mapeamento linfático via laparoscópica convencional. (A: artéria ilíaca externa; B: vaso linfático corado pelo azul; C: útero; D: ligamento IP.)

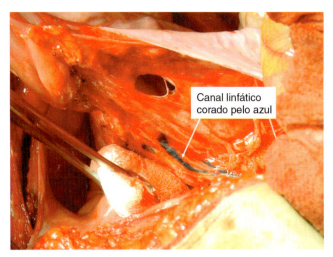

Figura 20.8 Figura ilustrando a coloração azul do canal linfático durante a pesquisa de linfonodo sentinela em paciente com câncer de colo do útero tratada via laparotomia.

Linfonodo sentinela em colo do útero

Em pacientes com neoplasia do colo do útero no estádio inicial (IA2 e IB1), o mais importante indicador prognóstico é a disseminação linfonodal. Em pacientes submetidas à histerectomia radical e à linfadenectomia pélvica, a sobrevida cai 50% quando há metástases em linfonodos. Vários estudos demonstraram que a quimioterapia e a radioterapia adjuvantes melhoram a sobrevida em pacientes com linfonodos positivos.

A incidência de linfonodos positivos em pacientes com neoplasia do colo do útero no estádio IB1 é de aproximadamente 15%. Isso significa que mais de 80% dessas pacientes se submetem à linfadenectomia sem nenhum benefício do procedimento, apenas somando riscos cirúrgicos, como aumento do tempo cirúrgico e da perda sanguínea e risco de linfocele e linfedema.

Em 20% a 50% dos casos, os linfonodos metastáticos em neoplasia do colo do útero não estão aumentados, sendo o diagnóstico realizado somente após exame histológico do espécime da linfadenectomia. Selman e cols. (2008) em metanálise que incluiu 5.042 pacientes, compararam a utilização do linfonodo sentinela para detecção de metástase linfonodal com métodos de imagem, como PET, ressonância magnética (RM) e tomografia computadorizada (TC) e demonstraram que a realização do linfonodo sentinela teve maior sensibilidade do que todos os métodos de imagem.

Plentl e Friedman descreveram o padrão de drenagem linfática do colo do útero, o qual progride gradualmente de estroma cervical e linfáticos da serosa para os grupos de linfonodos nos paramétrios, linfáticos pélvicos, linfáticos pararretais e linfáticos paraórticos. Os locais mais comuns para disseminação tumoral em caso de neoplasia do colo do útero são linfonodos ilíacos externos (38,6%), fossa obturadora (45,5%), vasos ilíacos comuns (6,8%), área pré-sacral (4,5%) e parte medial do paramétrio lateral (4,5%) (Figura 20.9).

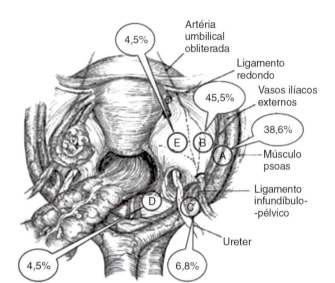

Figura 20.9 Figura demonstrando os locais mais comuns para disseminação tumoral em neoplasia do colo do útero. (A: vasos ilíacos externos; B: fossa obturadora; C: vasos ilíacos comuns; D: área pré-sacral; E: parte medial do paramétrio lateral.)

Uma das vantagens da pesquisa do linfonodo sentinela é a detecção de linfonodos metastáticos fora do sítio comum de metástase e em local que não seria avaliado por meio da linfadenectomia pélvica sistemática convencional. Um estudo prospectivo publicado em 2010 demonstrou que 34,5% dos linfonodos sentinelas estavam em localizações fora do padrão e que 5,1% das pacientes apresentavam linfonodo sentinela apenas em locais incomuns de drenagem.

Para neoplasias de colo do útero no estádio inicial pode ser utilizado qualquer um dos três métodos de detecção do linfonodo sentinela (corante azul, fluorescência e radionuclear), podendo ser adotada tanto a via laparotômica como a via laparoscópica (convencional ou robótica-assistida) (Figura 20.10). A injeção é aplicada no colo do útero por meio da técnica descrita anteriormente.

A pesquisa de linfonodo sentinela pode ser utilizada em neoplasias do colo do útero de até 4cm; no entanto, a taxa de detecção é maior nos casos de tumores que medem até 2cm. Cormier e cols. demonstraram o algoritmo para realização da pesquisa de linfonodo sentinela no colo do útero, segundo o qual: (1) os linfonodos sentinelas removidos devem ser submetidos a *ultrastaging*; (2) qualquer linfonodo clinicamente suspeito deverá ser removido; (3) se a detecção do linfonodo sentinela for unilateral, deverá ser realizada linfadenectomia pélvica sistemática no lado em que não foi identificado o sentinela; (4) a parametrectomia deverá ser realizada em bloco com a ressecção do tumor primário (Figura 20.11).

No estudo citado foram incluídas 122 pacientes, sendo de 3 a média de linfonodos sentinelas detectados e de 20 a de linfonodos ressecados. Pelo menos um linfonodo sentinela foi detectado em 93% dos casos, e detecção bilateral ocorreu em 75% dos casos. Quando o algoritmo foi aplicado, todos os casos de metástase linfonodal foram detectados, e a linfadenectomia pélvica sistemática poderia ter sido evitada em 75% dos casos com mapeamento adequado.

No estudo SENTICOL (*Sentinel Lymph Node in Cervical Cancer*), de 2011, foram analisadas 145 pacientes de maneira prospectiva e submetidas à biópsia de linfonodo sentinela, utilizando corante azul e Tc99, apresentando uma taxa de detecção de 97,8% de pelo menos um linfonodo sentinela; desses linfonodos, 23 eram verdadeiramente positivos e dois casos eram falso-negativos, correspondendo a uma sensibilidade de 92% e a um valor preditivo negativo de 98%. Nos casos em que a detecção do linfonodo sentinela foi bilateral, não houve nenhum caso de falso-negativo, e a sensibilidade e o valor preditivo negativo foram de 100%.

Salvo e cols., em uma análise retrospectiva de 188 pacientes com câncer do colo do útero inicial, demonstraram uma taxa de 90% de detecção de pelo menos um linfonodo sentinela, sendo de 62% a taxa de bilaterais. Não houve variação na taxa de detecção entre os diferentes marcadores utilizados nem

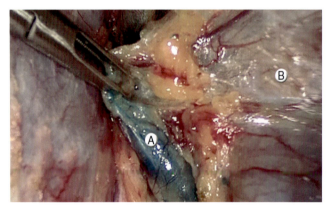

Figura 20.10 Paciente com neoplasia do colo do útero inicial submetida à pesquisa de linfonodo sentinela com azul patente via laparoscopia convencional. Na imagem é possível identificar o linfonodo corado pelo azul em topografia de vasos ilíacos externos, local em que são identificados 38,6% dos linfonodos sentinelas positivos em neoplasias do colo do útero. (A: linfonodo corado pelo azul; B: vasos ilíacos externos.)

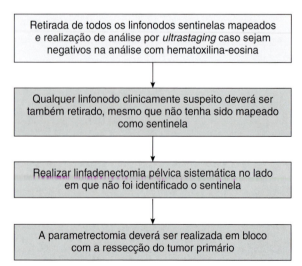

Figura 20.11 Algoritmo para pesquisa do linfonodo sentinela em pacientes com câncer do colo do útero inicial.

entre as vias cirúrgicas, existência ou não de conização prévia ou entre diferentes tamanhos de tumor. O índice de massa corporal (IMC) foi o fator que apresentou a menor taxa de detecção linfonodal. Apenas um caso de falso-negativo foi registrado, resultando na sensibilidade de 96,4% e no valor preditivo negativo de 99,3%. A taxa de falso-negativo foi de 3,6%.

Em pacientes com câncer do colo do útero apresentando macrometástases no linfonodo sentinela está indicado o tratamento adjuvante com radioterapia concomitante à quimioterapia, o que demonstrou reduzir a taxa de recorrência local e a distância, além de promover melhor taxa de sobrevida, quando comparado à radioterapia isolada. O tratamento nos casos de baixo volume de doença (micrometástases e células tumorais isoladas) ainda é controverso. A literatura atual demonstra um índice de 4% a 15% de micrometástases em linfonodos sentinelas em carcinomas do colo do útero em estádios IA2 a IIB, as quais estariam relacionadas com maior porcentagem de invasão dos espaços linfovasculares (15,6% vs. 75%) e maior chance de recorrência (6,7% vs. 50%).

Stany e cols., em estudo retrospectivo de 129 pacientes com tumor do colo do útero inicial submetidas a tratamento cirúrgico, incluindo histerectomia radical e linfadenectomia pélvica, de 1994 a 2004, com posterior análise das lâminas dos linfonodos para pesquisa de micrometástase, não observaram associação significativa entre a presença de micrometástases e a recorrência ou a sobrevida global.

Por outro lado, Cibula e cols., em análise de 645 pacientes com tumor do colo do útero inicial submetidas a tratamento cirúrgico que incluiu pesquisa de linfonodo sentinela, demonstraram sobrevida global significativamente menor nas pacientes com micro e macrometástases. Além disso, a presença de micrometástase mostrou ser um fator prognóstico independente para a sobrevida global na análise multivariada promovida por Cibula e cols. A presença de células tumorais isoladas, no entanto, não teve nenhum valor prognóstico significativo. Os resultados desse estudo mostram a importância da identificação do linfonodo sentinela e da análise histopatológica por *ultrastaging* no manejo dos tumores de colo iniciais.

Lindonodo sentinela em neoplasia de endométrio

A biópsia do linfonodo sentinela, como salientado previamente, necessita de alta taxa de detecção linfonodal, alta sensibilidade e valor preditivo negativo, além de baixa taxa de falso-negativo. O estudo FIRES (*Fluorescence Imaging for Robotic Endometrial Sentinel lymph node biopsy*) incluiu 385 pacientes com câncer de endométrio, sendo 340 submetidas à pesquisa de linfonodo sentinela seguida de linfadenectomia pélvica e 196 pacientes submetidas à linfadenectomia retroperitoneal. Os resultados desse estudo estão de acordo com os encontrados por outros pequenos estudos retrospectivos com sensibilidade de 97,2% e valor preditivo negativo de 99,6%. Os casos de falso-negativos foram mais frequentes nas pacientes em que houve falha de detecção bilateral.

Berlin e cols. relataram redução na taxa de falso-negativo de 15% para 2% quando a linfadenectomia pélvica sistemática foi realizada ipsilateral ao lado em que o linfonodo sentinela não foi identificado. Resultados semelhantes foram relatados por outros estudos realizados posteriormente. De acordo com o algoritmo NCCN 2014, no lado da pelve onde não há a identificação do linfonodo sentinela está indicada a realização de linfadenectomia pélvica sistemática ipsilateral (Figura 20.12). Caso existam linfonodos clinicamente suspeitos e que não foram marcados como sentinelas, estes também devem ser removidos. Uma das causas para a falha de detecção do linfonodo sentinela é a obstrução dos canais linfáticos por linfonodos clinicamente positivos.

Um estudo demonstrou que as pacientes submetidas à pesquisa de linfonodo sentinela em casos de câncer de endométrio apresentaram maior número de metástase linfonodal e mais casos de estádio IIIC e receberam mais terapia adjuvante do que as pacientes que realizaram apenas a linfadenectomia pélvica sistemática convencional. O linfonodo sentinela, nesse estudo, foi o único linfonodo positivo dentre todos os retirados em 50% dos casos, e a taxa de falso-negativo foi de 2,8%.

Com relação aos resultados oncológicos do uso do linfonodo sentinela no tratamento do câncer de endométrio, o estudo multicêntrico SENTI-ENDO (*Sentinel node and endometrial cancer*) não observou diferença na sobrevida em 125 pacientes com aparentes estádios clínicos I e II.

Em uma comparação entre linfadenectomia pélvica sistemática realizada na Mayo Clinic e o algoritmo do linfonodo sentinela adaptado pelo Memorial Sloan Kettering Cancer Center, metástase linfonodal foi identificada em 2,6% e 5,1%

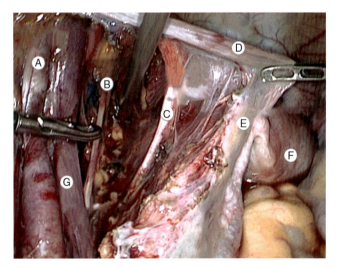

Figura 20.12 Figura ilustrando o caso de uma paciente com câncer de endométrio submetida à pesquisa de linfonodo sentinela com azul patente em que não foi detectado o linfonodo sentinela à esquerda, sendo então submetida à linfadenectomia pélvica sistemática à esquerda. A figura mostra alguns limites anatômicos da linfadenectomia pélvica: nervo obturador (limite profundo), artéria umbilical obliterada (limite medial) e bifurcação dos vasos ilíacos (limite cranial). (A: artéria ilíaca externa; B: nervo obturador; C: artéria umbilical obliterada; D: ligamento redondo; E: ligamento IP; F: útero; G: veia ilíaca externa.)

dos casos, respectivamente, e linfonodos retroperitoneais comprometidos em 1,0% e 0,8%, respectivamente. Invasão miometrial esteve ausente em 29% e 57% dos casos, respectivamente. A sobrevida livre de doença em 3 anos foi semelhante nos dois grupos. Esses dados autorizam a utilização do algoritmo do linfonodo sentinela para estadiamento das pacientes com adenocarcinoma endometrioide com invasão miometrial < 50%. Com relação aos casos de alto risco, Soliman e cols. reportaram, em estudo prospectivo, taxa de detecção de 89% de linfonodo sentinela e de 4,5% de falso-negativo quando foi aplicado o algoritmo do NCCN.

Um tema ainda controverso quanto à pesquisa de linfonodo sentinela em casos de câncer de endométrio diz respeito à avaliação dos linfonodos retroperitoneais. Aproximadamente metade das pacientes com linfonodos pélvicos positivos tem doença concomitante no retroperitônio e 10% das pacientes com câncer de endométrio têm linfonodo sentinela detectado na região paraórtica, sendo de aproximadamente 3% o risco de metástase isolada no paraórtico. No entanto, não são conhecidas exatamente a taxa de falso-negativo e a sensibilidade do uso do linfonodo sentinela na detecção de metástase retroperitoneal. Assim, o uso do algoritmo do NCCN para linfonodo sentinela em câncer de endométrio pode falhar em diagnosticar doença na região retroperitoneal, o que pode prejudicar a prescrição de terapia adjuvante.

Com o objetivo de evitar a falha na detecção de metástase linfonodal retroperitoneal com o uso do linfonodo sentinela, recomenda-se a realização de exames de imagem (TC, PET ou RM) em pacientes com alto risco de metástase linfonodal retroperitoneal (tumores de alto grau). No intraoperatório, o cirurgião deve proceder à análise cuidadosa do espaço retroperitoneal em busca de linfonodos clinicamente suspeitos. Caso a paciente apresente critérios de alto risco para metástase linfonodal retroperitoneal (invasão > 50% do miométrio, histologia de alto grau, linfonodos pélvicos clinicamente positivos) e a depender de suas condições clínicas, deve ser cogitada a linfadenectomia retroperitoneal.

Outro ponto ainda controverso quanto ao uso do linfonodo sentinela em caso de câncer de endométrio se refere à utilização do algoritmo NCCN isoladamente para avaliação linfonodal em casos de histologias de alto grau (endometrioide grau 3, seroso, de células claras e carcinossarcoma). Alguns estudos prospectivos descreveram resultados encorajadores com altas taxas de detecção e baixa taxa de falso-negativo, o que levou alguns grandes centros oncológicos mundiais a utilizarem a pesquisa de linfonodo sentinela isolada em casos de alto risco. No entanto, mais estudos devem ser realizados para comprovar a segurança e a eficácia desse método.

Linonodo sentinela em neoplasia de vulva

O câncer de vulva é pouco comum, representando aproximadamente 3% a 5% das neoplasias malignas dos órgãos genitais femininos. Os carcinomas de células escamosas representam cerca de 90% de todas as neoplasias malignas vulvares primárias, enquanto melanomas, adenocarcinomas, carcinomas basocelulares e sarcomas são muito menos comuns.

O tratamento clássico para tratamento do câncer de vulva é a vulvectomia radical com linfadenectomia inguinofemoral em bloco. A morbidade associada a essa cirurgia foi de aproximadamente 85%, e 69% das pacientes apresentaram linfedema. Nos últimos 20 anos foram relatados diversos avanços importantes no tratamento do câncer de vulva, refletindo uma mudança do paradigma em direção a uma conduta cirúrgica mais conservadora, sem comprometimento da sobrevida e com diminuição acentuada da morbidade física e psicológica.

Atualmente, o tratamento padrão consiste em ressecção local ampliada e avaliação linfonodal em incisões separadas com margem cirúrgica de 1 a 2cm. Stehman e cols. demonstraram que pacientes submetidas a ressecção local ampla e ressecção dos linfonodos superficiais inguinofemorais apresentaram taxa de linfedema de 19% e de infecção e deiscência de ferida operatória de aproximadamente 29%. Para reduzir a taxa de complicações, outros estudos procuraram demonstrar a eficácia e a segurança da pesquisa do linfonodo sentinela para tratamento de neoplasias de vulva. Esses estudos demonstraram uma taxa de detecção do linfonodo sentinela de quase 100% dos casos e valor preditivo negativo > 95%. Em 2012, Levenback e cols. demonstraram, em um estudo prospectivo que incluiu 452 pacientes, sensibilidade do linfonodo sentinela de 91,7% e valor preditivo falso-negativo de 3,7%; em pacientes com tumor < 4cm, o valor preditivo falso-negativo foi de 2,0%.

Em outro estudo prospectivo foram avaliadas 35 pacientes submetidas à pesquisa de linfonodo sentinela com o uso do Tc99 e do azul de metileno. Em todos os casos foram identificados pelo menos dois linfonodos sentinelas. Em quatro casos, os linfonodos eram positivos. O tempo de seguimento médio foi de 29 meses com duas recorrências inguinais e sem relato de celulite de extremidade ou linfedema. Esses estudos demonstram a segurança e a menor morbidade do uso isolado da biópsia de linfonodo sentinela no tratamento do câncer de vulva.

As melhores taxas de detecção ocorrem quando se utiliza o método que combina Tc99 e azul de metileno. O local da injeção do marcador na neoplasia de vulva é diferente dos escolhidos em caso de neoplasias do colo e do endométrio. Para o uso do azul de metileno são utilizados 3 a 4mL do corante e para o uso do Tc99 devem ser utilizados 2mCi (volume total de 1mL). Os marcadores devem ser injetados em quatro pontos peritumorais (nas posições de 2, 5, 7 e 10 horas). O Tc99 pode ser injetado de 2 a 4 horas antes da cirurgia, e o azul deve ser injetado de 5 a 10 minutos antes do início da cirurgia. A injeção intradérmica é mais importante em casos de lesão da vulva para se certificar de que o corante atingirá os linfáticos superficiais da derme que conduzem à região inguinal (Figura 20.13). Nas pacientes submetidas à injeção do Tc99 é realizada a linfocintilografia no pré-operatório, o que auxilia a determinação da localização do linfonodo sentinela, o qual é depois identificado utilizando um *gamma probe* no intraoperatório. Caso o azul seja utilizado concomitantemente,

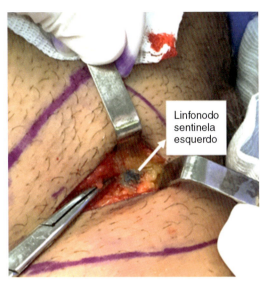

Figura 20.13 Paciente com neoplasia de vulva à esquerda submetida à pesquisa de linfonodo sentinela com azul patente. Na figura é evidenciado o linfonodo em região inguinal esquerda corado pelo azul.

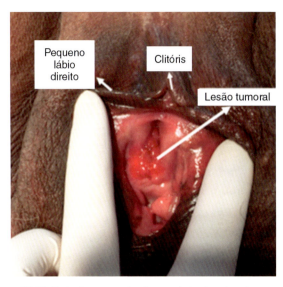

Figura 20.14 Paciente apresentando neoplasia de vulva de aproximadamente 2cm na linha média. Está indicada a realização de pesquisa de linfonodo sentinela inguinal bilateral.

o cirurgião pode se guiar pelos vasos linfáticos corados em azul e, ao identificar o linfonodo, verificar se este é um linfonodo "quente" com o *gamma probe*.

Em pacientes com tumor vulvar no estádio IA, a avaliação linfonodal não está indicada em virtude do risco < 1% de comprometimento metastático dos linfonodos inguinais. Nas pacientes no estádio IBII, a avaliação linfonodal deverá ser realizada, tendo em vista o risco de aproximadamente 8% de comprometimento linfonodal. As pacientes candidatas ao mapeamento com linfonodo sentinela incluem aquelas com linfonodos inguinais clinicamente negativos, com tumor primário unifocal < 4cm e sem nenhuma cirurgia prévia na região vulvar que possa alterar a drenagem linfática da vulva para região inguinal.

Nos casos de tumor vulvar < 4cm, localizados a 1cm ou mais da linha média, a avaliação linfonodal deverá ser realizada apenas no lado ipsilateral ao tumor. Para tumores a menos de 1cm da linha média, a avaliação linfonodal inguinal deve ser bilateral (Figura 20.14). Caso o linfonodo sentinela não seja identificado em um lado, deverá ser realizada a linfadenectomia inguinal ipsilateral.

As pacientes com linfonodo sentinela positivo (de qualquer tamanho) deverão ser submetidas à linfadenectomia inguinal sistemática ipsilateral. Caso o tumor envolva a linha média ou o linfonodo sentinela tenho sido detectado em apenas um lado, deverá ser realizada a linfadenectomia inguinal bilateral. Está indicada radioterapia na região inguinal nos casos com mais de um linfonodo metastático e/ou na presença de envolvimento extracapsular. De acordo com o NCCN, em pacientes com linfonodo sentinela positivo deverá ser realizada a linfadenectomia inguinal ipsilateral e/ou a radioterapia. Os critérios para realização da radioterapia seriam dois linfonodos ou mais com comprometimento tumoral ou um linfonodo com metástase > 2mm. Deverá também ser avaliado o lado contralateral cirurgicamente.

CONSIDERAÇÕES FINAIS

A pesquisa de linfonodo sentinela representa um grande avanço no tratamento de neoplasias ginecológicas por reduzir a morbidade associada à linfadenectomia sistemática. A pesquisa do linfonodo sentinela em casos de câncer de colo, do endométrio e da vulva tem mostrado taxa de detecção cada vez maior com alta sensibilidade e baixa taxa de falso-negativo, sugerindo cada vez mais que seu uso isoladamente é seguro e eficaz, sendo realizado para mapeamento linfático em grandes centros oncológicos mundiais.

No Brasil e nos países em desenvolvimento, a identificação do linfonodo sentinela com auxílio de cirurgia minimamente invasiva ainda é uma prática recente em razão dos custos dos aparelhos de infravermelho; entretanto, alguns centros já o utilizam com o auxílio da cirurgia robótica. Com o passar dos anos e a concorrência entre as diferentes empresas, esses aparelhos estarão disponíveis para uma grande parcela da população, melhorando os índices de morbidade no tratamento do câncer ginecológico.

Leitura complementar

Albo D et al. Anaphylactic reactions to isosulfan blue dye during sentinel lymph node biopsy for breast cancer. Am J Surg 2001; 182(4):393-8.

Altgassen C et al. Multicenter validation study of the sentinel lymph node concept in cervical cancer: AGO Study Group. J Clin Oncol 2008; 26(18):2943-51.

Ballester M et al. Detection rate and diagnostic accuracy of sentinel-node biopsy in early stage endometrial cancer: a prospective multicentre study (SENTI-ENDO). The Lancet Oncology 2011; 12(5): 469-76.

Bats AS et al. The sentinel node technique detects unexpected drainage pathways and allows nodal ultrastaging in early cervical cancer: insights from the multicenter prospective SENTICOL study. Ann Surg Oncol 2013; 20(2):413-22.

Cabanas RM. An approach for the treatment of penile carcinoma. Cancer 1977; 39(2):456-66.

Cibula D et al. Prognostic significance of low volume sentinel lymph node disease in early-stage cervical cancer. Gynecol Oncol 2012; 124(3):496-501.

Cormier B et al. Establishing a sentinel lymph node mapping algorithm for the treatment of early cervical cancer. Gynecol Oncol 2011; 122(2):275-80.

Cormier B et al. Sentinel lymph node procedure in endometrial cancer: a systematic review and proposal for standardization of future research. Gynecol Oncol 2015; 138(2):478-85.

Covens A et al. Sentinel lymph node biopsy in vulvar cancer: systematic review, meta-analysis and guideline recommendations. Gynecol Oncol 2015; 137(2):351-61.

Daraï E et al. Sentinel node biopsy for the management of early stage endometrial cancer: long-term results of the SENTI-ENDO study. Gynecol Oncol 2015; 136(1):54-9.

Dargent D, Martin X, Mathevet P. Laparoscopic assessment of the sentinel lymph node in early stage cervical cancer. Gynecol Oncol 2000; 79(3):411-5.

Diaz JP et al. Sentinel lymph node biopsy in the management of early-stage cervical carcinoma. Gynecol Oncol 2011; 120(3):347-52.

DiSaia PJ, Creasman WT, Rich WM. An alternate approach to early cancer of the vulva. Am J Obstet Gynecol 1979; 133(7):825-32.

dos Reis R et al. Sentinel lymph node identification in patients with stage IB1 invasive cervical carcinoma. Current Cancer Therapy Reviews 2007; 3(3):209-14.

Ehrisman J et al. Performance of sentinel lymph node biopsy in high-risk endometrial cancer. Gynecologic Oncology Reports 2016; 17:69-71.

Eriksson AGZ et al. Comparison of a sentinel lymph node and a selective lymphadenectomy algorithm in patients with endometrioid endometrial carcinoma and limited myometrial invasion. Gynecol Oncol 2016; 140(3):394-9.

Feng S, Zhang Y, Liu J. Risk factors and prognosis of node-positive cervical carcinoma. Ai zheng= Aizheng= Chinese Journal of Cancer 2005; 24(10):1261-6.

Gershenson D, M.W., Lymphatic mapping of the female genital tract. Gynecologic cancer - Controversies in management. Elsevier, 2004.

Holloway RW et al. Sentinel lymph node mapping and staging in endometrial cancer: A Society of Gynecologic Oncology literature review with consensus recommendations. Gynecologic Oncology 2017.

Holloway RW et al. Sentinel lymph node mapping with staging lymphadenectomy for patients with endometrial cancer increases the detection of metastasis. Gynecol Oncol 2016; 141(2):206-10.

Holloway RW et al. Detection of sentinel lymph nodes in patients with endometrial cancer undergoing robotic-assisted staging: a comparison of colorimetric and fluorescence imaging. Gynecol Oncol 2012; 126(1):25-9.

Holman LL, Levenback CF, Frumovitz M. Sentinel lymph node evaluation in women with cervical cancer. Journal of Minimally Invasive Gynecology 2014; 21(4):540-5.

Holschneider CH, Berek JS. Câncer vulvar. In: Tratado de ginecologia. Rio de Janeiro: Guanabara Koogan, 2008.

Jewell EL et al. Detection of sentinel lymph nodes in minimally invasive surgery using indocyanine green and near-infrared fluorescence imaging for uterine and cervical malignancies. Gynecol Oncol 2014; 133(2):274-7.

Juretzka MM et al. Detection of pelvic lymph node micrometastasis in stage IA2–IB2 cervical cancer by immunohistochemical analysis. Gynecol Oncol 2004; 93(1):107-11.

Kadkhodayan S et al. Sentinel node biopsy for lymph nodal staging of uterine cervix cancer: a systematic review and meta-analysis of the pertinent literature. European Journal of Surgical Oncology (EJSO) 2015; 41(1):1-20.

Kim CH et al. Pathologic ultrastaging improves micrometastasis detection in sentinel lymph nodes during endometrial cancer staging. International Journal of Gynecological Cancer: official journal of the International Gynecological Cancer Society 2013; 23(5):964.

Krag DN et al. Sentinel-lymph-node resection compared with conventional axillary-lymph-node dissection in clinically node-negative patients with breast cancer: overall survival findings from the NSABP B-32 randomised phase 3 trial. The Lancet Oncology 2010; 11(10):927-33.

Kumar S et al. Prospective assessment of the prevalence of pelvic, paraaortic and high paraaortic lymph node metastasis in endometrial cancer. Gynecol Oncol 2014; 132(1):38-43.

Lantzsch T et al. Sentinel node procedure in Ib cervical cancer: a preliminary series. Brit J Cancer 2001; 85(6):791.

Lécuru F et al. Bilateral negative sentinel nodes accurately predict absence of lymph node metastasis in early cervical cancer: results of the SENTICOL study. J Clin Oncol 2011; 29(13):1686-91.

Leiter U et al. Complete lymph node dissection versus no dissection in patients with sentinel lymph node biopsy positive melanoma (DeCOG-SLT): a multicentre, randomised, phase 3 trial. The Lancet Oncology 2016; 17(6):757-67.

Levenback CF et al. Lymphatic mapping and sentinel lymph node biopsy in women with squamous cell carcinoma of the vulva: a gynecologic oncology group study. J Clin Oncol 2012; 30(31): 3786-91.

Li B et al. Sentinel lymph node identification in patients with early stage cervical cancer undergoing radical hysterectomy and pelvic lymphadenectomy. Chinese Medical Journal 2004; 117(6):867-70.

Lyman GH et al. American Society of Clinical Oncology guideline recommendations for sentinel lymph node biopsy in early-stage breast cancer. J Clin Oncol 2005; 23(30):7703-20.

Martelli G et al. A randomized trial comparing axillary dissection to no axillary dissection in older patients with T1N0 breast cancer: results after 5 years of follow-up. Ann Surg 2005; 242(1):1.

Monk BJ et al. Rethinking the use of radiation and chemotherapy after radical hysterectomy: a clinical-pathologic analysis of a Gynecologic Oncology Group/Southwest Oncology Group/Radiation Therapy Oncology Group trial. Gynecol Oncol 2005; 96(3):721-8.

Moore RG et al. Isolated sentinel lymph node dissection with conservative management in patients with squamous cell carcinoma of the vulva: a prospective trial. Gynecol Oncol 2008; 109(1):65-70.

Morton DL et al. Technical details of intraoperative lymphatic mapping for early stage melanoma. Arch Surg 1992; 127(4): 392-9.

Oonk MH et al. European Society of Gynaecological Oncology guidelines for the management of patients with vulvar cancer. International Journal of Gynecological Cancer 2017; 27(4):832-7.

Perissinotti A et al. Use of SPECT/CT for improved sentinel lymph node localization in endometrial cancer. Gynecol Oncol 2013; 129(1):42-8.

Querleu D, Sonoda Y, Gotlieb W, Leblanc E. In: Barakat RR, eds. Principles and pratice of gynecologic oncology. Minimally invasive surgery in gynecologic cancer. Lippincott Williams and Wilkins 2013:210-43.

Rob L et al. Study of lymphatic mapping and sentinel node identification in early stage cervical cancer. Gynecol Oncol 2005; 98(2):281-8.

Rossi EC et al. A comparison of sentinel lymph node biopsy to lymphadenectomy for endometrial cancer staging (FIRES trial): a multicentre, prospective, cohort study. The Lancet Oncology 2017; 18(3):384-92.

Rossi EC, Ivanova A, Boggess JF. Robotically assisted fluorescence-guided lymph node mapping with ICG for gynecologic malignancies: a feasibility study. Gynecol Oncol 2012; 124(1):78-82.

Roy M et al. Value of sentinel node mapping in cancer of the cervix. Gynecol Oncol 2011; 122(2):269-74.

Sakuragi N et al. Incidence and distribution pattern of pelvic and paraaortic lymph node metastasis in patients with stages IB, IIA, and IIB cervical carcinoma treated with radical hysterectomy. Cancer 1999; 85(7):1547-54.

Salvo G et al. Sensitivity and negative predictive value for sentinel lymph node biopsy in women with early-stage cervical cancer. Gynecol Oncol 2017; 145(1):96-101.

Selman TJ et al. Diagnostic accuracy of tests for lymph node status in primary cervical cancer: a systematic review and meta-analysis. Canadian Medical Association Journal 2008; 178(7):855-62.

Sim FH et al. Lymphadenectomy in the management of stage I malignant melanoma: a prospective randomized study. In: Mayo Clinic Proceedings. Elsevier, 1986.

Soliman P et al. Sentinel lymph node mapping accurately identifies positive nodes in women with high risk endometrial cancer. Gynecol Oncol 2015; 138:3.

Soliman PT et al. A prospective validation study of sentinel lymph node mapping for high-risk endometrial cancer. Gynecol Oncol 2017.

Stany MP et al. Lymph node micrometastases in early-stage cervical cancer are not predictive of survival. International Journal of Gynecological Pathology 2015; 34(4):379-84.

Stehman FB et al. Early stage I carcinoma of the vulva treated with ipsilateral superficial inguinal lymphadenectomy and modified radical hemivulvectomy: a prospective study of the Gynecologic Oncology Group. Obstet Gynecol 1992; 79(4):490-7.

Stehman FB, Ky L. Carcinoma de vulva. Obstet Gynecol 2006; 107:719-33.

Vidal F et al. Evaluation of the sentinel lymph node algorithm with blue dye labeling for early-stage endometrial cancer in a multicentric setting. International Journal of Gynecological Cancer 2013; 23(7):1237-43.

Yuan SH et al. Sentinel lymph node detection using methylene blue in patients with early stage cervical cancer. Gynecol Oncol 2007; 106(1):147-52.

Procedimentos Invasivos

CAPÍTULO 21

Ana Paula Campos Rocha
Agnaldo Soares Lima
Luciana Costa Silva

INTRODUÇÃO

São chamados de procedimentos invasivos os atos médicos que, com o objetivo de diagnóstico, monitorização ou tratamento, necessitam ultrapassar a barreira cutânea ou penetrar em cavidades naturais. A frequência de realização de procedimentos invasivos acompanha o progresso da medicina, que permitiu que tratamentos progressivamente mais complexos fossem realizados com sucesso. Além disso, recursos de diagnóstico por imagem aumentaram a segurança na realização de procedimentos percutâneos, os quais não se limitam mais à simples monitorização, mas também promovem tratamentos com mínima invasibilidade onde antes eram exigidas grandes incisões.

A realização de procedimentos invasivos está ao alcance de qualquer profissional médico, desde que adequadamente treinado. Como são passíveis de complicações, o treinamento para esse ato médico deve ser acompanhado da correção dos possíveis efeitos adversos.

A ultrassonografia para acompanhamento durante a realização dos procedimentos invasivos exige treinamento específico com curva de aprendizado rápida. Pode ser utilizada de maneira estática para avaliação prévia do sítio de punção com determinação das relações anatômicas, bem como da perviedade dos vasos, ou de modo dinâmico, durante a punção com visualização em tempo real da inserção da agulha, confirmação do posicionamento do cateter e avaliação da presença de pneumotórax ou hemotórax.

A utilização dinâmica do ultrassom reduz o tempo de canulação e o risco de complicações nos acessos jugular e femoral. Seu emprego deve ser estimulado em todas as pacientes, mas particularmente naquelas que apresentam risco maior, como as com coagulopatia.

Neste capítulo serão enfatizadas as indicações, a técnica e as principais complicações relacionadas com os procedimentos invasivos mais comumente realizados na prática clínica.

PUNÇÃO E CATETERISMO ARTERIAL

A canulação arterial (para medida da pressão intra-arterial [PIA]) é muito utilizada em pacientes críticos que necessitam de monitorização invasiva. O acesso arterial é útil para obtenção de amostras de sangue arterial e para mensuração direta e contínua da PIA e da frequência cardíaca.

Indicações

- Avaliação frequente dos gases sanguíneos (coleta de quatro ou mais gasometrias arteriais/dia) mediante coleta do sangue arterial, como nos casos de pacientes em insuficiência respiratória.
- Monitorização invasiva da pressão arterial em pacientes graves ou potencialmente graves, como aquelas com instabilidade hemodinâmica, em grandes cirurgias, emergências hipertensivas ou em uso de terapia vasopressora.
- Avaliação de pacientes em uso de agentes vasoativos.
- Utilização como via de acesso para procedimentos hemodinâmicos diagnósticos e terapêuticos.

Contraindicações

As principais contraindicações ao cateterismo arterial para medida da PIA são as coagulopatias, as alterações anatômicas e a insuficiência vascular periférica. Vale destacar que deve ser evitada a realização de qualquer procedimento em sítio de punção infectado.

O primeiro passo para realização do cateterismo arterial consiste em escolher o sítio do acesso, sendo necessária a palpação do pulso arterial. O sítio ideal de inserção do cateter para aferição da PIA deve ser uma artéria calibrosa que apresente rede colateral eficaz, seja superficial, se localize em região que favoreça a manutenção diária e seja pouco sujeita à infecção. A artéria radial é o vaso mais utilizado por ser um sítio seguro, onde há facilidade de acesso e de canulação.

Outras artérias utilizadas para monitorização arterial invasiva são a artéria femoral, a artéria dorsal do pé, a artéria ulnar, a artéria braquial e a artéria axilar.

Cabe ressaltar que as pacientes que serão submetidas a cateterismo da artéria radial ou dorsal do pé devem ter avaliado o fluxo colateral para mão/pé antes do procedimento, objetivando identificar aquelas com risco aumentado de complicação isquêmica. Para tanto é possível realizar a avaliação por meio de ultrassonografia com estudo Doppler, oximetria de pulso e, no caso da artéria radial, do teste de Allen.

Para o teste de Allen deve ser realizada a compressão vigorosa das artérias ulnar e radial com elevação do membro e flexão forçosa dos dedos. Em seguida, com a mão da paciente aberta, libera-se a compressão da artéria ulnar. Um arco íntegro permite o enchimento capilar de toda a mão em até 5 segundos.

Punção e cateterismo da artéria radial

1. Explica-se o procedimento à paciente e é solicitada sua permissão, se cabível.
2. Conecta-se o circuito do transdutor de pressão a um frasco de soro fisiológico, mantendo estéril a extensão terminal de conexão com o cateter arterial. O soro deve ser pressurizado a 300mmHg. O transdutor deve ser nivelado com a linha axilar média, e o circuito deve ser preenchido por soro fisiológico até a expulsão completa de todas as bolhas de ar.
3. Posiciona-se e imobiliza-se o punho em dorsiflexão (30 a 60 graus). Para tanto a mão deve ser alinhada com o antebraço em pronação, apoiada em superfície rígida e fixada em ligeira dorsiflexão, podendo ser utilizado um rolo de tecido para auxílio. O ponto de punção se localiza a cerca de 4cm da prega distal do punho, entre o tendão flexor radial do carpo e o rádio distal.
4. A máscara e o gorro são colocados, as mãos lavadas rigorosamente e vestido o avental estéril.
5. Realiza-se antissepsia da pele com o uso de antisséptico degermante seguido por alcoólico e proteção com campos cirúrgicos.
6. Localiza-se a artéria radial por meio da palpação.
7. Realiza-se a infiltração anestésica da pele, sendo sugerida a confecção de um "botão" com 0,5mL de anestésico tópico sem vasodilatador de cada lado do ponto de maior amplitude do pulso, utilizando-se para isso uma agulha de 26G.
8. Introduz-se o cateter arterial na direção da artéria, em ângulo de 30 graus com a pele, até que seja observado refluxo espontâneo de sangue arterial.
9. Reduz-se o ângulo entre o cateter e a pele para cerca de 10 graus, avançando então o cateter para o lúmen arterial por fora da agulha, que deve ser mantida imóvel.
10. Conecta-se o cateter ao sistema de medida da pressão intra-arterial.
11. Fixa-se o cateter à pele por meio de sutura.
12. Realiza-se o registro no prontuário da paciente, relatando as possíveis dificuldades e intercorrências do procedimento (veja a Figura 21.8).

Punção e cateterismo da artéria femoral

A punção da artéria femoral é utilizada para coleta de sangue ou para monitorização da PIA apenas quando as artérias radiais não estão disponíveis. A artéria femoral, por outro lado, é utilizada com muita frequência para introdução de cateteres para estudos hemodinâmicos e também para procedimentos intravasculares terapêuticos em vasos diversos, do crânio, do coração, de vasos intra-abdominais e de membros inferiores.

O cateterismo dessa artéria é realizado por meio da técnica de Seldinger, à semelhança do cateterismo da veia femoral.

Complicações

A região irrigada pela artéria puncionada deve ser avaliada diariamente, e a presença de sinais de má perfusão ou infecção deve determinar a remoção do cateter.

As complicações significativas são incomuns. Algumas delas são possíveis em qualquer sítio de inserção e outras são específicas de determinado sítio e incluem:

- Dor e edema local.
- Hematoma/hemorragia locais.
- Trombose arterial/isquemia do território irrigado pela artéria.
- Infecção.
- Pseudoaneurisma.
- Embolização cerebral e neuropatia periférica na punção da artéria radial.
- Hematoma retroperitoneal, perfuração visceral e fístula arteriovenosa após punção da artéria femoral.

PUNÇÃO VENOSA CENTRAL

A punção venosa profunda, um procedimento amplamente realizado, deve ser considerada sempre que o acesso venoso periférico não for capaz de atender às demandas da paciente.

A seleção do sítio de punção depende da experiência e competência do profissional, da presença de alterações na anatomia local e vascular da paciente, dos riscos individuais (coagulopatia, pneumopatia) e do tempo previsto de manutenção da via. Desse modo, o profissional deve estar apto a utilizar as diversas vias de acesso central, considerando o menor risco para a paciente. Em virtude do risco menor de complicações tardias, sobretudo infecciosas, de maneira geral os sítios preferenciais para inserção do cateter venoso profundo são as veias centrais do tórax, sendo o cateterismo da veia femoral reservado para os casos de falência de punção das veias jugulares internas ou subclávias ou de contraindicação à punção dessas veias. Em situações de urgência, o sítio femoral também é preferencial, uma vez que é de execução relativamente mais fácil e apresenta baixo índice de complicações imediatas.

Indicações

- Infusão de medicamentos e soluções.
- Tratamento de hipovolemia na impossibilidade de acesso venoso periférico.
- Medidas hemodinâmicas e cateterismo da artéria pulmonar (Swan-Ganz).
- Acesso para nutrição parenteral total e infusão de agentes vasoativos.
- Passagem de marca-passo transvenoso.
- Realização de hemodiálise e plasmaférese.
- Obtenção de acesso de longa permanência para quimioterapia.

Contraindicações

Coagulopatia ou plaquetopenia grave são contraindicações relativas à punção do acesso venoso central. Na presença desses fatores, deve-se optar pelo cateterismo de veias profundas compressíveis (jugulares internas ou femorais) e/ou pela correção do distúrbio de coagulação mediante a transfusão de hemoderivados.

Para que o procedimento seja realizado com segurança, recomenda-se a avaliação clínica prévia por meio de provas de coagulação. A contagem de plaquetas deve ser preferencialmente ≥ 50.000/mm^3 e o RNI < 2,0. Todavia, em metanálise recente, a ocorrência de sangramento maior em pacientes coagulopatas foi < 1%. Assim, em situações de urgência ou emergência, o cateterismo pode ser realizado mesmo na vigência desses distúrbios com baixo risco de complicações.

Caso a paciente esteja em uso de heparina de baixo peso molecular, recomenda-se a suspensão de uma dose anterior à realização do procedimento. Nas situações de uso imperativo de anticoagulação terapêutica e indicação inequívoca de punção de acesso profundo, esta deve ser realizada em sítios que permitam compressão. A infusão de heparina não fracionada possibilita a suspensão temporária para a punção. Não é recomendada a suspensão do uso de antiagregantes plaquetários.

Técnica

Qualquer procedimento invasivo deve ser explicado à paciente e solicitada sua autorização, quando pertinente.

O cateterismo venoso central é quase sempre realizado por meio da técnica descrita por Seldinger (Figura 21.1), que consiste na padronização dos passos adaptados e descritos a seguir:

1. O primeiro passo consiste no adequado *posicionamento* da paciente em decúbito dorsal. Para o acesso às veias subclávias e jugulares internas a paciente é colocada em posição de Trendelenburg (15 a 30 graus) com a cabeça voltada para o lado oposto ao da punção e com o membro superior homolateral aduzido e estendido junto ao corpo. Para a punção femoral o membro inferior é estendido, ligeiramente abduzido e rodado externamente. Estão indicadas a monitorização cardíaca e a oximetria de pulso, sobretudo nas pacientes com ortopneia ou em casos graves.
2. O segundo passo consiste na colocação de máscara e gorro, seguida da lavagem rigorosa das mãos. Deve-se, então, vestir o avental estéril e proceder à realização de *antissepsia local*, utilizando degermante à base de iodo ou clorexidina, seguido por alcoólico, e procedendo à colocação de campos estéreis.
3. O sítio da punção é *anestesiado profundamente* por meio de infiltração da pele nos pontos de introdução da agulha e de fixação do cateter e de todo o trajeto que será percorrido pela agulha.
4. Realiza-se a *punção percutânea da agulha* na veia escolhida. Se a veia não for localizada após a introdução da agulha

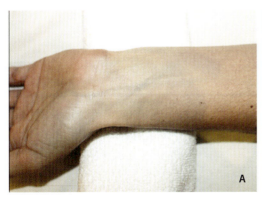 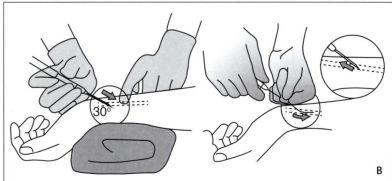

Figura 21.1 A Imagem demonstrando o adequado posicionamento do pulso para punção da artéria radial. Deve-se alinhar a mão com o antebraço em pronação, em ligeira dorsiflexão. **B** Representação esquemática demonstrando a punção da artéria radial.

até a profundidade desejada, a agulha deve ser lentamente retirada sem alteração em sua angulação, mantendo-se ainda a aspiração na seringa, já que a ponta da agulha pode ter transfixado a luz venosa, na introdução, sem o retorno de sangue.

5. Após algumas tentativas malsucedidas, e se houver punção arterial inadvertida (sempre sucedida por compressão local prolongada), devem ser considerados a interrupção do procedimento e o auxílio de profissional mais experiente.
6. Verifica-se o *posicionamento* adequado da agulha dentro da veia com a livre aspiração de sangue venoso escurecido e não pulsátil visualizado no interior da seringa conectada à agulha.
7. Em seguida, é realizada a introdução do *fio-guia metálico* longo, fino e flexível através da agulha. Esse fio metálico apresenta extremidade com conformação em J, o que diminui o risco de transfixação do vaso e lesão das estruturas circunjacentes. Ele deve ser introduzido pouco além da marca dos 20cm, e então a agulha é retirada.
8. Introduz-se o *dilatador*, passado sobre o guia metálico, para dilatar a pele e o tecido subcutâneo. Caso seja difícil o avanço do dilatador, pode-se realizar uma pequena incisão sob a pele para facilitar sua introdução.
7. Posteriormente, deve-se *retirar o dilatador*, mantendo o guia metálico na mesma posição e comprimindo o sítio de punção.
8. *Introduz-se o cateter* sobre o fio-guia, através do trajeto dilatado, até a profundidade adequada, observando o retorno de sangue venoso pelo cateter e, a seguir, *retira-se o guia* metálico. É de extrema importância manter o controle sobre a extremidade externa do cateter para evitar que ele seja introjetado inadvertidamente na paciente. A retirada do cateter não oferece resistência, devendo ser feita cautelosamente para evitar fratura e embolização do cateter. Deve-se estimar a extensão do cateter a ser introduzido, de modo que a extremidade fique posicionada na junção cavoatrial ou na porção cefálica do átrio direito, para os cateteres torácicos. Essa conduta é importante porque contribui para evitar complicações relacionadas, como trombose venosa, síndrome da veia cava superior, estenose venosa, migração do cateter ou aderência à parede da veia cava superior.
9. O fluxo livre de soro e o refluxo de sangue são *verificados* em cada uma das luzes antes que o cateter seja *suturado* no local.
10. Realiza-se *curativo oclusivo* após a limpeza do sítio e do cateter externo com solução antisséptica alcoólica.
11. Deve-se *registrar no prontuário* da paciente a realização do procedimento, bem como a descrição de eventuais dificuldades.
12. Nos acessos torácicos, deve-se solicitar *radiografia de tórax* no leito, objetivando confirmar a topografia do cateter e a ausência de complicações pleuropulmonares (Figura 21.2).

Complicações

Os sítios de punção devem ser avaliados diariamente para detecção precoce de qualquer sinal de complicação, como:

- Arritmias.
- Punção arterial inadvertida.
- Hematoma.
- Pneumotórax/hemotórax/quilotórax.
- Embolia gasosa e embolia pulmonar.
- Mau posicionamento.
- Perfuração miocárdica/tamponamento.
- Lesão do ducto torácico.
- Fístula arteriovenosa.
- Lesão traqueal.
- Trombose venosa/tromboflebite.
- Infecção local ou sistêmica.

Veia jugular interna

A veia jugular interna apresenta posição lateral no pescoço, enquanto a artéria carótida interna se encontra medialmente e o nervo vago se situa entre os dois vasos posteriormente. Esse feixe vasculonervoso é então envolvido pela bainha carotídea, que é recoberta pelo músculo esternocleidomastóideo.

Técnica

No *acesso anterior*, a agulha é inserida no ápice do triângulo formado pelos ventres esternal e clavicular do músculo esternocleidomastóideo e pela clavícula, com angulação com a pele não inferior a 30 graus, lateralmente ao pulso carotídeo e direcionada ao mamilo homolateral.

No *acesso posterior*, a agulha é inserida sob o ventre clavicular do músculo esternocleidomastóideo, logo acima do ponto onde a veia jugular externa cruza com o músculo ou no ponto médio entre a clavícula e o arco da mandíbula. A agulha é direcionada à fúrcula esternal em angulação com a pele de até 30 graus.

Em ambas as vias de acesso, a veia é atingida com pouca profundidade, não sendo recomendável a penetração da agulha por mais de 5cm em relação à pele.

O cateter deve ser inserido aproximadamente a 15 a 17cm do lado direito e 17 a 19cm do lado esquerdo (Figura 21.3).

Veia subclávia

A veia subclávia se encontra junto à borda lateral da primeira costela, sendo a continuação da veia axilar. Estende-se em direção medial, localizando-se posteriormente à clavícula, em topografia levemente inferior e anterior à artéria subclávia homolateral.

Próximo à articulação esternoclavicular, a veia subclávia se une à veia jugular interna ipsilateral, formando a veia braquiocefálica desse lado. A união das veias braquiocefálicas, por sua vez, origina a veia cava superior, que desemboca no átrio direito.

O cateterismo da veia subclávia pode ser feito de ambos os lados, sendo preferível o lado esquerdo em razão da menor

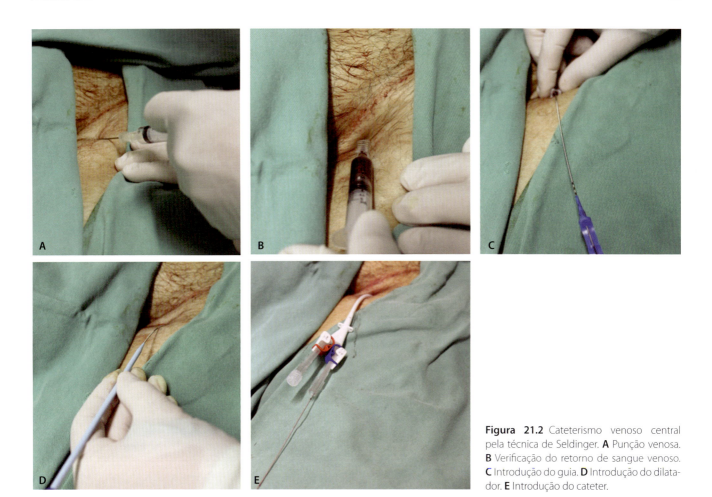

Figura 21.2 Cateterismo venoso central pela técnica de Seldinger. **A** Punção venosa. **B** Verificação do retorno de sangue venoso. **C** Introdução do guia. **D** Introdução do dilatador. **E** Introdução do cateter.

angulação da veia braquiocefálica homolateral em relação à veia cava superior.

Convém ressaltar que a punção deve ser feita preferencialmente do lado mais prejudicado do pulmão. Em caso de traumatismo torácico, a punção deve ser realizada no mesmo lado do hemitórax lesionado, preservando o hemitórax sadio de eventuais complicações, como pneumotórax.

Técnica

No acesso *infraclavicular*, a agulha é inserida logo abaixo do ponto clavicular médio, situado lateralmente à inflexão clavicular e em direção ao manúbrio esternal.

Mantendo a aspiração contínua na seringa, a agulha é conduzida com uma sensação tátil de "raspagem" da borda inferior da clavícula em direção à fúrcula esternal. Essa manobra assegura que a agulha se encontra o mais cefálica possível à cúpula pleural.

Pode ser necessária a introdução de toda a agulha antes de alcançar a veia.

No acesso *supraclavicular*, a agulha é inserida ao longo da bissetriz entre o ventre muscular do esternocleidomastóideo e a clavícula, direcionando-se a agulha para o manúbrio esternal, sob a clavícula e em angulação de até 30 graus com o plano horizontal.

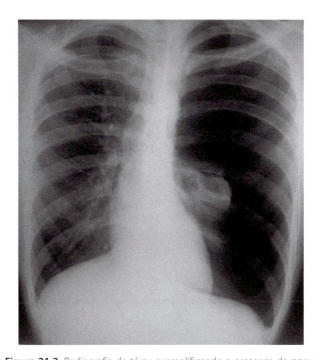

Figura 21.3 Radiografia de tórax exemplificando a presença de pneumotórax à esquerda com colapso total do pulmão ipsilateral, associado a desvio contralateral das estruturas do mediastino. Há também rebaixamento do diafragma homolateral ao pneumotórax e relato de associação com instabilidade hemodinâmica (pneumotórax hipertensivo). (Imagem gentilmente cedida pelo Dr. Lucas Gomes Pinho.)

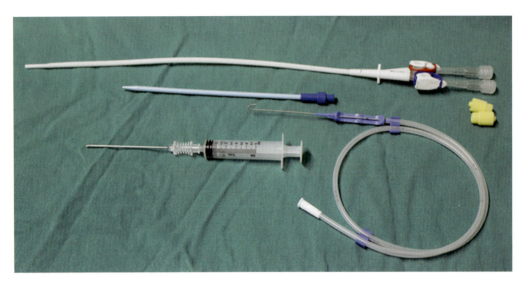

Figura 21.4 *Kit* de punção de cateter de hemodiálise, mais calibroso em relação aos cateteres de duplo lúmen amplamente utilizados para infusão de medicamentos e soluções.

O cateter deve ser inserido aproximadamente a 14 a 16cm no lado direito e entre 16 e 18cm no lado esquerdo (Figura 21.4).

Veia femoral

Anatomicamente, a veia femoral continua superiormente ao ligamento inguinal, sendo denominada veia ilíaca externa. Está envolvida pela bainha femoral juntamente com a artéria femoral e o nervo femoral. A veia femoral é a estrutura mais medial e o nervo femoral a mais lateral, estando a artéria femoral entre essas duas estruturas.

Técnica

Caso necessário, os pelos púbicos devem ser apenas aparados em função do risco de infecção em caso de tricotomia extensa ou abrasiva.

Para escolha adequada do sítio da anestesia e da punção devem ser avaliadas as referências anatômicas: ligamento inguinal e artéria femoral, sendo esta última identificada mediante palpação do pulso arterial inferiormente ao ligamento inguinal. É importante que a punção seja realizada inferiormente ao ligamento, evitando-se o risco de hematoma retroperitoneal.

O ponto de punção está localizado cerca de 3cm caudalmente ao ligamento inguinal e 1,5cm medialmente à palpação do pulso femoral. Caso não seja possível palpar o pulso femoral, deve-se utilizar como referência uma linha imaginária unindo a espinha ilíaca anterossuperior ao tubérculo púbico: a artéria femoral habitualmente se localiza entre os segmentos médio e medial dessa linha.

A agulha é direcionada em sentido cefálico, paralelamente ao sentido mediano, em angulação com a pele de pelo menos 45 graus. Este ângulo deve ser reduzido após a entrada da agulha para facilitar a passagem do fio-guia.

Pode ser necessária a introdução de toda a agulha antes que seja atingida a veia (Figura 21.5).

Implante de cateter para monitorização

Alguns cateteres são implantados com o intuito principal de monitorização, seja da pressão venosa central (PVC), seja das pressões cardiopulmonares (cateter de Swan-Ganz). O acesso

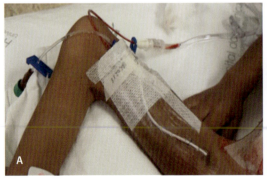
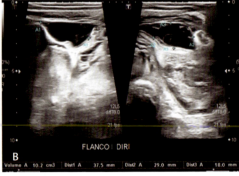
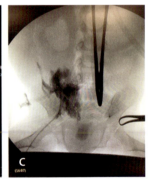

Figura 21.5A Acesso venoso central em veia femoral direita de paciente pediátrico puncionado para infusão de dieta parenteral (relato de ausência de sucesso na progressão do guia nas veias centrais do tórax e de dificuldade na punção femoral). No dia seguinte ao procedimento, o paciente intercorreu com dor abdominal, sendo realizada ultrassonografia (**B**), que revelou coleção no flanco/fossa ilíaca direitos. Optou-se por laparotomia exploradora e radioscopia intraoperatória (**C**), que evidenciou extravasamento do meio de contraste para a cavidade abdominal. A via proximal do cateter encontrava-se dentro da veia; entretanto, o cateter apresentava microfissuras, ocasionando vazamento da dieta parenteral com formação de coleção heterogênea na fossa ilíaca direita. (Caso gentilmente cedido pelo Dr. Rodolfo Ferreira Queiroz de Melo.)

é realizado pela veia jugular interna ou pelas veias subclávias. Para o cateter de Swan-Ganz existe um *kit* introdutor que inclui um dilatador e uma bainha. A bainha é introduzida com o dilatador, orientada pelo fio-guia. Retirados o fio-guia e o dilatador, a bainha permanece e é fixada na pele para a introdução do cateter, que deve migrar até sua posição na artéria pulmonar, orientado pelas pressões e ondas de pulso vistas em monitor.

Implante de cateter para hemodiálise

Cateter de hemodiálise é utilizado em pacientes com disfunção renal aguda ou em pacientes crônicas sem fístula. O cateter é calibroso, e seu posicionamento em veia central é realizado através das veias jugulares, subclávia ou femoral. O implante, pela técnica de Seldinger, é semelhante ao descrito para punção e cateterismo desses vasos. Ao final do procedimento, o cateter deve ser heparinizado, tendo em vista seu uso intermitente e não contínuo.

Implante de cateter de longa permanência para quimioterapia

Dois tipos principais de cateteres são utilizados para tratamento quimioterapêutico prolongado. Ambos têm em comum o acesso à veia central, seguido de tunelização subcutânea até o ponto de utilização do dispositivo. O cateter de Hickman é calibroso, sendo implantado na veia subclávia ou na veia jugular e exteriorizado pela pele da região peitoral após trajeto subcutâneo de cerca de 10 a 12cm. Apresenta duas extremidades, que possibilitam a coleta de sangue e a infusão de medicamentos e hemoderivados. Já o cateter totalmente implantável tem um dispositivo tipo câmara, recoberto por silicone, que é puncionável por via percutânea. Essa câmara, conectada ao cateter que é introduzido na veia subclávia ou jugular, é instalada em loja subcutânea aberta na região peitoral especialmente para albergá-la. Ambos os dispositivos citados necessitam de heparinização após o uso.

PROCEDIMENTOS NO TÓRAX

A cavidade pleural é um espaço virtual cujo acúmulo de líquido ou ar denota condição patológica, podendo ser necessária intervenção propedêutica e/ou terapêutica por meio de punção, drenagem ou biópsia pleural.

Toracocentese (punção pleural)

Indicações

- Obtenção de líquido para avaliação propedêutica de derrame pleural, sendo realizada análise bioquímica, microbiológica e citológica (citometria e citologia oncótica).
- Tratamento de derrame pleural não infectado para alívio sintomático de dispneia secundária à compressão pulmonar pelo derrame.
- Tratamento definitivo de pneumotórax pequeno.
- Terapêutica emergencial de pneumotórax volumoso/hipertensivo com o objetivo de reduzir a pressão da caixa torácica com retorno do equilíbrio hemodinâmico. A punção deve ser seguida de drenagem pleural em selo d'água.

Técnica

1. O primeiro passo para realização da toracocentese consiste no *posicionamento* adequado da paciente, que, sempre que possível, deve estar sentada. Em seguida, deve-se colocar a mão da paciente do lado a ser puncionado no ombro oposto, de maneira que o braço e o antebraço fiquem à frente do tórax com leve flexão do tórax sobre o abdome. O objetivo de manter a paciente nessa posição é promover o afastamento da escápula do sítio da punção e o alargamento dos espaços intercostais.
2. O segundo passo consiste na *escolha do sítio da punção*: nos casos de derrame pleural, geralmente se opta pela região dorsal inferior do tórax. Em algumas situações, como nos casos de pacientes em ventilação mecânica, essa abordagem não é possível, optando-se por realizar a punção na região lateral do tórax, na linha axilar média, no quinto/sexto espaço intercostal. A *ultrassonografia de tórax* pode auxiliar a determinação do local mais adequado, especialmente em casos de derrames loculados.
3. Nos casos de pneumotórax, a toracocentese deve ser realizada no segundo espaço intercostal na linha axilar anterior ou no quinto/sexto espaço intercostal, na linha axilar média.
4. O próximo passo consiste na realização de *antissepsia* e na colocação de campos estéreis. Em seguida, procede-se à *anestesia local* por meio de infiltração da pele e dos planos mais profundos até a pleura parietal.
5. *Introduz-se a agulha* junto à borda superior da costela até a cavidade pleural. Esse sítio é escolhido para evitar a lesão do feixe vasculonervoso intercostal, que passa pelo sulco da borda costal inferior. Após a punção, devem ser *aspiradas amostras* do líquido pleural para avaliação laboratorial.
6. *Introduz-se o conjunto agulha-cateter* na cavidade pleural, sendo usual o uso do cateter venoso 14G.
7. *Conecta-se o cateter ao equipo de soro*, sendo a outra extremidade do equipo introduzida em recipiente colocado em nível mais baixo para potencializar a drenagem do líquido pelo efeito gravitacional. É possível conectar o cateter a uma torneira de três vias (*three-ways*), permitindo a aspiração do líquido pleural por meio de seringa e o esvaziamento completo dessa sem desconectá-la do sistema, evitando, assim, a penetração de ar no espaço pleural.
8. *Retirada do conjunto e oclusão do orifício com esparadrapo*. Nos casos de derrames pleurais volumosos, deve-se atentar para a retirada lenta e gradual do líquido pleural. Esse cuidado é importante para que as estruturas mediastinais, geralmente desviadas, retornem à sua posição de modo progressivo, evitando alterações bruscas.

A biópsia pleural pode ser necessária para complementação propedêutica de doença pleural de etiologia desconhecida. Nesses casos é utilizada *agulha de Cope*, cuja extremidade distal apresenta "gancho" apropriado para "fisgar" a pleura parietal. Essa agulha é introduzida em ângulo de 45 graus com a borda superior da costela, sendo realizada sua tração com a retirada de fragmento pleural para análise histopatológica.

Drenagem pleural

A drenagem pleural é um procedimento habitualmente bem tolerado e relacionado com a melhora aguda da dispneia proveniente do acúmulo de líquido ou ar.

O sistema em selo d'água deve ser realizado em razão da pressão pleural negativa, de modo que a pressão exercida pela coluna de água no recipiente evita a aspiração de ar para a cavidade pleural e o colabamento pulmonar.

Indicações

- Tratamento na maioria dos casos de pneumotórax, especialmente de moderada ou grande monta.
- Fístula broncopleural.
- Tratamento da fase aguda do empiema pleural.
- Tratamento em alguns casos de hemotórax traumático volumoso.

Contraindicações

Não há contraindicações absolutas. Entretanto, as coagulopatias devem ser idealmente corrigidas antes do procedimento.

Técnica

Antes de iniciado o procedimento, deve-se conversar com a paciente, explicando a técnica e as potenciais complicações. Pode ser realizada pré-medicação com o uso de analgésicos e sedativos. O procedimento é realizado em 10 etapas:

1. *Define-se o sítio de introdução do dreno*. Em se tratando de pneumotórax, o local de escolha é no nível do quarto/quinto espaço intercostal, entre as linhas axilares média e anterior. Nos casos de empiema agudo, o dreno deve ser colocado no ponto mais inferior possível da cavidade pleural, geralmente em torno do oitavo espaço intercostal, no nível da linha axilar inferior.
2. O segundo passo consiste na realização de *antissepsia* degermante da pele, lavagem das mãos e colocação de avental, touca, máscara e luvas estéreis. Em seguida, deve ser realizada a antissepsia alcoólica e colocados campos cirúrgicos, deixando exposto apenas o local de drenagem.
3. Procede-se, então, à *anestesia local* por meio de infiltração da pele e dos planos mais profundos até a pleura parietal. O local adequado pode ser confirmado por uma toracocentese.
4. *Realiza-se a incisão* da pele, do subcutâneo e da aponeurose em pequena extensão, proporcionalmente ao diâmetro do dreno a ser introduzido – cerca de 1,5cm.
5. *Divulsão das fibras musculares parietais* com pinça hemostática curva de ponta fina.
6. *Perfuração da pleura parietal*, realizada mediante movimentação delicada da pinça no interior da cavidade pleural para permitir a drenagem de ar e/ou secreção.
7. Realiza-se o *clampeamento* da extremidade proximal do dreno (20 a 36F) com sua *introdução no espaço pleural*. Em se tratando de pneumotórax, a extremidade do dreno deve ser dirigida cranialmente; já nos casos de empiema pleural, a extremidade distal deve ser dirigida inferoposteriormente. Antes da introdução do dreno na cavidade pleural, deve-se clampar sua extremidade distal com intuito de evitar a penetração inadvertida de ar na cavidade pleural.
8. Conecta-se o dreno ao *sistema de drenagem* em selo d'água previamente preparado e só depois se procede ao desclampeamento do dreno.
9. Realiza-se a *fixação* do dreno à pele por meio de sutura após confirmadas a saída de ar ou líquido e a oscilação com a respiração da paciente.
10. Confirmam-se com radiografia de tórax o posicionamento adequado do dreno e a expansão pulmonar.

Complicações

As principais complicações relacionadas com os procedimentos invasivos realizados no espaço pleural envolvem:

- Lesão vascular, incluindo os vasos intercostais, subclávios e mamários, podendo haver hemorragia associada.
- Perfuração do parênquima pulmonar adjacente, ocasionando hemorragia alveolar.
- Lesão diafragmática ou de órgãos abdominais em virtude da punção abdominal inadvertida.
- Formação de pneumotórax, usualmente de pequeno volume, relacionada com a penetração de ar na cavidade pleural durante o procedimento. Podem ocorrer também quebra do selo d'água e desconexão acidental dos tubos, possibilitando a entrada brusca de ar na cavidade pleural.
- Elevação do selo d'água acima do nível, igual ou superior ao da paciente, com refluxo do líquido drenado para a cavidade pleural.
- Espoliação nutricional em caso de quilotórax.
- Alterações da dinâmica cardiovascular secundárias ao desvio abrupto das estruturas mediastinais em caso de esvaziamento rápido de derrames pleurais volumosos.
- Infecção, especialmente relacionada com a manipulação inadequada do sistema, podendo haver inclusive abscesso de parede.

Considerações especiais

O dreno torácico deve ser mantido enquanto houver fuga aérea e saída de líquido purulento ou hemático, até que o controle radiológico confirme a reexpansão do pulmão e o volume drenado seja < 100mL/24h.

A extremidade distal da extensão do dreno deve ficar mergulhada no mínimo 2cm abaixo do nível da água e o recipiente deve ser mantido abaixo do nível do tórax tanto durante o decúbito dorsal como em ortostatismo e durante a marcha da paciente.

PROCEDIMENTOS NO ABDOME

A cavidade abdominal é um espaço cujo acúmulo patológico de líquido pode necessitar de intervenção propedêutica e/ou terapêutica por meio de punção abdominal de líquido livre ou de coleções/abscessos.

Paracentese (punção abdominal)

Indicações

- Coleta de líquido ascítico para estudo microbiológico, para análise bioquímica e para realização de citometria e citologia oncótica.
- Paracentese de alívio em pacientes com ascite volumosa, objetivando melhorar a dinâmica respiratória em pacientes com insuficiência respiratória restritiva.
- Avaliação da presença de hemoperitônio, particularmente no contexto de traumatismo abdominal, para obtenção do lavado peritoneal diagnóstico. Essa indicação vem sendo cada vez menos adotada em razão do crescente uso da ultrassonografia à beira do leito para avaliação de líquido livre na cavidade abdominal.

Contraindicações

Não há contraindicações absolutas. Dentre as contraindicações relativas se destacam obstrução intestinal, infecção da parede abdominal no local da punção, história de múltiplas cirurgias abdominais prévias, esplenomegalia acentuada e coagulopatias. As coagulopatias devem ser idealmente corrigidas antes do procedimento.

Técnica

Antes do início do procedimento, deve-se conversar com a paciente, explicando a técnica e as potenciais complicações. Nesse procedimento, devem ser obedecidos oito passos (Figuras 21.6 a 21.8):

1. O primeiro passo para realização da paracentese consiste no *posicionamento* adequado da paciente em decúbito dorsal. É importante que ela esteja em posição confortável, objetivando minimizar eventuais quadros de desconforto respiratório, especialmente naquelas com ascite volumosa. Para tanto é possível elevar levemente a cabeça e o tórax da paciente.
2. O segundo passo consiste na *escolha do sítio da punção*: geralmente se opta por realizá-la no ponto médio entre a cicatriz umbilical e a espinha ilíaca anterossuperior, do lado esquerdo. A escolha de pontos alternativos pode ser necessária, como em casos de lesões na pele ou cicatrizes nessa região.
3. Convém lembrar de solicitar que a paciente *esvazie a bexiga* antes do procedimento, visando evitar possível lesão vesical em caso de repleção acentuada.
4. O próximo passo consiste em *antissepsia* degermante da pele, lavagem das mãos e colocação de avental, touca, máscara e luvas estéreis. Em seguida, deve-se realizar a antissepsia alcoólica e colocar campos cirúrgicos, deixando exposto apenas o local de drenagem.
5. Em seguida, procede-se à *anestesia local* por meio de infiltração da pele e dos planos mais profundos até o peritônio.
6. *Introduz-se a agulha perpendicularmente à pele* (90 graus) até atingir a cavidade abdominal, sendo o cateter venoso 14G o mais utilizado para esse fim.
7. Após a punção, *devem ser obtidas amostras* do líquido ascítico para avaliação laboratorial.
8. *Conecta-se o cateter ao equipo* de soro para drenagem do líquido ascítico nos casos cuja paracentese é de alívio.

No Quadro 21.1 é descrita a rotina laboratorial do líquido ascítico.

Complicações

- Complicações hemorrágicas (hemoperitônio/hematoma da parede abdominal) podem ser secundárias a lesão de vasos sanguíneos da parede abdominal, do mesentério ou da lesão inadvertida do baço, especialmente nos casos de esplenomegalia. As pacientes que apresentam coagulopatias têm risco aumentado para esse tipo de complicação.
- Lesões intestinais, relacionadas principalmente com aderências de alças à parede abdominal no local da punção.
- Lesões da bexiga, havendo maior risco em casos de distensão vesical acentuada.

Considerações especiais

Para drenagem de grande volume (> 5 litros), está recomendado o uso de albumina humana, na proporção de 8 a 10g para cada litro retirado, com o objetivo de manter a estabilidade hemodinâmica.

Drenagem percutânea de coleções abdominais

As punções de órgãos, coleções e tumores abdominais são preferencialmente guiadas por meio de ultrassonografia ou tomografia computadorizada, havendo *kits* apropriados para drenagem de abscessos (que incluem dreno e bolsa coletora) e agulhas especiais para biópsias.

Quadro 21.1 Rotina laboratorial do líquido ascítico

Exames básicos		
Coletar 30mL do líquido e distribuir nos seguintes frascos esterilizados:		
Cultura	10mL	em frasco específico de cultura
Avaliação microbiológica	5mL	Gram, Ziehl-Nielsen, cultura do bacilo de Koch
Avaliação bioquímica	5mL	proteínas totais, albumina, glicose, amilase, desidrogenase lática, ADA
Avaliação citológica	5mL	citologia diferencial e citopatológico, incluindo citologia oncótica
Avaliação hematológica	5mL	contagem de células

ADA: adenosina deaminase.

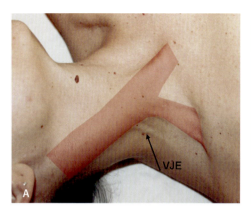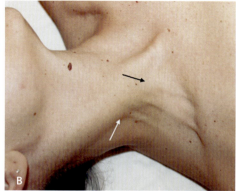

Figura 21.6 Imagens demonstrando a anatomia e o sítio de punção da veia jugular interna. **A** Referências anatômica, destacando-se o músculo esternocleidomastóideo (*em vermelho*) e a veia jugular externa (VJE). Em **B**, destaca-se o sítio da punção anterior (*seta preta*) e posterior (*seta branca*) da veia jugular interna.

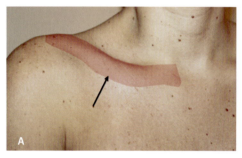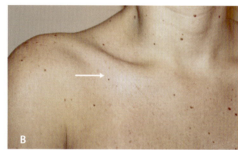

Figura 21.7 Imagens demonstrando a anatomia e o sítio de punção da subclávia pela via infraclavicular. **A** Referências anatômicas, destacando-se o ponto clavicular médio (*seta preta*). **B** A agulha é inserida logo abaixo do ponto clavicular médio, lateralmente à inflexão clavicular e em direção ao manúbrio esternal (*seta branca*).

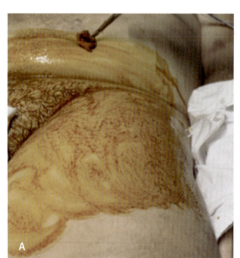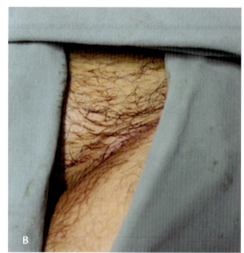
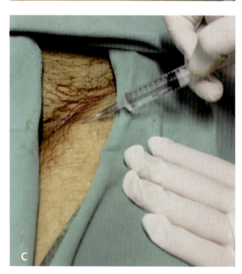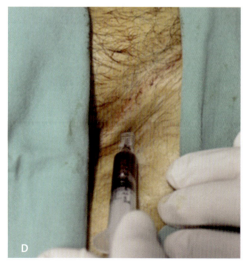

Figura 21.8 Imagens demonstrando os passos iniciais da cateterismo da veia femoral esquerda. **A** Realização de antissepsia local, utilizando degermante à base de iodo. **B** Colocação de campos estéreis, mantendo-se apenas pequena área ao redor do ponto de punção exposta. **C** Anestesia do sítio de punção. **D** Punção da veia femoral, com direcionamento cefálico da agulha, paralelamente ao sentido mediano. Observe que foi necessária a introdução de toda a agulha até ser atingida a veia.

Leitura complementar

Heffner AC, Androes MP. Overview of central venous access. UpToDate, 2018. Disponível em: http://www.uptodate.com/online. Acesso em 25/06/2018.

Heffner JE. Diagnostic evaluation of a pleural effusion in adults: initial testing. UpToDate, 2018. Disponível em: http://www.uptodate.com/online. Acesso em 25/06/2018.

Andrews FJ, Nolan JP. Critical care in emergency department: monitoring the critically ill patient. Emerg Med J 2006; 23(7)561-4.

Ginès P, Cardenas A, Arroyo V, Rodés J. Management of cirrhosis and ascites. N Engl J Med 2004; 350:1646-54.

Glauser F, Barras AC, Pache I, Monti M. Abdominal paracentesis. Rev Med Suisse 2008; 4(177):2324-8.

Lima DM. Acesso venoso profundo. In: Oliveira AR, Taniguchi LU, Park M et al. Manual de residência de medicina intensiva. 4. ed. Barueri: Editora Manole, 2014:479-85.

Lima DM, Rocha IS. Mensuração invasiva da pressão arterial. In: Oliveira AR, Taniguchi LU, Park M et al. Manual de residência de medicina intensiva. 4. ed. Barueri: Editora Manole, 2014:492-7.

Polanco PM, Pinsky MR. Practical issues of hemodynamic monitoring at the bedside. Surg Clin North Am 2006; 86(6):1421-46.

Remigio A. Drenagem torácica. In: Oliveira AR, Taniguchi LU, Park M et al. Manual de residência de medicina intensiva. 4. ed. Barueri: Editora Manole, 2014:528-34.

Remigio A. Paracentese. In: Oliveira AR, Taniguchi LU, Park M et al. Manual de residência de medicina intensiva. 4. ed. Barueri: Editora Manole, 2014:539-41.

Savassi-Rocha AL, Carneiro FS, Diniz MTC. Punções e acessos vasculares. In: <------> p. 195-217.

Theodore AC, Clermont G. Arterial catheterization techniques for invasive monitoring. UpToDate 2018. Disponível em: http://www.uptodate.com/online. Acesso em: 02/06/2018.

Thomsen TW, Shaffer RW, White B, Setnik GS. Paracentesis. N Engl J Med 2006; 355:e21.

Van de Weerdt EK, Biemond BJ, Baake B et al. Central venous catheter placement in coagulopathic patients: risk factors and incidence of bleeding complications. Transfusion 2017; 57(10):2512. Epub 2017 Aug 30.

Carcinoma de la Vulva

CAPÍTULO 8

Alejandro Soderini
Alejandro Aragona
Horacio Moschen

EPIDEMIOLOGÍA

El cáncer de vulva representa el cuarto cáncer ginecológico en frecuencia y aproximadamente el 5% de todos los cánceres del tracto genital femenino. Se estima que 27.000 casos son diagnosticados en el mundo cada año. Su pico máximo de incidencia se observa a partir de los 65 años con una edad promedio de presentación de 70 años al momento del diagnóstico. Se trata de una patología curable con detección temprana y adecuado tratamiento. Sin embargo, su incidencia se encuentra actualmente en aumento, especialmente en mujeres jóvenes. Luego de una ligera caída en su incidencia observada entre 1975 y 1985, se produjo un aumento de la misma a partir de mediados de los 90', la cual perdura hasta la actualidad. Es probable que esto último se encuentre relacionado con la inducción que ejerce el HPV hacia lesiones preneoplásicas (VIN).

PRESENTACIÓN CLÍNICA Y DIAGNÓSTICO

Históricamente, esta enfermedad se caracterizó por una demora diagnóstica, tanto por parte del paciente como del médico. Puede permanecer asintomática durante años. Cuando presenta signo-sintomatología la manifestación cardinal es el prurito persistente (30-70%) asociado a lesión reconocible. También pueden observarse: ulcera (5-30%), hemorragia (10-25%), secreción (15-25%), dolor (15-25%), síntomas urinarios o intestinales por contigüidad (30-70%) y adenopatía inguinal palpable. Macroscópicamente puede tratarse de tumores endofíticos (45%), exofíticos (40%) o superficiales (15%). Los primeros son los que se asocian con mayor frecuencia a compromiso ganglionar.

Existen 2 Grupos topográficos bien definidos: *laterales* y *centrales* según se encuentren a más o menos de 1 cm a partir de la línea media. El drenaje linfático de la vulva ha sido extensamente estudiado. Las lesiones laterales generalmente drenan a los ganglios inguinales ipsilaterales. En el caso de lesiones laterales, se observa que el compromiso contralateral en ausencia de compromiso ipsilateral es poco frecuente, al igual que el compromiso ganglionar profundo en ausencia de compromiso ganglionar superficial y el compromiso de ganglios pelvianos aún en presencia de ganglios femorales comprometidos. Las lesiones centrales pueden no respetar este sistema de propagación ordenada y por lo tanto drenar tanto a ganglios ipsilaterales como contralaterales. La incidencia de compromiso bilateral es mayor en este tipo de lesiones y puede existir diseminación directa a ganglios pelvianos.

El carcinoma escamoso invasor suele comprometer las estructuras de la vulva en diferentes proporciones: 50% labios mayores, 20% labios menores, 10% clítoris y con menor frecuencia monte de Venus y periné. Deben examinarse cuidadosamente la uretra, clítoris, vagina, ano, recto, hueso púbico y regiones ganglionares. Siempre que el cáncer involucre la vulva posterior evaluar el tono del esfínter anal. En dicha evaluación, tener en mente que de ser necesaria una cirugía, los márgenes deben ser al menos de 1 cm. Se recomienda el examen bajo anestesia de la paciente. El ginecólogo oncólogo debe considerar a la paciente en conjunto con el cirujano plástico (perspectiva oncoplástica) y el radioterapeuta. La biopsia simple representa el diagnóstico estándar. Se debe tener presente que múltiples biopsias pueden ser requeridas para el diagnóstico de la extensión de la enfermedad. Considerar estudio endoscópico urinario y/o digestivo ante enfermedad avanzada además de estudios de imágenes en búsqueda de ganglios pelvianos o enfermedad a distancia. En cuanto a prevención, no existe test de screening disponible actualmente para el VIN. La citología de la superficie vulvar no ha demostrado ningún beneficio. En relación a la variedad HPV relacionada de esta enfermedad, deberá esperarse el impacto que la instalación de la vacuna contra este virus pueda llegar a producir a nivel poblacional.

HISTOLOGÍA

La variedad escamosa representa aproximadamente el 90% de todos los casos. Melanomas, adenocarcinomas, carcinomas verrugosos y carcinomas de células basales ocurren en el porcentaje restante y no serán abordadas en el presente capítulo por tratarse de entidades con características diferentes al carcinoma escamoso desde el punto de vista clínico-quirúrgico.

En las mujeres más jóvenes existe habitualmente en forma adyacente al tumor VIN HPV-relacionado, mientras que en pacientes mayores la asociación se presenta con el liquen escleroso. Esto ha sugerido que existen deferentes tipos de carcinoma escamoso de acuerdo a su asociación o no con el HPV.

ESTADIFICACIÓN

El cáncer de vulva puede estadificarse según la FIGO (*International Federation of Gynecology and Obtetrics*) y el AJCC (*American Joint Committee on Cancer*). La estadificación FIGO pasó de ser clínica (1969) (arrojaba adecuada información acerca del tumor primario pero insuficientes datos acerca del estado ganglionar en un 20 al 30% de los casos) a ser quirúrgica en 1988. Hubo una revisión en el *año 1995 sin cambios significativos hasta la última modificación en el 2009 la cual permanece a la fecha (Tabla 1). En esta última, uno de los cambios más significativo fue la división del estadio III en subcategorías de acuerdo al número de ganglios comprometidos y a ciertas características morfológicas de los mismos (tamaño de la metástasis, diseminación extracapsular). Sin embargo, es probable que este sistema de estadificación subestime el rol pronóstico del tamaño tumoral en pacientes con ganglios negativos, dado que agrupa un grupo muy heterogéneo de lesiones dentro de los estadios I y II.

En el sistema TNM del AJCC, las definiciones de la categoría T se corresponden con los estadios aceptados por FIGO y ambos sistemas se incluyen para fines de comparación. La base del sistema de estadificación es más quirúrgica que clínica. La séptima edición del manual del TNM (Tabla 2) incorpora algunos cambios significativos en los que tiende a unificarse con la estadificación FIGO.

FACTORES PRONÓSTICOS

Entre los principales factores pronósticos se encuentran: el estado ganglionar, el tamaño tumoral, el estadio FIGO, los márgenes quirúrgicos, la profundidad de invasión del estroma y el compromiso del espacio linfovascular. La presencia de metástasis ganglionares representa el principal factor pronóstico independiente en cuanto a recurrencia y muerte por causa de la enfermedad. La mayoría de las recurrencias se producirán dentro de los primeros

Tabla 1 Estadificación quirúrgica de la FIGO para el cáncer de vulva modificada en 2009

Estadío I	Tumor confinado a la vulva **IA** Lesiones ≤ 2cm en tamaño, confinadas a la vulva o periné y con invasión estromal ≤1.0mm*, sin metástasis ganglionares **IB** Lesiones > 2cm en tamaño o con invasión estromal >1.0mm*, confinadas a la vulva o periné, con ganglios negativos
Estadío II	Tumor de cualquier tamaño con extensión a las estructuras perineales adyacentes (1/3 inferior uretra, 1/3 inferior vagina, ano) con ganglios negativos
Estadío III	Tumor de cualquier tamaño con o sin extensión a las estructuras perineales adyacentes (1/3 inferior uretra, 1/3 inferior vagina, ano) con ganglios ínguino-femorales positivos **IIIA** (i) Con 1 ganglio linfático metastásico (≥5mm), o (ii) 1-2 ganglio(s) linfático(s) metastásico(s) (<5mm) **IIIB** (i) Con 2 o más ganglios linfáticos metastásicos (≥5mm), o (ii) 3 o más ganglios linfáticos metastásicos (<5mm) **IIIC** Con ganglios positivos con diseminación extra capsular
Estadío IV	Tumor invade otras regiones (2/3 superiores uretra, 2/3 superiores vagina), o estructuras distantes **IVA** Tumor invade cualquiera de las siguientes: (i) Uretra superior y/o mucosa vaginal, mucosa vesical, mucosa rectal, o fijado a hueso pélvico o (ii) Ganglios ínguino-femorales fijados o ulcerados **IVB** Cualquier metástasis a distancia incluyendo ganglios linfáticos pélvicos

*La profundidad de invasión se define como la medida del tumor desde la unión epitelioestromal de la papila dérmica adyacente más superficial hasta el punto más profundo de invasión.

2 años. Se han utilizado varios métodos no invasivos para predecir el estado ganglionar inguinal y femoral (RNM, TAC, PET, ecografía) pero en verdad, no existe en la actualidad un método de imágenes con un valor predictivo positivo lo suficientemente alto como para permitir obviar la linfadenectomía. Algunas series indican que la evaluación clínica del estado ganglionar es inexacta, por lo tanto, este debe ser determinado por biopsia quirúrgica. Es importante tener en cuenta ciertas características pronosticas: compromiso unilateral o bilateral, número de ganglios comprometidos, el tamaño de la metástasis ganglionar, la presencia o no de diseminación tumoral extracapsular, el nivel de la metástasis (ganglios inguinales, femorales o pelvianos). Si bien se asume que a partir de 2 o 3 ganglios las chances de sobrevida disminuyen notablemente, existen diferencias entre diversos autores a la hora de definir un número crítico de ganglios. El tamaño tumoral representa otro importante factor pronóstico. Ha sido mayormente interpretado como predictivo del status ganglionar, para lo cual ha resultado efectivo (tumor >2 cm predice compromiso ganglionar en un 35%). Sin embargo,

Tabla 2 Sistema del TNM (séptima edición)

T1	Confined to vulva/perineum	**STAGE GROUPING**			
T1a	≤ 2cm with stromal invasion ≤ 1.0mm	Stage 0	Tis	N0	M0
T1b	> 2cm or stromal invasion > 1.0mm	Stage I	T1	N0	M0
T2	Lower urethra/vagina/anus	Stage IA	T1a	N0	M0
		Stage IB	T1b	N0	M0
T3	Upper urethra/vagina, bladder rectal/mucosa, bone, fixed to pelvic bone	Stage II	T2	N0	M0
		Stage IIIA	T1, T2	N1a, N1b	M0
N1a	One or two nodes < 5mm	Stage IIIB	T1, T2	N2a, N2b	M0
		Stage IIIC	T1, T2	N2c	M0
N1b	One node ≥ 5mm	Stage IVA	T1, T2	N3	M0
				T3	Any N
N2a	3 or more nodes < 5mm		M0		
		Stage IVB	Any T	Any N	M1
N2b	2 or more nodes ≥ 5mm				
N2c	Extracapsular spread				
N3	Fixed, ulcerated				
M1	Distant				
MAjor changes in T & N categories and stage grouping					

no ha sido lo suficientemente estudiado como factor pronóstico independiente de recurrencia y muerte, un punto de corte claro de ≥ 6 cm ha sido reportado en la literatura, después del cual la supervivencia se reduce notablemente. La recurrencia local se asocia con invasión estromal profunda, compromiso del espacio linfovascular y márgenes quirúrgicos cercanos o positivos. En cuanto a estos últimos, un margen microscópico ≤8 mm es un importante predictor de recurrencia local. Por lo tanto, deberá asegurarse un margen de 2 cm de tejido macroscópicamente sano en la pieza quirúrgica.

CARCINOMA TEMPRANAMENTE INVASOR

La profundidad de invasión del estroma ≤1 mm (estadio FIGO IA) es la única sin capacidad de presentar metástasis ganglionares y por lo tanto el único caso en la cual puede ser obviada la linfadenectomía. Esta entidad ha sido denominada carcinoma superficial o tempranamente invasor por la ISSVD (*International Society for the Study of Vulvovaginal Disease*) y la ISGP (*International Society of Gynecological Pathologists*). Dicho término suprimió al de microcarcinoma (lesión ≤ a 2 cm con invasión del estroma igual o menor a 5 mm), introducido por Wharton en 1974 quien sugería no realizar linfadenectomía en estas pacientes por considerar 5 mm el punto de corte para compromiso ganglionar (en clara homología al microcarcinoma de cervix) el cual indica la mayor lesión sin capacidad de dar metástasis. Sin embargo, se observó que un 10-20% de los casos con invasión menor a 5 mm existía compromiso ganglionar oculto. Hoy en día en patología vulvar se ha abolido el término microcarcinoma.

TRATAMIENTO QUIRÚRGICO

El pilar fundamental del tratamiento en los estadios iniciales fue y continúa siendo la cirugía. El desarrollo de la vulvectomía radical con linfadenectomía inguinofemoral bilateral durante los 40´ y los 50´ significó una dramática mejora con respecto a las opciones quirúrgicas disponibles hasta ese entonces con una notable mejoría en la sobrevida, especialmente en mujeres con tumores pequeños y ganglios linfáticos negativos. Sobrevidas a largo plazo del 85% a 90% pueden ahora obtenerse rutinariamente con cirugía radical. Sin embargo, estos procedimientos pueden verse asociados a considerables índices de morbi-mortalidad y complicaciones postoperatorias como dehiscencia de herida quirúrgica, linfedema y drástico deterioro cosmético. En la actualidad el énfasis quirúrgico tiende a individualizar el tratamiento. La cirugía de la vulva se fue modificando desde los procedimientos originales de Basset, Taussig y Way hasta un manejo mucho más conservador que intenta lograr adecuados márgenes quirúrgicos conservando la mayor cantidad de tejido posible, siendo el estándar actual de tratamiento para el estadio I la resección local amplia (escisión radical del tumor con un margen de un 2 cm de tejido sano tanto horizontalmente como verticalmente). Dicha modalidad terapéutica presenta un índice de recurrencia del 6,3% en comparación con un 7,2% de la vulvectomía tradicional.

De acuerdo con el drenaje linfático anteriormente descripto, la linfadenectomía inguino-femoral, puede obviarse en los estadios 0 y IA, dado que el compromiso ganglionar es excepcional. Para el resto de los casos se efectúa junto con la resección local del tumor. Si tratarse de tumores laterales se realiza linfadenectomía homolateral y de resultar positiva se completa linfadenectomía bilateral superficial y profunda. En caso de tumores centrales es mandatoria la linfadenectomía bilateral inguino-femoral. Con el objetivo de disminuir las comorbilidades de una linfadenectomía inguinofemoral, en los últimos años se comenzó a implementar la biopsia del ganglio centinela (GC), técnica con la cual no se vieron afectadas ni la seguridad ni los resultados en términos de recaída. Las candidatas para someterse a este procedimiento deben tener ganglios linfáticos clínica y radiológicamente negativos, tumor primario unifocal <4 cm y no tener antecedente de cirugía vulvar. El mapeo y la biopsia deben ser realizados por un cirujano entrenado y se deben utilizar trazadores combinados, es decir, radioisótopo (Tc99) y colorante (azul patente al 1%, azul de metileno u otros), para asegurar las mejores tasas de detección. Se recomienda la linfadenectomía inguinofemoral completa si no se detecta un GC ipsilateral en el caso de lesiones laterales o si el GC ipsilateral es positivo, se justifica la linfadenectomía completa o el tratamiento de la ingle afectada. Además, está indicada la evaluación quirúrgica o el tratamiento de la ingle contralateral. La linfadenectomía pelviana no tiene actualmente lugar en el cáncer de vulva. Actualmente, el abordaje de la linfadenectomía se realiza mediante la técnica de triple incisión. De no ser posible el abordaje ganglionar inguinal, este será sustituido por tratamiento radiante.

Por definición, los estadios II-III se presentan con tumor extendido a estructuras mucosas adyacentes. Muchos de estos son tumores *bulky* mientras que otros no son voluminosos en tamaño pero por su condición de íntima relación con críticas estructuras vecinas son considerados como estadios avanzados. En ciertos casos estos tumores pueden ser removidos con márgenes adecuados mediante una vulvectomía máxima radical. Cuando esto último no es factible (desde el punto de vista de la radicalidad quirúrgica), deberá considerarse algún tipo de tratamiento neoadyuvante y/o cirugía exenterativa de la pelvis.

Es importante remarcar que la cirugía oncoplástica vulvoperineal también forma parte del cuidadoso delineamiento de la estrategia terapéutica en cada una de nuestras pacientes. El avance en lo referido a estas técnicas quirúrgicas amerita un capítulo a los fines de tal descripción.

TRATAMIENTO RADIANTE

La radioterapia puede ser utilizada en forma de tratamiento primario, neoadyuvante (actualmente en combinación con quimioterapia) o adyuvante. En los dos primeros casos, se trata de pacientes en las cuales la cirugía no representa una opción a considerar (ver *carcinoma escamoso localmente avanzado de la vulva*). El tratamiento radiante de la vulva fue desarrollado en los años ochenta, por Boronow y Hacker con resultados alentadores dado que evitaban la exenteración. Durante el mismo período se desarrolló quimioradiación para el cáncer de ano. Numerosos estudios retrospectivos han mostrado beneficios con la adición de varios esquemas de quimioterapia (5-fluorouracilo, cisplatino, y/o mitomicina C) al tratamiento radiante para el cáncer avanzado de vulva o cuando este se encuentra cercano a estructuras vecinas críticas o cuando presenta adenopatía irresecable (GOG #101). Son para remarcar los efectos adversos derivados de la radioterapia en el cáncer de vulva.

El tratamiento adyuvante con radioterapia es administrado en ganglios y pelvis cuando el estado ganglionar resulta ser positivo. Pacientes con más de un ganglio positivo son candidatos a esta terapéutica. Aún no hay consenso en el caso de pacientes con un solo ganglio positivo. También suele ser utilizada radioterapia adyuvante cuando la escisión de márgenes quirúrgicos resulta inadecuada.

TRATAMIENTO QUIMIOTERÁPICO

El uso de quimioterapia en cancer de vulva no es estándar ya que la experiencia es muy limitada y en general se extrapola de los resultados en cancer de cérvix, ano o cabeza y cuello. Es más utilizada en el carcinoma localmente avanzado combinada con radioterapia, también utilizada como neoadyuvancia y paliativo. Los esquemas y los agentes citotóxicos varían y en general se basan en platino como radiosensibilizante, si bien la bleomicina, los taxanos y el 5- fluorouracilo han demostrado ser eficaces también.

CARCINOMA ESCAMOSO LOCALMENTE AVANZADO DE LA VULVA (CELAV), UNA ENTIDAD PROPIA. NUESTRA VISIÓN.

Se calcula que un 30% de las pacientes con cáncer de vulva van a ser diagnosticadas en estadios III y IV y requerirán radioterapia, ya sea neoadyuvante o primaria para tumores irresecables o adyuvante en pacientes con ganglios positivos. Este porcentaje se mantiene para el diagnóstico de enfermedad localmente avanzada: 1/3 de los casos.

El CELAV se refiere a una forma de presentación clínica inoperable de la enfermedad. Es decir, cuando una cirugía radical máxima de la vulva no logrará remover el tumor con márgenes adecuados, con excepción de la exenteración (cirugía ultra-radical). Se entiende entonces que esta entidad cursa con compromiso cercano o franco de vejiga, uretra proximal, ano y/o recto. Con frecuencia se asocia a metástasis inguinal extensa e irresecable (Figura 8.1A y B). La selección de casos candidatos a algún tipo de estrategia terapéutica depende no solo de la extensión del tumor sino también del performance status y las características generales de cada paciente. Los objetivos críticos de su tratamiento son maximizar el control tumoral y minimizar los daños funcionales y cosméticos que surgen luego del tratamiento.

Figuras 8.1A y B Carcinoma localmente avanzado de vulva.

Los esfuerzos terapéuticos recientes se han concentrado en modalidades de tratamiento combinadas que incluyen radioterapia secuencial o quimioradiación concurrente y cirugía radical. Hay información proveniente en su mayoría de estudios retrospectivos y unos pocos prospectivos que concluyen en que el cáncer de vulva es radiosensible y la cirugía con conservación de las funciones es posible en pacientes debidamente seleccionadas con estadios avanzados que reciben dicha modalidad de tratamientos combinados. En este sentido, el protocolo #101 del GOG (*Gynecologic Oncology Group*) es el estudio prospectivo fase II más importante en evaluar quimioradiación concurrente en pacientes con enfermedad avanzada. Dada la alta tasa de resecabilidad y control local en pacientes con enfermedad ganglionar local avanzada, los autores concluyen que ante la menor evidencia de enfermedad avanzada debe considerarse quimioradiación concurrente. Una posterior revisión de la Cochrane afirma que aquellas pacientes con tumores primarios inicialmente inoperables o ganglios linfáticos primarios fijos inoperables se verán beneficiadas con quimiorradiación solo si luego es posible efectuar una cirugía. En el caso de las pacientes con tumores que sólo se pueden tratar adecuadamente con exenteración anterior o posterior, las complicaciones de la quimioradiación pueden superar a las complicaciones de dicha cirugía.

Por otro lado, no es menor el hecho de que estas modalidades combinadas presenten efectos secundarios considerables. Hemos observado que en nuestro medio, a mayor complejización del tratamiento, mayor tasa de efectos adversos y menor adherencia al mismo.

Un punto importante a ser considerado dentro del CELAV es el **tamaño tumoral** como factor pronóstico. Hemos visto que, cuando el tumor supera los 6 cm de diámetro, caen abruptamente los valores de sobrevida y aumenta la tasa de recurrencias, lo cual lleva a replantearse nuevamente la terapéutica adecuada para estos casos.

Según el conocimiento actual, no se justifica el tratamiento neoadyuvante en las pacientes con tumores que se pueden tratar adecuadamente con vulvectomía radical + linfadenectomía inguinofemoral bilateral.

Además de la (quimio) radiación primaria o neoadyuvante, existe una tercera opción para el tratamiento del CELAV: **la quimioterapia neoadyuvante**. Sus orígenes se remontan al grupo de trabajo de los Profesores Di Paola y Sardi en el Hospital de Clínicas durante el año 1986, intentando reproducir los alentadores resultados observados en el cáncer localmente avanzado de cérvix. Como ventajas podemos nombrar la reducción del tamaño y la extensión tumoral incrementando la operabilidad, facilita la irradiación y además complementa con el tratamiento de las micrometástasis. Podría ser tomada en cuenta como marcador de respuesta y la biología tumoral. Existen variables respuestas con diferentes esquemas de quimioterapia, sin que alguno de ellos haya sido identificado claramente como superior. (Figuras 2, 3 y 4). ¿Cuál sería el mejor esquema de quimioterapia? El que tenga la mejor tasa de respuesta, la menor toxicidad, la forma más rápida de llevar a cabo, el menor costo y, por sobre todo, adaptado a la paciente.

Figura 8.2 Previo a tratamiento QTN.

Figura 8.3 Intratratamiento de QTN.

Figura 8.4 Post tratamiento QTN.

Tabla 3 Factores pronóstico clínico patológicos por edad, estadío, estado ganglionar, tamaño y grado tumoral según (Aragona y cols. Aragona AM, Cuneo NA, Soderini AH, Alcoba EB. Un análisis del reporte de los factores pronósticos independientes de sobrevida en el carcinoma de células escamosas de vulva: ¿se ha subestimado la importancia del tamaño tumoral?

Factores pronóstico clinico-patológicas				
	n	Sobrevida global		Sobrevida libre de enfermedad
		2-años sobrevida (%)	valor P	2-años sobrevida (%)
Edad (años)	105		0,686	
25 a 44	7	14		13
45 a 64	32	48	0,586	43
65 a 70	21	49	0,633	45
> 70	45	46	0,353	41
Estadío	105		0,001	
IB	43	59		52
II	27	35	0,013	9
IIIA	14	27	0,791	12
IIIB	11	45	0,478	36
IIIC	10	0	0,014	0
Tamaño tumoral en patología (cm)	105		< 0,001	
> 2 a 3,99	40	74		74
4 a 5,99	33	54	0,004	42
6 a 7,99	15	10	< 0,001	12
≥ 8	17	0	0,647	0
Número de ganglios linfáticos positivos	105		0,010	
0	67	53		45
1	15	36	0,058	27
2	8	33	0,486	33
3,5	6	33	0,712	17
> 5	9	0	0,123	0
Grado	105		0,527	
G1	35	53		46
G2	49	42	0,236	40
G3	21	32	0,999	32

Fonte: Gynaecol Oncol 2014; 132(3):643-8.

Es para destacar el hecho de que con esta modalidad simple de tratamiento secuencial, puedan evitarse los ya conocidos efectos adversos deletéreos de la radioterapia a nivel vulvoperineal favoreciendo las condiciones locorregionales para una cirugía oncoplástica. El servicio de Ginecología Oncológica del Hospital María Curie se encuentra hace varios años trabajando en el tema con resultados alentadores a la fecha.

Por último, la cirugía ultra-radical. Con frecuencia la exenteración pelviana resulta inapropiada para una anciana con cáncer vulvar, ya que esta política de tratamiento tiene como consecuencia un 10% de mortalidad operatoria, una alta incidencia de complicaciones y una morbilidad psicológica y física severa. Puede resultar una última posibilidad de curación en pacientes debidamente seleccionadas.

Figura 8.5 Pieza de exenteración posterior infraelevaador

Los algoritmos terapéuticos propuestos serían:

Figura 8.6 Recomendaciones para el manejo de um probable acercinoma escamoso localmente avanzado de vulva (CELAV): Tratamiento primario de la enfermedad local. DSI invasión estromal profunda, QTN, quimioterapia neoadyuvante: ep: exenteración pelviana (Aragona e cols, 2012).

Figura 8.7 Recomendaciones para el manejo Del carcinoma localmente avanzado de vulva (CELAV): tratamiento primario de enfermedad regional (Aragona cols, 2012).

CIRUGÍA RECONSTRUCTIVA: ONCOPLASTIA.

Debe considerarse la cirugía reconstructiva para las pacientes en las que se planifica una resección amplia con difícil cierre directo de la herida en una cirugía primaria y más aún en el caso de enfermedad recurrente con tratamiento previo con radioterapia, ya que los tejidos no tienen las mismas características y son más propensos a la dehiscencia de la herida. Siempre es aconsejable formar equipo con un cirujano plástico en estos casos.

EL FUTURO EN EL TRATAMIENTO DEL CANCER DE VULVA

Entusiasma la posibilidad de evitar la linfadenectomía, dadas sus complicaciones tanto a corto como a largo plazo. La gran barrera que existe para aplicar esta tecnología a la vulva son los falsos negativos. Sin embargo, numerosos estudios han demostrado alta tasa de detección con bajo índice de falsos negativos (0-3%). En cáncer de mama, *The American Society of Breast Surgeons* y ASCO (*American Society of Clinical Oncology*), recomiendan un entrenamiento de 15-20 casos de ganglio centinela seguido de vaciamiento axilar completo por cirujano, antes de abandonar el vaciamiento axilar sistemático para asegurarse una tasa de falsos negativos menor al 5%. Este entrenamiento no sería factible en Estados Unidos, donde los ginecólogos oncólogos operan 3 a 5 casos de cáncer de vulva por año. Adicionalmente, la mayoría de las pacientes con cáncer de mama reciben rutinariamente radioterapia postoperatoria, la cual incluye el borde inferior de la linfadenectomía axilar. En contraste, las pacientes con cáncer de vulva con ganglios negativos, en general no reciben otro tratamiento adicional y podrían estar en riesgo de ser tratadas en menos. Actualmente, el estudio GROINSS-V II, se encuentra reclutando pacientes. Este estudio prospectivo intenta dilucidar si la radioterapia sola es igualmente efectiva a la cirugía (con o sin radioterapia) cuando el ganglio centinela es positivo.

Es probable que dentro de la nueva generación de tratamientos exista lugar para agentes biológicos blanco-dirigidos (Erlotinib, Inhibidores de la tirosin-Kinasa, Bevacizumab) adicionados a la quimioradiación basada en platino. Además, puede que nos encontremos próximos a nuevas terapéuticas venidas de la mano de la clasificación citogenética del cáncer de vulva. Últimamente, dado que se piensa que el 50% del cáncer de vulva y vagina está relacionado con el HPV, la vacunación generalizada contra el HPV ha generado optimismo en la lucha contra el cáncer genital a largo plazo.

SEGUIMIENTO

No hay evidencia para el mejor cronograma de seguimiento. La mayoría de las recurrencias ocurren el primer año. Debido a que las recurrencias locales pueden ocurrir muchos años después del tratamiento primario, se recomienda un seguimiento de por vida. Dado que las pacientes con neoplasia intraepitelial vulvar asociada o liquen escleroso/plano tienen un mayor riesgo de recurrencia local, puede estar indicado un seguimiento más intensivo.

Algunas guías proponen el mismo seguimiento que en el cáncer de cérvix y debe incluir el examen clínico de la vulva y las ingles. En las guías europeas se recomienda en la primera consulta de seguimiento posterior a quimiorradiación solicitar TC o PET-TC para documentar la remisión completa, pero en general tanto los estudios por imágenes (Radiografía de tórax, TC, PET/TC o RM) como los de laboratorio, se reservan para los casos en que el examen clínico indique sospecha de recurrencia.

Las citologías cervical/vaginal anuales pueden considerarse, aunque su valor para detectar recurrencia es limitado.

TRATAMIENTO DE LA ENFERMEDAD RECURRENTE O METASTÁSICA

La mayoría de las recurrencias se dan en forma localizada a nivel vulvar, seguida por las inguinales, distantes y pelvianas. Siempre que se sospeche de una recurrencia hay que estudiar con imágenes para descartar enfermedad metastásica y la biopsia confirmatoria debe ser realizada en la medida de lo posible. La terapéutica va a variar dependiendo del sitio de recurrencia y del tratamiento previo recibido y puede ir desde la resección local amplia, pasando por la radioterapia con o sin quimioterapia, exenteración pelviana, hasta la quimioterapia paliativa. Independientemente del tratamiento realizado, el pronóstico de las recurrencia ganglionares es muy pobre, aunque hay esperanzas en el desarrollo de terapias target.

CONCLUSIONES

- El carcinoma de vulva representa el 4% de los cánceres ginecológicos.
- 30% a 35% de ellos son diagnosticados en estadios avanzados.
- El carcinoma escamoso de vulva localmente avanzado, en nuestra opinión, debe ser definido como una entidad separada, que incluye no sólo diferentes formas de presentación, sino también diferentes modalidades de tratamiento.

- La presentación clínica con tumores Bulky centrales, es una realidad cotidiana en los países en desarrollo.
- El tamaño del tumor central debe ser considerado como un factor pronóstico importante, con el fin de definir la estrategia terapéutica, así como ocurrió con los ganglios linfáticos fijos y / o ulceradas inguinales.
- La cirugía sigue siendo la primera opción de tratamiento, pero en la enfermedad inicialmente irresecable localmente avanzado, otras estrategias debe ser consideradas, tanto primaria así como las estrategias de tratamiento neoadyuvante.
- La inclusión de la quimioterapia antes de la cirugía (quimioterapia neoadyuvante) ahora está bien descrita y validada por evidencia científica.
- Al igual que ocurrió en el cáncer de cuello uterino, se debe tratar de usar las dosis máximas tolerables y quimioterapia rápida basada en cisplatino.
- Debemos diseñar el tratamiento para cada paciente.

Bibliografía

Aragona A, Cuneo N, Soderini A et al. Quimioterapia neoadyuvante para el cancer avanzado de la vulva. XII Congreso Internacional de la Sociedad de Ginecología y Obstetricia de la Provincia de Buenos Aires (SOGBA) - XXIII Jornadas Internacionales de la Sociedad de Obstetricia y Ginecología de Mar del Plata – 10 de Diciembre de 2010.

Aragona AM, Cuneo N, Soderini AH et al. Tailoring the treatment of locally advanced squamous cell carcinoma of the vulva: neoadjuvant chemotherapy followed by radical surgery: results from a multicenter study. Int J Gynecol Cancer 2012; 22:1258 63.

Barnes EA, Thomas G. Integrating radiation into the management of vulvar cancer. Semin Radiat Oncol 2006; 16:168-76.

Belinson JL, Stewart JA, Richards AL et al. Bleomycin, vincristine, mitomycin-C, and cisplatin in the management of gynecologic squamous cell carcinomas. Gynecol Oncol 1985; 20:38.

Benedetti-Panici P, Greggi S, Scambia G et al. Cisplatin (P), bleomycin (B), and methotrexate (M) preoperative chemotherapy in locally advanced vulvar carcinoma. Gynecol Oncol 1993; 50:49.

Boronow RC. Combined therapy as an alternative to exenteration for locally advanced vulvo-vaginal cancer: rationale and results. Cancer 1982; 49:1085-91.

Boronow RC, Hickman BT, Reagan MT, Smith A, Steadham RE. Combined therapy as an alternative to exenteration for locally advanced vulvovaginal cancer. Results, complications, and dosimetric and surgical considerations. Am J Clin Oncol 1987; 10:171-81.

Boutselis JG. Radical vulvectomy for invasive squamous cell carcinoma of the vulva. Obstet Gynecol 1972; 39:827-31.

Burke TW, Stringer CA, Gershenson DM et al. Radical wide excision and selective inguinal node dissection for squamous cell carcinoma of the vulva. Gynecol Oncol 1990; 38:328-34.

Collins CG, Lee FYL, Lopez JJ. Invasive carcinoma of the vulva with lymph node metastases. Am J Obstet Gynecol 1971; 109:446-50.

DiSaia PJ, Creasman WT, Rich WM. An alternative approach to early cancer of the vulva. Am J Obstet Gynecol 1979; 133:825-29.

Domingues AP, Mota F, Durão M et al. Neoadjuvant chemotherapy in advanced vulvar cancer. Int J Gynecol Cancer 2010; 20:294.

Eifel PJ, Morris M, Burke TW, Levenback C, Gershenson DM. Prolonged continuous infusion cisplatin and 5-fluorouracil with radiation for locally advanced carcinoma of the vulva. Gynecologic Oncology 1995; 59(1):51-6. 32.

Geisler JP, Manahan KJ, Buller RE. Neoadjuvant chemotherapy in vulvar cancer: avoiding primary exenteration. Gynecol Oncol 2006; 100:53.

Geisler JP, Wiemann MC, Geisler HE. Pelvic exenteration in the elderly female. J Pelvic Surg 1995; 1:204-9.

Hacker NF, Berek JS, Lagasse LD, Leuchter RS, Moore JG. Management of regional lymph nodes and their prognostic influence in vulvar cancer. Obstet Gynecol 1983; 61:408-12.

Homesley H, Bundy BN, Sedlis A, Adcock L. Radiation therapy versus pelvic node resection for carcinoma of the vulva with positive groin nodes. Obstet Gynecol 1986; 68:733-9.

Homesley HD, Bundy BN, Sedlis A et al. Assessment of current International Federation of Gynecology and Obstetrics staging of vulvar carcinoma relative to prognostic factors for survival (a Gynecologic Oncology Group study). Am J Obstet Gynecol 1991; 164:991-1004.

Horowitz N, Olawiye A, Growdon W et al. Phase II trial of erlotinib (Tarceva) in women with squamous cell carcinoma of the vulva. Abstract. Gynecol Oncol 2010; 116.

Iversen T, Aalders JG, Christensen A et al. Squamous cell carcinoma of the vulva: a review of 424 patients, 1956-1974. Gynecol Oncol 1980; 9:271-9.

Jemal A, Siegel R, Ward E, Hao Y, Xu J, Thun MJ. Cancer statistics, 2009. CA Cancer J Clin 2009; 59:225-49.

Judson PL, Habermann EB, Baxter NN, Durham SB, Virnig BA. Trends in the incidence of invasive and in situ vulvar carcinoma. Obstet Gynecol 2006; 107:1018-22.

Kurzl R, Messerer D. Prognostic factors in squamous cell carcinoma of the vulva: a multivariate analysis. Gynecol Oncol 1989; 32:143-7.

Landoni F, Maneo A, Zanetta G et al. Concurrent preoperative chemotherapy with 5-fluorouracil and mitomycin C and radiotherapy (FUMIR) followed by limited surgery in locally advanced and recurrent vulvar carcinoma. Gynecologic Oncology 1996; 61(3):321-7. 14.

Malfetano JH, Piver S, Tsukada Y et al. Univariate and multivariate analyses of 5-year survival, recurrence, and inguinal node metastases in stage I and II vulvar cancer. J Surg Oncol 1985; 30:124-31.

Micci F, Teixeira MR, Scheistrøen M, Abeler VM, Heim S. Cytogenetic characterization of tumors of the vulva and vagina. Genes Chromosomes Cancer 2003; 38:137-48.

Montana GS, Thomas GM, Moore DH et al. Preoperative chemo-radiation for carcinoma of the vulva with N2/N3 nodes: a gynecologic oncology group study. International Journal of Radiation Oncology Biology Physics 2000; 48(4):1007-13. 31.

Moore DH, Thomas GM, Montana GS, Saxer A, Gallup DG, Olt G. Preoperative chemoradiation for advanced vulvar cancer: a phase II study of the Gynecologic Oncology Group. International Journal of Radiation Oncology Biology Physics 1998; 42(1):79-85.

Oonk MHM, van Os MA, de Bock GH, de Hullu JA, Ansink AC, van der Zee AGJ. A comparison of quality of life between vulvar cancer patients after sentinel lymph node procedure only and inguinofemoral lymphadenectomy. Gynecol Oncol 2009; 113:301-5.

Pecorelli S. FIGO Committee on Gynecologic Oncology. Revised staging for carcinoma of the vulva, cervix and endometrium. Int J Gynecol Obstet 2009; 105:103-4.

Podratz KC, Symmonds RE, Taylor WF. Carcinoma of the vulva: analysis of treatment failures. Am J Obstet Gynecol 1982; 143:340-6.

Scheistroen M, Trope C. Combined bleomycin and irradiation in preoperative treatment of advanced squamous cell carcinoma of the vulva. Acta Oncologica 1993; 32(6):657-61.

Shimizu Y, Hasumi K, Masubuchi K. Effective chemotherapy consisting of bleomycin, vincristine, mitomycin C, and cisplatin (BOMP) for a patient with inoperable vulvar cancer. Gynecol Oncol 1990; 36:42.

Soderini A, Aragona A, Reed N. Advanced vulvar cancers: What are the best options for treatment? Curr Oncol Rep 2016 Sep; 18:64(9).

Soper JT, Creasman WT et al. Conservative surgical management of superficially invasive stage I vulvar carcinoma. Gynaecol Oncol 1989; 35:352-6.

Stehman FB, Bundy BN, Thomas G et al. Groin dissection versus groin radiation in carcinoma of the vulva. I J Radiation Oncology Biology Physics 1992; 24:389-96.

Taussig FJ. Cancer of the vulva: an analysis of 155 cases (1911-1940). Am J Obstet Gynecol 1940; 40:764-9.

Way S. Carcinoma of the vulva. Am J Obstet Gynaecol 1960; 79:692-9.

Índice Remissivo

A

Abdome, procedimentos, 211
Aconselhamento
- genético nos tumores ginecológicos, 65
- pré-operatório, 23
Adenocarcinoma do endométrio, biologia molecular, 63
Adenossarcoma, útero, 139
Agentes quimioterapêuticos, 167
- avaliação clínica inicial, 168
- avanços, 170
- escolha, 169
- expectativas relacionadas com o tratamento, 168
- história natural, 168
- monitorização de resposta ao tratamento, 169
- racional do tratamento, 167
Agulhas cirúrgicas, 33
Analgesia preemptiva multimodal, 25
Análogos de GnRH, 189
Anatomia cirúrgica da pelve, 1
Anemia, pré-operatório, 24
Anestesia, técnica, 25
Articulações dos ossos pélvicos, 3
Asas do sacro, 2
Avaliação oncogenética, 67

B

Biologia molecular no câncer ginecológico, 59
- adenocarcinoma do endométrio, 63
- carcinoma de células escamosas do colo uterino, 62
- cistadenocarcinoma do ovário, 64
- hibridação molecular, 60

- métodos diagnósticos, 59
- - imuno-histoquímica, 59
- - técnicas de biologia molecular, 60
- princípios, 60
- reação em cadeia da polimerase, 61
- sequenciamento de DNA, 61
Braquiterapia, 158

C

Câncer ginecológico
- ascite, 177
- colo uterino, 69
- - abordagem, 105
- - atendimento de pronto-socorro, 113
- - conceito, 69
- - considerações, 102
- - diagnóstico, 70, 97, 107
- - disseminação, 106
- - doença
- - - clínica, 107
- - - localmente avançada, 113
- - - microinvasiva, 107
- - estadiamento, 107
- - estudos em andamento, 114
- - etiopatogenia, 105
- - fatores de risco, 105
- - HPV (papilomavírus humano), 62, 69, 90
- - imagem, 39, 46
- - lesões pré-invasoras, 89
- - linfonodo sentinela, 195
- - prevenção, 90, 106
- - progressão, 106
- - radioterapia, 159
- - rastreamento, 91, 106
- - resultados
- - - citopatológicos, 93, 95

- - - histológicos, 97
- - seguimento, 73, 113
- - sintomatologia, 107
- - tratamento, 71, 99
- - - critérios, 110
- cuidado paliativo, 173
- dispneia, 179
- dor, 175
- endométrio, 126
- - categorias de risco, 130
- - cirurgia, 129
- - diagnóstico, 128
- - epidemiologia, 126
- - estadiamento, 129
- - fatores de risco, 127
- - histologia, 129
- - imagem, 40, 49
- - linfonodo sentinela, 130, 195, 197
- - manejo das pacientes com a intenção de preservar a fertilidade, 129
- - prevenção, 127
- - prognóstico, 130
- - radioterapia, 161
- - rastreamento, 128
- - situações especiais, 132
- - sobrevida, 132
- - tratamento
- - - adjuvante nos estádios avançados, 131
- - - recomendado, 130
- - epidemiologia, 187
- - equipe multiprofissional, 174
- - estresse, 183
- - *mindfulness* como opção antiestresse, 183
- fístulas, 179
- mama hereditário associado aos genes BRCA1 e BRCA2, 65
- obstrução ao trânsito intestinal, 178

- ovário117
- - classificação histológica, 118
- - considerações, 123
- - estadiamento, 120
- - etiologia, 117
- - etiopatogenia, 118
- - fatores de risco, 118
- - hereditário associado aos genes BRCA1 e BRCA2, 65
- - imagem, 42, 50
- - prevenção, 123
- - propedêutica, 120
- - tratamento, 120
- sangramento, 176
- sintomas psíquicos, 174
- terapia oncológica e fertilidade, 187
- vagina
- - imagem, 53
- - radioterapia, 163
- vômitos de difícil controle, 178
- vulva, 79
- - apresentação clínica, 79
- - carcinoma escamoso localmente avançado, 82
- - carcinoma invasor precoce, 81
- - considerações, 86
- - diagnóstico, 79
- - epidemiologia, 79
- - estadiamento, 80
- - fatores prognósticos, 80
- - histologia, 80
- - imagem, 53
- - linfonodo sentinela, 198
- - oncoplastia, 86
- - radioterapia, 162
- - seguimento, 86
- - tratamento
- - - doença recorrente, 86
- - - futuro, 86
- - - metástase, 86
- - - quimioterapêutico, 82
- - - radiação, 82
Carcinoma de células escamosas do colo uterino, biologia molecular, 62
Cateterismo arterial, 203
- contraindicações, 203
- femoral, 204
- indicações, 203
- radial, 204
Circulação ureteral, 9
Cirurgia
- agulhas cirúrgicas, 33
- considerações, 37
- drenos, 29
- eletrocirurgia, 35
- fios de sutura, 29
- incisões abdominais, 33
- intraoperatório, 25
- nós cirúrgicos, 32
- pós-operatório, 27
- pré-operatório, 23
- técnica, 29
Cistadenocarcinoma do ovário, biologia molecular, 64

Cóccix, 1
Congelamento de óvulos e embriões, 188
Criopreservação
- da fertilidade feminina, 187
- de tecido ovariano, 188

D
Diafragma pélvico, 4
Displasia, 69
Dispneia, 179
Dor, 175
Drenagem
- percutânea de coleções abdominais, 211
- pleural, 210
Drenos, 29

E
Eletrocirurgia, 35
- bipolar, 37
- monopolar, 35
- ultrassônica, 37
Endométrio
- câncer, 126
- - categorias de risco, 130
- - cirurgia, 129
- - diagnóstico, 128
- - epidemiologia, 126
- - estadiamento, 129
- - fatores de risco, 127
- - histologia, 129
- - imagem, 40, 49
- - linfonodo sentinela, 130, 195, 197
- - manejo dos pacientes com a intenção de preservar fertilidade, 129
- - prevenção, 127
- - prognóstico, 130
- - radioterapia, 161
- - rastreamento, 128
- - situações especiais, 132
- - sobrevida, 132
- - tratamento, 130, 131
- hiperplasia, 125
- - diagnóstico, 125
- - fatores de risco, 125
- - tratamento, 126
Espaços
- pararretais, 10
- paravesicais, 10
- pré-sacro, 10
- retovaginal, 10
- Retzius, 10
- vesicouterino, 10
Espinha
- ilíaca, 2
- isquiática, 2
Estresse e câncer, 183
- *mindfulness* como opção antiestresse, 183
Etilismo no pré-operatório, 24

F
Fertilidade e terapia oncológica, 187
- aspectos psicológicos e abordagem das pacientes, 189

- métodos de preservação, 188
- - congelamento de óvulos e embriões, 188
- - criopreservação de tecido ovariano, 188
- - maturação *in vitro* de oócitos, 189
- - supressão hormonal ovariana, 189
- transplante de útero, 189
Fios de sutura, 29
- ácido poliglicólico, 30
- aço, 31
- algodão com poliéster, 31
- categute, 30
- náilon, 31
- polidioxanona, 30
- poliéster, 31
- poligalactina 910, 30
- poliglecaprona 25, 30
- poligliconato, 30
- polipropileno, 31
- politetrafluoroetileno, 31
- seda, 30
Fístulas, 179
Forames
- ciático, 4
- obturador, 4
Fossa ilíaca, 2

G
Gânglios linfáticos da pelve, 14, 16
Genes da recombinação homóloga e câncer epitelial de ovário, 67

H
Hiato sacral, 2
Hibridação molecular, 60
Hiperplasia endometrial, 125
- diagnóstico, 125
- fatores de risco, 125
- tratamento, 126
Hipotermia intraoperatória, prevenção, 26
HPV (papilomavírus humano), 62
- definição, 69, 90

I
Imagem em ginecologia oncológica, 39
- PET/TC e PET/RM, 45
- ressonância magnética, 45
- tomografia computadorizada, 45
- ultrassonografia, 39
Iminência iliopectínea, 2
Implantes de cateter
- longa permanência para quimioterapia, 209
- para hemodiálise, 209
- para monitorização, 208
Imuno-histoquímica, 59
Incisões abdominais, 33
Inervação da pelve, 16
Intraoperatório, 25
- analgesia preemptiva multimodal, 25
- hipotermia, prevenção, 26

- prevenção de náuseas e vômitos pós-operatórios, 26
- reposição volêmica, 26
- técnica anestésica, 25
Ísquio, 2

J
Jejum, pré-operatório, 24

L
Leiomiossarcoma, útero, 137
Ligamentos da pelve
- Cooper, 4
- inguinal, 4
- sacroespinhoso, 4
- sacrotuberoso, 4
Linfonodo sentinela, 130, 191
- análise histopatológica, 194
- colo do útero, 195
- endométrio, 195, 197
- locais e técnica para injeção, 194
- métodos de detecção, 191
- - colorimétrico, 191
- - fluorescência, 193
- - radionuclear, 192
- vulva, 198

M
Maturação *in vitro* de oócitos, 189
Mindfulness como opção antiestresse, 183
Músculos da pelve, 3

N
Náuseas e vômitos no pós-operatório, 26
Neoplasia
- intraepitelial
- - cervical, 69
- - - diagnóstico, 70
- - - grau I, 72
- - - grau II, 72
- - - grau III, 72
- - - HPV (papilomavírus humano), 69
- - - seguimento pós-tratamento, 73
- - - tratamento, 71
- - vulvar, 73
- - - apresentação clínica, 75
- - - diagnóstico, 75
- - - histopatologia, 74
- - - incidência, 74
- - - oncogênese, 74
- - - patogênese, 74
- - - prevenção, 76
- - - recorrência, 76
- - - tratamento, 75
- trofoblástica gestacional, 143
- - acompanhamento pós-tratamento, 152
- - classificação, 147
- - diagnóstico, 146, 147
- - epidemiologia, 144
- - estadiamento, 147
- - histopatologia, 144
- - impacto no futuro reprodutivo, 152

- - patogênese, 144
- - prevalência, 144
- - recidiva, 152
- - repercussões sobre a gestante, 145
- - tratamento, 148
Nervos
- femoral, 18
- genitofemoral, 18
- ílio-hipogástrico, 18
- ilioinguinal, 18
- obturador, 18
- plexo lombar, 18
Nós cirúrgicos, 32

O
Obstrução do trânsito intestinal, 178
Oncofertilidade, 187
Oncoplastia, câncer da vulva, 86
Ossos
- pélvicos, articulações, 3
- quadril, 2
Ovário, câncer, 117
- classificação histológica, 118
- considerações, 123
- epitelial, genes da recombinação homóloga, 67
- estadiamento, 120
- etiologia, 117
- etiopatogenia, 118
- fatores de risco, 118
- hereditário associado aos genes BRCA1 e BRCA2, 65
- imagem, 42, 50
- prevenção, 123
- propedêutica, 120
- tratamento, 120

P
Paracentese, 211
Pelve, 1
- anatomia cirúrgica, 1
- articulações dos ossos pélvicos, 3
- diafragma pélvico, 4
- espaços pélvicos, 10
- - pararretais, 10
- - paravesicais, 10
- - pré-sacro, 10
- - retovaginal, 10
- - Retzius, 10
- - vesicouterino, 10
- forames, 4
- - ciático maior e menor, 4
- - obturador, 4
- gânglios e cadeias linfáticas, 14
- ílio, 2
- inervação, 16
- ísquio, 2
- ligamentos
- - Cooper, 4
- - inguinal, 4
- - sacroespinhoso, 4
- - sacrotuberoso, 4
- músculos, 3

- óssea, 1
- púbis, 3
- suprimento sanguíneo, 11
- vísceras, 7
PET/TC, 45, 46
Pós-operatório, 27
- náuseas e vômitos, prevenção, 26
Pré-operatório, 23
- aconselhamento, 23
- anemia, 24
- antibióticos e preparo da pele, 25
- etilismo, 24
- jejum, 24
- preparo do cólon, 24
- profilaxia do tromboembolismo venoso, 24
- tabagismo, 24
Preparo do cólon, pré-operatório, 24
Procedimentos invasivos, 203
- abdome, 211
- punção
- - cateterismo arterial, 203
- - venosa central, 204
- tórax, 209
Promontório sacral, 2
Púbis, 3
Punção
- abdominal, 211
- cateterismo arterial, 203
- pleural, 209
- venosa central, 204
- - complicações, 206
- - contraindicações, 205
- - femoral, 208
- - implante de cateter
- - - longa permanência para quimioterapia, 209
- - - para hemodiálise, 209
- - - para monitorização, 208
- - indicações, 205
- - jugular interna, 206
- - subclávia, 206
- - técnica, 205

Q
Quimioterapia, câncer da vulva, 82

R
Radioterapia no câncer, 157
- abordagem, 157
- colo do útero, 159
- endométrio, 161
- modalidades, 157
- vagina, 163
- vulva, 82, 162
Ramos isquiáticos, 2
Reação em cadeia da polimerase (PCR), 61
Reposição volêmica, 26
Ressonância magnética, 45

S
Sacro, 1
Sangramento, 176

Sarcomas uterinos, 135
- adenossarcoma, 139
- alto grau, 139
- baixo grau, 138
- classificação da Organização Mundial da Saúde e patologia molecular, 135
- considerações, 140
- diagnóstico, 137
- estadiamento, 136
- fatores de risco, 137
- leiomiossarcoma, 137
Sequenciamento de DNA, 61
Síndromes
- Cowden, 66
- Lynch, 66
- Petz-Jeghers, 67
- predisposição ao câncer ginecológico, 65
Sínfise púbica, 3
Sítio cirúrgico, infecção, 25
Supressão hormonal ovariana, 189
Suprimento sanguíneo da pelve, 11

T
Tabagismo no pré-operatório, 24
Teleterapia, 158
Toracocentese, 209
Tórax, procedimentos, 209

Transplante de útero, 189
Tromboembolismo venoso, profilaxia, 24
Tuberosidade isquiática, 3
Tumores ginecológicos
- aconselhamento genético, 65
- tratamento sistêmico, princípios e avanços, 167

U
Ultrassonografia em ginecologia oncológica, 39
- colo uterino, câncer, 39
- endométrio, câncer, 40
- ovário, câncer, 42
Útero, 7
- sarcomas, 135
- transplante, 189

V
Vagina, câncer
- imagem, 53
- radioterapia, 163
Veia, punção
- femoral, 208
- jugular interna, 206
- subclávia, 206
Vísceras pélvicas, 7

Vômitos de difícil controle, 178
Vulva, 73
- anatomia, 73
- câncer, 79
- - apresentação clínica, 79
- - carcinoma escamoso localmente avançado da vulva, 82
- - cirurgia, 81
- - considerações, 86
- - diagnóstico, 79
- - doença recorrente, tratamento, 86
- - epidemiologia, 79
- - estadiamento, 80
- - fatores prognósticos, 80
- - futuro do tratamento, 86
- - histologia, 80
- - imagem, 53
- - invasão precoce, 81
- - linfonodo sentinela, 198
- - metástase, tratamento, 86
- - oncoplastia, 86
- - quimioterapia, 82
- - radiação, 82
- - radioterapia, 162
- - seguimento, 86
- embriologia, 73
- neoplasia intraepitelial, 73

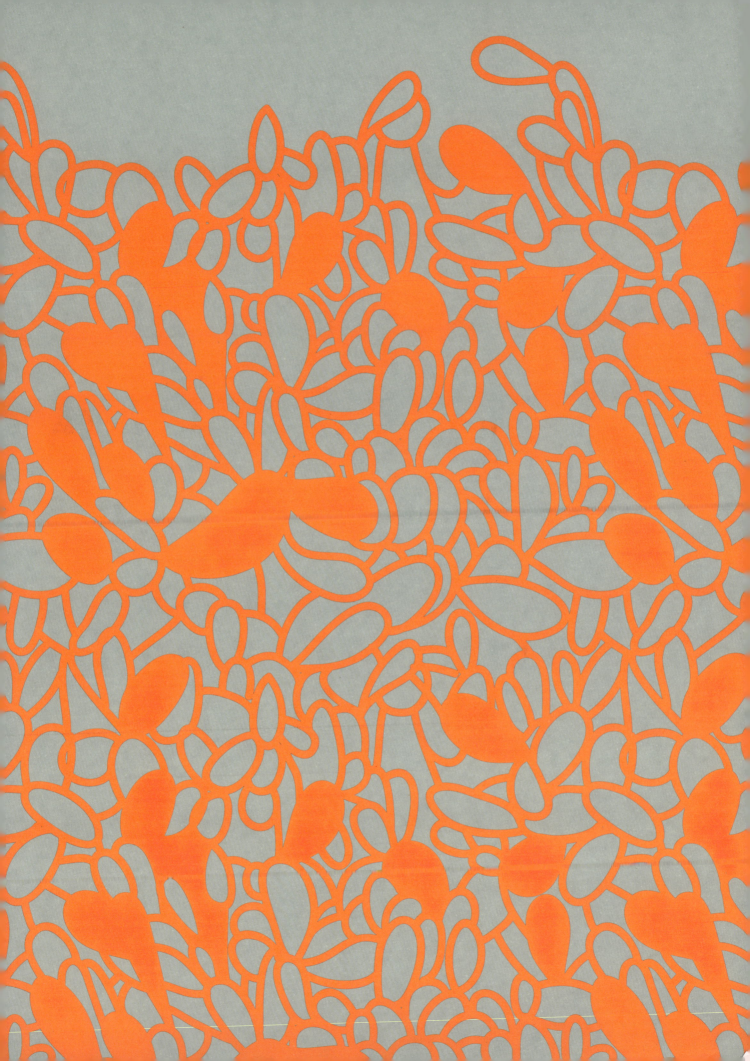